KB004603

Radical Hope

암, 그들은 이렇게 치유되었다

이 책에 쏟아진 찬사들

"이 책은 암 환자들이 어떻게 해서 그저 생존하는 것을 넘어서 더욱 풍요롭게 살아가게 되었는지 실제 사례들을 통해 보여준다. 과학적인 근거를 가지면서도 이해하기 쉬운 이 책 속의 수많은 조언들은 여러 질병을 예방하고 치유하며 삶을 변화시키는 데 바로 쓸 수 있는 것들이다."

— 로렌조 코헨Lorenzo Cohen, Ph.D., 엠디 앤더슨 암 센터MD Anderson Cancer Center의 통합 의학 프로그램 책임자이자 교수, 《암을 극복하는 항암 생활Anticancer Living》 공저자

"통합 종양학의 근본 토대를 구성하는 열 가지 치유 요소를 명확하게 제시한 켈리 박사에게 감사드린다. 각 장 뒷부분의 실천 단계들은 독자들이 새로운 여정을 시작할 수 있도록 동기를 부여해 준다. 환자가 스스로 자신의 건강을 관리할 수 있는 도구와 권한을 갖게 되면, 희망이 생기고 그 자체로 치유가 촉진된다."

— 도널드 에이브럼스Donald I. Abrams, M.D., UC 샌프란시스코 대학교 오셔 통합의학센터 통합종양학 교수, 《통합종양학Integrative Oncology》 공동 편자

"이 혁명적이고 획기적인 책에서 터너 박사는 근본적 치유를 경험한 암 환자들이 공통으로 활용한 열 가지 요소를 밝히고, 이 과정에서 이들이 실제로 어떻게 실천했는지 구체적인 이야기들을 들려준다. 치유의 도구를 제공하는 강력한 책이다."

— 아니타 무르자니Anita Moorjani, 《뉴욕 타임스》 베스트셀러 《그리고 모든 것이 변했다Dying to Be Me》 《두려움 없이, 당신 자신이 되세요Sensitive Is the New Strong》 저자

"터너 박사는 암에 걸린 사람들이 커다란 변화를 만들어내는 중요한 요소가 무엇인지 알고 있다. 이러한 요소들은 암 환자를 다른 사람으로 만든다. 나는 그녀의 작업에서 꾸준히 영감을 받는 암 생존자 중 한 명이다."

— 앤 폰파Ann Fonfa, 애니 애플시드 프로젝트Annie Appleseed Project 회장

"이 책은 '불치' 암의 열 가지 근본적 치유 요소에 대한 켈리 터너 박사의 광범위한 연구를 생생하고 감동적으로 보여주며, 교육의 패러다임을 바꿀 정도로 빛나는 최신 자료이다. 예상보다 훨씬 나은 건강의 기초를 다지는 데 모든 환자들이 적극 활용할 수 있는 실용적인 도구 모음이라고 할 만하다."
—리사 랜킨Lissa Rankin, M.D., 《두려움 치유The Fear Cure》 저자, 전인적 건강의학연구소 Whole Health Medicine Institute 설립자

"어떤 것도 희망보다 더 강력한 것은 없다. 터너 박사는 이 책에서 희망이 지닌 치유의 힘을 기록하고, 희망의 힘과 그것이 어떻게 생명을 구하는지에 대한 확실한 과학적 증거를 보여준다."
—크리스티안 노스럽Christiane Northrup, M.D., 《뉴욕 타임스》 베스트셀러 《여성의 몸, 여성의 지혜Women's Bodies, Women's Wisdom》《여신은 절대 늙지 않는다Goddesses Never Age》 저자

"인간의 영혼에 대한, 존재하고 참여하며 능동적으로 움직이는 것이 지닌 힘에 대한, 또 이러한 요소가 생명을 위협하는 진단을 받은 상황에서도 어떻게 긍정적인 영향을 미칠 수 있는지에 대한 감동적인 이야기가 담겨 있다. 개인적인 행운 정도로 치부되던 예외적 환자들에 대해 왜 더욱 철저히 연구해야 하는지 관심을 갖게 하는 책이다."
—글렌 사빈Glen Sabin, 《N of 1》 공저자

"이 책은 역경을 극복한 환자들의 삶을 깊이 탐구하며, 그들을 단지 생존하는 것이 아니라 더 풍요로운 삶을 살도록 이끈 최신 연구와 실천 방법들을 보여준다."
—나샤 윈터스Nasha Winters, N.D., 종양학 자연 요법 의사, 《대사치료, 암을 굶겨 죽이다 The Metabolic Approach to Cancer》 공저자

"치유의 용기를 구하는 모든 이들을 위한 책이다. 암과 기타 질병의 생존자들이 보여주는 열 가지 핵심 치유 요소를 놓치지 말자! 질병을 앓고 있는 사람이라면 반드시 읽어야 할 필독서이다."
—리아나 워너-그레이Liana Werner-Gray, 《음식으로 암 치유하기Cancer-Free with Food》 저자

"터너 박사는 암 생존의 길을 여는 개척자이자 희망의 불빛이다. 실용적이고 과학적인 치유 솔루션을 찾고 공유하려는 그녀의 헌신 덕분에 수많은 환자들이 암을 극복하고 살아날 수 있었다."

―샤미니 제인Shamini Jain, Ph.D., UC 샌디에이고 대학교 조교수, 의식과 치유 이니셔티브 Consciousness and Healing Initiative 설립자이자 이사

"역경을 이기고 살아난 암 환자들에 대한 터너 박사의 이 획기적인 연구는 오늘날 암 분야에서 가장 중요한 연구 중 하나이다. 이 책은 암을 극복하거나 예방하고 싶은 사람이라면 누구나 읽어야 할 책이다!"

―크리스 워크Chris Wark, 《암을 극복한 크리스Chris Beats Cancer》 저자

"터너 박사의 통찰력 덕분에 암과 만성 질환에서 완전히 치유되는 것이 그저 가능한 정도가 아니라 실제로 성취할 수 있는 것이 되었다. 그녀의 이 놀라운 책은 탄탄한 과학적 근거, 사람들에게 동기를 부여해 주는 이야기들, 암과 만성 질환을 치유하는 입증된 전략을 제공한다."

―팔머 키폴라Palmer Kippola, 《자가면역질환을 이겨라Beat Autoimmune》 저자

"이 책은 근본적인 질문들을 통해 '믿음'이 어떻게 우리를 가두거나 혹은 자유롭게 할 수 있는지 묻는다. 솔직하고 호기심 어린 이야기들을 통해서 터너 박사는 자연 치유가 특이한 것이 아니라 아주 일반적인 현상임을 다시 생각해 보게끔 한다. 이 책은 모든 환자와 의사가 반드시 읽어야 할 책이다."

―신시아 리Cynthia Li, M.D., 통합 의학 의사, 《용감하고 새로운 의학Brave New Medicine》 저자

"이 획기적인 책에서 불가능은 가능이 되며, 치유라는, 거의 논의된 적 없는 약속의 땅으로 가는 길이 그 직관적인 단순함 속에 드러난다. 이 책은 당신 안에 있던, '네, 맞아요. 더 나은 방법이 있어요!'라는 작은 목소리를 낼 수 있게 해준다."

―켈리 브로건Kelly Brogan, 의학 박사, 《뉴욕 타임스》 베스트셀러 《우울증 약이 우울증을 키운다A Mind of Your Own》 저자

"스스로를 치유하기 위해 자신이 할 수 있는 일에 진지한 관심을 가진 사람이라면 누구나 읽어야 할 필독서이다."

—마이클 러너Michael Lerner, Ph.D., 커먼웰 암 지원 프로그램Commonweal Cancer Help Program 공동 설립자이자 대표

"불치의 암으로 진단을 받았다면 지금 당장 이 책을 읽고, 담당 의사에게도 이 책을 한 권 전달하라."

—돈 르맨Dawn Lemanne, M.D., MPH, 종양 전문의, 오리건 통합종양학Oregon Integrative Oncology 설립자

"이 책에 등장하는 환자들은 심각한 건강 위기에 직면한 사람들뿐만 아니라 가능한 한 완전하고 활기찬 삶을 살기 원하는 우리 모두가 가져야 할 중요한 교훈이 뭔지 알려준다."

—린다 엘 아이작Linda L. Isaacs, M.D., 《영양막과 암의 기원The Trophoblast and the Origins of Cancer》 공저자

"암에 걸렸거나, 암에 걸린 사람을 사랑하고 있다면, 또는 암 환자를 돌보는 의료인이라면, 이 책을 읽어보길 진심으로 권한다. '불가능'이 진실로 '가능'하다는 사실을 알게 되면서 당신 안에 희망이 가득하게 될 것이다."

—마크 브리카Mark Bricca, N.D.,MAc., 종양학 자연 요법 의사

암, 그들은 이렇게 치유되었다

2022년 7월 7일 초판 1쇄 발행. 2023년 8월 4일 초판 2쇄 발행. 켈리 터너와 트레이시 화이트가 쓰고 이경미가 옮겼으며, 배성욱이 번역감수를 하였습니다. 도서출판 샨티에서 박정은이 펴냅니다. 편집은 이홍용이 하고, 표지 및 본문 디자인은 김경아가 하였으며, 이강혜가 마케팅을 합니다. 인쇄 및 제본은 상지사에서 하였습니다. 출판사 등록일 및 등록번호는 2003. 2. 11. 제2017-000092호이고, 주소는 서울시 은평구 은평로3길 34-2, 전화는 (02) 3143-6360, 팩스는 (02) 6455-6367, 이메일은 shantibooks@naver.com입니다. 이 책의 ISBN은 979-11-88244-97-3 03510이고, 정가는 25,000원입니다.

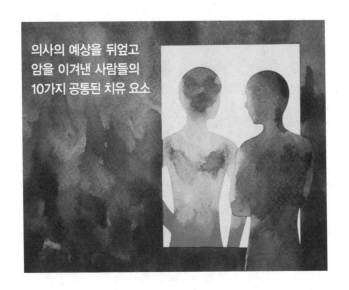

의사의 예상을 뒤엎고
암을 이겨낸 사람들의
10가지 공통된 치유 요소

암, 그들은 이렇게 치유되었다

켈리 터너 · 트레이시 화이트 지음

이경미 옮김 ｜ 배성욱 감수

【샨티】

무엇보다 희망이 필요한 그때,
두려움에 떨었던 모든 사람들에게

차례

시작하는 글

의사로부터 "암에 걸렸습니다"라는 말을 듣게 되면 그 순간 당신의 뇌는 일시 정지하게 된다. 머나먼 원시인 조상에게 "지금 당장 호랑이한테서 도망쳐!"라고 외쳤던 뇌의 원초적인 부분, 즉 편도체amygdala가 즉시 '투쟁-도피fight or flight 반응(갑작스런 위협 앞에서 싸우거나 도망치는 것으로, 스트레스에 대한 반응을 가리킨다—옮긴이)을 시작한다. 그 순간 당신은 오로지 생존을 위한 모드에 돌입하는 것이다.

처음 암 진단을 받은 환자들 대부분이 이와 유사한 경험을 털어놓았다. 의사가 "즉시 수술하면 괜찮을 겁니다"라고 하건 "치료가 어려우니 주변을 정리하는 게 좋을 것 같습니다"라고 하건 암의 예후와 상관없이 누구나 똑같이 압도적인 두려움을 느낀다고 한다.

그 순간 환자와 보호자에게 무엇보다 필요한 것은 바로 '희망'이다. 그래서 그들은 자신의 끔찍한 예후를 이겨낸 누군가가 있는지 알고 싶어하고, 본능적으로 다른 생존자들을 찾게 된다.

그것이 바로 우리가 이 책을 쓴 이유이다. 암과 기타 질병으로 진단받은 사람들이 무엇보다 희망을 필요로 할 때 그들에게 바로 그 '근본적인 희망radical hope'을 주기 위해서 말이다.

근본적 치유란 무엇인가?

근본적 치유radical remission란 일반적인 통계 수치상 기대할 수 없는 상황에서 예외적으로 회복된 경우를 말하며, 다음 중 하나에 해당한다고 볼 수 있다.

1. 기존의 의학적인 치료 없이 치유가 된 경우
2. 기존의 의학적인 치료를 시도했지만 치료가 되지 않아서 대체 요법을 시도한 후 치유가 된 경우
3. 기존 의학적 치료와 대체 요법을 동시에 병행한 후 원래 예상했던 심각한 예후(예를 들어 5년 후의 생존율이 25퍼센트 미만)보다 오래 살게 된 경우

나의 첫 책《근본적 치유Radical Remission: Surviving Cancer Against All Odds》(한국에서는《왜 불치병은 호전되는가》라는 제목으로 출간되었다―옮긴이)는 의학 분야에서 '자연 치유spontaneous remission'라고 부르는 현상을 10여 년간 연구한 끝에 탄생한 책이다. 나는 이 자연 치유를 '근본적 치유radical remission'라고 부르는데, 누군가가 암으로 사망하기 전에 집으로 돌려보내졌는데 1년 후 건강하게 살아서, 그것도 진단받기 전보다 훨씬 더 건강해져서 병원을 찾아오는 것을 보고 그것이 어떻게 가능한지 알고 싶었다.

이 기적적인 생존자들은 어떤 사람들일까? 의학 저널에 1천 건이 넘는 검증된 사례들이 있는데도 아무도 이에 대해 연구하지 않은 이유는 무엇일까? 이 사람들은 치유를 위해 무엇을 했으며, 자신들이 왜 나았다고 생각할까?

이러한 질문들이 캘리포니아 대학교 버클리 캠퍼스에서 내 논문 연구의 원동력이 되었다. 이후 10년 동안 나는 의학 저널에 기록된, 의학적으로 확인된 1천 건 이상의 자연 치유 사례들을 분석하고 전 세계 수백 명의 근본적 치유 생존자들과 심층 인터뷰를 했다. 결국 이 연구는 나의 박사 학위 논문이 되었고, 나중에는 앞서 말한 나의 첫 번째 책으로 출간되었다.

'자연' 치유를 경험한 사람들을 심층 인터뷰하면서 아주 명확해진 점은 그 과정에서 이들이 아무것도 하지 않고 자연스럽게 치유가 일어난 것은 아니라는 것이다. 이 생존자들은 자신들의 치유를 위해 생활 방식과 정서적 측면에서 중요한 변화를 일으켰다고 말했다. 이른바 기적의 치유가 일어난 것은, 내가 '근본적 치유'라고 부르는 상태에 이르기 위해서 단지 신체만이 아니라 마음과 영혼에까지도 그들이 평생에 걸쳐 해온 것들을 뒤집는 근본적인 변화radical shift를 일으킨 덕분이었다.

불가능을 극복한 수백 명의 암 환자들과의 심층 인터뷰를 통해 나는 이들의 행동에서 아홉 가지 공통 요소를 발견했다. 암 생존자들은 자신이 다른 생존자들과 똑같은 치유 전략을 사용하고 있다는 사실을 미처 몰랐고, 그들 중 많은 이는 이 아홉 가지 요소 외에도 다른 많은 것들을 시도하고 있었다. 하지만 공통적으로 이 아홉 가지 치유 요소를 사용하여 치유의 토대를 만들었다.

아홉 가지 주요 치유 요소는 다음과 같다.(특별한 순서 없이 나열한다.)

- 식단의 근본적인 변화
- 자신의 건강을 주도적으로 다스리기
- 자신의 직관을 따르기
- 허브와 보조제 사용
- 억눌린 감정 풀어주기
- 긍정적 감성 키우기
- 사회적 지지를 받아들이기
- 영적 연결을 강화하기
- 살아야 할 강력한 이유 찾기

이 아홉 가지 요소들은 이전 책에서 자세히 다루었고, 이번 책에서 그 논의를 더 확장하려 한다.

근본적 치유

놀랍게도 나의 첫 책은 출간 첫 주에 《뉴욕 타임스》 베스트셀러 목록에 올랐다. TV와 라디오의 수많은 프로그램에서 인터뷰 요청이 쇄도했고, 이 책은 22개 이상의 언어로 번역되었다. 분명히 근본적 치유에 매료된 것은 나만이 아니었던 것이다.

인기가 높아짐에 따라 이 책은 치유와 지지를 위한 플랫폼으로 발전해 갔다. 환자와 이들의 가족은 계속해서 더 많은 것을 제공해 달라고 요청했고, 나는 몇 명 안 되는 우리 팀과 함께 최선을 다해 이러한 요청에 응했다. 더 나아가 독자들은 면역 체계 강화 방법을 가르치는 대면 워크숍을 요청했다. 이제 우리는 자격을 갖춘 '근본적 치유' 강사들로 멋진 팀을 꾸려 전 세계에서 워크숍을 진행하고 있다. 몸이 너무 아파서 워크숍에 직접 참석하기 어려운 사람들은 온라인 과정을 열어 주길 원했다. 이에 따라 우리 웹 사이트(RadicalRemission.com)에서 온라인 과정을 제공하게 되었고, 이제 집이나 병실에서 편안하게 원하는 속도로 수강할 수 있다. 독자들은 대면 워크숍이 끝난 후 일대일 코칭도 요청했다. 우리는 이제 필요한 사람들을 위해 대면 또는 가상으로 코칭 세션을 제공하는 '근본적 치유' 건강 코치들(모두 공인된 코치들이다)을 두고 있다. 그리고 감사하게도 소셜 미디어를 통해서 여러분과 직접 대화를 나눌 수도 있게 되었다. 우리는 소셜 미디어에서 #radicalremission 이라는 해시태그가 있는 여러분의 셸피shelfie(자기의 책꽂이에 있는 책 사진)를 보는 것을 좋아한다!

근본적 치유에 관해 연구를 계속하는 것이 나에게는 최우선 과제이기 때문에, 소수정예의 우리 팀과 나는 웹 사이트를 통해 매일 적극적으로 새로운 사례를 수집하고 있다. 우리의 무료 온라인 데이터베이스 덕분에 근본적 치유 생존자들은 더 이상 자신들의 사례를 종양 전문의가 대신 작성해서 의학 저널에 발표할(물론 이러한 일은 여전히 의사들이 해야 할 중요한 임무이다) 때까지 기다릴 필요가 없다. 10분 안에 직접 우리 사이트에서 자신의 치유 스토리를 공유할 수 있으니 말이다. 이 데이터베이스의 한 가지 목표는 지속적으로 증가하는 검증된 사례들을 수집하고 축적해서 향후 연구를 촉진하는 것이다.

우리는 첫 책 출판 이후로 우리 사이트에 새로운 사례들이 넘쳐나고 있다고 발표할 수 있어서 기쁘다. 지난 6년 동안 우리는 매년 의학 저널에 발표되는 근본적 치유 사례의 평균 숫자보다 여섯 배나 더 많은 사례를 수집했다. 이는 근본적 치유가 의사가 생각하는 것보다 훨씬 더 자주 발생함을 시사한다. 우리 웹 사이트에 보고된 새로운 사례들은 내가 연구 초기 10년 동안 확인한 아홉 가지 치유 요소들이 여전히 치유에 도움이 되고 있다는 사실을 뒷받침해 준다. 이렇게 처음 발견한 것을 확증하는 것, 이것이 바로 과학자가 보고자 하는 것이다. 나는 누군가가 자신의 치유 이야기를 우리 웹 사이트에 올리고 다음과 같이 쓴 것을 보면 기쁘다. "당신 책을 읽는데 마치 내 일기장을 보는 것 같았어요. 이 아홉 가지 요소들은 내가 20년 전에 암을 치료하기 위해 실천한 것과 아주 똑같아요!"

첫 책이 출간된 후 하버드 대학교 연구자들이 우리에게 연락해 근본적 치유 워크숍이 암 환자에게 미치는 영향을 연구하고 싶은데 가능하겠는지 문의했다. 이 주제에 대한 파일럿 연구(선행 연구)가 현재 진행 중이라는 사실과 함께 비영리 연구 기관인 근본적 치유 재단Radical Remission Foundation에 대한 여러분의 기부가 이 연구에 부분적이지만 도움이 되었다고 말씀드리게 되어 기쁘다. 우리는 또한 근본적 치유 생존자의 혈액과 유전적 특성을 분석하고 싶어 하는 생명 공학 회사도 돕고 있다. 그 연구에 혈액 샘플을 기증한 수많은 뉴스레터 독자들 덕분에 이 회사는 현재 연구실에서 새로운 면역 항암제(인체의 면역 체계를 통해 작용하는 항암제로 암 세포가 인체의 면역 체계를 피하지 못하도록 하거나 면역 세포가 암 세포를 더 잘 인식하여 공격하도록 한다—옮긴이)를 테스트하고 있다.

열 번째 치유 요소

내가 연구를 시작한 처음 10년 동안, '운동exercise'은 근본적 치유 생존자들에게서 매우 흔히 발견되는 치유 요소이기는 했지만 '모든' 경우에 다 해당되지는 않았다. 그것은 내가 인터뷰한 많은 사람들이 처음 치유를 시작할 당시만 해도 너무 아파서 운동이 불가능했기 때문이라고 생각한다. 예를 들어 내가 인터뷰한 사람들 중 일부는 치유되기 전에, 심한 경우에는 호스피스 치료를 받기 위해 영양 공급 튜브를 꽂은 채 휠체어를 타고 집으로 보내진 경우도 있었다.

그러나 근본적 치유 사례들을 기록해 놓은 자료들을 검토하면서 근본적 치유 생존자들이 신체적으로 가능하기만 하면 보통 강도부터 고강도까지 운동을 평생 습관으로 삼는다는 것이 분명해졌다. 또한 일부 근본적 치유 생존자들은 진단을 받은 날부터 고강도 인터벌 트레이닝 high-intensity interval training(HIIT)(고강도 운동을 짧게 한 뒤 저강도 운동 또는 휴식을 반복하는 신체 훈련 방법—옮긴이)이나 미니 트램펄린에서의 리바운드 운동, 웨이트 트레이닝과 같은 활동을 치유 프로그램에 통합시켜 운동을 직접적인 치유 방법으로 사용하고 있었다.

이번 책에서 우리는 '운동'을 치유의 새로운 열 번째 요소로 다루면서, 암을 겪을 때 운동이 왜 중요한지를 밝힌 최신 연구, 근본적 치유 생존자들이 운동을 자신들의 삶 속에 포함시키는 방식, 그리고 유방암 극복의 주된 치유 요소로 운동을 활용한 한 여성의 치유 이야기를 소개하고자 한다.

나의 이야기

암은 어린 나이에 내 삶에 찾아왔다. 내 친한 친구는 우리가 열네 살일 때 위암 진단을 받았다. 2년 후 친구는 수술과 화학 요법을 포함하여 기존 의학이 제공할 수 있는 모든 것을 시도했지만 결국 사망했다. 우리는 둘 다 열여섯 살이었고, 내 미래는 여전히 밝고 가능성으로 가득 차 있었지만, 친구의 미래는 사라졌다.

나에게는 슬프고 혼란스러운 시간이었고, 이야기들이 나에게 탈출구를 제공했다. 나는 책, 영화, 연극, 뮤지컬에 푹 빠져 시간을 보냈다. 이야기, 특히 진실하고 영감을 주는 이야기들에 대한 내 열정은 하버드 대학교 시절까지 이어졌다. 그곳에서 나는 심리학과 시나리오 쓰기 두 가지를 모두 공부했고, 그렇게 해서 내 두뇌의 분석적 측면과 창조적 측면 사이의 균형을 유지했다.

졸업 후 나는 주말마다 지역 병원에서 암 환자들과 함께하는 봉사 활동을 시작했다. 이 경험에서 영감을 받아 나는 캘리포니아 대학교 버클리 캠퍼스에서 암 환자 상담을 전문으로 하는 임상사회복지학clinical social work 석사 학위를 받았다. 감정 소모가 많았지만 나는 암 환자들을 그렇게 뜻 깊은 방법으로 돕는 것이 좋았다. 환자마다 독특한 치유의 여정이 있었고, 그들의 이야기를 들을 수 있어서 영광이었다.

이 시기에 내가 읽은 한 가지 특별한 이야기—즉 근본적 치유 이야기—가 나를 완전히 매료시켰다. 나는 더 많은 것을 알아야만 했다. 몇 가지 초기 연구 후에 나는 의학 저널에 '수천' 건의 검증된 '자연 치유spontaneous remission' 이야기들의 보고寶庫가 있지만 아직 아무도 이에 대해 조사하지 않았다는 것을 알게 되었다. 그 순간 "이 사람들은 어떻게 치유되었을까?" 궁금증이 일었고, 이 중요한 수수께끼를 풀기 위해 '연구자'와 '이야기꾼'이라는 내 양면이 힘을 합치게 되었다.

이 질문에 답하기 위해, 나는 캘리포니아 대학교 버클리 캠퍼스에 머무르면서 박사 학위를 취득했고, 나중에 《근본적 치유》를 출간했다. '근본적 치유 프로젝트Radical Remission Project'(이 책의 저자 켈리 터너가 암 생존자와 환자, 그들의 가족, 친구 등을 위해 만든 온라인 공동체—옮긴이)가 수년에 걸쳐 성장하면서 더 놀라운 치유 이야기들이 세상에 드러나고 또 그것을 필요로 하는 사람들에게 희망을 주고 있다. 내가 웹 사이트 Radical-Remission.com의 리소스 관련 작업을 하지 않을 때는,《근본적 치유》에서 얻은 영감을 바탕으로 장편 영화〈귀국일 미정 티켓Open-Ended Ticket〉의 대본을 작성하거나, 근본적 치유에 관한 10부작 다큐 시리즈를 연출하는 등 또 다른 형태의 스토리텔링이 내 시간을 채운다. 최근에는 이 책《암, 그들은 이렇게 치유되었다Radical Hope》를 집필하면서 훨씬 더 놀라운 근본적 치유 사례들을 분석할 수 있는 기회를 갖게 되었다.

이 책에 대하여

각 장이 주요 치유 요소들 중 하나에 초점을 맞춘다는 점에서, 이 책의 형식은 첫 책인《근본적 치유》와 유사하게 구성되었다. 그러나 치유 요소들이 이전 책과는 다른 순서로 제시되었음을 바로 알아챌 수 있을 것이다. 이것은 열 가지 요소 중 어느 것이 다른 것에 비해 더 중요한지 아직 모른다는 점을 강조하기 위해 의도된 것이다. 이 책의 각 장에서는 다음과 같은 것들을 다룰 것이다.

- 근본적 치유 요소에 대한 간략한 검토
- 첫 책이 출간된 후 수년 동안 우리와 그 외 연구자들이 새로 알게 된 내용 공유
- 특정 치유 요소를 주로 활용한 새로운 근본적 치유 생존자의 심층적인 치유 이야기 공유

- 그러한 치유 요소를 당신 삶에 적용할 수 있는 새로운 방법 제안

'근본적 치유 프로젝트'의 모든 사람들과 우리는 기존 의학의 암 치료법에 반대하지 않고 반대한 적도 없다. 다만 우리는 그러한 기존 의학으로 치료되지 않았거나 그러한 치료 없이 암이 치유된 수천 명의 이례적 사례를 연구하는 것이 엄청난 가치가 있다고 믿는다. 역경을 이기고 암에서 치유된 사람이라면 누구나 암과 면역 시스템에 대해 우리에게 가르쳐줄 무언가를 가지고 있다.

기억해야 할 또 하나 중요한 점은 우리가 근본적 치유를 '처방'하는 것이 아니라 '연구'하고 있다는 것이다. 우리는 당신이 무엇을 해야 하는지 알려주는 의사와 달리 관찰한 현상에 대해 보고하는 연구자이다. 따라서 이 책은 의학적 조언 대신으로 사용되어서는 안 되며, 이 열 가지 요소가 당신 또는 다른 사람의 질병을 치료한다고 장담할 수도 없다.

연구 과정의 이 시점에서 우리가 아는 것은 이 열 가지 치유 요소가 특정 그룹의 사람들이 치유되는 데 도움이 된 것으로 보인다는 점뿐이다. 우리는 이 열 가지 요소가 그 외 다른 사람들에게도 효과가 있는지 여부를, 다수의 무작위 전향적 대조군 연구가 수행되기 전에는 알 수 없다. 현재 진행 중인 하버드 대학교 연구자들의 파일럿 연구가 그 긴 과정의 첫 번째 단계이다. 확실한 답을 얻기까지는 20~50년이 더 걸릴 테고, 연구 자금도 수천만 달러가 더 필요할 것이다. 그럼에도 불구하고 우리는 그 연구 결과를 기다리는 한편으로, 편안한 마음으로 각 장 끝에 실천 방법들을 제안했는데, 이는 이 열 가지 요소가 다른 독립적인 임상연구들에서 면역 체계에 유익하다는 점을 이미 보여주었기 때문이다. 하지만 그것이 암을 치유할 정도로까지 당신의 면역 체계를 충분히 강화

할 수 있는지 여부는 아직 알려지지 않았다.

꼭 기억해 주었으면 하는 점은 열 가지 치유 요소 중 아홉 가지는 스스로 탐색할 수 있지만, 허브나 보조제 복용은 항상 자격을 갖춘 건강 전문가의 지도하에 이루어져야 한다는 것이다. 그리고 여러분이 생활 방식이나 식습관의 변화를 계획하고 있다면 항상 의사나 건강 전문가와 상의하는 것이 좋다.

희망 찾기

'근본적 치유 프로젝트'에서 수많은 활동이 진행되었음에도 불구하고, 우리는 환자와 이들을 간병하는 가족들이 가장 갈망하는 것은 근본적 치유 생존자들의 실제 이야기라는 사실을 알게 되었다.

이러한 치유 이야기들에 고무되어 날마다 연구를 계속해 나아갈 수 있었기에 우리는 이 점에 충분히 공감한다. 4기 암을 극복한 실제 인물을 인터뷰한 것만큼 삶에 대한 확신을 주는 것은 없다. 이것은 단지 '이야기'가 아니다. 그것은 역경을 이겨내고 치유에 성공한 사례들에 대한 확인된 보고報告이다. 그리고 그들의 메신저가 되는 것은 우리의 영광이자 특권이다.

어떤 암 코치는 근본적 치유 생존자에게 이렇게 말했다. "당신이 사는 마을에서 당신은 '암 유니콘cancer unicorn'처럼 보일 거예요. 이른바 '불치의 암'이라는 역경을 이기고 살아남은 드문 존재니까요. 하지만 저는 제 직업의 특성상 수천 명의 암 생존자들을 본답니다. 당신 같은 유니콘들로 가득한 들판이 있다는 것을 모두가 알았으면 좋겠어요."

이 책에 실린 암 생존자들의 실제 이야기를 읽고 자신만의 '유니콘들로 가득한 들판을 마련할 수 있기를, 그리하여 스스로 자신의 건강을 돌볼 수 있는 용기와 힘을 얻기를 바란다. 우리가 만나서 이야기 나누고 함께 웃고 울었던 실제 인물들의 검증된 사례를 통해 여러분도 언제든 치유가 가능하다는 근본적 희망을 품게 되기를 바란다.

1장
운동

메리 이야기

"운동이 알약 형태로 나온다면 아마도 세상에서 가장 많이 처방되는 약
이 될 것이다."
—그레테 바이츠Grete Waitz, 암 생존자이며 'AKTIV Against Cancer'(신체
활동을 암 치료의 한 요소로 삼도록 교육하고 활동하고자 창립된 단체—옮긴이)의 공동 창
립자

운동이 건강에 좋다는 것은 많이 알려진 사실이다. 따라서 암에 걸
린 사람에게도 운동이 건강 회복에 도움이 된다는 것은 놀라운 일이 아
니다. 그러나 최근까지도 암과 관련된 신체 활동은 연구자나 환자 또는
언론의 관심을 끌지 못했다. 예를 들어 '운동과 암'에 관련된 책을 온라
인에서 검색하면 '식이 요법과 암' 관련 책을 검색했을 때의 4분의 1정도
밖에 안 나온다.

내가 근본적 치유radical remission를 처음 연구했을 때 운동도 암 생존
자들이 사용한 치유 요소 중 하나로 꼽히긴 했지만, 모든 생존자가 활용
한 요소는 아니었기 때문에 내 원래 논문이나 첫 책에서는 가장 보편적
인 치유 요소로 포함시키지 않았다. 이는 내가 연구한 많은 사람들이 치

유 여정 초기에는 전반적으로 건강 상태가 너무 안 좋아서 운동을 하기 어려웠기 때문이었다. 하지만 점차 회복되면서 몸을 움직일 정도가 되자 그들은 운동을 하거나 정기적으로 신체 활동을 하기 시작했다. 병이 심각한 상태일 때는 질병이나 치료로 인한 육체적 고통 때문에 운동을 하기 어려울 수도 있지만, 사실 운동은 장기간의 치유와 회복에 필수적이었다.

이전의 근본적 치유 사례들을 검토하고 첫 번째 책 출간 후의 새로운 사례들까지 분석한 결과, 우리는 근본적 치유 생존자들이 할 수만 있다면 어떤 형태로든 신체 활동이나 운동을 생활 속에 추가한다는 사실을 발견했다. 이것이 우리가 지금 운동을 근본적 치유의 열 번째 공통 요소로 포함시키는 이유이다.

'운동exercise'을 '신체 활동physical activity'이라는 더 폭넓은 의미로 바라보는 것이 도움이 될 수 있다. 연구 초기 인터뷰에 응한 많은 암 생존자들은 일상적인 걷기나 움직임을 '운동'으로 간주하지 않았기 때문에 인터뷰 때 운동에 대해 언급할 생각조차 하지 않았다. 이해를 돕기 위해 이 책의 공동 저자인 트레이시Tracy의 예를 들어보자. 전직 마라톤 선수에 트라이애슬론 선수, 요가 수행자이자 헬스장을 밥 먹듯이 다니던 트레이시는 자신이 생각하는 운동의 기준을 높이 설정하곤 했다. 몸이 아프면서 이전에 하던 운동을 할 수 없게 되자 그녀는 운동을 전혀 하지 못할 때가 바로 질병이 가장 심한 상태라고 생각했다. 가장 약해졌을 때 그녀는 길을 걷는 것조차 거의 할 수 없었다.

그런데 그녀에게 그렇게 아팠을 때 몸을 조금도 움직이지 않았느냐고 묻자, 힘을 유지하기 위해 가능한 만큼 길을 따라 걸어 내려가서 잠시 쉬었다가 다시 집으로 걸어오는 정도의 작은 일들은 했다는 걸 기억해 냈다. 그러나 그녀는 그런 활동을 '운동'이나 치료의 일부라고는 전혀 생각하지 않았다. 그녀에게 그것은 운동이 아니라 그저 살아남기 위해 한 일에 불과했기 때문이었다.

하지만 많이 아플 때는 간단한 일을 하나 보는 것도 에너지를 필요로 한다는 점에서 신체 활동이라고 간주할 수 있다. 그래서 트레이시는 치료 기간 중에 보통 두 시간 정도 자던 낮잠을 더 이상 자지 않고 식료품점과 도서관 두 군데나 다녀온 날, 자신에게 작은 축하의 시간을 가지기도 했다. 이 이야기를 잘 새겨두었다가 운동이 꼭 어떤 형식이나 강도를 갖춰야 하는 것은 아니라는 점을 기억했으면 한다. 운동을 위해 특별한 운동복이나 헬스장 회원권이 꼭 필요한 것은 아니라는 말이다. 그저 매일 몸을 움직이기만 하는 것으로도 충분하다.

첫 책이 출간된 뒤로 우리는 우리의 웹 사이트를 통해 더 많은 암 생존자들로부터 이야기를 들었다. 그런 사람 중 한 명이 뉴질랜드의 트리맨Tremane이다. 그는 2012년에 췌장암 4기 진단을 받았다. 암 진단을 받기 전에는 매우 건강하고 활동적이었다. 그는 실내 축구도 하고, 일주일에 2~3회 헬스장에도 갔으며, 해변에서 서핑도 하고, 요가 수련도 했다. 그러나 의사의 말 한 마디와 함께 그의 삶이 송두리째 뒤바뀌고 말았다.

말기 암이라고 하더군요. 그러면서 종양이 내 위장과 폐를 압박하고 있으니까 종양이 퍼지지 않도록 움직이지 말라고 했어요. 그래서 움직이기를 멈췄죠. 돌이켜 생각해 보면 실수였어요. 내가 그 단계에서는 죽지 않을 거라는 걸 안 건 1년 후였어요. 당시 나는 회복되지도 않고 죽지도 않는 그 사이에서 그저 생존만 하고 있었죠. 그런 나를 그 구멍에서 나오게 한 것 중 하나가 운동이었습니다.……
1년 동안 움직이지 않았는데, 내 생각에 '무언가 잘못됐다'는 느낌이 들었죠. 더 이상 이렇게 살 순 없다 싶더라고요. 어쨌든 가만히 앉아 있는 건 제 본모습이 아니었으니까요. 그래서 걷기 시작했죠. 매일 일을 마친 뒤 한 블록씩 돌아다니는 것으로 시작했어요. 그리고 약 1년 반 뒤에 요가를 다시 시작했습니다.

트리맨의 이야기를 흥미롭게 만드는 것은 암 진단을 받을 무렵까지도 규칙적으로 운동을 해오던 그가 암 진단 후 의사의 지시에 따라 운동을 그만두었다는 점이다. 감사하게도 그는 자신의 직관에 따라 1년 후 운동을 재개했는데, 그는 이것이 자기가 근본적 치유에 이르는 데 도움이 되었다고 믿고 있다.(물론 다른 아홉 가지 근본적 치유 요소를 실천하는 것과 함께.) 다행히도 트리맨의 직관은 최근의 연구 결과와도 일치하는데, 이 연구에 따르면 보통 강도에서 격렬한 강도에 이르기까지 운동은 암 환자의 치유를 돕기 위해 할 수 있는 가장 좋은 방법 중 하나이다.

최신 연구 결과 및 현황

이 장에서 우리는 치료 중에는 물론 치료 후에도 모든 사람의 건강과 삶의 질에 운동이 왜 필수적인지부터 이야기를 해나갈 것이다. 우리는 이 주제에 대한 최신 연구를 공유하고, 암 환자를 위한 다양한 형태의 운동에 대해서도 논의할 것이다. 이 장의 핵심은 '운동'이라는 이 열 번째 요소로 '점프'하도록 영감을 주는 생존자의 심층 스토리이다. 이 이야기에 이어 이 치유 요소를 삶에 가져오도록 도와줄 간단한 실천 단계

들을 다룰 것이다.

운동이 모든 사람의 건강에 미치는 효과

살아있다면 움직여야 한다. 우리는 운동을 하면 더 건강해진다는 것을 알고 있다. 1996년에, 미국의 보건총감surgeon general은 신체 활동 부족이 국가적인 건강 위기를 야기할 수 있다는 점을 크게 우려하면서 운동이 건강에 어떤 이득을 주는지 보여주는 수십 년간의 연구를 정리한 다수기관 보고서를 발표했다.[1]

어떠한 신체적 활동이라도 전혀 안 하는 것보다 낫다. 2008년에 나온 미국 보건총감의 두 번째 보고서는 한 걸음 더 나아가, 6세 이상의 모든 미국인에게 운동을 통해 만족스러운 건강 효과를 얻으려면 일주일에 150분 정도 적당한 운동을 하거나 일주일에 75분 정도 격렬한 운동을 하는 것이 좋다며 이를 권장했다.[2] 2018년에 발행된 세 번째 보고서 《미국인을 위한 신체 활동 가이드라인Physical Activity Guidelines for Americans》에서는, 모든 인종과 민족의 남성과 여성, 어린이부터 노인까지, 임산부 또는 출산 후 여성, 만성 질환을 앓고 있거나 장애가 있는 사람, 만성 질환을 예방하고자 하는 사람들 모두 신체 활동을 통해 건강이 향상된다고 결론지었다.[3] 보고서에 따르면 특히 만성 질환(이를테면 암)이나 장애가 있는 성인은 어떤 경우에도 반드시 신체 활동을 해야 하며,[4] 어떤 활동을 하는 게 적절한지 의사와 상의하도록 하고 있다.

최근 연구에 따르면 비만이 전 세계적 유행이라고 한다.[5] 비만은 예방 가능한 사망의 가장 큰 원인이며,[6] 암을 일으킬 수 있는 직접적이고 심각한 위험 요인이다.[7] 실제로 비만은 흡연이나 고혈압, 고지혈증 또는 당뇨병보다 더 치명적이다.[8] 고맙게도 운동은 건강한 식단과 함께 비만을 퇴치하는 첫 번째 방어선이다. 다음은 과학적으로 입증된 운동의 건강 효과 중 일부이다.[9]

- 조기 사망의 위험 감소
- 심장병과 암으로 인한 사망 위험 감소[10]
- 당뇨병 발병 위험 감소
- 고혈압 발생 위험 감소 및 고혈압 환자의 혈압 감소
- 우울증과 불안 감소
- 건강한 체중 유지
- 건강한 뼈, 근육 및 관절 형성과 유지
- 수명 연장

마지막 사실은 특히 강조할 가치가 있는데, 최근 연구에 따르면 규칙적인 움직임이나 운동은 운동량과 운동 시작 시기에 따라 3~8년까지 수명을 연장할 수 있다.[11] 이와는 완전히 반대쪽 상태에 관한 연구에 따르면 '카우치 포테이토couch potato'(하루 종일 소파에 앉아 감자칩을 먹으며 TV만 보는 사람을 일컫는 말—옮긴이)로 상징되는 생활 패턴은 목숨을 앗아갈 수도 있다. 백만 명 이상의 참가자를 대상으로 이루어진 한 메타 분석 연구에 따르면, 적당한 강도(하루 총 60~75분)로 운동하는 사람들은 앉아 있는 시간으로 인해 증가하는 사망 위험에서 벗어날 수 있다.(그러나 앉아 있는 시간이 TV 시청과 관련 있는 경우에는 운동으로도 사망 위험을 완전히 낮출 수 없다.)[12] 따라서 직장에서 일을 하며 하루 종일 책상에 앉아 있어야 하는 경우에는 운동을 통해 그에 따른 모든 부정적인 영향을 극복할

수 있지만, 밤새도록 앉아서 TV를 시청하는 경우라면 운동이 주는 이러한 건강 효과는 사라진다.

운동이 암 환자의 건강에 미치는 효과

운동이 암 환자와 암 생존자에게 어떤 영향을 미치는지 조사한 첫 번째 연구가 1980년대에 발표되었다.[13] 그 후 국립암연구소National Cancer Institute, 미국암학회American Cancer Society 및 미국스포츠의학대학 American College of Sports Medicine(ACSM)은 암 치료 중에도 운동이 안전하고 가능할 뿐만 아니라 신체 기능을 향상시키고 피로를 줄이며 삶의 질을 향상시킬 수 있다고 결론지었다.[14][15] 2018년 미국스포츠의학대학은 최신 연구를 검토해서 암 예방 및 관리의 한 형태로서 운동을 권장한다는 내용의 업데이트를 위해 회의를 주최했다. 암을 예방하고 치료를 보조하며 암 재발 감소 및 생존율 개선에 운동이 효과가 있음을 입증하는 증거들이 점점 늘어나고 있다. 가장 큰 과제는 암 치료에 운동이 효과가 있다는 점을 널리 알리고, 종양 전문의들을 교육해서 암 환자들에게 운동 상담을 해주도록 하는 것이다.[16]

예상하겠지만, 운동을 하는 암 환자는 운동을 하지 않는 암 환자보다 더 튼튼하다. 전립선암 환자들에 대한 한 연구에서는, 운동을 하지 않은 전립선암 환자에 비해 짧게라도 운동을 한 환자들에서 근육 양, 근력, 신체 기능 및 균형 감각이 유의미하게 향상되는 것으로 나타났다.[17]

암 환자를 더 튼튼하게 만드는 것 외에 운동은 기존 암 치료의 부작용을 줄이는 데에도 도움이 될 수 있다. 예를 들어 한 연구에서는 화학요법을 받고 있는 유방암 및 대장암 환자에게 하루 1만 보 걷기를 처방했다. 걷지 않은 대조군에 비해 처방대로 걸은 환자들은 치료로 인한 부작용이 현저히 적었고, 통증과 부기도 적었으며, 이동성은 향상되었다.[18]

또 다른 연구에서는 화학 요법과 함께 운동을 병행한 유방암 환자들을 조사했다. 운동을 하지 않은 대조군과 비교하여 운동을 한 환자들은 혈중 염증 지표가 감소했고, 기억력과 집중력 같은 신경 인지 기능도 그대로 유지할 수 있었다.[19] 운동 덕분에 염증과 '화학 뇌chemo brain' 증상(항암 치료 후 흔히 나타나는 기억력, 집중력 저하와 같은 인지 기능의 약화를 일컬음—옮긴이)이 줄어든 것이다.

다른 많은 연구들에서 운동은 신체 이미지, 자존감, 수면의 질, 사회적 기능, 성 생활, 피로 및 통증 수준, 정서적 웰빙(특히 운동은 우울증과 불안에 효과가 있다)을 포함하여 치료 중 암 환자의 삶의 질을 향상시키는 것으로 나타났다.[20][21]

삶의 질을 높이는 것도 중요하지만, 당신은 신체, 특히 암 진단을 받은 신체의 치유 과정에 운동이 정확히 어떤 영향을 미치는지 궁금할 것이다. 연구들에 의하면 운동은 다음의 작용들을 포함하여 암 환자의 신체에 여러 가지 생리적인 변화를 초래한다.

- 염증 감소
- 인슐린 저항성 감소
- 면역 세포의 활동 및 세포 수 증가
- 림프계의 림프 흐름 증가
- 독소에 대한 노출을 줄이는 위장관의 기능 향상
- 인슐린 및 에스트로겐과 같은 주요 호르몬 수치 감소[22]
- 세포 내 산소의 전달 및 활용 개선

- 미토콘드리아의 생성 증가[23]
- 비만 감소

이러한 용어들이 익숙하지 않더라도, 이것들이 암 환자 또는 누구라도 경험할 수 있는 매우 긍정적인 신체적 변화라는 점을 알아두자. 이것이 미국암학회가 암에 걸린 모든 사람에게 운동을 권장하는 이유이다. 심지어 병상에 누워 있는 사람에게도 적용되는데, 이런 경우에는 물리 치료가 권장된다.

운동과 암 생존율

아마도 암 환자의 주된 관심사는 운동이 특정 암의 재발 및 사망률의 전반적 위험을 얼마나 낮출 수 있느냐일 것이다.[24] 예를 들어 운동은 유방암, 대장암, 전립선암, 자궁내막암, 난소암 및 폐암으로 인한 사망 위험을 상당히 감소시키는 것으로 밝혀졌다.[25] 이러한 연구 중 하나에서는 자전거 타기, 테니스, 조깅이나 수영과 같은 격렬한 활동을 주당 세 시간 이상으로 적당량 했을 때 전립선암 환자의 생존율이 유의미하게 향상되는 것을 보여주었다.[26]

또 다른 연구에 따르면 유방암 여성이 시속 3~5킬로미터 정도의 속도로 일주일에 한 시간만 걸어도 신체 활동이 적은 환자에 비해 유방암으로 인한 사망 위험이 최대 49퍼센트 감소했다.[27] 결장암 환자를 대상으로 한 대규모 연구에서는 여가 시간 동안 신체 활동(예를 들어 테니스, 골프, 자전거 타기, 수영, 정원 가꾸기, 빨리 걷기, 댄스, 에어로빅 또는 조깅)에 참여하는 환자는 그러지 않은 환자에 비해 사망 위험이 31퍼센트나 더 낮았다.—그리고 이러한 효과는 암 진단을 받기 전에 운동을 했는지 여부와는 무관했다.[28] (최근 들어서 운동을 하지 않아 모든 희망이 사라졌다고 생각할 수도 있는 사람들에게 고무적인 소식이다. 그러니 좌절하지 말자.) 여러 연구들에서 암으로 사망할 가능성을 크게 줄이려면 반드시! 몸을 움직여야 한다고 비슷하게 이야기하고 있다. 되도록 매일 몸을 움직여야 한다는 것을 잊지 말자.

표적 치료제로서의 운동

지금까지 운동과 암에 대한 연구의 대부분은 암 생존자들이 재발을 방지하기 위해서 또는 암 환자들이 기존 치료법의 부작용을 줄이기 위해서 할 수 있는 것이 운동이라는 데 초점을 맞추고 이루어졌다. 그러나 새로운 증거에 의하면 운동이 방사선과 화학 요법을 포함한 기존의 암 치료에 대한 환자의 직접적인 반응을 실제로 향상시킬 수 있는 것으로 보인다.[29]

그러한 연구에서 과학자들은 6주 동안 대장암에 걸린 쥐들을 연구했다. 한 그룹의 쥐들은 운동을 할 수 있도록 사육 우리 안에 발로 굴릴 수 있는 바퀴를 설치했고 다른 그룹은 그러지 않았다. 운동을 한 쥐들에게서는 실제로 종양의 성장을 느리게 하는 독특한 미토콘드리아의 변화가 관찰된 반면, 운동을 하지 않은 쥐들의 종양은 일반적인 속도대로 자랐다.[30]

운동은 신체의 면역 체계를 활성화시켜 종양 세포와 싸울 수 있도록 해준다. 또 다른 연구에서는, 바퀴 위에서 달리면서 운동을 하도록 한 쥐들에게서 종양의 성장이 60퍼센트 감소됐는데, 종양의 치유 촉진

과 관련해 아드레날린, 자연 살해NK 세포 및 면역 체계 기능 증가도 확인되었다.[31]

　　미래의 언젠가 종양 전문의가 환자에게 이렇게 말한다고 상상해 보자. "당신의 암 유형에는 6주간의 표적 면역 요법으로서 매일 30분간의 고강도 인터벌 트레이닝과 15분간의 웨이트 트레이닝을 하기를 권장합니다." 노르웨이와 호주 같은 나라들은 운동을 단지 치료 부작용을 줄이는 방법이 아니라 직접적인 암 치료법으로 연구한다는 점에서 미국을 앞서고 있다. 호주의 운동의학연구소The Exercise Medicine Research Institute는 암 환자들과 협력하여 기존의 암 치료에 운동을 추가하도록 했는데, 그 결과 환자들은 화학 요법이나 방사선 치료를 마친 후 숙련된 생리학자를 만나 병원에서 바로 맞춤형 운동을 안내받을 수 있게 되었다.[32] 마찬가지로 노르웨이 전역에 16개의 신체 활동 센터를 운영하는 비영리 단체 '액티브 어겐스트 캔서AKTIV Against Cancer'(신체 활동을 암 치료의 한 요소로 삼도록 교육하고 활동하고자 창립된 노르웨이의 비영리 단체로, 노르웨이의 스포츠 스타이자 뉴욕 마라톤 대회에서 9회 우승을 차지한 그레테 바이츠가 공동 창립자이다―옮긴이)에서는 운동을 암 치료의 통합된 일부로 만드는 데 중점을 두고 있다.[33] 두 단체 모두 신체 활동을 암 환자의 질병 진행을 늦추고 생존율을 높이기 위한 표적 치료제로서 '처방'하는 것을 목표로 하고 있다.

　　액티브의 연구 자금 덕분에 미국도 호주와 노르웨이를 따라가기 시작했다. 액티브에서는 이미 미국 메모리얼 슬론 케터링 암센터Memorial Sloan Kettering Cancer Center에 운동 종양학 연구 자금으로 300만 달러 이상을 지원하기로 약속했다.

운동의 종류

운동에는 다양한 종류가 있으며, 운동마다 암 환자의 치료 및 완화 기간 동안 각기 다른 건강 효과를 보인다. 유산소 운동과 근력 운동에 대한 논의가 수십 년간 지속되어 왔지만, 최근에는 고강도 인터벌 트레이닝과 럼프 트레이닝에 대한 관심이 급증하고 있다. 아래에 이러한 일반적인 운동의 종류와 각각의 운동에 관련된 연구를 요약 정리하였다.

우리가 운동을 생각할 때 가장 흔히 떠올리는 것이 유산소 운동 aerobic exercise이다. '유산소aerobic'라는 말은 '산소와 관련된다'는 의미이다. 따라서 유산소 운동이란 그 형태가 어떻든 우리 몸의 산소 섭취를 증가시키는 운동을 모두 일컫는다.[34] 걷기, 달리기, 수영, 자전거 타기 등이 다 여기에 포함되는데, 그것은 이러한 활동이 근육에 추가 산소를 공급하기 위해 더 깊고 빠르게 호흡하도록 만들기 때문이다. 유산소 운동은 가장 많이 연구된 운동으로 앞에서 언급한 운동의 건강 효과들을 모두 제공한다.

역기를 들어 올리거나 탄력 저항 밴드를 당기거나 하는 식으로 이루어지는 근력 운동strength training은 수백 년 동안 존재해 왔지만 최근에야 비로소 암 환자를 대상으로 연구되기 시작했다. 그렇다고 걱정하지는 말자. 70킬로그램짜리 벤치 프레스를 할 수 있어야 하는 것은 아니다! 연구에 따르면 손으로 0.5킬로그램, 1킬로그램, 1.5킬로그램 정도의 작은 아령을 정기적으로 드는 것만으로도 근육 유지에 효과가 있을 수 있다.[35] 화학 요법과 방사선 치료를 받는 암 환자들이 이러한 치료의 부작용으로 쇠약해지는 가장 큰 이유 두 가지는 근육 양 손실과 그에 따른 근력 손실이다. 이 같은 감소는 삶의 질을 떨어뜨리고 일상적인 신체 기능을 심각하게 방해할 수 있다. 이 주제로 이루어진 방대한 연구 자료들을 검토한 끝에 연구자들은 화학 요법과 방사선 치료를 받는 암 환자들에게 근력 운동이야말로 치료 관련 부작용을 줄이고 근력을 크게 증가시켜 하체의 몸무게를 유지하는 데 도움을 주는 반면 체지방의 전체 비율은 감소시키는 안전한 운동 형태라고 결론지었다.[36]

고강도 인터벌 트레이닝

고강도 인터벌 트레이닝high-intensity interval training(HIIT)은 지난 몇 년 동안 피트니스 잡지나 블로그뿐만 아니라 의료계에서도 엄청난 인기를 얻었다. 고강도 인터벌 트레이닝은 암이 있는 사람이나 없는 사람 모두에게 다양한 측면에서 유익한 것으로 과학적으로 입증되었으니 충분히 그럴 만하다.[37]

HIIT 운동은 전통적인 유산소 운동이나 지속적인 강도의 운동과는 다르다. 여러분은 '고통이 없으면 얻는 것도 없는no pain, no gain' 기존의 운동, 즉 30~60분 연속 달리기, 스피닝(실내에서 고정식 자전거 타기—옮긴이) 또는 웨이트 리프팅 같은 운동을 할 수도 있다. 이러한 운동들의 목표는 심박수를 목표 범위로 끌어올린 뒤 최소 20분 동안 유지하는 것이다. 이와 대조적으로 HIIT 운동은 전신을 단련하는 강렬한 운동(일반적으로 1~4분)과 이와 비슷한 길이의 회복 시간을 번갈아 갖도록 설계되었다. 이 운동은 총 운동 시간이 더 짧음에도 심혈관 쪽에 유산소 운동과 동일한 건강 효과를 가져다줄 수 있다.[38]

연구에 따르면, 암 생존자의 경우 모든 유형의 운동이 삶의 질을 높이고 기능을 향상시키며, 심혈관 질환의 위험 요소를 감소시키는 것으로 나타났다. 그러나 고정식 자전거를 타거나 러닝머신에서 20분 동안 저강도 운동을 한 암 환자 그룹에 비해 HIIT 운동을 한 그룹(30초 동안의 고강도 운동과 휴식을 7회 반복)이 전반적인 심장, 폐 및 근육 건강이 더 빨리 개선된 것으로 나타났다.[39]

또 다른 연구에서는 사망 위험을 크게 높이는 예측 인자인 심폐 능력과 근육 양이 감소한 대장암 환자들을 대상으로, 이들에게 HIIT 운동이 미치는 영향을 연구했다. 연구자들은 HIIT 운동과 보통 강도의 운동이 생존 가능성을 높이는 데 차이를 보이는지 알고 싶었다. 단 4주 동안이지만 HIIT 운동에 참여한 대장암 생존자들이 보통 강도의 운동을 고수한 생존자들에 비해 훨씬 월등한 결과를 보였다. 좀 더 구체적으로 말하면 HIIT 운동 그룹은 산소 소비량VO₂ capacity(운동 중 사용할 수 있는 산소의 양), 제지방량除脂肪量(체중에서 체지방을 제외한 근육, 뼈, 수분 등 나머지 체성분의 무게—옮긴이) 및 체지방률 감소에서 보통 강도 운동 그룹보다 더 나은 결과를 보인 것이다.[40] 최근의 연구 결과들을 고려할 때 HIIT 운동은 암 환자가 치료 중이나 치료 후에 활용할 수 있는 매우 효율적이고 효과적인 형태의 운동인 것으로 보인다.

림프 트레이닝

림프계는 면역 시스템에서 매우 중요한 부분이다. 림프관과 림프절로 구성된 네트워크를 통해 질병과 싸우는 백혈구를 몸 전체에 전달하는 동시에, 원치 않는 바이러스, 박테리아 및 암 세포를 파악하고 처리하도록 돕는다. 이러한 중요한 기능을 수행하려면 림프관에 액체가 흘러야 한다.[41]

그러나 새로운 심장 박동이 일어날 때마다 몸 전체에 혈액을 공급하는 심장과 같은 펌프가 림프계에는 없다. 이는 림프관을 통해 림프액을 이동시켜 원치 않는 암 세포를 몸에서 제거하기 위해서는 신체의 움직임(운동)에 의존할 수밖에 없다는 의미이다.[42] 운동하는 동안 림프액의 흐름은 휴식을 취할 때보다 2~3배 더 높은 수준으로 상승하는 것으로 나타난다.[43] 이러한 방식으로 운동은 암 세포를 식별하고 제거하는 림프계의 일상적인 작업을 지원하는 데 중요한 역할을 한다.

리바운드(미니 트램펄린에서 뛰어오르는 것)는 앞으로 자신의 치유 이야기를 공유할 메리 러스트Mary Rust를 포함해 근본적 치유 생존자들이 림프계를 자극하기 위해 사용하는 가장 인기 있는 운동 중 하나이다. 이 운동에 대해서는 연구된 게 거의 없지만 한 연구에서 미니 트램펄린 운동이 근육 양을 빠르고 현저하게 증가시키는 것으로 나타났고,[44] 또 다른 연구에서는 그러한 운동이 체중과 혈압을 유의미하게 감소시키는 것으로 나타났다. 그뿐 아니라 혈당과 산소 소비량에서도 상당한 개선이 보였다.[45] 근본적 치유 생존자들은 그들 몸이 가장 약할 때조차도 리바운드 운동을 할 수 있었다고 보고했다.

신체 및 정신 건강에 미치는 운동의 많은 효과들에 대해 설명했으니만큼, 이제 이 운동과 함께 다른 아홉 가지 치유 요소를 병행하여 근본적 치유에 이른 한 유방암 생존자의 이야기를 나누고자 한다. '세계에서 가장 건강한 여성Fittest Woman in the World'으로 선정되고 나서 몇 년 지나지 않아 침윤성 유방암 진단을 받은 메리의 이야기다. 그녀의 치유 이야기는 암 진단 전뿐만 아니라 치료 중 그리고 후까지 전 기간에 걸쳐 운동이 얼마나 중요한지를 보여준다.

메리 이야기

암은 메리 자신이 진단을 받기 훨씬 전부터 그녀의 삶에 영향을 끼쳤다. 그녀가 18세였을 때 어머니가 난소암 진단을 받은 것이다. 난소암은 흔히 '침묵의 살인자silent killer'라고 불린다. 진단받을 즈음에는 이미 말기 단계로 암 세포가 전신에 퍼진 경우가 많기 때문이다. 메리의 어머니도 마찬가지였다. 충격과 절망으로 메리와 가족은 이 상황을 받아들이기가 힘들었다. 메리의 어머니는 건강하고 활동적이었으며, 암의 가족력도 없었고, 술이나 담배도 하지 않았기 때문이다.

메리는 어머니가 여러 차례의 수술과 화학 요법, 방사선 치료를 받는 동안 그 곁을 지켰다. 당시에 해볼 수 있는 것은 기존의 의학적인 방법뿐이었다. "어머니는 투사였어요. 하지만 난 어머니가 건강하고 활기찬 여성에서 암과 화학 요법, 그리고 치료로 인해 매우 아픈 사람으로 변해가는 것을 봐야 했죠." 메리 어머니의 초기 예후는 고작 2년이었지만, 어머니는 그것을 4년으로 만들었다.

어머니가 돌아가시기 이틀 전, 어머니의 삶이 끝나간다는 걸 감지한 메리는 장례식 때 입을 옷을 골랐다. 그날 어머니는 메리를 곁으로 불러 앉히고 앞으로 그녀의 인생 여정에서 등불이 될 말씀을 해주셨다.

어머니가 제 눈을 바라보며 말씀하시더군요. "메리, 이건 암을 치료하는 방법이 아니야. 몸이 스스로 치유하고 회복할 수 있는 다른 방법이 분명 있을 거야."

메리는 어머니가 자녀들이 자라서 손주까지 낳는 모습을 보고 싶은 강한 의지가 있다는 걸 알고 있었다. 불행히도 그 의지만으로는 어머니의 생명을 구하기에 충분하지 않았다. 메리는 어머니가 기존의 의학 치료를 받으며 고통받는 모습을 지켜본 이때의 경험이 암 치료와 치유에 대한 자신만의 관점을 형성하는 데 깊이 영향을 주었다는 것을 나중에야 깨달았다.

메리는 콜로라도 주 러브랜드에서 자신이 그토록 사랑한 어머니의 손에서 완벽주의자로 길러졌다. 그녀는 성적을 중시하는 경쟁적인 부모님이 자신이 A+ 점수를 받았을 때 매우 행복해하던 모습과 그 이하일 때 보여주던 무관심한 모습을 마음속에 내면화하며 자랐다.

이렇게 완벽주의자로 길러진 메리는 1999년 여성 보디빌딩의 '슈퍼볼'로 불리는 피트니스 올림피아Fitness Olympia에서 우승하며 '세계에서 가장 건강한 여성Fittest Woman in the World'이라는 칭호를 얻었다. 이 유명한 상을 받은 덕분에 메리는 건강 및 영양 관련 소매업체의 홍보대사라는 꿈의 직업을 갖게 되었고, 그녀와 남편은 감격했다. 그녀는 여성에게 영감을 주는 일을 하게 된 것도 좋았지만, 계약 직후 임신 사실을 알게 되어 더욱 설렜다. 그녀는 첫아이도 보고 업체와 함께 '건강한 임신' 영양 프로그램도 구축하는 등 목가적인 미래를 상상하며 한껏 기대에 부풀었다.

하지만 기대와 달리 그녀는 인생에서 가장 심란한 시기로 접어들고 있었다. 업체는 그녀의 임신을 이유로 돌연 계약을 해지했다. 직업적으로 실망스럽기는 했지만 엄마가 된다는 건 여전히 흥분되는 일이었기에, 그녀는 태어날 아이에게 집중하기로 마음먹고 출산 후 소중한 첫해를 온전히 육아에 바쳤다. 얼마 지나지 않아 그녀는 둘째아이를 임신하게 되었고, 그 후 몇 년 동안 멋진 두 자녀를 둔 전업주부 생활을 즐겼다. 남편은 종합 건설업자로서 성공가도를 달리고 있었고, 만사가 잘 풀리는 것 같았다.

그러던 중 2006년 들어 주택 시장이 폭락했고, 남편은 모든 것을 잃었다. 갑자기 그들은 돌봐야 할 두 어린 자녀와 함께 파산에 직면했다. 집은 압류되고 수백만 달러의 부채가 떠넘겨졌다. 메리 가족은 일자리를 찾기 위해 고향을 떠나 와이오밍 주 질레트의 외딴 마을로 이사했다. 그녀는 자신이 받은 축복—몸을 누일 집과 사랑하는 가족, 그리고 건강한 몸을 가졌다는 것—에 대해 긍정적인 태도를 유지하려고 노력했다. 하지만 돌이켜보면 그저 "간신히 살아남은 삶"일 뿐이었다.

주택 시장이 붕괴되고 고향을 떠나 이사한 지 2년이 지났을 무렵 메리는 가슴에서 혹을 발견했다. 하지만 혹이 만져지는 것 외에는 전체적으로 매우 건강하다고 느꼈기 때문에 검사할 생각을 하지 않았다. 그러나 '유방암 인식의 달Breast Cancer Awareness Month'이라는 10월에도 유방의 혹이 그대로였기 때문에 그녀는 마침내 검사를 받아보기로 결심했다. 그녀는 의례적인 절차 정도로 생각하면서 유방 X선 촬영을 위해 들어갔고, 자신이 느끼는 것처럼 건강하다고 의사도 확인해 줄 거라 기대했다.

그러나 예상과 달리 유방 촬영 결과는 가슴의 혹이 "(암이) 의심스러운suspicious 상태"인 것으로 나타났다. 그녀는 곧바로 유방 초음파 검사를 받고 절제생검切除生檢(주위의 정상적인 조직 일부를 포함해 병소病巢 전체를 절개하여 적출하는 것—옮긴이)을 실시했다. 생검 중에 '깨끗한 경계clean margins'(절제한 부위의 경계에 암 세포가 보이지 않는 상태—옮긴이)를 얻지는 못했지만, 즉 모든 암이 완전히 제거되지는 않았지만, 의사는 메리의 가슴에서 가능한 한 많은 덩어리를 제거했다. 결과가 나왔고, 메리의 36번째 생일 이틀 후인 12월 어느 날, 공식적으로 그녀는 유방암 진단을 받았다.

이른바 '세상에서 가장 건강한 여성'이 어떻게 9년 후에 암 진단을 받게 되었을까? 메리와 남편은 스스로에게 물었다. 그 어느 것도 납득이 가지 않았다. 메리는 피트니스 올림피아 챔피언십에서 우승한 날 느꼈던 것이나 똑같이 여전히 건강한 느낌이었다.

어머니의 암 투병 과정을 생각하자 메리는 병이 악화되고 머리카락이 빠지게 될까 두려워지면서 공황 상태에 빠져들기 시작했다. 그녀는 오랫동안 건강하게 살 수 있는 방법이 있다면 어떻게 해서라도 알아내고 싶었다. 그녀의 나이는 겨우 서른여섯이었으며, 그녀 손으로 길러야 할 두 아이, 즉 초등학교 2학년 아이와 유치원에 다니는 아이가 있었다.

이 온갖 목소리들이 내 머릿속을 맴돌고, 나는 그저 공황 상태에 빠져 있었죠. 그런데 그때 갑자기 "그만!" 하는 어떤 목소리가 들렸어요. 그리고 그 고요함 속에서 "메리, 이건 암을 치료하는 방법이 아니야. 다른 방법이 있을 거야"라고 말하는 목소리가 분명히 들렸죠. 마치 그 순간 엄마가 찾아온 것 같았어요. 다른 길이 있다는 것을 깨닫고 그걸 찾아야 했습니다.

메리는 즉시 기존 치료법에서부터 전인全人 치료, 식이 요법, 보조제 등 그녀가 할 수 있는 모든 것을 연구하기 시작했다. 그러나 기존 현대 의학의 치료법뿐만 아니라 보완 요법, 대체 요법 모두가 나름 설득력 있는 증거를 가지고 있다는 사실을 발견하면서 오히려 더 혼란스러워졌다.

설상가상으로 그녀는 대체 요법에 대한 가족과 친구들의 심각한 의심과 두려움에도 대처해야 했다.

기존 치료법을 쓸지, 대체 치료법을 쓸지, 아니면 두 가지를 섞어서 쓸지를 두고 제가 몹시 갈등하던 상황이었어요. 아시겠지만, 불행히도 암 진단을 받으면 무서워요. 정말 무서워요.…… 그렇지만 내 안의 목소리가 이렇게 말을 했죠. "안 돼, 메리. 다른 방법이 있어. 날 믿어. 내가 보여줄게. 내가 널 인도할게."

그녀의 몸에는 암 세포가 포함된 조직이 남아 있었기 때문에, 메리의 담당의는 전체 유방 절제술mastectomy을 하거나 최소한 추가 수술을 통해 조직 검사에서 '깨끗한 경계'를 확보하기를 원했다. 그리고 수술 후 8주 동안의 방사선 치료, 12주 동안의 화학 요법, 약 1년 동안의 허셉틴Herceptin(유방암 치료제의 하나─옮긴이) 복용 후 난소를 외과적으로 제거하기를 원했다.(난소를 제거하는 것은 유방암 재발 위험과 관련된 여성 호르몬을 낮추기 위해서이다.─옮긴이)

이러한 과정들은 메리가 이해하기에 너무 버거웠고 쉽게 받아들이기도 어려웠다. 다행히 그녀는 보디빌더로 지내던 시절부터 자신의 몸에 깊게 연결된 느낌을 갖고 있었고, 대다수 사람들과 달리 몸이 어떻게 작동하는지도 잘 알고 있었다. 이렇게 몸에 대해 잘 알고 있었기 때문에 그녀는 어머니가 따랐던 기존 치료법 대신 대체 요법을 먼저 시도해 보기로 마음의 결정을 내렸다.

메리의 여정은 물리적 수준에서 먼저 시작되었다. 그녀는 자신의 몸이 가장 잘 반응하는 방식을 확인하기 위해 다양한 식단의 변화, 비타민 보조제, 베이킹 소다 목욕과 같은 해독 프로토콜을 연구하고 실험했다. 예를 들어 그녀는 많이 알려진 거슨 요법Gerson Therapy(엄격한 채식 식단)을 시도했지만 머리카락이 빠지자 중단했고, 식단에 다시 유기농 고기와 단백질을 추가했을 때는 몸에서 좋은 반응을 보였다.

그녀는 대체 요법으로 시작을 하긴 했지만 의사가 권한 기존 현대 의학의 치료법을 배제하지는 않았다. 그녀는 단순히 다른 방법을 먼저 시도했을 뿐이었다. 처음에 메리는 이렇게 느꼈다고 한다. "마치 신성한 힘이 저를 인도하고 있는 것 같았어요.…… 치유사, 책, 치료 프로토콜…… 이 모든 것이 자연스럽게 저에게로 연결됐어요." 그녀는 집에서 할 수 있는 간단한 치유 활동들에 끌렸다. 시간이 지나면서 그녀는 자신의 방법이 누구에게나 맞는 것은 아닐 수도 있지만 '자신에게는' 딱 맞는 길이었다고 이해하게 되었다.

정신적인 측면과 관련해서, 그녀는 마음이 가는 대로 몸도 따라간다는 사실을 믿게 되었다.

나는 우리 몸이 놀라운 일들을 할 수 있다는 걸 알고 이해했어요. 따라서 당신이 자기 몸을 사랑하고 지지하고 그 몸에 영양을 공급해 준다면, 당신 몸은 물리적으로 변화할 수 있어요. 내 마음을 스쳐간 생각 중 하나는, 내 몸이 암과 같은 병을 만들기도 하고 또 치유도 할 수 있도록 설계되어 있다면, 현재 나타난 이 육체적 병을 내 몸이 왜 회복하지 못하겠느냐는 거였어요. 나는 이 신성한 진리를 믿었습니다.

평생 운동선수로, 시합에 나가 경쟁하는 사람으로 살아온 메리는 자연스럽게 운동도 자신의 치유 과정에 포함시켰는데, 그녀는 그마저도 신성한 인도에 의한 것이라고 믿었다. 이 시기에 메리는 자신이 신과 매우 가깝게 연결되어 있다고 느꼈고, 선택의 순간에 직면할 때마다 신이 올바른 해결책으로 인도하실 거라고 믿었다. 무언가 옳지 않다고 느껴지면 이렇게 저렇게 해보고 나서 새로운 것을 시도했다. 강도 높은 웨이트 리프팅과 보디빌딩으로 돌아가는 대신, 그녀는 미니 트램펄린에서 부드럽게 리바운드 운동을 하며 림프 순환을 원활히 하는 한편, 요가를 시작했다. 그녀가 헬스장으로 돌아가거나 무거운 중량의 웨이트를 들지 않은 이유는 그것들이 당시의 자신에게는 올바른 치유 방법이 아니라고 직관적으로 느꼈기 때문이다. 그럼에도 그녀는 몸을 움직이는 것이 치유의 핵심이라는 것을 뼈 속 깊이 알고 있었다.

움직임은 실제로 두뇌 형성에 도움이 돼요. 우리는 컴퓨터 자판을 두드리며 일하고 음식도 주문해서 먹는 등 몸을 거의 움직이지 않고 살아가고 있어요. 더 이상 먹을거리를 구하러 밖에 나가 사냥할 필요가 없으니까요. 그러나 우리 몸은 원래 그런 걸 하도록 설계되었어요! 그렇게 설계되어 있는데, 움직이지 않는다면 개는 어떻게 산책을 시킬 건가요? 또 우리 몸의 움직이는 기관에 영양을 공급해 주지 않으면 아이들하고는 어떻게 놀 수 있겠어요?

운동 외에도 메리는 직관적으로 나머지 아홉 가지 근본적 치유 요소를 치유 여정에 포함시켰다. 치료를 받는 동안 그녀는 친구나 가족들과 멀리 떨어져 살았다. 메리는 자기가 사랑하는 많은 이들이 자신의 선택에 회의적이거나 두려워했기 때문에, 멀리 떨어져 살기로 한 결정이 그때는 힘들었지만 지금 와서는 잘한 것이었다고 생각한다. 그 덕분에 그녀는 그들의 저항에 일일이 직접 대응할 필요 없이 블로그를 통해 최신 소식을 전하기 시작했다. 그리고 결국 그녀가 하려는 일에 활력을 불어넣어 줄 수 있는 소규모 그룹의 친구들을 찾았다. 그녀는 새로운 친구들이 긍정적인 사고방식을 유지할 수 있도록 해주었다는 점에서 중요하다고 믿고 있다. 메리는 또한 자신을 현재 순간에 머무르며 즐겁게 지낼 수 있도록 도와준, 천부적으로 장난 끼 많은 어린 두 아이를 축복으로 여겼다.

몇 달 뒤 그녀는 방사선에 불필요하게 노출되고 싶지 않아, 양전자 방출 단층 촬영position emission tomography(PET)이나 컴퓨터 단층 촬영computed tomographym(CT) 대신 열화상 스캔thermography scan으로 진행 상황을 추적하기로 결정했다.(열화상 스캔은 적외선 카메라를 사용하여 신체의 열 패턴을 감지하는 비침습적 검사이다. 방사선을 방출하지 않는다는 장점은 있지만 유방 촬영술만큼 유방암을 감지하는 데 정확하지는 않다.)

다행히도 연속 두 번의 후속 열화상 스캔 검사 결과는 정상으로 나타났고, 후속 혈액 검사에서도 암의 징후가 더 이상 보이지 않았다.

이제 메리의 담당의가 암이 나았다고 최종 통보를 한 지 10여 년의 시간이 흘렀다. 그러나 메리는 자신의 치유 작업이 아직 끝나지 않았음을 직관적으로 알고 있었다.

내 마음은 뛰기 시작했죠. 이게 정말 사실일까? 정말로 나한테서 암이 없어진 걸까? 그러곤 나는 "이 사실을 받아들이고 그냥 하루하루 살아가자" 그렇게 하려고 했어요. 그러나 그 순간 내면의 목소리가 말했죠. "메리, 네가 이뤄낸 육체적인 측면의 일은 치유 과정의 일부일 뿐이야." 그때까지 내가 원한 건 오직 하루라도 더 살아서 아이들을 더 보는 것뿐이었거든요. 나는 이 아름다운 치유의 여정을 통해 치유의 육체적인 측면, 정신적인 측면, 그리고 마침내 자아 실현이라는 치유의 영적인 측면으로까지 인도되었어요.

운동선수이자 영양 애호가답게 메리의 치유 여정은 운동과 식이 요법, 보조제 사용 같은 신체적 치유 요소에서 시작되었다. 지금은 자신의 지난 여정을 되돌아보면서, 그녀는 신체적인 문제가 건강 문제의 한 조각일 뿐이며 마음-몸-감정의 변화도 치유에 필수적임을 이해한다.

메리가 말했듯이 "암은 당신에게 더 많은 것들이 있다고 알려주는, 영혼이 보내는 모닝콜일 수 있다." 메리는 이제 우리 삶의 모든 것이 더 큰 목적을 위해 존재한다고 믿는다. 그녀는 자신이 당장의 위기—신체적 · 재정적 · 관계적 측면 어떤 것이든—에 매달리는 대신, 누구에게나 기적이 일어날 수 있다는 더 커다란 메시지에 마음과 가슴을 열 수 있다는 사실에 안도감을 느낀다.

"인생의 일들은 '우리에게' 일어나는 것이 아니라 '우리를 위해' 일어난다"고 메리는 말한다. 그녀는 질병과 치유가 때로는 신체적인 이유로, 때로는 정신적이거나 감정적인 이유로, 또 때로는 우리 삶에 더 큰 목적을 부여하기 위해서 발생하는 등 다양한 이유로 발생한다고 믿는다.

근본적 치유를 경험한 후 메리는 이제 건강 코칭을 하면서 매일매일을 충만하게 보내고, 또 다른 암 환자를 돕는 것이 자기 삶의 목적이라고 생각하며 살고 있다. 지금도 계속되는 그녀의 학습 과정 중 일부는 자신에게는 치유가 일어났지만 다른 사람들은 왜 치유되지 않았는지 원인을 찾는 것, 그리고 그녀와 다른 길을 선택해서 치유된 사람들은 어떤 이유로 치유되었는지 분석하는 것이다. 그녀는 지난 10년 동안 자신과 여러 고객들로부터 얻은 공동의 지혜를 통해, 치유가 일어난 사람들 사이에서 몇 가지 핵심적인 정신적 변화가 일어났다는 걸 알아냈다.

이러한 변화 중 하나는 사고 방식, 즉 마음가짐이다. 메리는 마음의 힘이 치유에 중요하다고 믿고 있는데, 플라시보 효과에 관한 과학적 연구들도 이를 뒷받침한다. 지난 60년 동안 수많은 임상 시험에서, 사람들의 믿음이 그들이 복용하는 어떤 약물보다도 건강에 더 큰 영향을 미친다는 사실이 밝혀졌다.[46] 수년에 걸쳐 메리는 보조제, 식이 요법 및 마음가짐에 대해 실험하면서 자신의 치유 상태를 유지하는 데 가장 큰 도움이 되는 것이 무엇인지 확인했다. 그녀는 보조제나 식이 요법이 어떤 방식으로 효과를 발휘하겠구나 생각하면 그 생각대로 경험한다는 것을 발견했다. 그 결과 그녀는 개인이 어떤 종류의 치료를 선택하는가보다 그 치료에 대한 그의 마음가짐이나 신념이 더 중요하다고 믿게 되었다.

자신의 마음가짐과 관련해서, 지난 10년 동안 메리는 억눌린 감정들을 해소하기 위해 계속 노력해 왔다. 그녀는 어린 시절부터 지금까지 경험한 억압된 감정이나 고통, 트라우마를 다 털어놓기 위해 의식consciousness과 그림자 작업shadow work(칼 융이 우리 정신의 '어두운 면'을 이해하기 위해 개발한 심리 작업)[47]을 전문으로 하는 치료사와 상담을 해왔다. 이런 식으로 메리는 완벽주의 성향과 같은 자신의 낡은 패턴을 버리기 위해 작업을 계속 하고 있다.

메리가 치유 여정에서 경험한 또 다른 정신적 변화는 영성spirituality과 관련이 있다. 그녀는 늘 신에 대한 강한 믿음을 지니고 있었고, 이러한 믿음이 그녀의 치유 여정에 도움이 되었지만, 메리가 이 요소를 자신의 삶에 완전히 받아들인 것은 치유가 이루어지고 몇 년이 지난 뒤에 다른 정신적 변화를 겪고 나서였다.

나는 늘 믿음이 있었고, 기적이 일어날 수 있다고 믿었지만, 그 당시에 나 자신에게 기적이 일어날 거라고 믿었는지는 잘 모르겠어요. 나에게 기적이 일어날 수 있다고 마음가짐을 바꾸는 것, 그게 정말 큰 일이었어요. 자신이 나을 수 있다고 믿지 않는다면, 이 기적이 당신에게 일어날 수 있다는 걸 믿지 않는 것과 같죠. 그건 치유가 일어나는 걸 정신적으로 차단하는 거예요.

마지막으로, 메리는 어떤 치료를 받고 있든지 간에 치유되기 위해서는 자신의 내적 안내와 직관에 연결될 수 있어야 한다고 믿는다. 주변 사람들의 조언과 갈등을 빚을 때는 특히 더 그렇다. 메리는 이 직관력이 자신의 치유에 큰 부분을 차지했다고 믿는다.

내 몸이 암에서 벗어난 것은 기적이 아니에요. 왜냐하면 우리 몸은 원래부터 치유되도록 설계되어 있으니까요. 우리 몸은 그렇게 하게 되어 있습니다. 기적은 내가 부드럽고 고요한 음성, 즉 "내가 너를 길로 인도하리라"는 음성을 듣고 믿었다는 겁니다. 그리고 나는 그 내면의 목소리를 따랐어요.

메리는 처음 암 진단을 받은 순간부터 직관의 목소리를 듣고 따르기 시작했으며, 이것이 그녀를 치유의 길로 인도했다. 내가 그녀에게 암에 걸린 이유를 생각한 적이 있는지 물었을 때도 그녀는 대답을 위해 자신의 직감을 두드렸다.

나는 내 삶의 모든 걸 포기하고 있었어요. 뭐든 아이들을 위해서 했지 나를 위해서는 아무것도 하지 않았죠. 나는 내 몸이 전해주는 메시지를 듣고, 대장암이나 간암이 아니라 유방암에 걸린 이유가 있다는 걸 알게 됐어요. 왜까? 유방은 자기 사랑self-love과 자기 돌봄self-nourishment을 상징하죠. 갓 태어난 아기의 생명을 기르고 먹이잖아요? 그렇다면 나는 나 자신을 위해 무얼 하지 않은 걸까? 나는 나 자신을 먹이지 않고 있었어요. 나는 모든 것을 포기하고 있었죠.

유방암 진단을 받은 지 11년이 지난 지금, 메리는 여전히 암이 완치된 상태로 지내며 운동을 포함한 열 가지 근본적 치유 요소들을 지속적으로 실천하고 있다. 이제 그녀는 그날그날 몸에 최선이라고 느껴지는 쪽으로 운동 요법을 조정해서 하고, 무엇보다도 운동이 재미있어야 한다고 믿는다. 그녀는 하이킹을 하기도 하고, 야외에서 롤러블레이드를 즐기기도 하며, 리바운드와 가벼운 웨이트 리프팅을 하기도 한다. 무엇이 됐든지 그녀는 매일 반드시 20분 이상 몸을 움직인다.

무엇보다도 메리는 암 치유 여정에서 희망이 가장 중요한 것 중 하나라고 믿기 때문에 자신의 이야기가 다른 사람들에게 영감을 주기를 바란다. 그녀는 이렇게 말한다. "당신에게 희망이 없다면 무엇이 남아 있을까요?" 메리에 대한 자세한 내용은 웹 페이지 maryrust.com에서 확인할 수 있다.

실천 단계

자신에게 적합한 운동의 종류와 강도에 대해 알아보려면 주치의와 상의하는 것이 중요하다. 암 진단을 받기 전에 주로 앉아 있는 생활을 많이 했다면, 의사는 먼저 스트레칭이나 가볍게 걷기와 같은 저강도의 활동을 권할 것이다. 나이가 많거나 암이 뼈로 전이되었거나 골다공증이 있는 경우 또는 관절염이나 말초신경병증과 같은 심각한 장애가 있는 경우라면, 의사는 균형을 고려하도록 피트니스 전문가와 함께 운동할 것을 권할 것이다. 침대에 누워 있는 환자는 근력과 근육 양이 빠르게 감소하므로, 일반적으로 병상에 누워 있을 때 흔히 동반되는 피로와 우울을 없애주면서 운동 범위와 근력을 유지하도록 물리 치료가 권장된다.[48]

운동은 점진적으로 늘려나가는 것이 중요하다. 식탁 주위를 걷는 것밖에 할 수 없다면 오늘은 그것만 한다. 그리고 조금씩 식탁 주위로 걸음 수를 늘릴 수 있는지 확인한다. 그러다 보면 결국 당신은 밖으로 걸어 나갈 수 있을 것이다.

사람은 하루아침에 허물어지지도 않고, 하루아침에 낫지도 않는다. 열쇠는 꾸준함, 그리고 움직임을 평생 습관으로 만드는 것에 있다. 다음은 운동을 일상 생활로 만들기 위한 몇 가지 팁이다.

시간을 정한다

연구에 따르면 빠듯한 일정을 쥐어짜서 운동을 하는 것보다 운동할 시간을 따로 정해놓고 하는 경우에 훨씬 더 성공 확률이 큰 것으로 나타났다. 최소한 10분이라도 일정표에 적어놓고 다른 약속을 지키듯 그 일정을 꼭 지킨다.

목표를 작게 설정한다

미국인의 약 3분의 1이 새해 결심으로 '꾸준한 운동과 건강 유지'를 꼽지만,[49] 한 달 후쯤이면 이러한 결심은 대부분 휴지조각처럼 버려진다고 한다. 우리는 목표를 너무 높게 잡고 현실적인 계획을 세우지 않기 때문에 실패하는 경우가 많다. 그러니 되도록이면 달성할 수 있고 또 달성했을 때 자랑스러운 기분이 들 정도의 작은 목표를 설정한다. 예를 들면 일주일 동안 매일 10분씩 걷기(그게 가능하다면)와 같은 계획을 세울 수 있다. 현관문을 나서서 5분 정도 걸었다가 돌아서서 집으로 걸어오는 것부터 시작하는 것이다. 그러다가 일주일 후에는 7분 30초 정도 걷다가 돌아서고, 나중에는 총 30분 동안 걷는 식으로 시간을 추가해 나아갈 수 있다.

전날 밤 운동복을 미리 준비한다

많은 사람들이 아침에 일어나서 맨 먼저 운동을 하기를 좋아한다. 당신도 그렇다면 전날 밤에 운동복과 신발을 미리 준비해 둔다. 이렇게 하면 신발이 어디 있는지 몰라서 운동하러 못 나간다는 식의 핑계를 댈 수 없을 것이다.

함께할 친구를 찾는다

함께 운동할 친구가 있으면 더 책임감을 갖게 된다. 친구가 함께 걷자고 오거나 헬스장에서 당신을 기다리고 있다는 걸 안다면, 운동을 빼

먹을 가능성은 더 줄고 재미는 더 생길 것이다.(또한 추가적으로 여러분의 사회적 신용도 높아질 것이다!)

재미있게 만들 창의적인 방법을 찾는다

운동을 억지로 하는 따분한 일이라고 생각하면 운동을 할 가능성은 줄어든다. 운동을 재미있게 만들 수 있는 창의적인 방법을 찾아보라. 예를 들어 앞에서 인용한 근본적 치유 생존자 트리맨은 자신이 서재에서 코미디 쇼를 보며 요가하는 걸 좋아한다는 사실을 깨달았다.(운동하면서 동시에 긍정적인 감정을 키우는 것은 덤이다!)

가족과 함께하는 활동으로 만든다

가족 모두가 운동을 하는 계기가 될 수 있다. 자기 전에 가족 댄스 파티를 하거나 공원에서 산책을 하는 식으로 모두에게 즐거운 시간을 만들어보라. 당신을 사랑하는 사람들은 당신의 치유 과정의 일부가 되어 기분이 좋을 것이며, 이는 그들에게 실제로 당신을 도울 수 있는 기회가 될 것이다.

밖으로 나간다

바깥으로 나가면 신선한 공기가 당신의 세포를 건강한 산소로 채워 줄 뿐 아니라, 영적인 연결을 더 깊이 느끼게 되고, 비타민 D 합성이 증가되며, 긍정적인 감정을 키우는 데에도 도움이 된다.

인터넷을 활용한다

고강도 인터벌 트레이닝이나 다른 형태의 운동이 궁금하기는 하지만 헬스장이나 스튜디오에 가고 싶지는 않다면? 유튜브에는 당신이 상상할 수 있는 모든 운동이 다 소개되어 있다. 예를 들어 유튜브에서 '초보자를 위한 고강도 인터벌 트레이닝'을 검색하면 20분 무료 콘텐츠를 찾을 수 있다. 그뿐 아니라 댄스, 요가와 같이 당신이 상상할 수 있는 거의 모든 것을 찾을 수 있다. 호기심을 가지고 가능성의 문을 열어보라.

운동이나 움직임은 내적인 동기가 많이 필요한 치유 요소이다. 당신 말고는 누구도 당신 몸을 움직일 수 없기 때문이다! 기본적이고 일상적인 움직임만으로 당신의 삶을 몇 년 더 늘릴 수 있다는 점을 기억하라. 오늘날 직장 생활을 하는 많은 사람들은 하루 종일 책상에 앉아 일을 하기 때문에, 되도록 앉아 있기보다는 서 있거나 걷고, 할 수만 있다면 즐겁게 뛰면서 지속적으로 몸을 움직이는 것이 그 어느 때보다 중요하다.

2장
영적 연결을 강화하기

베일리 이야기

"과거에 연연하지 마라. 미래를 꿈꾸지 마라.
현재 순간에 마음을 집중하라."
—붓다

여러 갈래의 기찻길이 모두 중앙역으로 연결되는 것처럼, 다양한 형태의 영적 수행들도 결국 중앙역, 즉 '자신보다 더 큰 무언가'와 연결되는 기찻길 역할을 한다. 영적 연결spiritual connection의 강화라는 치유 요소는 우리가 연구한 모든 근본적 치유 사례에서 나타났다. 많은 근본적 치유 생존자들은 영적 연결이 그들의 몸과 감정 모두에 즉각적이고 유익한 영향을 미친다는 것을 알기에 하루에 한 번씩 이러한 영적 연결을 연습한다.

어떤 사람들에게는 영적 연결이 기성 종교를 통해 신을 찾는 것을 의미한다. 이 장의 뒷부분에서 그 치유 이야기를 모두 나누게 될 베일리 오브라이언Baily O'brien은 교회를 통해 영적인 연결을 찾았다. 그러나 이 치유 요소는 특정 종교에 들어가거나 특정 신념을 받아들이도록 요구하지는 않는다. 가장 단순한 형태의 영적 수행은 그저 자연 속에서 조용히 걷는 것일 수 있다. 또 그림을 그리거나, 명상을 하거나, 해변에 앉아 있거나, 절이나 사원에 가거나, 개를 산책시키는 것일 수도 있다. 영적 수행은 그것을 실천하는 사람들 수만큼이나 다양하다.

역사적으로 사람들은 기성 종교(예컨대 기독교 교회, 유대교 사원, 이슬람 사원)를 통해서 신과 연결되었다. 오늘날에도 여전히 정기적으로 종교 집회에 참여하는 사람들에게 집회에 참석하는 가장 중요한 이유는 신과의 연결이다.[1] 여기에 덧붙여 점점 더 많은 미국인들이 스스로를 영적이라고 생각하고 있다. 퓨 연구소Pew Research Center(미국의 민간 싱크 탱크―옮긴이)의 최근 연구에 따르면 미국인의 27퍼센트는 스스로를 "영적이지만 종교적이지는 않은" 것으로 생각하는데, 이는 지난 5년 사이 8퍼센트가 더 증가한 수치이다.[2] 퓨 연구소의 또 다른 연구에 따르면 교회에 정기적으로 나가지 않는 미국인 중 무려 72퍼센트가 여전히 정기적으로 기도하는 것으로 나타났다.[3]

많은 영적 지도자들은 이처럼 기성 종교에서 떨어져 나와 일반적인 영적 수행을 추구하는 움직임이 전 지구적 연결global connectedness을 향한 우리 사회 주요 패러다임의 전환을 의미한다고 믿는다. 영적 심리 치료사이자 힐러, 형이상학 교사인 자넷 오셔Janet O'Shea는 이러한 믿음을 지지하면서 다음과 같이 말한다.

전 지구적 변화는 매우 다양한 수준에서 일어나고 있다. 시간이 지남에 따라 우리가 서로 분리된 존재들이 아니라는 각성이 일어나고 있는 것 같다. 우리는 이 지구에서 서로 떨어져 있지 않다. 우리는 모두 같은 숨breath을 공유한다. 공동체가 무엇보다 중요하다는 인식이 높아지면서 우리 모두가 진정으로 '하나'라는 의식에 대한 우리의 DNA가 깨어나기 시작했다.

영성spirituality에 대한 이러한 새로운 관점은 전통적인 기도 외에도 여러 가지 길을 통해 영적인 상태에 연결될 수 있다는 자각을 불러왔다. 이 다른 길에는 명상, 마음 챙김mindfulness, 요가, 찬팅chanting(기도문을 읊조리거나 불교의 염불과 같이 어떤 의미를 지닌 문구를 소리 내어 말하는 것—옮긴이) 등이 있다. 영적 상태를 지칭하는 다른 명칭들도 있는데, 예컨대 신God, 영혼soul, 기氣, 생명력life force, 프라나prana, 우주the universe 또는 간단히 '에너지' 등이 그것들이다. 중요한 것은 명칭이 아니라 매일 영적 수행에 참여할 때 느끼는 연결감과 그 수행의 결과로 관찰되는 신체적·감정적 변화이다.

첫 번째 책《근본적 치유》에서 나는 근본적 치유 생존자와 치유사들이 자주 언급하는 영적 연결의 다양한 측면을 설명했다. 이러한 측면에는 다음과 같은 것들이 포함된다.

- 몸에서 '느껴지는' 육체적인 경험으로서의 영적 연결
- 무조건적 사랑의 압도적인 느낌을 불러일으키는 영적 연결
- 인간은 육체를 가진 영적인 존재라는 이론
- 영적 연결을 위한 정기적인 수행의 중요성
- 마음속에 끊임없이 일어나는 생각을 멈추는 것의 중요성

우리가 진행 중인 연구에서 새로 수집한 근본적 치유 사례들도 영

성의 이 다섯 가지 측면을 계속 강조한다.

예를 들어 근본적 치유 생존자인 질 앤 슈나이더Jill Ayn Schneider는 전 세계 사람들의 믿음을 하나의 퀼트처럼 엮어 지구 전체 영성의 본질을 구현해 낸 사람이다. 1975년, 스물아홉의 나이에 그녀는 두 차례의 자궁경부암 검사Pap smear에서 이상 소견을 보였고 5급 자궁경부암 진단을 받았다. 그 당시에는 지금과 같이 자궁경부암을 네 단계stage로 분류하지 않고 다섯 개의 등급class으로 구분했는데, 1급은 건강/정상이고 5급은 가장 심각한 수준이었다. 자궁경부암 검사에서 두 차례 연속으로 5급이 나왔기 때문에, 의사는 그녀에게 즉각 자궁 적출술hysterectomy을 받으라고 권했다.

그러나 질은 직감적으로 수술 단계로 곧장 직행해서는 안 된다고 느꼈다. 그녀는 의사에게 한 달 정도 혼자서 치유해 볼 시간을 달라고 요청했다. 의사는 몹시 화를 내며 진료실을 나가버렸다. 그럼에도 질은 자신의 직관을 굳게 믿고서 중국 약초를 복용하고, 명상을 시작했으며, 침술 치료를 받고, 일본의 매크로바이오틱 식단(주로 현미, 계절 채소, 된장국과 콩류, 약간의 해조류, 견과류, 씨앗류로 구성된 식사)도 실천하기 시작했다. 그녀는 스트레스를 아주 많이 주던 자신의 일도 그만두었다. 결과는 즉각 나타났다.

나는 그 당시 중의학中醫學 이론을 공부하고 있었어요. 그래서 암이 단지 불균형imbalance을 의미할 뿐이라는 중의학의 관점에 무척 끌렸죠. 그 관점이 마음에 들었습니다. [기존 현대 의학의 치료를 받지 않는 것에 대한] 불안은 전혀 없었어요. 한 달 동안 약초를 복용하고 침술 치료를 받고, 거기에 스트레스 많이 받던 직장까지 그만두고 나자 몸이 나아지는 게 느껴졌어요. 그래서 그걸 확인하기 위해 새로운 의사를 찾아갔는데, 한 달 만에 암의 등급이 5급에서 3급으로 변한 거예요! 그때 내가 괜찮아지리란 걸 알았죠. 스스로에게 이렇게 물었어요. "자, 이제 치유를 위해 다음으로 갈 곳은 어디지?" 마치 어린아이처럼 나는 우주the universe를 믿은 겁니다.

한 달 사이에 놀라운 치유가 일어난 데 고무된 질은 일종의 영적인 부름을 느끼고 베네수엘라와 페루를 횡단하는 도보 여행에 나섰다. 그 길에서 그녀는 현지의 샤먼들local shaman을 만나 상담도 받고, 자연도 즐기는 한편, 매크로바이오틱 식단도 꾸준히 해나갔다. 5개월 뒤 미국으로 돌아오자마자 그녀는 또 한 번 자궁경부암 검사를 받았는데 그 결과는 '1급'(정상)이었다. 2년 후 그녀는 아들을 낳았고, 지금은 어여쁜 두 손주의 할머니가 되어 있다.

질은 6개월 만에 심각한 단계의 자궁경부암에서 스스로 치유된 것은 심오한 영적 활동 및 신성한 인도에 따른 식단의 변화 덕분이라고 믿고 있다. 그녀는 날마다 영적 연결 연습을 심화해 나아감으로써, 여러 근본적 치유 생존자들이 묘사하는 '보편적 사랑'의 더 깊은 흐름에 닿을 수 있었다. 암 진단을 받은 지 40년이 지난 오늘날까지 질은 암이 재발하지 않고 완치된 상태를 유지하고 있다. 그녀는 치유 세미나와 수련회를 통해 사람들이 진정한 자아와 조화를 이루도록 인도하는 데 하루하루를 보내고 있다. 질에 대해 자세히 알아보려면 웹 사이트 circle-of-life. net을 방문하기 바란다.

최근 몇 년 사이, 영적인 것이나 마음 챙김mindfulness에 관해 사람들의 관심이 급증하고 있다. 명상을 하는 미국인의 수는 2012년 이후로 세 배나 증가했고,[4] 현재 3,700만 명의 미국인이 요가를 하고 있으며,[5] 건강wellness 및 유기농 브랜드를 기반으로 하는 비즈니스는 전 세계에서 가장 빠르게 성장하는 분야 중 하나가 되었다.[6]

이러한 현상은 우리가 사회 안에 살면서 과도한 스트레스와 자극, 과로로 지쳐 있다는 점을 생각할 때 그리 놀랄 일이 아니다. 명상이나 요가와 같은 수행은 우리가 이러한 일상적인 압박에 대처하는 데 도움을 주고, 한때 '특이한 것'쯤으로 여겨지던 것들이 이제는 주류가 되었다. 몇 년 전만 해도 '영성spirituality'이라는 단어를 꺼내면 분위기가 싸해졌지만 이제는 매력적인 대화 주제가 될 때가 많다.

이렇게 마음 챙김과 영성을 받아들이는 문화가 형성된 것은 명상과 기도에 대한 과학적 연구가 늘어난 덕분이다. 지난 20여 년 동안 이루어진 수백 건의 연구에 따르면, 사람들이 영적 연결을 위한 수행을 통해서 마음이 고요해지고 평화의 상태를 느낄 때 그들의 몸은 혈액 속으로 건강한 호르몬들을 방출할 뿐만 아니라 혈액 내 산소량의 증가, 혈액 순환의 개선, 혈압의 감소, 소화 능력과 해독 능력의 향상, 면역 체계의 강화, 나아가 건강에 해로운 유전자의 활동 버튼이 꺼지는 것에 이르기까지 다양한 변화를 보인다.

뉴질랜드 출신의 근본적 치유 생존자 저스틴 레이드로Justine Laidlaw는 정기적인 영적 연결 수행을 통해 이러한 신체적 효과들을 직접 경험했다. 그녀는 2013년, 45세의 나이에 3c기 대장암 진단을 받았다. 종교와는 거리가 먼 가정에서 자랐기 때문에 명상과 기도는 그녀의 삶과는 거리가 멀었다. 하지만 암 진단 후에는 달랐다.

내 삶 전체를 갈가리 찢어놓은 암 진단을 받고 비로소 영성이란 것에 눈을 떴어요. 몇 년 동안 바쁘게 살면서 불안과 우울증에 시달려왔고, 나의 생각이나 감정, 경험을 차분히 돌아보며 정리할 여유가 없었죠. 그런데 매일 호흡 요법breathwork을 하고, 일기를 쓰고, 마음 챙김과 명상에 몰두해 가자, 심한 불안감과 압도되는 느낌, 자기 비판적인 마음은 점점 녹아내리고 그 대신 평화로운 고독감peaceful solitude(타인을 필요로 하는 외로움과는 달리 스스로만으로도 충분히 만족한 상태—옮긴이)과 안정적인 존재감grounded presence(뿌리 내린 듯 묵직한 상태—옮긴이), 긍정적인 관점이 혈관을 타고 전신에 퍼지는 느낌이 들었죠…… 그렇다고 해서 부정적인 마음이 걸어오는 게임을 전혀 하지 않는다는 건 아니에요. 그럼에도 영성은 내 치유의 여정에서 나를 위로하는 안내의 빛이자 힘의 원천이 되어 나를 강력하게 해방시켜 주는 역할을 했음에 틀림없어요.

저스틴은 암 진단 직후 큰 수술을 받았지만 그 후로는 화학 요법과 방사선 치료를 하지 않기로 스스로 결정을 내렸다. 그 대신 그녀는 열 가지 근본적 치유 요소를 철저히 따랐고, 다행히도 현재까지 암이 재발하지 않고 완치된 상태로 있다. 그녀는 지금 근본적 치유 워크숍 강사로서 자격을 갖추고 워크숍을 이끌며 다른 암 환자들을 돕고 있다.

최근 몇 년 동안 연구자들은 영성이 어떤 식으로 암 위험을 줄일 수 있는지 구체적으로 입증하는 연구를 진행했다. 예를 들어 캘리포니아 대학교 데이비스 캠퍼스의 '마음과 뇌 센터Center for Mind and Brain' 연구자들은 명상 수련회에 참석한 사람들과 참석하지 않은 사람들을 비교 연구했다. 수련회에서 매일 명상을 한 사람들은 텔로머라제telomerase(텔로미어 복원 효소—옮긴이)의 활성이 크게 증가했는데,[7] 이 텔로머라제는 DNA의 텔로미어telomere를 길게 하여 암 위험을 줄이는 역할을 한다.[8] (텔로미어는 DNA 가닥의 끝부분으로 DNA의 긴 가닥을 감싸서 가닥이 손상되지 않고 유지되도록 돕는다. 마치 신발 끈 끝의 딱딱하게 조여진 부분과 유사하다.) 한편 대조군의 명상을 하지 않은 사람들에게서는 텔로머라제 활성이 증가되지 않았다. 따라서 명상은 특히 DNA를 보호해서 암 위험을 줄이는 방식으로 도움을 준다.

또 다른 연구에서는 숙련된 명상가 그룹을 대상으로 그들의 스트레스와 염증 반응을 비非명상 그룹과 비교했다. 위스콘신 대학교 매디슨 캠퍼스의 연구자들은 숙련된 명상가들이 그렇지 않은 사람들에 비해 코티솔(스트레스 호르몬) 수치가 낮고, 감정적 스트레스를 덜 느끼며, 염증 반응이 적다는 것을 발견했다.[9] 코티솔 수치 감소와 낮은 염증 반응은 모두 암 위험을 현저하게 감소시키기 때문에, 이러한 발견은 암 환자에게 매우 중요한 것이다.[10][11]

후성유전학epigenetics은 식이 요법, 스트레스 관리와 같은 생활 방식의 선택이 어떻게 사람의 유전자를 '켜거나' '끌' 수 있는지, 즉 생활 습관이 어떻게 유전자 발현 여부에 영향을 미치는지를 연구하는 과학 분야이다. 이것은 지난 50여 년 동안 가장 중요한 과학적 발견 중 하나이다. 왜냐하면 이는 우리가 물려받은 유전자에 의해 피할 수 없는 결과가 초래될 수밖에 없다는 개념을 뛰어넘어, 일상적인 습관을 바꿈으로써 결함이 있는 유전자를 끄고 건강을 증진시키는 유전자를 켜도록 할 수 있다는 말이기 때문이다.

지난 몇 년 동안 연구자들은 후성유전학의 놀라운 힘을 계속해서 보여주었다. 예를 들어 보스턴의 매사추세츠 종합병원 연구팀은 단 한 번의 명상 세션만으로도 사람의 유전자 발현을 크게 개선할 수 있다는 사실을 발견했다. 연구자들은 먼저 초보자 그룹과 숙련된 명상가 그룹을 대상으로 8주 과정의 이완 수업을 진행했다. 참가자들이 명상 방법에 익숙해진 뒤 연구자들은 한 차례 명상 세션을 갖고 나서 이 두 그룹이 명상 전과 중간, 그리고 명상 후에 보이는 상태를 평가했다.

연구자들은 한 차례의 명상 세션 후에 사람의 에너지 대사, 인슐린 분비, DNA 보호 및 미토콘드리아 기능을 향상시키는 유전자들을 비롯해 상당수 유전자들의 발현이 증가하는 것을 발견했다. 이 모두는 암 예방에 매우 중요하다. 이와 더불어 이 단일 명상 세션은 신체의 전반적인 염증과 스트레스 반응을 줄여 암 위험을 낮추는 데 도움이 되었다. 그러나 무엇보다 흥미로운 점은 '두 그룹 모두'—숙련된 명상가뿐만 아니라 초보자들에게서도—유전자 발현에서 긍정적인 변화를 경험했다는 것이다. 물론 전문 명상가들은 훨씬 더 큰 효과를 경험했는데, 이는 명상을 하는 것이 건강에 도움이 되며 수년간 정기적으로 명상을 하면 훨씬 더 건강해진다는 것을 보여준다.[12]

마지막으로, 유럽의 또 다른 연구팀은 마음 챙김, 요가, 태극권, 기공氣功, 이완 반응, 호흡 조절과 같은 심신 수련이 스트레스 관련 염증 반응에 관여하는 유전자 발현을 역전시킬 수 있는지 알아보기 위해 기존 연구들을 검토했다. 여러 연구들에서 심신 수련이 만성 스트레스와는 정반대로 유전자에 작용한다는 것을 일관되게 보여주었다. 만성 스트레스는 염증과 관련된 유전자의 발현을 '증가'시키는 반면(염증은 암의 주요 원인이다), 심신 수련은 이러한 염증 관련 유전자의 발현을 현저히 '감소시켰다.[13] 이 연구는 염증을 줄여 암 위험을 줄이고 싶다면 심신 수련을 통해 이를 달성할 수 있다는 것을 보여준다.

전체적으로 볼 때 영성에 대한 사회의 관심은 그것을 뒷받침하는 연구들이 늘어나는 것에 맞춰 커졌다. 수많은 다른 연구들과 더불어, 과학적으로 잘 설계된 이 연구는 영적 연결 수행이 우리 몸과 마음의 건강을 유전자 수준에 이르기까지 크게 향상시킨다는 점을 결정적으로 보여준다.

이제 과학의 관점에서도 영적 연결을 위한 수행을 해나가는 것이 중요하다는 걸 훨씬 더 잘 이해하게 되었으니만큼, 근본적 치유 생존자인 베일리 오브라이언Bailey O'Brien의 이야기를 통해 이 치유 요소를 좀더 개인적인 차원에서 탐구해 보자. 베일리는 전이성 흑색종metastatic melanoma을 치유하는 방법의 일환으로 매일 깊은 영적 수행을 해나갔다.

베일리는 자신의 기독교 신앙과 수행의 형태로 영적 연결을 실천했다. 그렇기 때문에 원래 자료에 충실하기 위해 우리는 베일리가 우리에게 전해준 표현 그대로 그녀의 신념을 전달하려 한다. 그러나 우리는 이렇게 기성 종교를 믿는 사람만이 아니라 무신론자나 불가지론자도 영적 연결과 관련된 근본적 치유 사례를 보고했다는 점을 상기시키고 싶다. 다양한 믿음의 차이에도 불구하고 근본적 치유 생존자들은 공통적으로 늘 스스로를 영적 연결로 이끄는 일상적 수행을 하며, 이를 통해 깊이 이완된 신체 상태와 매우 평화로운 감정 상태를 경험한다.

베일리 이야기

베일리는 2007년 보스턴 대학교에 입학한 평범한 신입생이었다. 그녀는 뉴욕의 작은 마을 태생으로 아버지, 어머니, 언니, 남동생 등 가족들과 매우 가까웠지만, 언니가 그랬던 것처럼 익숙한 둥지를 떠나 대학에 가는 것에 설렘을 느꼈다. 게다가 그녀는 대학교의 다이빙 팀에도 선출되어 더 신이 났다.

베일리 집안은 그녀가 자라는 동안 가끔 교회에 나가곤 했지만, 그 종교 전통 안에서 베일리가 경험한 것은 규칙과 죄책감, 그리고 기계적인 암기 같은 것뿐이었다. 대학에 갈 무렵까지도 그녀는 신이나 신성에 대해 별다른 연결감을 느끼지 못했다. 그녀는 "내가 잘못한 일에 대해 하느님께서 나를 더 부끄러워하시는 것 같았고, 내가 뭘 잘못하면 당연히 부끄러워해야 한다는 생각이 들었어요"라고 말한다. 본질적으로 그녀는 자신이 따르는 종교 전통의 규칙과 의식儀式은 이해했지만, 진정한 영적 수행을 해본 적은 없었던 것이다. 그래서 그녀는 대학에 입학한 후로는 교회에 나가지 않았고, 영성이라는 주제는 그녀의 인생에서 열외가 되었다.

첫 학기가 끝날 때까지만 해도 모든 것이 순조로웠다. 그러던 어느 날 그녀는 오른쪽 관자놀이에서 수상쩍은 점을 하나 발견하고 즉시 의사를 찾아갔고, 의사는 점을 제거한 뒤 분석을 위해 병리과에 보냈다. 조직 검사 결과 그 점은 최악의 피부암인 흑색종으로 판명되었다.

의사는 표준 프로토콜에 따라 암 조직을 외과적으로 제거하기 위해 광범위하게 절제하고, 암이 퍼졌는지 확인하기 위해 트레이서tracer

(인체 내부를 관찰하기 위해 주입되는 물질. 일반적으로 방사성 동위 원소가 활용된다―옮긴이)를 주입했다. 불행히도 트레이서는 귀 앞에 있는 림프절이 암 세포로 가득 차 있는 것을 확인해 주었기 때문에, 의사는 그 림프절도 외과적으로 제거하고 조직 검사를 했다. 림프절 역시 흑색종 양성이었고, 이는 그녀의 암이 이미 전이되었다는 것을 의미했다. 베일리는 대학 가면 자기도 살찔까봐 걱정하던 평범한 학부생에서 순식간에 3기 흑색종 암 환자가 되었다. 그녀는 그 순간을 이렇게 설명한다. "너무 무섭고 충격적이었어요. 젊고 건강한 사람에게 어떻게 이런 일이 일어날 수 있죠?"

베일리는 가능한 한 빨리 치료를 마치고 싶었다. 그녀는 기존의 표준 프로토콜에 따라 목에 있는 45개의 림프절들을 제거하는 더 복잡한 수술도 받았다. 다행히도 모든 림프절에서 암 음성 판정이 나왔다.

그녀는 의사가 권장한 모든 것을 시도했지만 재발 가능성은 높았다. 그녀는 한 달 동안 주 5일, 초창기 면역 치료제인 인터페론 주사를 맞았다. 인터페론이 암 재발을 막을 수 있기 때문이었다. 어머니는 딸이 암이 재발하지 않는 행운아 중 한 명이 되기를 간절히 기도했다. 수술과 인터페론 주사 치료를 성공적으로 마친 후, 그녀는 대학에 돌아와 정기적으로 검사를 받으며 진행 상황을 모니터링했다.

베일리는 치유 상태를 유지하면서 정상적으로 살아갈 수 있기를 희망하며 이듬해 가을 2학년으로 학교에 돌아왔다. 그렇게 잠시 동안은 순조로웠다. 그녀는 늘 식품의 영양 표시를 관심 있게 찾아 읽었는데, 자신이 그런 데 관심 있는 것을 알고 영양학을 전공하기로 결심했다. 하지만 그 당시에 음식이 암과 같은 심각한 질병의 치료에 도움이 될 거라고 진지하게 믿은 것은 아니었다. 다행히 2학년과 3학년은 다이빙 연습, 다이빙 대회 및 수업으로 가득 찼고, 별일 없이 지나갔다. 그러나 이 행복한 유예 기간은 3학년 말에 갑자기 끝나고 말았다. 정기 추적 검사에서 의심스러운 암 활동이 나타났기 때문이다.

의사들은 3학년에서 4학년으로 넘어가는 여름 시기에 그녀를 면밀히 모니터링하기로 했다. 여름 끝 무렵 시행한 후속 검사에서 강한 암 활성이 관찰되었고, 결국 의료진은 턱 뒤의 의심 부위에 대해 컴퓨터 단층 촬영CT으로 위치를 정밀하게 보면서 바늘 생검needle biopsy(조직 검사를 위해 바늘을 이용하여 조직의 일부를 채취하는 시술—옮긴이)을 시행하였다. 불행히도 그 부위에서 흑색종 양성 반응이 나타나 암 재발에 대한 베일리의 두려움은 현실이 되고 말았다.

우울하고 절망적인 마음으로 베일리는 새로운 종양을 제거하는 또 다른 수술을 준비하면서 대학교 4학년을 시작했다. 애정이 끈끈한 가족들은 그녀를 위해 계속 기도했고 친구들의 응원도 이어졌다. 평범한 대학생인 베일리는 어서 빨리 수술을 끝내고 다시 학교로 돌아가 4학년을 마치고 싶었다. 그러나 불행히도 외과 의사는 아주 작은 오차로 종양을 다 제거하지 못했고, 몇 주 만에 이 실수를 발견했을 때는 이미 두 번째 종양이 그녀의 귓불 뒤에서 자라난 상태였다. 그녀는 두 개의 종양을 모두 제거하기 위해 한 달 후에 또 다른 수술을 받아야 했다.

다이빙 팀의 일원으로서 그녀 인생의 어느 때보다 신체 상태가 좋았음에도 불구하고 이것은 힘든 수술이었다. 회복에는 6주가 걸렸고, 즉시 방사선 치료가 이어졌다. 베일리는 집에서 회복하기 위해 한 번 더 휴학을 했고, 그만큼 친구와 대학 생활은 더 그리운 것이 되었다. 긍정적인 태도를 유지하고 건강을 회복하는 데 집중하려고 노력했지만 어려운 일이었다.

이 공격적인 원투 펀치 치료를 마치고서도 생명을 위협하는 재발의 가능성은 여전히 80퍼센트나 되었다. 그녀는 이 통계치를 바꾸기 위해 자신이 할 수 있는 일은 없다고 생각했고, 의사가 권한 대로 평소와 같은 대학 생활로 돌아갔다. 이것은 넘치도록 많은 정제 탄수화물과 동물성 단백질, 얼마 안 되는 채소와 다량의 탈지유, 그리고 대학생들의 전유물인 스낵과 술이 포함된 표준적인 미국식 식단을 섭취하는 것을 의미했다.

그러나 암은 가차 없었다. 2011년 1월, 방사선 치료를 마치고 몇 주도 안 되어 베일리는 턱 아래에서 새로운 작은 덩어리를 느꼈다. 그녀는 그러한 덩어리가 누구에게나 있는 정상적인 것인지 확인하고 싶어 학교 친구들에게 물어보았다. 그러나 턱 아래에 그런 덩어리가 있는 사람은 아무도 없었다. 낙담한 그녀는 병원에 진료 예약을 했다. 턱 아래 혹에 대해 조직 검사를 했고, 그녀는 또다시 흑색종에 걸렸다는 말을 들어야 했다. 이때 그녀와 가족의 심정은 낙담했다는 표현만으로는 턱없이 부족했다.

의사가 지시한 대로 모든 것을 했는데 모든 것이 헛된 것처럼 느껴졌어요. 그냥 시간 낭비 같았죠.

의료진은 그녀의 목과 폐, 그리고 아마도 척추까지 퍼진 것으로 확인된 스캔 결과에 따라 조직 검사를 시행했다. 아직 대학을 졸업하지도 않은 나이에 베일리는 4기의 말기 암 환자가 되어버렸다. 문득 그녀는 "좋아요, 하느님, 당신이 거기 계시다면 제발 저를 치료해 주시고 기적을 보여주세요"라고 기도하고 있는 자신을 발견했다.

이 상황에서 기존 의학이 베일리에게 해줄 수 있는 것은 거의 없었다. 면역 치료제는 아직 미국식품의약국FDA의 승인을 받지 못했고, 그녀에게서 발견된 종류의 암은 적합한 유전적 변이가 없어 임상 시험에도 참여할 수 없었다. 주치의가 추천해 줄 수 있는 것은 경구 항암제인 테모다Temodar와 비타민 B 유도체인 파라-아미노벤조산PABA뿐이었다. 그녀는 절박한 마음에 두 가지 모두 시도해 보는 데 동의했다.

베일리와 어머니가 미국암치료센터Cancer Treatment Centers of America (CTCA)에 치료를 위한 2차 소견을 구한 것이 그때였다. 그곳에서 만난 첫 번째 의사가 더 많은 수술과 방사선 치료 및 화학 요법을 권했을 때, 그녀는 처음으로 자신의 생명을 구하려면 근본적으로 다른 시도를 해야 한다는 직관적인 느낌이 들었다. 그녀는 의사들이 권하는 모든 것을 했음에도 여전히 자신이 말기 암 상태에 있다는 사실 때문에 기존 의료 시스템에 실망감을 느꼈다.

나는 2차 소견을 준 그 의사한테 말했어요. "좋아요, 그래서 권하시는 과정을 모두 마쳤을 때 제가 얻는 게 뭐죠? 2년 정도 더 살 수 있다는 건가요?" 의사가 "네"라고 하더군요. 그래서 말했죠. "미안하지만 전 관심 없어요. 비참하게 죽고 싶진 않아요. 제가 원하는 건 2년보다는 더 사는 거예요." 나는 그보다 더 오래 살 수 있다고 믿었으니까요. 말기 암 상태에 이르자 모든 계획이 무효가 되어버렸어요.

베일리가 미국암치료센터에서 2차 소견을 구하는 동안 어머니는 지인들에게 도움을 요청했다. 그 중 한 분은 베일리가 꼭 나을 거라고 믿는다면서, 그녀와 어머니에게 다른 대안을 찾아볼 것을 권했다. 이에 힘입어 자료들을 찾아본 어머니는 일부 흑색종 환자에게 콜리 독소Coley's toxins가 도움이 된다는 사실을 알게 되었다. 더 알아본 결과 콜리 독소는 멕시코의 몇몇 클리닉에서만 사용되고 있었다. 베일리와 어머니는 뉴욕의 종양 전문의에게 어쩌면 자신들이 멕시코에 가게 될지도 모르겠다는 말을 했다.

엄마가 멕시코 이야기를 꺼내자 병원 스태프가 그러더군요. "우리 프로토콜을 따를 준비가 되면 그때 전화주세요"라고요. 그건 이렇게 말하는 것이나 다름없었죠. "우리는 당신 딸이 우리가 원하는 것을 따라야 치료를 할 수 있어요."

베일리는 '둘 중 하나를 선택하라take it or leave it'는 종양 전문의의 관점이 마음에 들지 않았다. 의사가 제안한 치료법은 몸은 몹시 힘들면서 효과는 제한된 시간 동안에만 있는, 그 전과 크게 다르지 않은 오래된 치료법처럼 들렸다. 게다가 그즈음 여동생이 약혼을 했다. 베일리는 결혼하고 아이를 갖게 될 여동생과 가족들 곁에 정말 함께 있고 싶었다고 말했다.

베일리와 어머니는 의료진의 불신에도 불구하고 멕시코에 가기로 결정했다. 기존 의학의 관점에서 볼 때 멕시코 클리닉의 접근 방식은 평가를 위한 연구가 충분하게 이루어지지 않은 상태였다. 하지만 그녀에게는 멕시코 클리닉이 "기존 의료계에서 얻은 것보다 훨씬 큰 희망"을 주었다. 멕시코에 가는 것은 그녀로서는 다가오는 스프링보드 다이빙 챔피언십을 포기해야 한다는 의미였기 때문에 힘든 결정이었다. 그렇지만 그녀는 단 일주일이라도 공격적인 암이 자라도록 놔두고 싶지 않았기 때문에 그러기로 결정했다.

베일리는 멕시코로 떠나기 전 테모다 치료를 한 사이클(5일 동안) 받았다. 이후 그녀는 파라-아미노벤조산은 계속 복용했지만 테모다는 지속하지 않기로 결정했다. 멕시코 클리닉에서 3주 동안 베일리는 콜리 독소 요법과 거슨 요법(엄격한 채식 식단)을 집중적으로 받았다. 둘 다 4기 흑색종 환자를 성공적으로 치료한 사례가 많은 수는 아니지만 보고되어 있었다. 하지만 두 치료법 모두 미국에서는 식품의약국의 승인을 받지 않았기 때문에, 이를 미국에서 사용하는 것은 법적으로 허용되지 않는다.

콜리 독소는 박테리아 독소의 혼합물로, 1890년대 뉴욕의 윌리엄 콜리William Coley 박사에 의해 혁신적으로 개발되었다. 콜리 박사는 암 수술 후 감염증에 걸린 암 환자가 그렇지 않은 환자보다 경과가 더 나아 보이는 몇몇 놀라운 사례에 주목했다. 이에 따라 그는 감염이 암과 싸우는 면역 체계를 자극했을 거라는 가설을 세웠다.[14] 거슨 요법은 1920년대 후반에 맥스 거슨Max Gerson 박사가 제안한 프로그램으로, 매일 신선한 주스를 마시고 커피 관장(커피 원두를 물에 넣고 끓여서 만든 액을 항문에 넣어 대장을 청소하는 관장 요법—옮긴이)을 하며 천연 보조제를 섭취하는 것을 포함하여, 유기농 식물성 식품 위주의 식단을 통해 스스로 치유할 수 있는 신체 능력을 활성화하기 위해 고안되었다.[15]

베일리는 일주일에 세 번, 양쪽 팔에 콜리 독소를 주사했다. 주사가 너무 고통스러워서 쓰러져 울 때도 여러 번 있었다. 또한 그녀는 개인 맞춤으로 된 여러 종류의 보조제와 레이어트릴laetrile 보충제(살구 씨에서 추출한 아미그달린의 한 형태)[16]를 복용하고, 일주일에 두 번 비타민 C 주사, 하루에 세 번 커피 관장을 했다. 그리고 수정된 방식의 거슨 요법 식단을 시작했다.

그것은 제 식단의 근본적인 변화였어요. 안타깝게도 재미는 하나도 없었죠! 나는 하루에 주스를 무려 열세 잔이나 마셨어요. 일단 아침 식사로 갓 즙을 낸 오렌지 주스와 오트밀 한 그릇을 먹고, 30분 후부터 신선한 야채 주스를 먹기 시작해요. 이렇게 해서 매 시간마다 주스를 마시기 때문에, 하루에 대략 여섯 잔의 당근-사과 주스와 여섯 잔의 야채 주스를 마시게 됩니다. 점심과 저녁 식사로는 히포크라테스 수프(거슨 요법 식단의 채소 수프)를 먹고, 간식으로 과일과 견과류, 씨앗류를 먹었죠. 나는 멕시코 병원에서 제공하는 대로 동물성 단백질도 약간은 섭취했어요. 거슨 요법 식단을 엄격히 실시하는 병원 같지는 않았어요. 환자 개개인에 맞춰 좀 수정한 형태로 거슨 요법 식단을 시행하는 것 같았습니다.

베일리는 이 기간에 주위로부터 많은 지지를 받은 것이 아주 큰 축복이라 느껴졌다. 어머니는 3주 내내 클리닉에서 그녀 곁을 지켰고, 친구와 가족, 팀원, 심지어 라이벌 팀의 선수들까지도 그녀의 멕시코 여정을 돕기 위해 기금을 마련해 주는 등 가까이에서 도움을 주었다. 그녀는 이렇게 말했다. "친구들의 격려와 함께 이야기 나눌 사람이 있다는 게 큰 힘이 되었어요. 사람들은 저를 위해 기도해 주었고, 저는 더 긍정적인 태도를 유지하려고 노력했죠."

멕시코 클리닉에서 보낸 시간이 암의 공격적 성장을 늦추는 데 도움이 되었길 바라면서 베일리는 미국으로 돌아왔다. 그녀는 다음 한 학기를 더 쉬기로 했고, 그 사이 어머니는 딸이 멕시코에서의 식이 요법과 생활 방식을 뉴욕 생활에도 적용할 수 있도록 도와주었다. 베일리는 이후 5개월 동안 집에서 부모님과 함께 지냈고, 가족의 지인들이 교대로 와서 베일리와 어머니가 날마다 히포크라테스 수프, 유기농 커피(커피 관장용), 하루 여섯 잔의 신선한 야채 주스를 만들 수 있게 도왔다. 베일리는 일주일에 세 번 콜리 독소를 주사하는 것도 계속했다.

총 6주간의 치료 프로그램을 마치고 멕시코에서 돌아온 지 3주후, 그녀는 21세 생일을 며칠 앞두고 후속 PET 스캔 검사를 받기 위해 처음 만났던 종양 전문의를 찾아갔다. 그녀는 턱 밑에서 암 덩어리가 더 이상 만져지지 않는다는 사실에 감격하면서 기적이 일어나길 간절히 기도했다. 그녀가 의사로부터 어떤 말을 듣게 될지 기다리며 진료실에 앉아 있는 동안 스캔 결과를 보던 의료진은 뭔가 당황해하는 것처럼 보였다. 그들은 계속 멕시코에 대해 물었다. 안절부절못하는 모습이 혹시 나쁜 소식을 의미하는 건 아닐까 걱정이 되어 베일리가 단도직입으로 물었다. "그래서…… 검사 결과가 어떤가요?"

의사는 "스캔 검사 결과 활동적인 질병 징후는 없는 것 같습니다"라고 대답했다. 베일리는 안도감이 들며 살짝 들뜨기까지 했다. 무엇보다도 하느님께 감사했다. 그녀는 그날 밤 가족들과 함께 수없이 많은 포옹과 눈물로 축하를 했고, 친구들과 소식을 나누기 위해 다음 주말 보스턴에 갈 계획을 세웠다.

그해 여름 베일리는 지역 교회의 예배에 가끔씩 참석하기 시작했다. 그녀는 긍정적인 감정을 키우고 부정적인 생각과 감정은 떨쳐버리기 위해 의식적으로 노력하고자 했고, 교회에 가는 것이 이러한 목표를 이루는 데 도움이 될 거라고 여겼다. 그렇지만 교회에 나가는 것이 예전보다 더 즐겁게 느껴지기는 했어도 여전히 하느님과의 깊은 연결이 느껴지지는 않았다.

8월에, 부모님은 베일리가 4학년을 다시 시작할 수 있도록 패밀리카에 짐을 꾸려 그녀를 보스턴 대학교에 데려다주었다. 대학에 다니면서 베일리는 새로운 치료법을 매우 열심히 실천했다. 물론 쉬운 일은 아니었다. 그녀는 친구들과 헌신적인 어머니로부터 계속해서 도움을 받을 수 있다는 것에 감사했다. 그녀는 이제 룸메이트의 도움을 받아 일주일에 한 번씩 콜리 독소 주사를 맞았다. 보조제도 꾸준히 복용하고, 하루에 두 번씩 커피 관장도 했다. 커피 관장하기는 룸메이트와 화장실을 함께 쓰는 상황에서 그리 간단한 문제가 아니었다.

또 동료 대학생들이 뷔페식 식사를 즐기는 동안에도 그녀는 제한적인 거슨 요법 식단에 충실했다. 멕시코에서의 경험으로 그녀는 식이 요법이 건강에 큰 영향을 미칠 수 있다는 확신을 갖게 되었고, 전공인 영양학은 자신이 어떤 직업을 가져야 할지 분명한 방향을 제시해 주었다.

내가 영양의 치유적인 측면을 믿게 된 것은 하느님의 축복이라고 생각해요. 나는 자연스럽게 이 점을 깨닫게 되었지만 보통 사람들은 평생 동안 영양이 중요하다는 걸 생각 못할 수도 있잖아요.

기적적으로, 베일리의 어머니가 대학을 설득해, 대학 식당에서 신선한 농산물을 구매하여(하루에 대략 8~9킬로그램의 유기농 농산물!) 그녀의 거슨 요법 주스와 수프도 만들어주게 되었다. 베일리는 직접 주스를 만드느라 하루 두 시간 반을 쓰는 대신 매일 아침 학교 식당으로 빈 병 두 개만 가져가면 되었다.

베일리의 치유 여정에서 영적인 측면이 중요해진 것은 바로 이 무렵이었다. 그해 가을 대학으로 돌아왔을 때 그녀는 바비큐 파티에서 우연히 '운동 선수들을 위한 기독교 동아리' 테이블을 발견하게 되었다.

테이블에 있던 여자애들은 정말 착하고 평범했어요. 저처럼요. 동호회 모임에 갔는데, 처음 갔을 때부터 내가 그동안 찾던 것을 비로소 찾은 것 같은 기분이 들었죠. 그곳에는 저처럼 의문을 갖고 답을 구하면서도 여전히 믿음을 잃지 않고 있는 사람들이 있었거든요.

자신이 믿던 것들에 대한 의문과 씨름하고 있을 때 우연히 그녀는 동아리의 리더와 대화를 나누게 되었다. 리더는 그녀에게 하느님을 실재하는 존재가 아니라 사람들을 통해 일하는 영적인 힘spiritual force으로 한번 생각해 보라는 도전적인 제안을 했다. 베일리는 이렇게 회상한다.

나는 하느님이 들리지 않게 속삭이는 듯한 음성으로 누군가를 통해 힘든 시간을 겪고 있는 나 같은 사람에게 다가가 말을 걸도록 하셨다는 걸 알 수 있었어요. 아직 그 사람은 다른 이가 고군분투하고 있다는 걸 전혀 모르고 있었는데도 말예요.…… 그래서 내 경우에 대해, 예수에 대한 이전의 내 믿음의 방식과 내가 받은 암 치료의 방식이 얼마나 유사했었는지에 대해 생각해 봤어요.

베일리는 자신이 살아오면서 그랬던 것처럼 맹목적으로 예수를 따르는 것—즉 '규칙'을 따르는 것—이 암 치료 중에 의사의 권고를 맹목적으로 따르는 것과 다르지 않다는 걸 알게 되었다.

베일리는 열린 마음으로 의사가 처방한 기존 치료법들을 기꺼이 시도하려고 했었다. 과학적 증거들이 그러한 치료법이 효과가 있음을 시사했고 의사들도 효과가 있을 거라고 믿었기 때문이다. 공정하게 말하자면, 치료가 적어도 일시적으로는 효과가 있었다. 그러나 치료가 더 이상 효과가 없자 베일리는 맹목적으로 따르기를 멈추고 그 대신 질문을, 수많은 질문을 할 필요가 있다는 걸 깨달았다. 그녀는 자신의 의구심을 사람들과 공유하고, 답을 구하고, 찾을 수 있는 모든 곳에서 치유의 방법을 찾아야 했다.

베일리는 새로 찾은 신앙에도 같은 논리를 적용하기로 했다. 자라면서 그녀는 예수의 삶과 죽음, 부활에 대한 역사적 증거가 매우 많고 예수를 믿는 사람들도 아주 많았기 때문에, 이런 사실에 의문을 품는 자신에 대해 고민이 많았었다. 그녀는 교회에서 사람들과 어울리려면 자신의 의문을 덮은 채 가짜 믿음을 가져야 한다고 생각했다. 그러나 새로운 신앙 공동체에서 그녀는 의심과 질문이 정상이며 그것을 통해 더 깊은 이해로 나아갈 수 있다는 것을 배웠다. 그녀의 삶은 믿느냐 안 믿느냐의 갈림길에 이르렀고 그녀는 믿는 쪽을 선택했다.

대학 기숙사에서 컴퓨터 앞에 앉아 창 너머 보스턴의 스카이라인을 바라보던 기억이 나요. 나는 더 이상 눈으로 보지 않고 믿음으로 걷겠다고 결심했어요. 그리고 내 인생에서 암에 영향을 미쳤다고 생각되는 것들, 이를테면 스트레스 같은 것들이 변화하기 시작했어요.

긍정적인 생각을 더 많이 하게 된 거죠. 불안과 두려움에 압도되기보다는 마음에 평화를 느끼는 때가 더 많아졌고요. 나는 여전히 그런 것들과 싸우고는 있지만 이전보다는 훨씬 덜해요.

베일리는 자신도 모르는 사이에 열 가지 근본적 치유 요소를 자기 삶에 적용하고 있었다. 이미 활동적인 운동 선수였던 그녀는, 거기에 더해 긍정적인 감정의 중요성을 재발견하고, 자기 주도로 의학적 결정을 내렸으며, 스스로의 직관을 따랐다. 또한 스트레스에 찬 감정을 풀어내고, 친구와 가족의 지지를 받아들였으며, 앞으로 있을 여동생의 결혼식에 함께하고 싶은 것 등 살아야 할 새로운 이유를 찾았다. 그리고 근본적으로 바뀐 새로운 식단과 보조제 프로토콜을 따랐다. 이 모든 것들이 베일리에게 신성한 영감을 주었다.

하느님은 손가락 한 번 까딱하는 것으로 사람을 낫게 할 수 있어요.…… 나는 몸을 회복하기 위해 큰 노력을 했지만, 그것은 결국 하느님으로부터 온 치유의 선물이었죠. 궁극적으로 모든 좋은 것은 다 하느님으로부터 온다고 생각해요. 하느님의 은혜로 학교를 마치고, 치유 요법을 계속할 수 있었습니다.

베일리는 멕시코 클리닉 프로토콜 일부는 중단했지만, 몇몇 요소는 지금까지도 계속 유지하고 있다. 그녀는 커피 관장을 하루에 한 번으로 줄였고, 대부분 식물성 식품으로 구성된 식단은 지금도 계속하고 있다. 또한 신선한 야채 주스를 하루에 두 번 정도 마시고, 사과 식초와 올리브 오일, 향신료로 만든 드레싱을 곁들여 다채로운 채소 샐러드를 먹는다. 그녀는 때때로 생선이나 닭고기 같은 동물성 단백질을 섭취하지만, 계란과 유제품은 여전히 피하고 있다. 콜리 독소 주사는 5년 정도 하고 중단했다.

베일리는 애초에 자신이 왜 암에 걸렸는지도 분석했다. 그녀는 평생 다이빙 선수로서 화학 물질 가득한 수영장에서 많은 시간을 보냈는데 이 같은 후성유전학적 생활 방식 요인을 포함해 여러 요인이 암을 유발했다고 믿고 있다. 그녀가 생각한 요인들은 이렇다. 고등학교와 대학교에서 '간편한' 정크 푸드를 섭취한 것, 카펫이나 새 차, 그 밖의 일상용품에 들어 있는 독성 화학 물질에 노출된 것, 평생 먹어온 비非유기농 식품 속의 잔류 농약에 노출된 것, 그리고 아마도 어린 시절 맞은 백신도 영향을 미쳤을 수 있다. 그녀는 이 같은 잠재적 독소 원천들을 고려하면서 자신의 삶을 최대한 깨끗이 해 독소 없이 건강하게 살아가고자 노력했다.

계속되는 베일리의 영적 여정에서 큰 부분을 차지하는 것은 긍정적이고 감사한 마음을 유지하는 것이었다. 멕시코에서 돌아온 지 3주 후에 의사가 깨끗한 스캔 결과를 처음 보여주었을 때 그녀는 속으로 이렇게 말했다. "와우, 충분해. 이제 남은 삶은 모두 감사한 보너스 같은 거야." 그러나 시간이 지남에 따라 그녀는 불행과 두려움의 패턴, 고마움을 모르는 과거의 패턴으로 되돌아가는 자신을 발견하고 놀랐다.

무슨 일이야? 고마운 게 그렇게 많은데 왜 이런 식으로 생각하고 행동하는 거지? 소중한 인생의 두 번째 기회를 지금처럼 낭비하면 나에게 정말 안 좋은 일이 닥칠 거야.

그녀가 더 나은 마음 상태로 돌아가는 데 도움이 된 것은 영적 공동체와 신앙이었다. 베일리는 인생의 목적과 자신에게 두 번째 기회가 주어진 이유를 이해하기 위해 심오한 영적 작업을 했다.

나는 암에서 회복되지 않는 사람들이 많다는 걸 알고 있었기 때문에, 내가 회복된 데에는 분명히 나에게 어떤 소명이 있기 때문일 거라고 믿었어요. 그리고 그 점을 가볍게 여기지 않았죠.…… 나는 누구에게나 소명이 있다고 믿었고, 내 소명이 무엇인지 알고 싶었어요. 나에게 소명이 있다면, 그것은 무언가로부터 또는 누군가로부터 비롯되어야만 했고요.…… 그런 이유로 나는 내가 앓은 암과 내 삶이 전개된 방식에 대해 감사하게 생각해요.…… 나는 기존 의학의 치료법들을 따르면서 결국 그게 전부가 아니라는 것을 깨달았으니까요.

베일리는 오늘날 암 옹호자cancer advocate이자 영성을 잘 이해하는 건강 코치로서 사람들에게 서비스를 제공하면서 자신이 근본적 치유를 이룬 것에 감사를 표현하고 있다. 그녀는 암을 치유하는 것이 가능하며 신은 우리와 관계 맺길 원한다는 것을 깊이 느낀다. 암 코치로서 그녀는 자신처럼 근본적 치유가 일어나길 갈망하는 많은 사람들과 교류하고 있다. 새로운 코칭 고객에게 무슨 말을 하느냐고 묻자 그녀는 이렇게 대답했다.

나는 새로 암 진단을 받은 환자에게 무언가를 하기 전에 먼저 기다리고 기도하라고 말할 거예요. 할 수 있는 한 많은 정보를 수집하세요. 기존 의학과 대체 의학, 통합 의학 모두에서 자신이 필요하다고 느끼는 만큼 많은 조언을 전문가들에게 구하세요. 지혜를 구하기 위해 기도하세요.…… 나는 누구에게도 "항암 치료를 하지 마세요"라고 말하지 않아요. 그분들에게는 필요할 수 있으니까요. 누구나 다 제각기 다른 개인이고 신은 신비한 방식으로 일하시기 때문에 기도는 중요해요.

2011년에 처음 '완전히 깨끗한' 스캔 결과를 받고 나서 8년이 지난 지금까지 베일리는 암의 재발 없이 잘 지내고 있다. 그녀는 나머지 아홉 가지 치유 요소를 계속 실천하는 한편 매일 성경을 읽고 기도로 하루를 시작하는 등 영적 연결을 강화하는 수행도 지속하고 있다. 이에 대한 더 자세한 내용은 baileyobrien.com에서 확인할 수 있다.

실천 단계

영적 연결을 강화하는 수행은 정서적 행복뿐만 아니라 신체적 건강도 향상시킨다. 영적 연결 수행을 해나가는 데 가장 중요한 부분은 수행하는 동안 몸과 감정 모두에서 깊은 평화와 사랑, 고요함을 느끼는 것이다.

《근본적 치유》에서 나는 우리의 영적 연결을 강화하는 데 도움이 되는 몇 가지 실천 방법을 이야기했다. 심호흡, 야외에서 걷기, 유도 심상화guided imagery, 유도 명상guided meditation, 매일 기도, 영적 그룹 및 온라인 그룹이 그런 것들이다. 이것들은 모두 영적 연결을 찾는 훌륭한 연습

방법이며, 치유 여정에 따라 시도할 수 있는 몇 가지 아이디어를 더 소개하자면 다음과 같은 것들이 있다.

명상 앱을 이용한다

앱 스토어에는 마음 챙김과 건강을 증진하고 명상 연습을 하는 데 도움이 되는 도구들이 가득하다. 이 책을 쓰는 지금(이 책이 출간된 것은 2020년이다―옮긴이) 가장 좋은 평가를 받은 앱 세 가지는 'Calm', 'Head-space'(수도사가 시작함) 그리고 '10% Happier' 등이다.

에너지 치유사 및 에너지 그룹을 찾는다

지역에서 에너지 치유사를 찾기는 생각보다 어렵지 않을 수 있다. 당신이 살고 있는 지역의 요가 스튜디오나 웰니스 센터wellness center, 커뮤니티 센터에 가서 추천할 만한 에너지 치유사가 있는지 물어보라. 당신에게 익숙한 안전 지대 밖으로 나와 가족이나 친구에게 누구 아는 사람이 있는지 물어볼 수도 있다. 또한 인터넷에서 많은 정보를 얻을 수도 있다.(외국에서는 심지어 외국 의학계에서도 에너지 치유에 관심을 두는 사람이나 그룹, 건강 전문가가 점점 더 증가하고 있는 것과 달리, 한국에서는 아직 관심이 미미한 편이다. 에너지 치유에 관심이 있을 경우 인터넷을 통해 충분한 검색과 개인적인 공부를 권한다.―옮긴이)

예배할 수 있는 공간을 찾는다

전통적인 교회, 절, 모스크나 기타 특정 예배 공간, 또 그런 곳의 모임에 끌리면, 주변 사람들에게 어디가 좋은지 추천을 구하거나 적합한 곳이 나올 때까지 찾아가 둘러본다.

유튜브와 인터넷 동영상을 활용한다

혼자 있는 것이 더 편하다면 인터넷이 출발점을 제공해 줄 수 있다. 분당 400시간 이상의 콘텐츠가 유튜브에서 스트리밍된다.[17] 이 풍부한 콘텐츠 속에서 무료 요가 수업, 치유 주파수 음악, 기도, 찬트chant, 확언 affirmation, 유도 명상, 심지어 샤먼 의식儀式까지도 찾을 수 있다. 또한 디팩 초프라Deepak Chopra, 오프라 윈프리Oprah Winfrey처럼 잘 알려진 영적 개척자들을 비롯해 개비 번스타인Gabby Bernstein, 에크하르트 톨레Eckhart Tolle 같은 영성 지도자들이 당신의 영적 여정에 도움이 되는 방대한 동영상과 온라인 콘텐츠를 제공한다.

이제 당신이 영적 연결을 강화하는 수행의 힘을 충분히 이해했기를 바란다. 기도든 명상이든 자연 속의 산책이든 결국 호흡이 느려지고 심장 박동이 느려지며 무엇보다 '생각하는' 마음이 잠잠해지는 쪽으로 생리적 반응을 근본적으로 바꾸는 방법, 그것을 찾는 것이야말로 당신의 면역 체계를 재충전하기 위해 할 수 있는 가장 강력한 일 중 하나이다.

3장
자신의 건강을 주도적으로 다스리기

밥 이야기

"암을 누구보다 잘 치료한 사람들은 치유가 일어날 수
있는 조건을 만들기 위해 할 수 있는 모든 일을 한다."
—마크 브리카Mark Bricca, 자연 요법 의사

우리는 대부분 "의사가 가장 잘 안다"고 믿으며 자랐다. 실제로 의사
는 전문가가 되기까지 대학에서 4년의 선행 과정, 4년의 의과대학medical
school, 2~3년의 레지던트, 그리고 대부분의 경우 추가 2년 동안 펠로우
십(전문의 자격 획득 후 추가 과정—옮긴이)을 통해 오랜 기간 훈련을 받는다.
(한국의 경우 의과대학 6년, 인턴 1년, 레지던트 3~4년, 2년 이상의 펠로우십 과정
을 거친다.—옮긴이) 대다수 의사는 본격적으로 의술을 펼 수 있을 때까지
평균 약 12년 동안 수련을 받는다.

그처럼 오랜 기간 광범위한 교육을 받는다는 걸 알기에 의사 앞
에서 환자들은 주눅이 들게 마련이다. 대부분의 환자들이 의사가 자신
보다 훨씬 더 똑똑할 거라고 생각하며, 사실 많은 면에서 그렇기도 하

다. 의사는 유기화학, 분자생물학, 인체해부학, 생리학 같은 복잡한 주제에 숙달해 있는 해당 분야의 진정한 전문가이다. 또한 최신의 암癌통계, 최신의 표준 치료법, 최신 의약품 및 의료 서비스에 대해 잘 파악하고 있다. 그러나 의사는 '당신'에 대한 전문가는 아니다. 오직 당신 자신만이 당신에 대한 전문가가 될 수 있다.

오해는 없기 바란다. 의사의 전문 지식과 의료 기술은 매우 가치가 높다. 소아마비와 천연두 같은 질병을 근절했으며, 인두염과 결핵과 같은 질병에 성공적인 치료법을 제공했다. 또한 현대 의료 기술을 통해 의사들은 심장, 뇌, 심지어 DNA까지도 완벽하게 매핑mapping할 수 있게 되었다. 다리가 부러지거나 심장마비가 발생하거나 심한 감염에 걸리면, 당신은 의사가 약물을 처방하거나 수술을 해주기를 원할 것이다. 그러나 이런 상황에서 의사들이 모든 답을 갖고 있지는 않다는 사실을 간과하기 쉽다. 특히 암, 라임병Lyme disease, 알츠하이머병, 다발성경화증multiple sclerosis과 같은 만성 질환의 경우에는 더 그렇다.

또 다른 문제는 현대 의학에 미치는 돈의 영향력이다. 제약 회사는 신약 개발을 위한 임상 시험에 수백만 달러의 자금을 쉽게 지원하고, 신약 마케팅에 수백만 달러를 지출하며, 금전적 인센티브를 통해 의사가 자신들이 개발한 약을 처방하도록 유도할 수 있다. 그 결과 지난 몇 세대에 걸쳐 환자와 의사 모두 "문제를 해결하려면 약이 있어야만 한다"는 관념에 익숙해졌다. 몸에 문제가 있으면 이를 고치기 위해 약물이나 수술이 있어야만 한다고 가정하는 것이다.

그러나 우리는 아직도 소아마비를 치료했던 것과 같은 정도로 암을 '치료cure'하지는 못한다. 아마도 암에 개인차가 매우 많다는 것이 그 이유 중 하나일 것이다. 예를 들어 유방암에 걸린 두 여성이 동일한 유형의 암에 걸린 것처럼 보여도, 분자 수준에서는 완전히 다른 치료를 요하는 전혀 다른 질병으로 다루어야 할 수도 있다.

암의 분자적 특성에서 나타나는 차이 외에도 이 두 가상의 여성은 유전적 특성과 면역 체계도 다르고 평생 동안 환경, 생활 방식, 심리적 요인을 비롯한 다양한 암 유발 요인들에 대한 노출 정도도 다를 수 있다. 따라서 이 두 암 환자가 근본적으로 다른 치료법을 필요로 한다 해도 전혀 놀라운 일이 아니다. 이것이 단일한 암 '치료법'이 존재하기가 여전히 어려운 이유 중 하나이며, 근본적 치유 생존자가 여러 치유 전략을 필요로 하는 이유이다. 그리고 이러한 치유 전략을 연구하고 실행하기 위해 근본적 치유 생존자들은 건강과 관련해 스스로 결정하고 실행할 수 있는 권한을 지녀야 한다.

첫 번째 책에서 나는 이 치유 요소를 '자신의 건강에 대한 통제권 갖기taking control of your health'라고 표현했었다. 그러나 연구를 계속하며 근본적 치유 생존자들과 대화를 해나가면서 나는 이 치유 요소와 관련한 용어를 미세하게 조정하게 되었다. 일반적으로 암이나 삶을 완전히 통제한다는 것은 기술적으로 불가능한 일이기 때문에, 나는 '자신에게 권한을 부여하기empowering yourself'라는 말이 이 치유 요소를 표현하는 더 정확한 용어임을 알게 되었다. 스스로에게 건강과 관련된 권한을 부여한다는 것은 다음과 같은 특성을 강화하는 것이다.

- 자신의 건강에 대한 능동적인(수동적인 역할과 대비하여) 역할
- (때로는 극적인) 삶의 변화를 기꺼이 일으키려는 의지
- 친구, 가족과 의사의 저항에 대처하는 능력

자신의 건강을 하나의 사업이라고 생각하고 자신을 CEO라고 상상해 보자. 당신은 비즈니스의 모든 요소가 어떻게 작동하는지 이해하고, 재능 있는 직원들로 구성된 충성스럽고 신뢰할 수 있는 팀과 일하고 싶을 것이다. 당신은 질문을 던지고, 가설에 도전하며, 여러 가지 가능성을 조사하고, 2차, 3차 의견들을 구하고 싶을 것이다. 그런 다음 팀의 실력 있는 건강 전문가와 협력하여 치유 전략의 다음 단계를 결정하고 싶어 할 것이다.

훌륭한 CEO라면 때로 비즈니스 전략을 기꺼이 바꿀 준비가 되어 있어야 한다. 근본적 치유 생존자들은 그러한 변화가 시간이 많이 걸리거나 감정적으로 받아들이기 어려울 때에도 항상 자신의 삶을 분석하고 변화를 시도한다. 암을 마술처럼 금방 치료할 수 있는 효과 빠른 약이나 수술법이 없기 때문에, 그들은 그 대신에 몸-마음-영의 시스템body-mind-spirit system 전체를 치유하는 일에 시간과 정서적 자원을 투자한다. 여기에는 개인 관리용품이나 청소용품의 교체, 식단의 점검, 스트레스 많은 직장을 그만두거나 새로운 공간으로 이사하는 것도 포함될 수 있다.

마지막으로 근본적 치유 생존자들은 프로토콜대로 정확히 따르지 않으면 치료를 거부하려는 의사나, 자신들의 선택과 결정을 받아들이려 하지 않는 친구들이나 가족 등 주변에 있는 수많은 사람들의 선의에서 비롯된 비판과 저항에 대처하기 위해 강력한 근성과 정신력이 필요하다고 말한다. 특히 목숨에 위협을 느끼는 상황에서 강물을 거슬러 상류로 헤엄쳐 간다는 건 정말 어려운 도전일 수 있는데, 모든 근본적 치유 생존자들이 치유의 핵심 요소로 발견한 것이 바로 이러한 결의決意이다.

직설적으로 말해서 근본적 치유 생존자들은 '나쁜 환자bad patient'라는 꼬리표가 붙는 것을 두려워하지 않는다. 근본적 치유 생존자 제인

맥럴랜드Jane McLelland가 말했듯이 "수동적이고 얌전한 환자는 죽고, 시끄러운 환자는 살아남는다."

　　1994년 30세의 젊은 나이에 3기 자궁경부암 진단을 받은 제인 맥럴랜드가 '시끄러운' 환자가 되기까지는 5년이 걸렸다. 처음에 그녀는 근치적根治的 자궁 적출술을 권하는 의사의 권고를 따랐다. 그것은 자궁을 모두 제거하는 것이기 때문에 그녀가 앞으로 임신과 출산을 할 수 없다는 것을 의미했다. 처음에는 너무 우울해서 이 같은 기존 치료 외의 방법은 찾아보기도 버거웠다. 그녀는 의료진이 권고하는 공격적인 암 치료를 받아들여, 당시 표준 치료로 간주되던 수술, 방사선 치료 및 화학 요법으로 구성된 기존 의학 프로토콜을 그대로 따랐다.

　　물리 치료사였던 제인은 직업 특성상 자연스럽게 치유에 도움이 되는 추가적인 방편들이 있는지 찾는 경향이 있었다. 2년 후인 1996년 어머니가 유방암으로 돌아가시자, 그녀는 기존의 치료만으로는 충분치 않다는 것을 깨달았다. 그녀는 스스로 자신의 암을 해결해 보기로 했다. 그녀는 자신을 실험용 기니피그로 삼아 식이 요법, 운동 및 보조제의 치유 효과를 탐구하기 시작했다. 여기에는 약물을 원래 허가된 용도 외의 질병에 사용하는 것('오프 라벨off-label' 사용으로 알려짐)도 포함되어 있었다. 다행히도 그녀는 식이 요법, 운동, 보조제, 비타민 C 정맥 주사 및 혈액 자외선 조사ultraviolet(UV) blood irradiation(혈액에 자외선을 쪼여서 신체의 면역 반응을 개선하고 미생물 감염을 제거하는 치료법)를 주의 깊게 지속하면서 5년 동안 조금씩 차도를 보였다.[1]

그러다 안타깝게도 1999년 말 폐에 전이된 병변이 발견되어 암이 재발했음을 알게 되었고, 4기 병기로 진단받았다. 이 단계에서 생존 기간은 대개 몇 주 정도밖에 되지 않았고, 제인은 자신이 말기 암 상태라는 말을 들었다. 다시 한 번 그녀는 공격적인 현대 의학 치료(추가적인 수술과 화학 요법)와 다수의 보완적인 치료를 병행했다. 스스로의 '셜록 홈즈'가 된 제인은 항염증제 및 COX-2 / VEGF 억제제(COX-2와 VEGF는 암 주변 혈관의 성장을 촉진하는 효소로 암 성장과 전이를 촉진하기 때문에, 이 효소를 억제하면 암 주변 혈관 성장이 느려져 암 성장 속도를 줄일 수 있다—옮긴이) 용도로 아스피린을 사용하는 등 새로운 오프 라벨 약물을 자신의 보조제 리스트에 추가했다. 그녀는 또 혈당을 낮추고 지방 대사를 원활히 하며 장내 세균을 퇴치하기 위해 베르베린berberine(서양 약초의 하나로 오랫동안 장 건강 증진에 사용되어 왔다—옮긴이)을 복용했다.

　　놀랍게도 제인은 4기 재발 후 3개월 만인 2000년 초에 다시 치유 상태로 돌아왔다. 그러나 그로부터 3년 후 그녀는 그동안의 강력한 방사선 및 항암제 치료의 부작용으로 의심되는 말기 백혈병 진단을 받았다. 당시 그녀는 겨우 39세였고, 큰 충격으로 절망에 빠지고 말았다.

　　이때 제인은 의료 산업이 오프 라벨 약물을 무시함으로써 사람들이 치유할 수 있는 기회를 놓치게 만든다고 확신하게 되었다. 그녀는 추가적인 화학 치료를 받으라는 의학적 조언을 뒤로하고, 그 대신 신뢰할 수 있는 통합 의학 의사와 협력하여 자신만의 오프 라벨 약물 '칵테일'을 만들었다. 이 칵테일에는 기존 의학에서 오랫동안 잊혔거나 암 치료 이외의 목적으로 사용되어 온 약들(예컨대 일반적으로 콜레스테롤 치료에 쓰이는 로바스타틴이나 당뇨병 조절을 위해 사용되는 메트포르민 같은 약물)이 포함되어 있었다. 의료 분야에서 일한 경험이 있는 제인은 이 분야가 신약 특허에 너무 집중되어(특허를 통해 독점적인 권한을 인정받는 기간 동안 약을 통한 수익이 극대화된다—옮긴이) 의사들이 '암을 굶겨 죽이는' 데 도움이 될 수 있는 더 오래된(그리고 더 저렴한) 약의 잠재력을 간과하고 있다고 믿었다. 그녀 스스로 자신의 치료를 주도할 때가 온 것이다.

나는 많은 암 환자들이 의료진에게 공손하게 대하다가 죽고, 사랑하는 사람들을 화나게 할까봐 두려워하다가 죽는다는 걸 알게 됐어요. 하지만 나는 이미 통합 의학 의사와 대체 보완 요법을 찾았고, 나 또한 지식을 쌓아 힘을 갖추었죠. 더 이상 불확실한 상태에서 다른 사람의 결정을 기다리지 않았어요. 내가 스스로 할 수 있는 일이 훨씬 많았죠. 암이 점점 더 치료하기 어려워지고 있다는 걸 알면서도 발등에 도끼가 떨어질 때까지 가만히 앉아 기다릴 게 아니라, 내 병을 주도적으로 다스려 나가는 것이 좋다고 느꼈습니다. 나는 내 주관대로 해나가기로 했어요!

지칠 줄 모르는 탐구와 조사 덕분에 제인은 세 번째 치유 상태를 맞았다. 그러나 이 상태도 그리 오래 유지되지는 못했다. 그동안 잘 지켜오던 엄격한 식단과 보조제 프로토콜을 제대로 유지하지 못한 채로 1년이 지나면서 그녀의 암 혈액 지표가 다시 한 번 급등한 것이다. 그녀는 또다시 암 세포를 굶겨 죽이는 데 필요한 오프 라벨 약물과 보조제 칵테일을 복용했다. 이번에는 3개월 이상 더 길게 복용했다. 요즘에도 그녀는 왠지 모르게 컨디션이 좋지 않다고 느낄 때면 한 번씩 이 약들을 복용한다.

다행히도 제인의 치유 상태는 지금까지 15년 동안 유지되고 있다.

2004년 이후로는 암 재발의 징후가 없었다. 현재 그녀는 전 세계의 암 환자들을 상대로 오프 라벨 약물을 활용하여 암 세포를 굶겨 죽이는 자연적 접근 방식을 교육하고 있으며, 자신의 여정을 자세히 다룬 베스트셀러 《암 세포를 굶겨 죽이는 법*How to Starve Cancer*》을 저술하였다.

최신 연구 결과 및 현황

제인을 포함한 많은 근본적 치유 생존자들이 암 진단을 처음 받았을 때 "가능한 한 빨리 암을 제거하고" 싶다는 다급한 마음뿐이었다고 당시의 극심한 두려움을 표현했다. 의사들도 무심코 환자에게 빨리 결정을 내려 치료를 받도록 함으로써 이러한 두려움을 배가시킨다. 근본적 치유 생존자들도 이러한 공포와 함께 빨리 결정을 내려야 한다는 압박감을 느끼지만, 다른 한편으로 의사에게 단 며칠이라도 생각할 시간을 달라고 요청할 수 있을 만큼 자신에게 권한이 있다고 느낀다. 근본적 치유 생존자들은 이 중요한 시간에 또 다른 전문가를 찾아서 두 번째, 세 번째 의학적 소견을 구하고, 보완 요법이나 대체 요법을 알아보며, 치료의 첫 단계를 결정하기 전에 충분한 정보를 얻었는지 확인한다.

근본적 치유 생존자들이 보이는 또 다른 정신적 특징은 진단은 믿지만 예후는 믿지 않는 것이다. 그들은 자신에게 내려진 암 진단이 정확하다고 믿으면서도 끔찍한 통계 수치는 마음에 담지 않는 경우가 많다. 특히 이러한 통계 수치가 암처럼 다양한 원인을 갖는 질환에 대해, 다각적 전략을 쓰지 않고 오직 한 가지 방식만 시도한 사람들에게서 나온 데

이터라면 더더욱 그렇다.

기존 치료법 외에 선택의 폭을 넓히기 위해 많은 근본적 치유 생존자들이 온라인 검색을 하게 되는데, 이것은 축복이 될 수도 있고 저주가 될 수도 있다. 긍정적인 측면은 인터넷이 환자에게 광범위한 의료 및 건강 정보를 제공하므로 더 이상 의사에게만 의료 정보를 의존할 필요가 없어졌다는 점이다. 오랜 기간 완치 상태를 유지하고 있는 수많은 근본적 치유 생존자들은 책을 찾아보러 실제 도서관에 가야 했던 20여 년 전을 기억한다. 이제 우리는 모든 백과사전과 의학 저널에 실린 정보를 손가락 클릭 몇 번으로 단 몇 초 만에 바로 확인할 수 있다.

근본적 치유 생존자들에게 절대적으로 필요한 온라인 리소스 중 하나는 PubMed.gov이다. 미국 정부는 전 세계에서 수행된 거의 모든 의학 연구들을 검색할 수 있도록 이 포괄적인 단일 웹 사이트(세금으로 운영된다)를 구축했다. 이 사이트에서 우리는 암의 종류나 치료법 별로 최신 연구들을 조회할 수 있다. 예를 들어 '유방암breast cancer' 또는 '침술과 암acupuncture and cancer'을 검색하면 1970년대부터 해당 주제에 대해 수행된 과학적 연구를 몇 초 만에 볼 수 있다. 이런 정보의 습득을 통해 의사가 여러분의 의견을 진지하게 받아들일 가능성을 높이면서 동시에 스스로를 향상시킬 기회를 얻게 되는 것이다.

최근 몇 년 사이에 몸-마음-영의 관점에서 암에 접근하는 법을 온라인으로 가르치는 사람들의 수가 급격히 늘어났다. 사람들은 Radical-Remission.com의 데이터베이스에서든, 온라인 플랫폼들에서든, 또 크리스 카Kris Carr, 아니타 무르자니Anita Moorjani, 크리스 워크Chris Wark 같은 근본적 치유 생존자들의 소셜 미디어 그룹에서든 온라인으로 어디에서나 활발히 자신의 치유 이야기와 방법을 공유하고 있다. 온라인 회담

online summit이나 웨비나webinar는 조회 수가 수백만에 달하는 등 인기가 급증하고 있다. 이러한 기술 발전으로 인해 암 환자들이 기존 의학뿐만 아니라 통합 의학 및 대체 의학 분야 전문가들의 최신 연구와 이론에 저렴한 비용으로 쉽게 접근할 수 있게 되었다. 이것은 우리가 '근본적 치유 프로젝트'를 통해 추구하는 것이기도 하다.

최근의 한 연구에 따르면 이러한 기술 발전 덕분에 환자들이 자신의 건강에 대해 훨씬 능동적으로 대처할 수 있게 되었다고 한다.[2] 그리고 건강에 대한 다양한 접근 방식, 특히 병원의 종양 전문의가 수련 과정에서 배우지 않아 잘 모를 수 있는 통합 및 보완 요법을 암 환자가 인터넷을 통해 더 쉽게 배울 수 있게 되었다는 점도 의심의 여지가 없다. 통합 종양학integrative oncology의 선구자 중 한 명인 드와이트 맥키Dwight McKee 박사 밑에서 수련한 통합 암 치료 전문 자연 요법 의사naturopathic doctor 인 마크 브리카Mark Bricca 박사는 통합 암 치료에 대한 수요가 엄청나게 증가하여 새로운 환자를 받아들이기 어려울 정도라고 말한다.

브리카 박사는 자신의 건강을 주도적으로 다스리려는 환자들이 증가하고 전반적으로 건강에 대한 환원주의적 관점reductionist view(신체를 기계처럼 특정 장기나 부위로 나누어 세분화하고, 병이 나 고장 난 부위를 고치면 정상적으로 작동한다고 보는 관점이다. 이러한 관점이 반영되어 현대 의학에서는 특정 장기별로 전문과를 세분화하여 전문의들을 양성하고 있다. 이와 반대되는 관점은 신체를 서로 연결된 하나의 유기체로 보는 전인적 관점이다—옮긴이)에서 벗어나고 있는 경향에 고무되면서도 다음과 같이 우려되는 현상도 보게 된다고 말한다.

인터넷이 제공하는 방대한 정보를 바탕으로 자신들이 선택한 건강 관리 방법에 대해 아주 잘 알고 있는 사람들을 보게 되는데요, 안타까운 건 너무 많은 사람들이 암 치료에 대한 기존의 방법과 대안적인 방법을 '좋다, 나쁘다'라는 흑백 논리로 구분한다는 겁니다. 이런 현상이 나타나는 것은 안타까운 일이에요. 왜냐하면 '좋은' 암 치료법 또는 '나쁜' 암 치료법 같은 건 없고, 단지 특정 상황에 놓인 사람에게 더 도움이 되느냐 덜 도움이 되느냐의 차이만 있을 뿐이거든요.

근본적 치유 생존자들은 기존 치료법과 대체 요법에 관한 온라인상의 정보들, 혼란스럽고 때로는 상충되기까지 하는 정보들을 읽고 분별하기가 얼마나 어려운 일인지 알고 있다. 대부분의 근본적 치유 생존자들은 '암Cancer 개론'에서부터 '암 대학원Cancer Graduate School'에 이르는 단기 집중 코스를 단 몇 달 만에 수강해야 할 것 같은 중압감을 느꼈다고 말한다.

이런 중압감을 줄이는 데 도움이 될 만한 한 가지 방법은 치유 팀의 전문가 수를 늘리는 것이다. 근본적 치유 생존자들에게 있어 기존 의학의 의사들은 치유 팀의 한 부분일 뿐 유일한 구성원은 아니다. 기존 의학 시스템으로 교육받은 의사들은 앞에서 언급했듯이 환원주의적 방식으로 질병을 치료하도록 훈련받았기 때문에, 이들과 달리 사람을 전인적 관점으로 보려는 근본적 치유 생존자들은 심리 치료사, 자연 요법 의사, 약초사, 지압사나 마사지사와 같이 다양한 전문가와 치료사를 자신의 치유 팀에 포함시킨다.

스스로에게 권한을 부여하는 것을 둘러싼 연구

과학자들은 '스스로에게 권한을 부여하는 것empowerment'을 포함해 당신의 생각과 행동이 신체 건강 및 면역 체계와 관련이 있는지 여부를 놓고 오랫동안 논쟁을 벌여왔다. 지난 몇 년 사이에 이러한 심리사회적 요인과 암 사이에 직접적인 상관 관계가 있음이 일부 획기적인 연구들을 통해 확인되었다.

예를 들어 스트레스는 우리를 매우 무기력하게 만드는 감정이다. 스트레스를 받을 때 우리는 통제권을 놓쳤다고, 즉 삶의 어떤 면들을 우리가 손쓸 수 없게 되었다고 느낀다. 런던 대학교 연구진은 수백 건의 연구에 대한 메타 분석을 통해 스트레스와 암 사이의 연관성을 조사했다. 그 결과 연구자들은 스트레스를 받기 쉬운 성격이거나 대처 방식이 서툴고 부정적인 감정 반응을 보이는 사람 또는 삶의 질이 낮은 사람이 암 발병률뿐 아니라 암 사망률도 높다는 사실을 발견했다. 또한 연구자들은 삶에서 스트레스를 많이 경험할수록 암 생존율 감소 및 사망률 증가와 관련된다는 사실도 발견했다.[3] 이는 우리를 무기력하게 만드는 스트레스 상황이 처음에 암을 유발할 뿐만 아니라 암 진단을 받은 뒤에도 치유를 방해할 수 있다는 것을 의미한다.

웨이크 포레스트 의과대학Wake Forest School of Medicine의 연구자들도 18개월 동안 500명이 넘는 유방암 환자들을 추적하여 이와 비슷한 결론을 도출했다. 스스로를 책망할 뿐 상황에 대해 어떤 조치도 취하지 않는 등 부정적인 대응 기술을 가진 사람들에게서 삶의 질이 현저히 떨어지는 것으로 나타난 것이다. 그에 반해 행동을 취하고, 도움과 지지를 받아들이며, 상황을 긍정적으로 재구성하는 등 긍정적인 대응 기술을 가

진 사람들은 삶의 질이 현저히 높아졌다.[4]

　같은 맥락에서 무력감에 빠져 있지 않고 행동을 취하는 '적응형' 대응 스타일의 유방암 환자가 '부적응형' 대응 스타일의 유방암 환자보다 불안과 우울증을 덜 경험하며 더 높은 삶의 질을 누렸다.[5] 또 다른 연구에 따르면 자신의 증상을 치료하는 데 높은 수준의 자기 효능감self-efficacy(성공할 수 있다는 믿음)을 지닌 암 환자가 자기 효능감이 낮은 암 환자에 비해 고통 수위가 현저히 낮고 훨씬 더 높은 삶의 질을 누렸다. 이러한 연구들은 암에 대한 통제력을 갖는 것이 암 환자의 삶의 질을 향상시킬 수 있음을 보여준다.[6]

　불행히도 진단으로 인한 스트레스와 미지의 상황에 대한 두려움 때문에 암 환자들은 자신의 삶을 통제할 수 없다고 인식하고 미래의 스트레스 요인에 대처하는 능력을 상실하게 되면서 '학습된 무력감' 상태에 급속히 빠져들 수 있다. 이는 불안 증가와 행동 감소, 우울증으로 이어진다. 암 진단과 같이 예측할 수 없는 스트레스 요인이 생겼을 때 뇌에서 어떤 일이 일어나는지 정확히 이해하기 위한 연구가 최근 이루어졌다. 연구자들은 사람들이 무력감을 느낄 때 우울증 및 스트레스 반응을 조절하는 뇌의 핵심 부분(송과체 줄기habenula[시상하부의 구성 요소 중 하나―옮긴이]와 투명 사이막septum[뇌의 좌우 대뇌 반구를 이어주는 부위―옮긴이])이 과도하게 활동한다는 사실을 밝혀냈다.[7] 이는 암 진단에 따른 무력감이 우울증, 스트레스 그리고 '너무 놀라서 한 발짝도 움직이지 못할 것' 같은 느낌으로 빠르게 이어질 수 있음을 의미한다. 이러한 이유 때문에 암 환자로 하여금 스스로 자신의 건강을 주도한다는 느낌을 갖게 하는 것이 중요하다.

　다행히도 무력감을 떨치고 통제감을 갖기 위해 할 수 있는 과학적으로 입증된 방법들이 있다. 스스로에게 권한을 부여해 주도성을 갖도록 하는 것은 비교적 짧은 시간에 배울 수 있는 방법이다. 예를 들어 덜 낙천적인 성향의 암 환자들이 스트레스 관리 및 문제 해결 기술을 가르치는 지지 그룹에 참여한 결과, 비슷한 성향이지만 심리적인 측면만 지지받은 환자들에 비해 불과 8주 만에 긍정 수준이 더 높아졌고 무기력 수준은 더 낮게 나타났다.[8]

암 환자에게 권한을 부여하기 위해 실시한 심리 교육 워크숍에 대해서도 유사한 연구가 이루어졌는데, 이 연구에 따르면 의사와 치료 옵션을 상의하고 의료팀과 함께 치료와 관련된 결정을 내릴 때 워크숍 참가자의 85퍼센트가 자신감이 증가한 것으로 나타났다.[9] 또 다른 연구에서는 인터넷을 통해 건강 관련한 조사를 환자 스스로 하도록 했을 때 참가자의 73퍼센트가 자신의 건강을 더 잘 통제한다는 느낌을 갖고 암에 대해서도 더 나은 전망을 갖게 되었다.[10] 이러한 연구들은 건강과 관련해 암 환자 자신이 더 많은 권한을 갖고 있다고 느끼도록 돕는 구체적인 방법들이 있다는 걸 보여준다.

가장 흥미로운 발견은 이처럼 권한을 갖는 것이 암 환자의 수명과 삶의 질에 미치는 영향이다. 침윤성 난소암invasive ovarian cancer에 걸린 여성에 대한 최근 연구에서, 긍정성 수준이 더 높고 무력감 점수가 낮은 상태로 치료를 시작한 환자들이 긍정성이 낮고 무력감 점수가 높은 환자들에 비해 훨씬 더 오래 사는 것으로 나타났다.[11] 처음부터 자신의 건강에 대한 권한을 부여받고 주도적인 느낌을 갖는 것이 이처럼 수명을 연장하는 데 도움이 될 수 있다.

과학적 연구들은 근본적 치유 생존자들이 오랫동안 믿어온 사실, 즉 건강과 관련하여 자신에게 권한이 있다는 느낌이 치유의 핵심 요소임을 계속해서 보여주고 있다. 근본적 치유 생존자들은 의사 결정에 적극적인 역할을 한다든지, 질문을 한다든지, 스스로 자료를 찾아본다든지, 수동적인 환자가 되기를 거부한다든지, 변화가 필요한 것은 무엇이든 기꺼이 한다든지 하는 식으로 스스로에게 권한을 부여한다. 그러한 근본적 치유 생존자 중 한 명이 오로지 의지력 하나로 매일 계속해서 역경에 도전하는 밥 그라나타Bob Granata이다.

밥 이야기

미국 중서부 지역에 사는 밥 그라나타는 2014년 당시 여러 사업체의 설립자이자 관리 파트너로서 직업적으로도 만족스러웠을 뿐 아니라, 가정적으로도 17년 세월을 함께한 사랑하는 아내와 열넷, 열다섯, 열일곱 살의 멋진 세 딸과 함께 행복한 시간을 보내고 있었다. 갑작스런 복통으로 병원을 찾은 그는 간단한 맹장 수술을 받고 바로 일상으로 복귀하게 될 거라고 생각했다.

하지만 수술을 하던 중에 의사들은 그의 맹장에 심한 염증이 있는 걸 발견했다. 또한 맹장 주위에서 농양이 발견되어, 출처는 확실하지 않지만 어딘가에서 체액이 새고 있음을 알게 되었다.

수술이 진행됨에 따라 의사들은 밥의 맹장과 복막 주름omentum(복막의 일부분으로 주름처럼 복강 내 위에서부터 인접 기관을 덮는 지방 조직으로 된 막—옮긴이), 복부 림프절 72개 중 11개, 그리고 복벽과 결장에서 암세포를 발견했다. 그 결과 수술 팀은 복강경 수술이 아닌 완전 개복 수술로 상행 결장ascending colon의 3분의 1, 복막 주름의 3분의 1과 맹장 전체를 제거해야만 했다. 밥은 예상보다 훨씬 커진 수술 절개 부위와 더 많은 내부 장기를 제거하는 수술을 마치고 깨어났다. 몇 시간 후 의사는 충격적인 소식을 전했다. 그가 맹장암appendiceal cancer으로 알려진, 맹장 부위의 매우 희귀한 암에 걸렸다는 것이다.

복부 전체에 걸쳐 발견된 많은 양의 암 세포를 근거로 밥은 4기 진단과 함께 겨우 6개월의 생존 예후 판정을 받았다. 밥은 의사에게 자신은 그 예후를 받아들일 준비가 되어 있지 않다고 말했다. 의사들은 그에게 빨리 "일들을 정리하라"고 촉구했지만, 그는 그 대신 자기가 생각할 수 있는 모든 자원들에 총력을 기울였다. 그는 당분간 그것 외에는 아무것도 할 생각이 없었다.

그 당시에는 십대 딸들이 있는데다 1년 반 동안이나 떨어져 있어서, 나는 그대로 포기할 준비가 전혀 안 되었어요. 다행히도 다양한 유형의 솔루션들을 살펴볼 정도의 돈이 있었기 때문에, 나는 스스로를 독려해 가면서 이 병에 걸린 국내외의 사람들이 병원 치료로든 자연 요법으로든 또 정신적으로든 무엇을 했는지 알아내려 했죠.

암 진단을 받은 대부분의 사람들처럼 그도 처음에는 큰 충격을 받았다. 더 놀라운 것은 그의 암이 믿기 어려울 정도로 드문 암이라는 것이었다. 100만 명 중 단 아홉 명만이 맹장암 진단을 받았기 때문에,[12] 그가 참고할 만한 기존 연구는 거의 없었다. 극소수의 사람들을 바탕으로 한 암울한 통계밖에 없는 현실에서 그는 그 통계를 믿지 않기로 마음먹고, 그 대신 아직까지 연구되지 않은 부분들을 자신의 기술과 결단력을 사용해 채워보겠다고 결심했다.

그는 암을 치료하기 위해 모든 노력을 기울이면서, 의사가 권하는 공격적인 기존 치료법도 즉시 시작했다. 수술 후 밥은 원래 대장암을 치료하기 위해 고안된 5차 항암 요법 프로토콜을 시작했다. 맹장암은 매우 드물어서 의사가 따라야 할 정해진 프로토콜이 없었기 때문에 맹장암을 대장암처럼 치료하기로 결정한 것이다. 약 15주 동안 밥은 경구 카페시타빈capecitabine과 정맥 주사용 옥살리플라틴oxaliplatin 화학 요법을 조합한 CAPOX 프로토콜을 따랐다. 그러고 나서도 1년 반 동안 하루에 카페시타빈 여섯 알을 복용하며 그 프로토콜을 부분적으로 지속했다.

이 기간 동안 밥은 미시간 주 앤아버에 있는 자연 요법 클리닉과 협력하여 훨씬 전인적인 접근 방식도 모색하기 시작했다. 인터넷과 도서관에서 광범위하게 조사한 결과, 그는 복막(복막peritoneum은 복강 안쪽과 복부 장기를 둘러싸는 얇은 막) 벽에 생긴 자신의 암은 대장암 프로토콜보다 복막암 프로토콜로 치료하는 것이 더 낫다고 믿게 되었다.

밥은 연구를 통해 복막으로 혈류가 충분히 흐르지 않기 때문에 전통적인 정맥 주사 화학 요법이 복막암에는 치료 효과가 크지 않을 거라고 확신하게 되었다. 게다가 복막암 환자가 3기 또는 4기로 진행되면, 내벽이 점액으로 덮여 암이 복막 내에서 빠르게 퍼진다. 복막암은 매우 심각한 암으로 환자를 위해 할 수 있는 일이 거의 없다. 밥은 자신의 종양 팀에게 질문을 하기 시작했고, 특히 자신의 암을 대장암처럼 치료하기로 한 그들의 결정에 의문을 제기하기 시작했다.

의료계에 대한 신뢰를 좀 잃고 다른 곳을 찾아보기 시작했어요. 디트로이트의 한 종양 전문의가 내 생각에는 맞는 방향(복막암처럼 치료하는 것)인데 아니라고 해서 낙담하게 된 거죠. 그래서 환자에게는 변호인이 필요합니다. 당신이 스스로 변호인이 될 수 없다면 변호인을 찾아야 한다고 생각해요. 스스로 자료도 많이 찾아 읽고 연구도 많이 해야 합니다. 많은 의사들이 환자가 스스로 연구하는 것을 좋아하진 않지만, 저는 생각이 달라요. 제가 그렇다는 걸 많은 사람들이 알고 있었기 때문에, 제가 만약 의사라면 어떻게 할지 물어보곤 했고, 심지어 일부 의사들은 제가 의사인지 물어보기까지 했어요!······ 아는 것이 힘이에요.

부단한 연구를 통해서 밥은 1980년대에 '슈가베이커 테크닉Sugarbaker Technique'이라는 새로운 프로토콜을 수립한 메릴랜드의 의사 폴 슈가베이커Paul Sugarbaker 박사에 대해 알게 되었다. 슈가베이커 박사의 기술은 수년 동안 의사들이 해온 것처럼 정맥 주사를 통한 전신 화학 요법으로 복막암을 치료하는 대신, 뜨거운 항암제를 복막에 직접 관류시키는 것이었다. 이 방법은 현재 하이펙HIPEC(hyperthermic intraperitoneal chemotherapy, 복강 내 온열 항암 화학 요법)으로 알려져 있다.[13] 밥은 그 절차를 이렇게 설명한다.

배꼽에서 가슴까지 정중선 절개를 하여 복강을 열고 '용적 축소debulking'라고 부르는 작업을 수행합니다. 어떤 유형의 종양이든 [그 종양을 수술로 제거하여] '종양의 부피를 축소하고 [없어도 사는 데 큰 지장이 없는] 장기도 가능한 한 떼어내는 수술이에요. 그런 다음 복강에 뜨거운 항암제를 관류(분사)시키고 약 90분 동안 순환되도록 합니다. 바로 그것이 당신의 복막 주위에 떠다니는 미세한 암 세포를 직접 죽이는 고열 화학 요법hot chemotherapy입니다.

밥은 하이펙 시술에 관한 설명을 읽자마자, 자신의 치유 여정에서 이것이야말로 올바른 다음 단계라는 걸 직관적으로 강렬하게 느낄 수 있었다. 그래서 그는 스스로 문제를 해결하기로 하고 시술을 예약했다. 그는 하이펙 시술을 제공하는 곳 중 가장 가까운 피츠버그에서 일정을 잡아야 했다. 처음에 종양 전문의는 그가 하이펙 시술을 받는 것에 단호하게 반대했지만, 밥이 전통적인 정맥 주사 화학 요법에 반응하지 않는다는 것을 확인하자 하이펙 시술이 얼마나 가치가 있을지 살펴보기 시작했다. 밥은 이렇게 회상한다.

내 첫 종양 전문의는 "아니, 하지 마십시오. 하이펙 시술이 도움이 된다는 걸 뒷받침하는 데이터가 없어요. 이 시술에 대해 맹검 연구blind study(임상 연구 디자인의 일종으로 플라시보와 실제 약을 구분할 수 없도록 가려서 진행하는 연구. 하이펙은 복강을 열어 항암제를 넣는 시술이므로 맹검 연구 자체가 불가능하다―옮긴이)를 할 수 없어서 제대로 된 임상 시험으로 입증됐다고 보기 어려워요"라고 했어요. 내가 말했죠. "글쎄요, 그래도 나는 할 거예요." 흥미롭게도 네 번째 전신 화학 요법을 받고 얼마 지나지 않아 의사가 입장을 바꾸더군요. "지금 즉시 그만두고 하이펙 시술을 받읍시다"라고 하는 거예요. 그래서 물었죠. "아니, 왜 그렇게 빨리 입장을 바꾸셨어요?"

이러한 흔들림은 종양 전문의, 더 넓게는 암에 대한 의료 시스템의 접근 방식에 대한 밥의 신뢰를 계속해서 떨어뜨렸다.

그 역시 학계에 있었기 때문에 나는 그에 대한 신뢰를 잃었어요. 그리고 생각했죠. '그는 그런 걸 가르치는 사람이야. 왜 그는 하이펙이나 그 효과에 대해 모르는 걸까?' 의사는 신이 아니에요. 전체 의료계의 문제 중 한 가지는 시간이 충분하지 않다는 거예요. 환자는 너무 많은데 의사는 충분하지 않죠. 이는 의사가 환자를 진정으로 이해하는 데, 최신의 그리고 최고의 기술과 발전 성과를 파악하는 데 쓸 시간이 별로 없다는 뜻입니다.

밥은 하이펙 시술을 준비하기 전에 다섯 차례의 전통적인 정맥 주사 화학 요법을 마쳤다. 그런 다음 그는 첫 번째 하이펙 시술을 받기 위해 데이비드 바틀렛David Bartlett 박사가 이끄는 피츠버그 대학 병원으로 갔다. 시술하는 동안 바틀렛 박사는 복막 주름의 남아 있던 나머지 부분을 꺼내고 복강을 둘러싸고 있는 복막을 벗겨냈다. 그 당시 밥은 외과 의사에게 이것이 얼마나 힘든 수술인지 알지 못했다. 돌이켜보건대 이런 순진한 태도 덕분에 그는 더 긍정적인 마음가짐으로 수술에 임할 수 있었고, 결국 더 빠른 회복으로 이어졌다고 느낀다.

나중에야 의료팀이 하이펙을 모든 수술의 '어머니'로 간주한다는 걸 알게 됐어요. 하지만 내 마음가짐은 아주 단순하고 명확했죠. 나는 그 시술을 모든 수술의 어머니로 보기보다는 그냥 앞으로 매우 표준적인 치료가 될 거라고 무심히 생각하는 수준이었어요. 나는 그런 생각이 마음에 반영되면 당신 마음도 앞으로 매우 강해질 거라고 봅니다. 그 당시 내가 '아니, 이건 힘든 수술이야. 내가 이겨낼 수 있을까?' 그렇게 생각했다면 다른 결과가 나왔을지도 모르죠.

하이펙 시술 후에, 그러니까 처음 암 진단과 수술을 받은 지 9개월 만에 그는 PET 스캔, CAT 스캔 및 혈액 종양 표지자 수치 결과를 바탕으로 '어떠한 암의 증거도 더 이상 관찰되지 않는No Evidence of Disease(NED) 완전 치유full remission 상태'로 판정받았다. 치유 상태에 도달했지만 밥은 앞으로 암이 재발할지 '관찰하고 기다리는watch and wait' 접근법을 거부했다. 그 대신 그는 가능한 한 여러 가지 방법으로 자신의 건강과 면역 체계를 개선하기 위해 적극적으로 노력했다.

이 치유 기간 동안 밥은 자연 요법 의사들과 계속 협력해 식단을 바꾸고, 보조제를 복용하는 한편 스트레스 수준을 줄이기 위한 조치들을 취해나갔다. 또한 그는 최초 암 진단을 받고 나서 15개월 뒤 독일의 건강 클리닉인 클리니켄 에센-미테Kliniken Essen-Mitte를 찾아가, 복부에 겨우살이 피하 주사를 맞기 시작했다.(겨우살이 식물의 추출물은 유럽에서 잘 알려진 면역 강화 요법으로 현재 미국에서도 주목받고 있다. 겨우살이 요법에 대해서는 허브 및 보조제에 대해 다루는 8장에서 자세히 설명한다.) 겨우살이 주사는 환자의 면역 반응을 '깨어나게' 하는 효과가 있는 것으로 보인다. 다음은 밥의 설명이다.

우리는 다들 겨우살이를 크리스마스 때 키스를 하는 것쯤으로만 알고 있어요. 나는 "이걸 사용하면 나한테 키스하고 싶어 하는 여성들이 많아질까?"라고 농담하곤 했죠. 그런 일은 일어나지 않았지만,

격일로 주사 맞는 일은 추가되었죠!(웃음) 겨우살이는 독감 예방 주사와 아주 유사하게 작용합니다. 독감 예방 주사를 맞으면 면역 체계가 독감 바이러스에 익숙해지기 때문에, 실제 독감에 걸렸을 때 면역 체계가 어떻게 대응할지 이미 알고 있죠. 겨우살이 주사도 동일해요. 겨우살이 피하 주사를 맞을 때마다 면역 체계가 이물질이 있다는 걸 인식하고 깨어나죠. 이론적으로 겨우살이가 면역 체계를 격일로 깨워서 결국 내 면역 체계가 암과 싸우는 데 도움이 되도록 한다는 거예요.

밥은 2014년 4월부터 2016년 3월까지 거의 2년 동안 격일로 겨우살이 주사를 계속 맞았다. 겨우살이는 아직 미국 식품의약국 승인을 받지 않았기 때문에 현재 미국의 의사들이 처방할 수 없지만 자연 요법 의사들은 처방할 수 있다. 겨우살이가 약이 아니라 보조제로 간주되기 때문이다. 밥은 앤아버에 있는 자연 요법 클리닉을 통해 겨우살이를 공급받고 있다.

이와 동시에 그는 자연 요법 팀과 협력하여 자신이 복용하는 보조제를 전반적으로 미세하게 조정했다. 그는 "나는 보조제들을 보관하는 수납장을 가지고 있었어요. 보조제들을 제때에 정기적으로 복용하는 게 꽤 힘들었죠"라고 말한다. 시기별로 그의 몸에 적합하도록 구성된 맞춤형 보조제 목록에는 심황turmeric을 중심으로 CBD 오일, 구름버섯과 같은 버섯 보조제, 비타민 D, 카이엔 고추 혼합물과 다양한 허브티들이 포함되었다.

2015년 여름, 밥은 미시간에서 캘리포니아로 날아가 최초로 열린 근본적 치유 워크숍에 참석했다. 이틀간의 워크숍에서 그는 아홉 가지 근본적 치유 요소에 대해 배웠고, 그동안 기존 의학 및 자연 요법 프로토콜을 실천했던 것처럼 열정적으로 이러한 치유 요소들을 받아들이기로 마음먹었다.

근본적 치유 워크숍에 참여하면서 그는 환자가 치유 과정에서 주도적인 역할을 해야 한다는 직감이 더 강해졌다. 그런 이유로 밥은 한 워크숍 참석자로부터 캘리포니아 인근의 자연 요법 클리닉을 가보라는 추천을 받고 다음날 재빨리 예약을 했다. 미시간의 집으로 돌아가는 비행기에 오르기 전까지 그는 그곳 외에 캘리포니아의 또 다른 자연 요법 팀도 알게 되었다. 그 팀은 그로 하여금 그리스에서 진행 중인 유전자 암 연구센터Research Genetic Cancer Centre(RGCC) 테스트에 참여해, 어떤 화학 요법이 그의 암에 효과가 있는지 확인할 수 있도록 도와주었다.

많은 근본적 치유 생존자들처럼 밥도 종양 전문의들을 중심으로 광범위한 치유 팀을 구성해야 한다는 것을 알게 되었다. 밥이 미시간과 캘리포니아에서 찾은 자연 요법 팀은 특히 그의 몸에 적합한 보조제로 어떤 것이 좋은지 결정하는 데 도움을 주었는데, 이는 그의 치유 과정에서 중요한 부분이었다.

수많은 허브와 보조제를 복용하는 것 외에 밥은 식단도 크게 바꿨다. 그는 대다수 미국인들처럼 스테이크를 사랑하고 소고기를 많이 먹는 사람이었다. 그러나 치유의 일환으로 그는 식단에서 붉은 고기를 제거하고 그 대신 비타민 E가 풍부한 생선을 먹기 시작했다. 첫 번째 수술에서 결장의 3분의 1과 기타 소화 기관이 제거되어 섬유질 식품을 소화하기 어려웠기 때문에, 그는 과일이나 채소 또는 고섬유질 식품을 많이 먹을 수 없었다. 그래서 그는 설탕 섭취는 제한했지만, 대부분의 근본적 치유 생존자들과는 달리 정제 밀가루와 흰 빵의 섭취를 늘리고 그가 '섬유질

빵'이라고 부르는 통곡물의 섭취를 줄였다.

섬유질이 많은 통곡물 빵을 먹으면 몸에 훨씬 좋다는 건 잘 알고 있었어요. 그렇지만 제 경우에는 부분 대장 절제술(대장의 부분적·외과적 제거)을 받은 뒤 소화 장애로 인해 통곡물 빵을 먹기가 훨씬 더 어려워졌어요.

그 외의 근본적 치유 요소들은 밥의 회복에 큰 역할을 했다. 그는 사람들의 지지를 받고 긍정적인 감정을 유지하기 위해 아내와 세 딸에게 많이 의지했다. 또 건강 분야에서 일하는 그의 여동생은 치료 기간 동안 그를 지지하며 중요한 역할을 했다. 여동생은 그의 변호인 같은 역할을 하면서 그의 치료에 대해 함께 의논도 하고 그가 수술 중이거나 어떤 이유로든 의사소통하기가 어려울 때(예를 들어 수술 후 너무 지쳐 일어나기 힘들 때) 그를 대신해서 말을 전하기도 했다. 밥에게는 가장 취약한 시기에 자신을 옹호해 주는, 여동생처럼 믿을 수 있는 사람을 찾는 것이 아주 중요했다.

한 번도 전문적인 상담이나 치료를 받아본 적이 없었음에도 밥은 자신의 감정, 특히 준비가 되기 전에 가족을 떠난다든지 하는 '만약에 일어날 수 있는 일들'에 대한 두려움을 스스로 처리하는 방법을 찾았다.

나는 늘 여러 가지를 생각하고 있고, 한 번도 질병에 굴복한 적이 없어요. 나는 내 상황에 대해 이렇게 말하죠. "나는 여전히 여기 살아있을 만큼 충분히 축복받았고, 알다시피 더 나쁠 수도 있었어"라고요. 저는 그냥 그런 식으로 상황을 대합니다.

밥의 해외 사업은 그가 암을 치료하는 여정에 뜻밖의 지지처가 되어주었다. 그의 고향은 물론 세계 각국의 친구와 동료 들이 우정을 통한 사회적 지지와 기도를 통한 영적 지지를 해준 것이다. 그 덕분에 그는 영적 연결을 강화하고, 살아야 할 또 다른 이유를 찾을 수 있었다. 그는 특히 기도가 자신의 치유에 큰 도움을 주었다고 믿는다.

제 경우에는 기도의 힘이 정말 컸던 것 같아요. 해외 사업을 하면서 만난 사람들이 저를 위해 기도를 해줬죠. 무신론자가 많았던 중국인 친구들조차 저를 위해 기도하고 부처님께 빌어줬어요. 유럽과 미국, 캐나다 사람들은 각자 자신이 믿는 신에게 기도를 했고요. 그러니 저는 전 세계에 좋은 친구들이 참 많네요. 저는 기도의 힘이 제가 처해 있는 상황에 정말 큰 영향을 주고 있다는 걸 진심으로 느껴요.

복부 수술이 밥의 코어 근육core muscle에 광범위하게 영향을 주었기 때문에 운동하는 것은 더 어려웠다. 그럼에도 그는 건강하고 강건한 몸 상태를 유지하기 위해 매일 걷기와 가벼운 운동을 했다.

밥의 말에 따르면, 그런 다방면의 치유 노력 덕분에 6개월의 '시한부 인생'이 훨씬 지난 후에도 그를 살아남게 해주었다. 그러나 불행하게도 암은 2016년 4월에 재발했다. 최초 암 진단 후 2년이 조금 넘고, 하이펙 시술 후 19개월의 시간이 흐른 뒤였다. 하이펙 시술 중에 양성으로 보였지만 매우 작은 결절이라 그냥 두었던 횡행 결장의 결절이 그 후 자라서 암 종양이 된 것이었다. 이 종양을 둘러싸고 있는 더 많은 암이 있을 거라는 걸 알기에, 밥은 어려움에도 불구하고 두 번째 하이펙 시술을 하기로 결정했다. 그는 이 힘든 시기에 자신의 기분이 어땠는지 이렇게 술회한다.

나는 복막 질환의 전체적인 개념을 믿어요. 대부분의 의사들은 실제 필요로 하는 공간(복막, 복강을 의미—옮긴이)에 도달하지도 못하는, 1회에 1만 4천 달러나 하는 정맥 주사 화학 요법을 하고 싶어 안달이죠. 그래서 논리적으로 [두 번째 하이펙 시술은] 당연한 결정이었어요. 이것이 두 번째 시술을 결정한 배경입니다. 내가 생각하기에 종양을 수술적으로 제거했다고 하더라도 보이지 않는 암 세포들이 여전히 복강에 남겨져 있었을 것이고, 이를 완전히 제거하려면 추가적인 하이펙 시술이 필요했어요.(복강에 도달하지 못하는 정맥 화학 요법보다는 복강에 직접 화학 요법을 시행하는 추가적인 하이펙 시술을 통해 남겨진 암 세포들을 제거하는 것이 효과적이라는 말이다.—옮긴이) 그러나 첫 번째 하이펙 시술이 '모든 수술의 어머니'였다면, 이번 것은 모든 수술의 어머니, 할머니, 아니 증조할머니라고 할 만큼 힘들었어요!

밥의 두 번째 하이펙 시술은 첫 번째보다 훨씬 더 어려웠다. 이전 두 번의 수술로 인한 흉터 조직 때문에 의사들은 마치 "시멘트를 절단하는 것 같았다"고 했다. 결장이 흉터 조직에 의해 완전히 당겨져 뭉쳐져 있었던 탓에 그들이 볼 수 있었던 건 하나의 큰 덩어리뿐이었다. 그 결과 종양에 접근하기 위해 흉터 조직을 잘라내는 과정에서 결장과 장에 많은 구멍을 내야 했다. 그는 결장의 3분의 1만 남기고, 예상했던 결장루 colostomy(장 절제 수술 후 완전히 봉합하기 전에 임시로 변을 배출할 수 있도록 피부에 결장을 연결하는 것—옮긴이) 대신 회장루ileostomy(결장보다 더 위쪽에 있는 회장으로 변을 배출할 수 있도록 피부에 연결하는 것, 결장루 대신 회장루를 사용했다는 것은 수술에서 결장을 더 많이 제거했다는 것을 의미한다—옮긴이)로 이두 번째 하이펙 시술을 마쳤다.

외과 의사들은 밥의 횡행 결장을 제거해야 했기 때문에 회장루를 시행할 수밖에 없었다. 회장루를 하게 되면 소장의 마지막 부분을 복부의 인공 구멍에 연결시켜 플라스틱 주머니로 대변을 배출하게 하므로 변이 결장을 통할 필요가 없게 된다. 이는 밥이 더 이상 음식을 통해 영양을 공급받는 게 아니라 정맥 주사로 필요한 영양 전체를 공급받는 총정맥 영양total parenteral nutrition(TPN) 주사를 날마다 맞아야 한다는 것을 의미했다. 밥은 그때를 이렇게 기억한다.

의사들 말이 "당신은 아마도 다시는 입으로 못 먹을 거예요. 남은 생 동안 총정맥 영양 주사를 맞아야 할 겁니다"라고 하더군요. 정말 절망적이었어요. 짐작하시겠지만, 출장 가는 것부터 영향을 받겠죠. 내 인생은 오락과 음식을 중심으로 돌아가요. 예를 들어 저녁도 먹으러 나가고, 점심도 먹으러 나가지요. 그런데 회장루는 결장 위에 추가로 장착하는 가방 같은 거예요. 회장루를 한다는 것은 [섭취하는] 모든 음식이나 음료가 소화 기관을 거치지 않고 이 가방으로 들어가 버리는 것을 의미하죠.(입으로 섭취한 음식이나 음료가 회장루로 빠져나가 소화 기관에 흡수되지 않으므로 영양 공급이 되지 않게 되고, 따라서 주사로 영양 공급을 받아야 한다는 것을 의미한다.—옮긴이) 그래서 거의 18개월 동안 매일 밤 기본 2~3리터의 총정맥 영양 주사를 맞았어요. 그러니까 18개월 동안 고형 음식을 단 한 입도 먹지 않은 거예요! 암 진단을 받았을 때 99킬로그램이었는데 결국 약 65킬로그램까지 몸무게가 줄었어요. 그건 인생 자체가 바뀌는 어마어마한 순간이었습니다. 내 삶이 실제로 어떻게 바뀌더라도 그걸 감당할 정도로 마음을 굳게 먹어야 했어요.

그 무렵 피츠버그 대학 병원 암 치료팀은 밥의 종양에서 맞춤형 면역 요법 백신을 만들어 그의 치료에 '돌파구'를 열었다. 피츠버그 대학 병원은 특히 복막암에 대한 면역 요법 임상 시험을 주도하고 있는 곳이었다. 치료팀은 그의 두 번째 하이펙 시술 중에 제거한 종양의 일부를 채취하여 동결凍結시켰다. 그리고 약 1년 후인 2017년 4월에 그들은 사이토카인 단백질과 결합된 맞춤형 백신을 개발하기 위해 그 동결시켜 놓았던 종양 조직을 해동했다. 이 사이토카인 단백질은 암 세포에 가서 붙으므로 밥의 몸(즉 면역 체계―옮긴이)이 그것들이 붙어 있는 암 세포를 쉽게 식별하고 '인식'할 수가 있다. 밥은 자신의 면역 체계가 몸에 남아 있는 암 세포를 제거할 수 있도록 하기 위해 원래의 종양을 백신 형태로 재주입받았다.

그들은 내 종양을 가지고 나만의 맞춤 백신을 개발했어요. 그들이 떼어낸 원래의 암을 정말로 다시 내 몸에 주입한 거죠. 나는 암이 재발하는 걸 원하지 않았으니까 이것은 당황스러운 일이었어요. '왜 그래야 하는 거지?' 생각했죠. 그렇지만 독감 예방 주사나 겨우살이 요법도 같은 원리임을 생각해 보면, 이게 우리의 면역 체계가 암을 인식하도록 훈련시키는 거라는 걸 알 수 있었죠. 백신이 어느 정도 긍정적인 영향을 미쳤다고 보는 게 합리적일 거예요.

밥은 네 번의 면역 항암제 주사를 맞은 후, 약 1년 동안 갖고 있던 회장루를 원래대로 되돌리게 되었는데, 이는 치유 과정 중 도달한 중요한 이정표였다. 그는 남은 생애 동안 회장루를 가지고 살아야 한다는 걸 받아들이지 않았고, 이런 그의 긍정적이고 확신에 찬 태도 덕분에 이뤄낸 결과였던 것이다. 그 후로 그는 장 폐색이 일어날 때만 빼고 평상시에는 총정맥 영양 주사를 맞지 않았다. 밥은 고형 음식을 다시 먹게 된 것, 남은 평생 정맥 주사로 영양을 공급받아야 한다는 의사들 말을 받아들이지 않은 것을 자랑스럽게 생각한다.

밥은 두 번째 하이펙 시술 이후로 어떠한 질병의 증거도 보이지 않았으며(NED), 놀랍게도 2020년 1월 현재까지 여전히 암 재발 없이 치유 상태에 있다. 그가 처음 암 진단을 받고 6개월밖에 살 수 없다는 얘기를 듣고 나서 6년 반이 흐른 것이다.

수술과 자연 요법 솔루션의 거대한 여정이었어요. 내가 그런 끔찍한 예후를 가지고도 지금껏 잘 지내고 있는 이유가 무엇인지 우리는 정확히 몰라요. 물론 이에 대해 불만은 없습니다. 수년 동안 함께해 온 근본적 치유 워크숍에서 얻은 교훈과 우리가 선택한 다양한 의료 행위가 내 건강에 긍정적인 영향을 미쳤다고 확신합니다.

밥은 열 가지 근본적 치유 요소를 모두 받아들이고 또 의식적으로 실천하지만, 그 중에서도 자신의 건강을 스스로 결정하고 통제하는 것이 가장 중요하다고 느낀다.

내가 스스로 나 자신을 변호하지 않았다면, 다양한 자연 요법과 정신적·의료적 처치들을 견디지 못했을 거라고 생각해요. 또한 수술에 들어갈 때 무엇을 기대해야 하는지 아는 것도 중요했고요. 나는 내 기대치가 어떠해야 하고 회복이 어떻게 될지 이해할 수 있었어요. 그 과정에서 많은 어려움이 있었고 포기할 뻔한 적도 많았지만, 내 원래 예후가 고작 6개월밖에 안 된다는 것을 생각하면 여전히 이 자리에 있다는 사실이 정말 축복이라는 걸 마음속 깊이 새기게 됩니다.

밥은 건강에 대한 주도권을 갖기 위해 그토록 열심히 노력한 이유가 뭐냐는 질문에 이렇게 말한다.

어떤 사람들은 스스로 [자신의 건강을] 책임지는 성격을 타고났고, 또 어떤 사람들은 그냥 앉아서 의사에게 의지할 거라는 걸 알아요. 단지 그 사람의 성격 차이죠. 하지만 나는 당신이 싸울 준비가 되어 있어야 한다고 믿습니다. 그리고 당신이 포기하는 날은 아마도 당신이 잘못된 길로 가기 시작하는 날이 될 거고요. 나는 진심으로 그렇게 믿어요.

스스로의 노력을 통해 완전한 치유를 이뤄냈지만 그는 자신의 생명을 구하는 것만으로 만족하지 않았다. 그는 다른 암 환자들, 특히 맹장암이나 복막암 환자의 생명을 구하는 것을 삶의 목적으로 삼았다. 어려운 상황들을 극복한 경험에서 영감을 받아, 밥은 미시간 주 로열 오크에 위치한 윌리엄 보먼트 병원William Beaumont Hospital에 보조금을 지원하여 하이펙 시술이 자신이 살고 있는 지역 사회에 도입되도록 했다. 밥이 2016년 10월에 프로그램 시작을 도운 이래로, 로열 오크의 의사들은 미시간 주의 암 환자를 위해 60회 이상 하이펙 시술을 시행해 뛰어 난 성과를 얻었다.

저는 운이 좋았어요. 자기 사업이 있었고, 내가 아플 때 사업을 도 와줄 파트너가 있었으니까요. 그 덕분에 독일과 캘리포니아로 날아 갈 수 있는 재정적 여유도 있었고요. 안타깝게도 그렇게 할 수 없는 사람들도 있는데 운 좋게도 나는 할 수 있었잖아요. 피츠버그에 하 이펙 시술을 받기 위해 갔을 때 우리가 한 번에 3주에서 한 달가량 거기에 있어야 한다는 걸 알았어요. 이것은 대부분의 사람들에게는 꽤 큰 비용이 드는 일이라 쉽지 않죠. 호텔비도 교통비도 있어야 하 고, 거기에 아이들이 있으면 더 힘들죠. 당신은 질병과 싸우고 있는 가족이나 사랑하는 사람을 어떻게 돌보고 있나요?

밥에게 가장 큰 문제는 수분을 적절히 유지하는 것과 장 폐색의 가 능성이다. 대부분의 수분이 몸의 결장에서 흡수되는데, 밥은 결장이 3분 의 1밖에 남아 있지 않아서 체액을 잘 흡수하지 못한다. 그래서 적어도 이틀에 한 번 몸의 수분을 적절히 유지하기 위해 자가 정맥 수액 주사 요 법을 사용했는데, 다행히 최근에는 입을 통해 물과 수분을 섭취하는 것 만으로 그게 가능해졌다.

밥은 이제 단단한 음식을 먹지만, 결장이 제대로 작동하지 않기 때 문에 본질적으로 섬유질이 많은 대부분의 과일과 채소는 계속해서 '금 지'이다. 하지만 생선은 여전히 많이 먹는다. 밥과 의사들은 장 폐색의 원 인은 아직 밝혀내지 못했다. 그에게 있어 장 폐색은 특별한 상황이나 이 유 없이 발생하는 것으로 보이며, 일단 장 폐색이 나타나면 사라질 때까지 한 번에 7~10일 동안 병원에 입원하게 된다. 밥은 처음에 음식 선택이 장 폐색의 원인일 거라고 생각했지만, 지금은 수술로 인한 흉터 조직이 몸 안에서 움직이는 것과 더 관련이 있다고 생각한다.

밥은 현재 약이나 보조제를 복용하지 않는다.(결장의 3분의 1만 남아 있기 때문에 경구 보조제를 흡수하는 데 어려움이 있다.) 그러나 그는 자신의 건강 유지 관리를 위해 보조제(아마도 정맥 주사 형태의)를 언제 다시 쓸 수 있는지 자연 요법 의사들과 계속 협의하고 있다. 그는 플로리다에서 겨울을 보내기 때문에 태양광으로부터 자연적으로 비타민 D를 얻는다. 또 1년 내내 따뜻한 기후에서 지내는 덕분에 매일 걸을 수 있고 가벼운 운동도 계속 할 수 있다.

밥은 해외 출장이 암 발병에 결정적인 원인이었다고 생각한다. 그는 중국에서 많은 시간(1년에 약 150일)을 보냈는데, 여행 중 끊임없이 노출된 환경 오염 물질과 세균이 암의 원인이며 그로 인한 항생제 치료로 암이 더 악화되었을 수 있다고 생각한다.

그는 여행에서 돌아올 때마다 일종의 호흡기 감염을 겪었다는 것을 알아차렸다. 항상 기침을 했고, 낫기까지 몇 달이 걸렸다. 의사들은 매번 여러 종류의 항생제를 처방했다. 어떤 때는 6개월 동안 여섯 가지 다른 항생제를 복용하기도 했다. 그가 설명했듯이 그의 면역 시스템은 "매우 심하게 무너지고 있었던 것이다." 박테리아에 대한 지속적인 노출과 반복적인 항생제는 말할 것도 없고, 잦은 여행과 시차 변화가 결합되어 면역 체계가 약화되고 암에 걸리기 쉽게 되었다는 것이 그의 의견이다.

밥은 다음과 같이 자신의 경험을 회고한다.

우리는 누구나 소명이 있다고 생각합니다. 나의 경우에는 지금까지

60명 이상의 사람들을 돕기 위해 미시간 주 로열 오크에서 이루어진 하이펙 프로그램에 자금을 지원하는 것이었어요. 언젠가는 하이펙 프로그램이 천 명 이상의 사람을 도울 거예요. 어떤 일이 일어나는 데는 더 높은 목적과 이유가 있어요.

밥은 근본적 치유 생존자들이 회복을 위해 얼마나 열심히 노력하는지 잘 보여준다. 암 진단을 받은 바로 다음날부터 그는 현대 의학과 보완 의학, 그리고 대체 의학 등에서 활용할 수 있는 모든 치료법을 연구하기 시작했다. 그는 필요한 순간에는 의사들을 밀쳐내고, 결국은 의사들이 생각을 바꿔 하이펙 시술의 유용성을 받아들이도록 만들었다. 자신에게 맞는 최선의 해법을 찾기 위해 미국과 유럽의 자연 요법 클리닉을 찾았고, 최첨단의 면역 요법 관련 임상 시험에 참여했다.

시한부 판정을 받은 지 6년이 지났지만, 그는 여전히 살아서 세 딸의 대학 입학을 본 것에 감사해하고 있다.(큰딸은 2019년에 대학을 졸업했다.) 그는 북부 미시간에 은퇴 후 살 집을 구입하고 플로리다에도 콘도미니엄을 구입했다. 그는 플로리다에서 수년 동안 휴가를 보냈으며, 지금은 추위를 피해 그곳에서 겨울을 보내고 있다. 그러나 밥은 실제로 은퇴할 기미가 보이지 않는다. 사실 그는 회사를 위해 더 많은 사업부를 인수하는 등 적극적으로 사업을 확장하고 있다. 그 이전의 다른 많은 근본적 치유 생존자들과 마찬가지로, 밥은 '스스로 책임지는' 태도를 자신의 삶과 사업에도 적용하고 자신의 치유에도 적용했다. 그리고 그것은 '역경을 넘어서는' 결과로 나타났다.

실천 단계

첫 책《근본적 치유》에서는 당신의 질문에 우호적인 의사를 찾는 것을 포함하여, 건강과 관련해 스스로에게 권한을 부여하는 몇 가지 간단한 방법을 소개한 바 있다. 여기에는 자연 요법 의사, 에너지 치유사, 침술사 등을 포함하도록 치유 팀을 확장하기, PubMed.gov와 같은 사이트를 활용하여 스스로 조사하는 방법을 배우기, 당신 삶의 어떤 부분에 개선이 필요한지 성찰하기, 책임을 공유할 파트너 찾기 등이 포함된다. 이러한 것들은 여전히 건강 문제에 대해 스스로 주도권을 갖기 위해 맨 먼저 할 수 있는 훌륭한 실천 단계들이며, 여기에 다음 몇 가지를 더 추가할 수 있다.

변호인을 찾는다

의학 용어를 아는 친구나 가족이 있다면, 의사가 말하는 내용을 이해하는 데도 도움을 받을 수 있고 거꾸로 의사에게 우려 사항을 표현하는 데도 도움을 받을 수 있다. 가능하면 진료 예약이나 병원 방문을 그러한 변호인과 함께 하도록 한다. 의학계에 익숙한 사람이 있다는 것은 외국 여행에 통역사를 동반하는 것과 같다. 무슨 말인지 몰라 헤매는 일이 줄어들며 필요한 치료를 잘 받을 수 있다.

온라인에서 자료를 찾을 때 신중을 기한다

PubMed.gov를 포함해 많은 온라인 사이트들이 신뢰할 수 있는 정보를 제공하지만, 다른 크라우드소싱 웹 사이트들은 때때로 잘못된 정보를 제공하거나 혼란을 일으킬 수 있다. 임상적 효과가 있는 치료법을 찾을 때에는 그 치료법과 관련된 임상 시험이 의학계 동료들이 심사하는 의학 전문 학술지에 발표되었는지, 대조군을 포함하고 있는지 등을 검토해야 한다. 그러나 상당수의 보완 요법, 대체 요법이 연구 자금 부족으로 인해 이를 지원하는 임상 시험을 거치지 못한다는 점을 염두에 두기 바란다. 이런 경우 다양한 출처(즉 동일한 병원이거나 의사가 아닌 다른 곳)에서 그 요법의 효과를 검증해 주는 보고 사례들이 다수 나와 있는지 찾아본다. 또한 온라인 조사를 할 때 당신이 어떤 느낌을 받는지에도 주목한다. 당신이 살펴보고 있는 사이트가 당신에게 힘을 북돋고 활력을 주는지 아니면 위축되고 절망감을 느끼게 만드는지 확인한다. 힘을 받고 싶다면, RadicalRemission.com의 무료 온라인 치유 스토리 데이터베이스에서 수백 가지 연구 사례들을 탐색하고 공부할 수 있다.

추가 의견을 얻는다

담당 의사와 팀이 자신에게 적합한지 평가할 때, 당신이 치유의 드림팀을 만들었다는 느낌이 들 때까지 두 번째, 세 번째, 나아가서는 네 번째까지도 추가 의견을 얻는다. 스스로에게 "나는 내 생명을 맡길 정도로 이 사람을 믿을 수 있을까?"라고 물어보라. 대답이 확고하게 '네'라고 나오지 않는다면 계속 찾아본다. 참고: 여러 건강 보험 회사에서 2차 소견을 얻는 것에 드는 추가 비용을 자동으로 보장한다.(미국의 경우 여러 민간 보험에서 2차 소견에 대한 보장을 한다는 의미이며, 한국의 경우에도 2차 소견을 구하기 위해 진료를 받을 수 있고 국민건강보험 적용을 받는다.—옮긴이)

코치를 고려한다

라이프스타일 코칭은 수십 년 동안 있어왔는데, 최근 암 분야에서 폭발적으로 증가하고 있다. 이러한 현상이 나타난 이유의 일부는 이 장에서 소개한 밥과 제인 같은 암 생존자가 증가했기 때문이다. 이들은 자신의 근본적 치유에 의해 삶의 큰 변화를 겪은 뒤 다른 사람들도 치유를 향해 나아가도록 돕고 싶다는 열망을 느낀다. 수요가 커짐에 따라 우리는 최근 맞춤형 방식으로 자기 삶에서 열 가지 치유 요소를 구현하도록 돕는 근본적 치유 코칭 프로그램을 시작했다. RadicalRemission.com/health-coach-program에서 더 자세히 알아볼 수 있다.

이 장을 읽고 건강과 관련해 자신에게 더 큰 권한을 부여해야겠구나 하는 마음이 들었으면 좋겠다. 근본적 치유 생존자들이 스스로 권한을 갖고 치유 과정에서 적극적인 역할을 한다는 것은 그들이 의사를 만나는 과정에서 무언가 할 일이 있다는 것을 의미한다. 또한 이는 삶의 많은 부분이 통제 불능이라고 느껴질 때에도 스스로 많은 것을 통제할 수 있다고 느끼도록 돕는다. 우리는 자신의 건강을 주도할 수 있는 권한이 있다는 느낌을 통해 밥과 제인, 그 밖의 수백 명의 근본적 치유 생존자들이 느꼈던 것과 똑같은 근본적 희망을 당신도 갖게 되기를 바란다.

4장
긍정적 감정 키우기

다이 이야기

"사람들은 대체로 자기가 마음먹은 만큼 행복합니다."
—에이브러햄 링컨

인터넷에서 고양이 영상이 엄청난 인기를 누리는 현상을 보면 오늘날 사람들이 얼마나 절실히 즉각적인 위안에 매달리는지 알 수 있다. ('고양이 동영상'을 검색하면 무려 37억 개의 영상이 나온다!) 인간은 누구나 본능적으로 행복을 느끼고 싶어 한다. 우리는 웃고 기쁨을 느끼기를 좋아하며, 즐겁게 뛰어노는 아이들은 인간 행복의 자연스러운 상태가 어떤지를 보여준다.

그러나 성인이 된 많은 사람들이 이러한 기쁨과 편안함을 느끼지 못하고 살아간다. 삶과 이 삶에서 오는 모든 책임, 마감일, 압박, 청구서가 우리를 짓누르고 주의를 흩뜨린다. 설상가상으로 암 진단과 같은 일이 거기에 더 얹어지기라도 하면 우리는 인생에서 과연 행복할 일이 무엇이 있는지 궁금해지기 시작한다.

사실 오늘날의 성인들은 그 어느 때보다 불행하다. 우울증과 자살의 발생률은 놀라운 속도로 계속해서 증가하고 있다.[1] 세계보건기구 World Health Organization(WHO)에 따르면 전 세계적으로 3억 명 이상의 사람들이 장애의 주요 원인인 우울증으로 고통받고 있다.[2] 안타깝게도 암 환자들은 우울증에 더 취약하고 자살률은 일반 인구의 거의 두 배에 달한다.[3]

우울증은 누구나 암 진단을 받으면 나타낼 만한 후유증이긴 하지만, 근본적 치유 생존자들은 하루에 단 5분이라도 의도적으로 긍정적 감정을 높이는 활동을 하는 것이 암 진단에 따른 우울증을 줄이는 데 도움이 되었다고 말한다. 근본적 치유 생존자들은 아주 잠시라도 자연스러운 기쁨의 상태로 돌아가는 것이 신체 회복에 필수적이라고 믿는다. 이장의 뒷부분에서 논의하겠지만, 이는 수십 년간의 과학적 연구에 의해서도 뒷받침되는 사실이다.

근본적 치유 생존자들이 말하는 긍정적인 감정에는 기쁨, 행복, 만족, 평화, 감사, 웃음, 사랑 등이 있다. 그들은 TV에서 코미디 쇼를 보며 몇 초간 웃음을 터뜨리는 것처럼 짧은 순간에 긍정적 감정을 느끼는 것부터 시작해, 나중에는 일상적인 행복을 연습해서 이를 훨씬 지속적인 평화와 만족감으로 발전시킨다.

《근본적 치유》에서 나는 "긍정적인 감정은 면역 체계를 위한 로켓 연료와 같다"고 썼다. 당신의 몸은 스트레스를 받거나 두려움을 느끼면 즉시 '투쟁-도피' 모드로 돌입하며, 따라서 스스로를 치유할 수 없게 된다. 이것은 확고히 정립된 과학적 사실이며, 그 반대의 경우도 마찬가지다. 긍정적인 감정은 이러한 마음의 틀에서 벗어나 '휴식과 회복'의 상태로 전환하는 데 도움이 되며, 이는 면역 체계의 치유 능력을 크게 향상시킨다. 다음은 당신이 사랑, 기쁨, 행복과 같은 긍정적 감정을 느낄 때 몸 안에서 어떤 일이 일어나는지 요약한 것이다.

긍정적인 감정을 느낄 때 뇌는 가장 먼저 세로토닌, 릴렉신, 옥시토신, 도파민, 엔돌핀 등 치유 호르몬을 즉시 혈류로 방출한다.[4] 이 같은 이른바 행복 호르몬을 '치유 호르몬'이라고도 하는데, 인체의 세포들에 다음과 같은 치유 활동을 시작하도록 지시하기 때문이다.

- 혈압, 심박수 및 코티솔(스트레스 호르몬) 수치를 감소시킴
- 혈액 순환을 개선함
- 혈액 내 산소 농도를 높이기 위해 호흡을 깊게 함
- 더 많은 영양소를 흡수하기 위해 소화를 느리게 함
- 백혈구와 적혈구 및 자연 살해 세포의 수와 활성도를 증가시키고 감염을 제거하며 암 세포를 찾아 파괴함으로써(아폽토시스를 통해) 면역 체계를 강화함[5]

이러한 생리적 변화는 단기적으로나 장기적으로 모두 도움이 된다. 행복한 사람이 더 오래 산다는, 그동안 많은 치유사들이 오랫동안 이미 알고 있던 사실이 수많은 연구를 통해 밝혀졌다. 최근 한 연구에 따르면 노인들이 평소 행복하다고 말하는 경우, 5년 동안 사망할 확률이 최대 35퍼센트나 낮았다.[6] UN의 '2019년 세계 행복 보고서'에 따르면, 세계에서 가장 행복한 나라 10위 이내 국가들은 기대 수명이 상위 20퍼센트에 속했다.[7]

수많은 근본적 치유 생존자들은 암 세포도 우리 몸의 세포이며 단

지 손상되어 복구와 치유가 필요한 세포일 뿐이라고 말한다. 기존 의학에서는 암 세포가 손상된 세포라는 점에는 동의하지만 암 세포는 복구할 수 없다는 관점을 가지고 있다는 점에서 이들과 다르다. 암 세포는 독소, 바이러스, 박테리아, 미토콘드리아 기능부전mitochondrial failure(미토콘드리아는 세포 내부의 소기관 중 하나로 에너지를 생성하는 역할을 한다. 이 미토콘드리아의 기능부전이 비만, 당뇨 등의 대사 질환을 초래하며, 세포 노화와 기능 저하 및 암 발생과 관련된 것으로 밝혀지고 있다―옮긴이) 또는 유전적 돌연변이에 의해 정상 세포가 손상되어 나타난 것이기 때문에, 기존 의학에서는 암 세포가 화학 요법, 방사선 또는 수술에 의해서 파괴되어야 한다고 생각한다. 이 관점은 암 세포가 우리 몸과 분리되어 있으므로 공격하는 것이 당연하다는 가정 위에 있다. 하지만 그와 달리 많은 치유사들, 근본적 치유 생존자들은 암 세포가 한때는 건강했던 정상 세포였으므로 파괴하는 것이 아니라 치유해야 한다고 믿는다.

근본적 치유 생존자들은 현실은 그렇지 않은데도 언제나 행복하다고 느끼는 폴리아나(엘리노 포터의 소설 《폴리아나Pollyanna》의 주인공으로, 특유의 긍정적이고 낙천적인 성격으로 사람들 기분을 좋게 만들어, 이른바 '폴리아나 효과'라는 말까지 나왔다―옮긴이)처럼 현실을 외면하는 지나친 낙천주의자가 아니라는 점에 주목할 필요가 있다. 특히 건강 위기를 겪고 있는 상황에서 늘 행복하다고 느끼기란 불가능한 일이다. 그 대신 근본적 치유 생존자들은 매일매일 습관적으로 양치질을 하듯이 날마다 몇 분이라도 행복을 삶 속에 불러오기 위해 의식적으로 노력한다. 근본적 치유 생존자들은 행복을 타고난 성격으로 여기지도 않고, 그렇다고 수시로 변하는 기분으로 여기지도 않는다. 단지 매일 연습해야 하는 하나의 기술로 본다. 그렇기 때문에 근본적 치유 생존자들은 매일 적어도 5분씩을 어떤 식으로든 긍정적인 감정을 키우는 데 할애한다.

이들은 이렇게 매일 최소 5분 정도 스스로 행복감을 느끼도록 허용함으로써, 병을 치유하려는 사람이라면 '항상' 행복감을 느끼려고 노력해야 한다는 그릇된 통념을 피한다. 이러한 통념은 환자들로 하여금 매일 매 순간 행복하지 않으면 암이 커지는 것은 아닌지 공포와 죄책감을 느끼게 한다. 이런 잘못된 가이드로 인해 환자들은 "행복한 얼굴을 하면서" 부정적인 감정을 억누르려고 할 수 있다.

항상 행복을 느끼는 것은 불가능하다는 현실을 받아들이는 것이야말로 근본적 치유 생존자들이 두려움, 슬픔 또는 좌절을 표현할 필요가 있을 때 그런 부정적인 감정을 받아들이고 표현할 수 있도록 도와준다.(이에 대해서는 6장의 '억눌린 감정 풀어주기' 부분에서 더 자세히 설명할 것이다.) 여기에서의 목표는 감정적 자유이며, 기쁨과 사랑의 진정한 순간을 경험하면서 또한 두려움과 분노 같은 불편한 감정을 느끼고 내려놓을 수 있도록 하는 것이다.

마지막으로 근본적 치유 생존자들의 경우에 긍정적인 감정을 키운다는 것은 특별한 형태의 사랑, 즉 자기 자신에 대한 사랑에 초점을 맞추는 것을 의미한다. 근본적 치유 생존자들은 다른 사람들을 기쁘게 해주기 위해 자신의 진정한 자아를 변화시키거나 숨기려고 하는 대신, 자신의 결점까지 포함한 모든 것을 있는 그대로 받아들일 수 있을 만큼 자신을 사랑하고 존중하는 마음을 키운다. 자기 자신을 완전히 그리고 진정으로 사랑하는 법을 배운 뒤에야 다른 사람들에게도 사랑을 넓혀나갈 수 있었다고 근본적 치유 생존자들은 하나같이 말한다.

좋은 소식은 행복과 정신 건강이 마침내 국회의원들과 사회 전반의 광범위한 관심을 얻게 되었다는 것이다. 별로 좋지 않은 소식은 우울증, 불안 및 자살의 증가가 이러한 관심을 불러일으킨 원인이며, 이는 빠르게 변화하는 기술 중심의 생활 방식과 관련된다는 점이다. 다음은 긍정적인 감정과 관련해서 우리가 최근에 알게 된 몇 가지 경향들이다.

공공 정책으로서의 행복

행복은 세계 여러 나라에서 정부의 주요 문제가 되었다. 우울증과 자살률이 증가함에 따라 영국, 부탄, 아랍에미리트, 에콰도르, 호주와 같은 국가에서는 이제 시민들의 행복을 정부 정책의 중심 부분으로 삼고 있다.[8] 예를 들어 영국은 외로움 문제를 담당하는 장관급 지도자를 임명했고, 아랍에미리트는 행복 담당 국무장관을 임명했다.[9] '행복 추구'가 미국 독립 선언서의 핵심 주제임에도 불구하고 불행하게도 미국 정부는 아직까지 행복을 공중 보건 정책에 통합하려는 어떤 조치도 취하지 않고 있다.

정부가 시민들의 정신 건강에 점점 더 관심을 갖게 됨에 따라, 암 환자들의 우울증과 불안감을 줄이고 긍정적인 감정을 키우는 데 도움을 주는, 정부 출연의 지원 프로그램이 더 많이 제공될 것이다. 미국에서는 새로운 정신 건강 정책을 공식적으로 채택하지는 않았지만, 지난 몇 년 사이 로빈 윌리엄스Robin Williams, 케이트 스페이드Kate Spade와 안소니 부르댕Anthony Bourdain 등 많은 유명인의 자살이 정신 건강 문제를 사회 전면에 떠오르게 하는 계기가 되었다. 이는 정신 건강 프로그램에 대한 대중의 인식과 민간 자금 지원의 증가로 이어졌다. 우리는 미국 정부와 건강 보험 회사들이 시민들의 신체 건강과 업무 생산성 모두에 정신 건강이 중요하다는 점을 이해하게 되기를 바란다.

매일의 감사

지난 몇 년 사이에 감사하기는 하나의 대중 문화 현상이 되었다. 이제 모든 서점, 앱 스토어, 소매점에서 감사 일기, 책, 심지어 감사 티셔츠 같은 제품까지 판매하고 있다. 소셜 미디어에서 '#blessed'(축복받은)라는 해시태그가 유행하는 현상은 감사를 표현하는 것이 이제 주류의 관행이 되었음을 잘 보여준다. 감사를 치유 전략으로서 습관화한다는 것은 삶의 크고 작은 일 모두에 감사하는 것을 의미한다. 예를 들어 근본적 치유 생존자들은 병원 치료와 같은 큰 일뿐만 아니라 고속도로를 따라 늘어선 야생화, 낯선 사람의 미소와 같은 소소한 일에 이르기까지 삶의 거의 모든 부분에 감사를 느끼기 위해 노력한다.

긍정적인 감정을 키우기 위해 매일 감사하는 습관을 들여온 근본적 치유 생존자 크리스티 크롬웰Kristi Cromwell은 2013년에 원발성 저등급 신경교종(뇌종양의 한 종류) 진단을 받았다. 종양이 뇌의 뇌간 부위에 있었기 때문에 의사는 수술이 불가능하다고 했다.(뇌간은 생명을 유지하는 핵심 뇌 부위이기 때문에, 뇌간 부위의 종양의 경우 수술로 종양은 떼어내더라도 이 부위를 잘못 건드리면 생명이 위험해질 수 있어 수술이 불가능한 상태라는 의미이다.—

옮긴이) 그 대신 의사는 그녀에게 방사선 치료와 화학 요법을 제안했는데, 이 치료 역시 효과를 보장할 수 없으며 심각한 부작용이 따를 가능성이 있었다. 당연히 이는 충격적이고 불안한 소식이었다. 크리스티는 의사가 권장하는 치료를 받지 않기로 하고, 다른 대안적인 치유 전략을 모색하기로 결정했다. 마침내 그녀는 자신의 상황에 평화로워지는 방법을 찾았다.

수술이 불가능한 뇌종양 진단을 받았지만 암을 제거할 수 없었기 때문에, 나는 그저 종양과 '함께하며' 평화롭게 지내는 법을 배워야 했어요. 특히 "지켜보며 기다립시다"라는 말을 들었을 때, 그게 처음부터 쉬운 일은 아니었어요. 나는 나 자신의 치유 과정에 참여하고 싶었어요. 내가 가장 많이 인용하는 말 중 하나가 "마음이 가는 곳에 몸도 따라간다"예요. 그래서 나는 나를 행복하게 하고 내 삶에 더 많은 기쁨을 가져다주며 내 안에 긍정성을 더 높일 수 있는 활동들을 찾았어요. 웃음 요가 지도자 자격증을 취득하고, 딸과 함께 재미있는 영상들을 보기 시작했죠. 또 사진 찍기에 더 많은 시간을 쓰면서 행복과 평화의 기분이 드는 이미지를 만들고, 감사하기를 더 많이 실천해서 이제 어떠한 상황에서든 "고맙습니다"라는 말로 하루를 시작해요. 불확실한 상황에서 긍정적인 태도를 유지하기가 쉬운 일은 아니지만, 기쁨을 찾으면 스트레스도 줄고 게다가 면역 체계까지 개선되거든요!

크리스티는 '지켜보며 기다리는' 대신, 열 가지 근본적 치유 요소들을 자기 삶에 도입하기로 결심했다. 현재 그녀는 근본적 치유 강사 자격증을 따 매사추세츠에서 워크숍을 이끌며 다른 암 환자들에게 자신이 배운 것을 돌려주고 있다. 그리고 고맙게도 그녀의 종양은 지난 6년 동안 안정적인 상태이다.

감사는 치유와 어떤 관련이 있을까? 첫째, 감사가 정신과 육체 모두를 치유한다는 것을 뒷받침하는 수많은 연구 결과가 있다. 예를 들어 최근의 한 임상 시험에서는 감사를 이끌어내는 방법으로 2주간 매일 감사 일기를 쓰게 한 결과, 참가자들의 긍정적인 감정과 행복감, 삶의 만족도는 높아진 반면 부정적인 감정과 우울한 증상은 감소한 것으로 나타났다.[10] 감사의 마음을 끌어내기 위해 가장 많이 연구된 방법은 '감사 목록'으로, 매일 하루를 마감할 때 자신이 감사하다고 느끼는 내용 3~5가지를 나열하는 것이다.[11] 이처럼 매일 의도적으로 감사를 표현하는 것이 신체 증상과 수면의 질을 개선한다는 사실이 과학적으로 입증되었다.[12] 유사한 연구에 따르면 감사를 잘하는 사람들이 감사하지 않는 사람들에 비해 몸도 더 건강하며 더 건강한 활동들(예를 들어 운동)에도 참여한다고 한다.[13]

기술 중독

기술, 인터넷, 스마트폰은 여러 면에서 건강 관리를 더 잘할 수 있도록 해주었다. 이제 우리는 화상 회의를 통해 의사와 간호사를 만날 수 있고, 앱을 통해 즉시 의료비를 지불하고 검사 결과를 받아볼 수 있다. 또 집에서 원격 건강 모니터 장치를 사용하여 병원 방문 횟수를 줄일 수 있다. 그리고 정교한 스마트폰 앱을 통해 증상과 음식 섭취 및 활력 징후를 추적할 수 있다.

그러나 기술에는 어두운 면이 있다. 기술은 사람들 사이의 사회적 연결을 손상시키고, 우리를 기기에 중독되게 하며, 부정적인 뉴스를 퍼붓는다. 또 수면 패턴을 방해하고, 자존감을 떨어뜨린다. 이런 것들은 모두 우리의 행복을 잠식하는 것들이다. 이러한 기술은 뇌에 부정적인 영향을 미치므로 신체 건강에도 부정적으로 작용한다. 앱은 중독성을 띠게끔 설계되어 있다. 연구에 따르면, 기술 중독은 누군가가 당신의 소셜 미디어 게시물에 '좋아요'를 누를 때마다, 또는 소소한 게임에서 승리할 때마다 순간적으로 방출되는 도파민으로 인해 초래된다. 그리고 이후 또다시 '높은 수준의 도파민'을 생성하려면 기술적 자극의 증가를 필요로 한다.[14]

이로 인해 우리는 항상 전화기에 붙들려 살게 된다. 전 세계 스마트폰 사용자의 3분의 1 정도가 아침에 일어나자마자 5분 이내에 휴대전화를 확인한다고 하며,[15] 그 약 20퍼센트는 하루에 휴대전화를 50번 이상 확인한다고 한다. 이것은 우리가 깨어 있는 동안 20분에 한 번꼴로 휴대전화를 확인한다는 뜻이다.[16]

분명히 이것은 건강한 습관이 아니다. 관련 연구들에 대한 최근 검토에 따르면 인터넷 중독이 신경학적 합병증, 심리적 장애 및 사회적 문제를 초래한다는 사실을 알 수 있다.[17] 여러 연구에서 스마트폰 사용이 증가할수록 우울, 불안, 충동성 증가와 강한 상관 관계가 나타났다.[18] 마지막으로 중국의 스마트폰 사용자 연구에 따르면 소셜 미디어 및 메신저 앱의 과도한 사용은 운동, 인지 및 행동 기능을 저하시킨다.[19] 요컨대 스마트폰 사용은 확실히 긍정적인 감정을 지속적으로 키워나가는 데 도움이 되지 않는다.

이러한 심리적 영향 외에도 스마트폰과 블루투스 사용은 암과 기타 신체 건강 문제를 일으킬 수 있다. 연구에 따르면 스마트폰 사용은 뇌 및 침샘 종양의 위험 증가와 관련되며, 스마트폰 사용으로 인한 악성 뇌종양의 위험 증가를 보고한 연구도 최소 9건이 진행 중이다.[20] 스마트폰 사용은 백혈병과 유방암, 고환암, 갑상선암의 위험을 증가시킬 수도 있다.[21] 또한 최근 연구에 따르면 휴대전화에서 나오는 무선 주파수 방사선이 DNA 손상 증가와 관련이 있다.[22] 이 주제에 관한 연구를 검토한 후 전 세계의 역학 연구자 그룹은 국제암연구소International Agency for Research on Cancer(IARC)에 휴대전화 및 기타 무선 장치의 무선 주파수 방사선을 단지 '인간에게 암을 일으킬 가능성이 있는 물질possible human carcinogen'에서 '인간에게 암을 일으키는 물질carcinogenic to humans'로 다시 분류할 것을 촉구했다.[23]

정신신경면역학

연구자들은 행복과 신체적 건강과의 상관 관계를 이해하기 위해 계속해서 연구하고 있다. 성장하고 있는 연구 분야 중 하나가 생각과 감정(정신psych), 뇌 활동(신경neuro) 및 면역immune 체계 사이의 연결 관계에 초점을 맞추는 정신신경면역학psychoneuroimmunology(PNI)이다.[24] 지난 50여 년 동안 이 매혹적인 연구 분야는 몸과 마음이 밀접하게 연결되어 있음을 보여주었다.

명상, 마음 챙김, 인지 행동 요법과 같은 정신신경면역학 기반의 기법들과 관련된 여러 연구를 최근 검토한 결과, 이러한 PNI 기반 기법들이 암과 후천성면역결핍증HIV, 우울증, 불안 및 여타 증상의 염증 지표를 감소시키는 것으로 나타났다.[25] 예를 들어 소아 백혈병 환자에 대한 최근 연구에서는 PNI 기반 기법—면역 세포가 암 세포를 제거하는 것을 상상하도록 하는 가이드 등—이 어린이의 다중 면역 지표를 높이고, 삶의 질을 개선하며, 열이 지속되는 기간을 단축하고, 치료제 사용을 줄이게 한 것으로 나타났다.[26] 보너스로 병원 비용도 절감되는 효과가 있었다는 것은 더 말할 것도 없다.

과학자들은 긍정적인 감정이 세포 수준에서 어떻게 몸의 암 세포들을 제거할 수 있는지 정확히 알아내기 시작했다. 큰 관심을 끄는 한 연구에서는 암에 걸린 쥐에게 '행복 호르몬'을 주입했을 때 암 종양이 크게 축소된 것으로 나타났다.[27]

다양한 치유 방식을 통해 말기 암 환자의 수명을 연장한 것으로 유명한 독일의 통합 종양 전문의인 헤닝 소페Henning Saupe 박사는 정신신경면역학의 힘을 특히 긍정적인 감정과 관련해서 이해한다.

느낌feeling과 감정emotion은 분자 수준에서 우리의 면역 체계와 서로 연결되어 있어요. 떼려야 뗄 수 없는 동전의 양면과도 같죠. 정신신경면역학 연구에 따르면 우리 뇌는 우리가 매순간 경험하는 느낌이나 감정에 따라 거기에 부합하는 면역 활성 전달 물질을 생성합니다. 그것이 바로 죄책감, 두려움과 수치심이 우리 면역 체계의 효과를 차단하는 이유예요. 반대로 사랑, 용서, 감사의 감정은 우리의 면역 체계를 강화하고 치유의 기회를 주고요.

정신생물학

연구에 탄력이 붙고 있는 또 다른 흥미로운 분야는 정신생물학psychobiotics이다. 이는 '유익한' 세균(예컨대 프로바이오틱스probiotics와 프리바이오틱스prebiotics)을 섭취함으로써 정신 건강을 개선하는 것을 연구한다. 유익한 세균은 소화 기관의 미생물 군집microbiome을 건강하게 변화시킬 수 있으며,[28] 이는 세로토닌, 도파민 및 엔돌핀 수치에 긍정적인 영향을 미친다. 소화 기관의 미생물 군집은 약 5.5미터의 장 내에 살고 있는 수조 개의 미생물을 말한다. 이 미생물들은 우리가 섭취한 음식물을 분해·흡수하고, 몸에서 나쁜 세균이나 바이러스, 독소를 제거하는 데 도움을 주며, 심리적 상태와 면역 체계에 큰 영향을 미친다. 장내 미생물 군집이 신체 및 정신 건강에 미치는 영향에 대한 연구는 암을 비롯해 면역 체계와 관련된 여러 질환들에 있어서 빠르게 발전 중인 매우 유망한 연구 영역이다.[29] 이 주제에 대해서는 이 책의 식단과 보조제를 다루는 장들에서 더 자세히 다루도록 한다.

장내 미생물 군집이 정신 건강에 미치는 영향에 대한 최근 연구에 따르면, 쥐에게 사이코바이오틱스psychobiotics를 투여했을 때 불안과 우울증이 줄어들고, 신경계 및 면역 체계가 개선되며, 정서·인지 및 신경 지표에 긍정적인 변화가 생긴다는 것을 알 수 있었다.[30] 유사한 연구로 과민성대장증후군IBS과 같은 위장 문제로 분변 미생물군 이식fecal microbiota transplantation(FMT)을 받은 환자에게서 과민성대장증후군 증상뿐만 아니라 우울증과 불안이 개선되는 것을 관찰할 수 있었다. 이는 장내 미생물의 다양성이 증가했을 때 환자의 정신 건강 개선에 도움이 될 수 있음을 시사한다.[31] 정신신경면역학과 정신생물학 분야 모두 행복이 건강에 미치는 생리학적 효과를 더욱 잘 이해하는 데 큰 도움이 되리라 여겨진다.

옥시토신

세 번째 흥미로운 연구 분야는 옥시토신oxytocin이다. 한때 행복이란

'명랑한' 성향을 갖고 태어난다든지 경제적 수단이나 강력한 사회적 네트워크, 고등 교육을 통해 '풍요로운 삶good life'을 산 결과라고 믿었다. 그러나 최근 연구에 따르면 행복은 실제로 여러 다양한 내적 · 외적 요인들의 결과이다. 행복에 영향을 미치는 가장 중요한 생물학적 요인 중 하나는 가장 유명한 '행복 호르몬'인 옥시토신에 의한 신체 조절이다.

최근에 뉴욕 헌터 칼리지Hunter College의 연구원들은 최신 연구들을 검토한 결과 옥시토신이 유방암과 난소암의 성장과 전이를 늦춘다는 사실을 발견하였다.[32] 추가 연구에 따르면 옥시토신은 자가 포식autophagy(암 세포 사멸)을 증가시켜 코티솔(스트레스 호르몬)의 암 유발 효과를 역전시킨다.[33] 이러한 결과는 면역 체계에 해롭고 암 회복을 방해하는 코티솔을 줄이기 위해 옥시토신 수치를 높여야 한다는 걸 시사한다. 좋은 소식은 옥시토신을 증가시키는 것이 상대적으로 쉽다는 것이다.― 옥시토신은 긍정적인 느낌이 들 때마다 언제든지 즉각 자동으로 분비된다.[34] 옥시토신은 우리로 하여금 더 사교적이고 사람을 믿을 수 있도록 도와주며 두려움과 불안, 외상 후 스트레스 장애, 스트레스는 줄여준다.[35] 옥시토신은 정말 여러 면에서 치유 호르몬이라고 할 수 있다.

옥시토신을 증가시키는 한 가지 특별한 것이 웃음이다. 흥미롭게도 이러한 작용을 유발시키는 데 웃음이 꼭 진짜일 필요는 없다. 즉 웃는 척하는 것도 효과가 있다는 말이다. 웃음은 최고의 천연 의약품 중 하나임이 과학적으로 계속해서 입증되고 있다. 1979년 노먼 커즌스Norman Cousins는 웃음과 고용량 비타민 C를 사용해, 생명을 위협하는 자가 면역 질환을 치료한 자신의 치유 여정을 《질병의 해부학Anatomy of an Illness》이라는 책에 담아내 의학계를 뒤흔들었다. 웃음에 대한 최근 연구들은 환자가 한 시간짜리 코미디 비디오를 봤을 때 코티솔 수치가 감소하고, 자연 살해 세포 활동이 증가하며(암 세포를 공격하는 데 도움이 된다), 통증에 대한 내성이 증가하고, 불안과 스트레스 수준이 감소하며, 혈압이 개선된다는 것을 보여주고 있다.[36]

긍정적 감정의 증가가 암 세포를 직접적으로 죽이거나 건강한 상태로 회복—무한 증식하는 것이 아니라 원래의 수명대로 사멸하는 것—시킬 수 있는지 여부는 아직 불분명하다. 그럼에도 불구하고 분명한 것은 긍정적인 감정이 커지면 면역 체계가 크게 강화되어 우리 몸이 암 세포를 제거하는 데 도움이 될 수 있다는 것이다.

이 장에서 전달하는 삶에 긍정적인 메시지는 기쁨이 육체의 건강과 치유에 필수적이라는 것이다. 우리 몸이 지속적인 스트레스 상태에 있으면 스스로 치유할 수 없게 된다. 따라서 운동을 하거나 비타민을 챙겨 먹는 것과 같이, 행복을 최우선으로 두는 것을 일상 습관으로 만든다면 이는 치유 과정에서 중요한 역할을 할 것이다. 하루에 단 5분이라도 기쁨의 하루 복용량을 취하는 것은 당신이 복용해야 하는 다른 알약들 못지않게 중요하다. 다음에 등장하는 근본적 치유 생존자 다이 포스터Di Foster는 매일 긍정적인 감정을 연습하는 것이 얼마나 중요한지 잘 보여준다.

다이 이야기

다이 포스터는 강한 뉴질랜드 억양에 늘 준비된 미소와 진심 어린 웃음을 가진 뉴질랜드 출신의 근본적 치유 생존자이다. 그녀의 많은 친구들이 그녀를 자기가 아는 가장 긍정적인 사람이라고 묘사하는데, 그럴 때마다 그녀는 이 말을 재빨리 바로잡는다. 그녀는 스스로를 긍정적인 사람이 아니라 '기적을 믿는 완전 현실주의자'라고 생각한다. 유방암 4기에서 그녀가 이뤄낸 근본적 치유는 치유에 미치는 긍정적 감정의 힘을 잘 보여준다.

십대 시절 다이는 호흡기 감염chest infection이 자꾸 재발되곤 했는데, 이로 인해 면역글로불린 A 결핍증IgA deficiency이 있다는 사실을 알게 되었다. 면역글로불린 A 결핍증은 신체에서 면역글로불린 A(항체 단백질)를 충분히 생성하지 못하는 유전 질환이다. 이 질환을 앓는 사람들은 면역 체계가 손상되어 부비동염이나 폐렴, 위장관 감염에 더 잘 걸린다.

다이의 십대 시절, 의사들은 치료도 잘 되지 않고 원인도 정확히 알 수 없는 그녀의 호흡기 감염을 치료하기 위해 수많은 광범위 항생제broad-spectrum antibiotics(다양한 종류의 세균에 대해 항균력을 갖는 항생제. 배양을 통해 원인균을 정확히 파악하는 데 시간이 오래 걸리기 때문에 원인균을 정확히 모르더라도 증상에 따라 처방하여 감염병 치료 초기에 사용한다. 이로 인해 이후 항생제 효과가 줄어드는 내성이 발생하기 쉽다—옮긴이)를 투여했다. 그 당시까지만 해도 면역글로불린 A 결핍증이 잘 알려지지 않은 질환이었기 때문에, 의사들은 어떤 감염이든 항생제가 해결에 도움이 될 거라고 생각했다. 다이가 결국 효과 없는 항생제 처방을 중단해 달라고 요청했을 때에는, 이미 항생제로 인해 그녀의 위장관 미생물 군집이 너무 손상되어 만성 소화기 문제와 탈모증을 포함한 자가 면역 질환이 발생한 뒤였다. 의료 시스템에 대한 이러한 초기 경험과 그들이 항상 답을 갖고 있지는 않다는 것을 직접 체험한 것은 그로부터 20년 뒤 다이의 암 여정에 적절한 예행 연습이 되었다.

다이는 2003년 8월, 31세의 나이로 처음 암 진단을 받았다. 당시 그녀는 일 때문에 고향인 더니든을 떠나 네이피어에서 살고 있었다. 가족의 일을 돕는 대신 자기 일을 하면서 인생을 탐험하는 흥미롭고 도전적인 시간이었다. 가족과 멀리 떨어져 살기는 했지만 부모님과 세 형제, 사랑스러운 조카들과의 관계는 매우 가까웠다. 그녀는 언젠가는 가라데 검은 띠를 따기 바랐고, 자신을 있는 그대로 사랑해 줄 인생의 동반자를 만나 그와의 사이에서 아이를 갖는 꿈을 꾸었다. 그러나 불행히도 그 꿈은 그녀가 오른쪽 유방에 예후가 좋지 않은 유방암(3기, 침윤성 유관암, HER2 양성) 진단을 받았을 때 사라졌다. 그녀는 특유의 유머로 그때를 이렇게 술회한다.

담당 의사가 그랬어요. "다이, 문제가 좀 있습니다. 아주 작은 유방에 아주 큰 종양이 있어요." 저는 속으로 생각했죠. '좋아하는 의사로부터 매일 듣고 싶은 말은 그런 게 아니에요! 선생님, 내 가슴이 얼마나 작고 이 종양이 얼마나 큰지보다 내 최고의 장점들에 대해 얘기해 보는 게 어때요?'

의사는 그녀에게 즉각적인 근치적 유방 절제술radical mastectomy과 적극적인 화학 요법 및 방사선 치료를 권했다.

진단을 받기 몇 주 전, 다이는 우연히 마음과 감정 및 개인적 문제들을 다스리는 법에 관한 존 디마티니John Demartini 박사의 주말 셀프 헬프selfhelp 과정을 수강했었다. 의도한 것은 아니었지만 마치 이 상황에 미리 대비라도 한 것처럼 이 과정은 다이로 하여금 자신이 몸과 깊숙이 연결되어 있음을 이해하게끔 해주었다. 그녀는 자신이 긍정적으로 생각할 수 있는 힘을 가지고 있으며, 외부의 도움이나 상황이 바뀌기를 기다리지 않고 스스로 변화를 시도할 수 있다는 것 또한 배웠다. 이미 오랫동안 명상을 해온 다이는 당시를 다음과 같이 회상한다.

의료진들이 하고자 하는 게 무언지 설명했을 때 나는 '며칠만 시간을 주면 좀 생각해 볼게요'라고 했어요. 그러자 의사들이 나에게 그러더군요. "이해하지 못하는군요! 당신에겐 단 며칠의 시간도 없어요. 지금 결정해야 합니다! 다이, 정말 선택의 여지가 없어요." 그래서 내가 대답했죠. "아뇨, 이건 제 몸이에요. 선택의 여지가 있어요. 그게 필요한지 결정하는 데 이틀 정도만 기다려주세요." 자신의 건강을 스스로 통제할 수 있다고 느끼는 사람의 생존율이 훨씬 더 높을 거라고 내 직감이 말하고 있었기 때문에, 나는 이틀 정도 늦어져도 아무 문제가 없을 거라고 생각했어요. 그런데 [그 이틀 동안] 명상을 할 때마다 시한폭탄이 똑딱거리는 소리가 들리더군요. 나는 자연적인 해결법을 알아내기엔 시간이 부족하다는 생각이 들었어요. 그렇다고 기존 치료법을 따르는 것도 부담감이 너무 컸는데요, 그래서 나는 세 가지를 한꺼번에 동의하지 않고, 일단 수술만 먼저 받기로 했어요. 나는 명상을 했고, 그런 결정이 그 시점에 나에게 맞는 결정이라는 확신이 들었습니다.

스스로 결정을 내릴 수 있다는, 자신의 능력에 대한 다이의 깊은 신뢰는 자신의 건강을 주도적으로 다스리는 근본적 치유 요소의 훌륭한 예이다. 다이는 자신이 치료에 대한 결정을 고려하는 데 시간이 필요하다고 하면서 의사들에게 맞섰다. 16년이 지난 오늘날에도 그녀는 그 이틀 사이에 스스로 내린 결정에 만족하고 서두르지 않았던 것을 기쁘게 생각한다. 그렇게 번 시간을 통해 그녀는 '정상적인' 사람에서 '암 환자'로의 갑작스런 삶의 변화에도 적응할 수 있었다.

나는 그러한 결정이 나를 위한 올바른 선택이었다고 전적으로 믿어요. 나는 이 일들로 인해 내 삶이 바뀌었다는 걸 받아들였습니다. 일어나고 있는 모든 일에 내 책임이 있는 것은 아니지만, 일어난 일에 대한 내 반응에는 백 퍼센트 나한테 책임이 있죠. 나는 상황에 대한 내 감정을 스스로 다스리며 내면의 행복을 유지한 상태로 수술을 받을 수 있었어요.

다이는 상황이 전개되는 동안 자신의 반응에 책임을 지는 한편 엄청난 수준의 자기 인식과 긍정적인 모습을 보였다. 예를 들어 그녀는 수술 후 아침에 일어나서 가장 먼저 씻고 줄무늬 잠옷과 함께 아름다운 실크 가운을 걸쳤다. 그녀는 여태껏 여성적인 모습을 과도하게 드러낸 적이 없었다. 오히려 남성성과 여성성의 균형이 잘 잡혀 있는 편이었다. 그러나 그 순간 그녀는 "아주 여성스럽게, 그것도 자기만의 방식으로" 자신을 느끼고 싶었다.

다이가 기억하기로 당시 그녀는 잠옷에 가운을 걸치고 춤추듯 주위를 돌고 있었다. 그때(오전 7시) 아버지가 병원에 도착했다. 아버지는 이날 병원에 다이를 문병 온 46명 중 첫 번째 사람이었다. 1년 전 네이피어로 이사한 뒤로 그렇게 많은 친구들이 그녀를 보러 온 것은 이번이 처음이었다. 그날 밤 8시 30분까지 여덟 명의 친구들이 그녀의 병실에 여전히 남아서 지나가 버린 시간을 추억하고 있었다. 친구들을 사랑하는 마음으로 그때까지 함께 시간을 보내다 결국 지치고 만 그녀는 조용히 언니에게 친구들을 떠나보내는 '악역'을 맡아달라고 부탁했다.

많은 방문객들을 맞으며 든든한 사회적 유대감을 느낄 수는 있었지만, 다이는 사람들을 즐겁게 하는 데 별도의 에너지를 쓰는 것이 그녀의 치유 과정에 도움이 되지 않는다는 걸 깨달았다.

나는 어느 정도 혼자 있는 치유의 시간이 필요하다는 걸 알았고, 그래서 그렇게 했어요. 바로 병원에서 나왔죠. [다음날 아침] 7시 30분까지, 나는 집에 있으면서 혼자 회복하는 시간을 가졌어요. 병원에 입원해 있으면서 다른 사람들을 만나는 것보다 그렇게 하는 쪽이 훨씬 더 잘 회복할 수 있다는 걸 마음속으로 깨닫고 있었거든요.

자신의 직관에 귀 기울이고 목소리를 더 높여 스스로에게 권한을 부여함으로써 다이는 자신이 필요로 하는 사회적 지지의 수준을 미세하게 조정할 수 있었다. 그녀는 다음과 같이 중요한 교훈을 얻었다고 말한다.

수술 후 병원으로 나를 찾아온 46명 중 30명을 저는 '암 친구들'이라 부르는데, 내 인생에서 그런 사람들이 필요하지 않다는 걸 첫날 배웠어요. 어떤 사람들은 내 고통에 마음이 끌려서 단지 신파 드라마를 보러 찾아옵니다. 그 30명의 사람들은 나를 기분 좋게 하려고 온 것이 아니라 자기 기분이 좋아지려고 온 거예요. 마치 내가 고통의 드라마 시청에 필요한 동물원 동물이기라도 한 것처럼요. 이런 표현이 거칠게 들릴 수도 있을 거예요. 하지만 에너지와 건강에 대해 핵심을 곧바로 전달하려니 어쩔 수 없네요.

수술에서 회복된 후 다이는 의사가 권한 여섯 차례의 화학 요법을 따르기로 했다. 그녀에게는 조카가 셋 있었는데 그녀는 그 아이들이 자라는 모습이 간절히 보고 싶었다. 그래서 의사가 제안하는 건 무엇이든 하겠다는 마음이었다.

다이는 겨우 서른한 살이었기 때문에 의사들은 그녀의 암을 적극적으로 치료하기로 결정했다. 그들의 이론은 "젊을수록 더 잘 견딜 수 있다"였다. 그러나 화학 요법은 그녀의 몸을 너무 힘들게 했고 부작용도 심해서, 그녀는 이 과정을 잘 버텨낼 수 있을 것 같지 않다는 생각을 몇 번이나 했는지 모른다. 여섯 차례에 걸친 힘든 화학 요법을 모두 마친 뒤에야 의사도 그녀가 치료 과정을 이겨낼 수 있을지 확신이 서지 않았었다고 시인했다.

화학 요법도 몹시 힘들었지만, 화학 요법을 마치고 몇 주 후에 시작한 방사선 치료는 더 힘들었다. 화학 요법 치료는 몇 주 간격으로 이루어졌기 때문에 치료를 받는 동안 누군가와 함께할 수 있었지만, 방사선 치료는 6주 동안 매일 진행된 까닭에 대부분의 치료 기간 동안 그녀는 혼자 있어야 했다.

그녀에게 가장 힘들었던 순간은, 방사선 전문의가 레이저를 어디로 향해야 하는지 알 수 있도록 방사선 치료 전 두 개의 핀 헤드 크기의 문신—하나는 가슴에, 다른 하나는 팔 아래에—을 할 때였다. 방사선 전문의는 이 문신을 너무 대수롭지 않게 그녀의 몸에 새겼는데, 그런 태도를 그녀는 더 이상 참기 어려웠다. 자신이 감정적으로 힘들어 한다는 사실을 결코 부끄러워하지 않는 그녀는 그 당시를 이렇게 기억한다. "이

두 개의 핀 헤드 문신 때문에 울고 또 울었어요. 그동안 더 힘든 일들도 버텨왔는데 생각지도 않던 일에서 무너진 거죠."

방사선 치료를 받는 동안 다이의 기분은 계속 저하되어 갔고, 치료 후 몇 주 동안은 몸의 피로까지 더해졌다. 방사선과 팀도 그녀에게 이 치료 후 우울증 가능성이 높다고 경고했다. 다이는 이를 정면으로 마주하기로 마음먹었다.

매일 아침 일어나서 이렇게 말하곤 했어요. "나는 오늘 우울해질 거야. 아니, 그냥 지금 우울해지면 어떨까? 그래, 한번 이리 와봐!" 하지만 나는 결코 우울해지지 않았고, 서서히 평소의 상태로 돌아왔어요. 긍정적인 상태를 유지하기 위해, 오히려 나는 부정적인 감정에 깊이 빠져들어 그 감정이 무엇인지 알아내고 그렇게 알아낸 결과를 놓아버리는 것을 선택했죠. 저는 '왜 하필 나지?'(Why me?)라는 생각 대신 '왜 나는 아니어야 하지?'(Why not me?) 이것에서 무엇을 배울 수 있지?' 하고 생각한 거예요. 나는 내 삶을 돌아보았고, 여행을 비롯해 몇 가지 하고 싶은 일들을 하기로 결정했어요. 그리고 그것들을 할 수 있도록 변화를 주었지요.

다이는 근본적 치유의 모든 요소들 중에서 긍정으로 가는 길을 찾은 것이 치유에 가장 큰 도움이 되었다고 믿는다.

그게 사람들이 놓치는 삶의 역설이에요. 목표가 행복이라면, 슬픔에 빠져들어선 안 된다고 생각할지도 몰라요. 그렇지만 내 목표가 현재에 머무는 것, 성장하는 것이라면, 슬픔에 잠길 수도 있고—결국에는 더 큰 행복을 얻죠! 그리고 죽음의 역설도 있어요. 나는 죽음을 받아들였어요. 죽음을 받아들임으로써 나는 삶을 얻어요. 나는 내 몸의 모든 세포를 통해 나 자신이 오늘 살아있길 원한다는 것을 알아요. 우리는 긍정적이어야 한다고 스스로에게 정말 많은 압력을 가하지만, 답은 슬픔과 분노를 받아들이고 그것을 극복하는 균형에 있어요. 그런 식으로 부정적인 감정을 놓아버려야 해요. 그러면 자연스럽게 내면에서 긍정성이 자라나 우리 밖으로 빛날 수 있어요. 굳이 '행복한 얼굴'을 하지 않아도 돼요.

다른 근본적 치유 요소들과 기존 의학적 치료를 병행하면서, 이런 긍정적인 태도를 취한 덕분에 그녀는 7년 동안 암 재발 없이 치유 상태를 유지하고 있다. 이것은 그녀가 얼마나 오래 살 수 있을지 종양 전문의가 가졌던 강한 의구심을 생각하면 결코 작은 성과가 아니다.

종양 전문의가 내게 5년을 넘길 가능성이 전혀 없을 것 같다고 말했기 때문에, 대망의 5년이 되었을 때 저는 소박하게나마 축하의 시간을 가졌어요. 나는 종양 전문의에게 나도 통계를 이해하고 있으며, 통계는 평균을 기반으로 하지만 나는 평균이 아니기 때문에 통계에 포함되지 않는다고 설명했죠. 오만해 보이려고 한 말이 전혀 아니에요.—그저 나만의 특성과 나만의 삶을 주장했을 뿐이에요.

암 진단과 치료를 받은 후 몇 년 동안 다이는 여기저기 여행을 자주 다녔고, 남자친구와는 헤어졌다.—남자친구는 나중에서야 알았지만 '맞는 짝'은 아니었다.—그녀는 혼자서 자신만의 첫 집을 장만하고, 가라데 검은 띠 시험을 준비했다. 그것은 개인적인 성장과 육체적 치유를 이뤄가는 놀라운 시간이었다. 그러는 과정에서 다이는 자신이 혼자 지내는 것을 좋아한다는 것도 알게 되었고, 만일 파트너가 생긴다면 그 사람은 자기처럼 이미 충만하고 축복받은 존재여서 함께했을 때 그 상태가 배가되는 사람이어야 한다는 것도 깨달았다.

운명처럼, 암 치유 판정을 받고 6년이 지난 후 그녀는 자신의 남편이 될 남자를 만났다. 그녀는 이렇게 회상한다. "지금의 남편을 만나고 나자 비로소 내가 모든 걸 가질 수 있다고 느꼈어요. 사랑하고, 사랑받고, 도움을 받고, 도전에 응하고, 더 나은 사람이 되세요. 그이는 매순간 내가 어떤 모습이든 나를 있는 그대로 받아들여 준답니다." 두 사람의 관계가 더 진지해지면서 다이는 남자친구와 함께 남섬의 크라이스트처치에서 출발해 북섬에 있는 남자친구의 아버지를 만나러 갔다.

다이는 반려 동물에 알레르기 반응을 보여왔기 때문에 남자친구에게 혹시 아버지가 고양이나 개를 키우고 계시지 않은지 물어보게 했다. 그런데 운명의 장난인지, 다이와 남자친구가 도착하기 이틀 전 그의 아버지가 고양이를 어디에서 구조했다고 했다. 요란 떨고 싶지 않아서 첫날은 아버지 집에 머물렀지만, 다음날은 알레르기 때문에 떠나야 했다.

불행히도 이 알레르기 발작은 심각한 호흡기 감염이 이어질 것을 알리는 신호탄이었다. 호흡기 감염은 그녀가 십대 시절부터 익숙한 질환이었다. 2009년 당시 크라이스트처치는 그녀에게 낯선 도시여서 잘 아는 병원이 없었기 때문에, 악화되는 호흡기 감염을 해결해 줄 좋은 의사를 찾기 위해 그녀는 고군분투해야 했다. 만나는 의사마다 광범위 항생제를 복용하라고 말하는 것을 듣고 그녀는 마치 벽에 머리를 부딪치는 느낌이었다.

그녀는 항생제로 인해 건강이 나빠지고 약도 효과가 없다는 사실을 십대 때 경험을 통해 잘 알고 있었다. 그래서 의사가 처음에 호흡기 감염이 세균성인지 확인하기 위해 가래 검사를 할 때에만 약을 복용하는 데 동의했다. 예상했던 것처럼 가래 샘플 어디에서도 세균이 자라지 않았다. 이는 호흡기 감염이 항생제에 반응하지 않는다는 것을 의미했다.(가래에서 세균이 자라지 않았으므로 호흡기 감염의 원인이 세균이 아니며, 따라서 세균을 치료하는 항생제로 조절되지 않는 호흡기 질환이라는 뜻이다.―옮긴이) 다이는 현재 몸 상태에서 호흡기 감염이 왔다는 건 정상적인 것이 아니며 뭔가 잘못된 거라고 주장했지만, 의사는 더 이상의 해결책을 제시하지 못했다.

몇 달 후, 큰 변화는 없었지만 기분이 약간 나아지기 시작해 그녀는 무술 가라데의 대련 훈련을 시작하기로 했다. 다이는 스물네 살 때부터 가라데를 연습했지만, 파트너와의 대련 훈련은 처음이었고 그것은 실력을 새로운 차원으로 끌어올릴 터였다. 첫 대련 수업에서 그녀는 왼쪽 가슴을 매우 세게 맞고 무릎을 꿇었다. 가격을 받은 즉시 "무언가 이상한 기분"을 느꼈고 이 느낌은 이후 8일 동안 계속되었다. 다이는 뭔가 매우 잘못되었다는 것을 알았지만, 여전히 어떤 의사도 이를 진지하게 받아들이지 않아 혼자서 끙끙댈 수밖에 없었다. 그녀는 마지막이라는 심정으로 친구이자 멘탈 코치인 가라데 강사에게 조언을 구했다. 그는 침술사와 스포츠 의학 의사를 소개해 주었다. 의사는 진찰과 함께 몇 가지 검사를 실시한 다음 그녀를 호흡기 전문의에게 보냈다. 추가적인 검사, 스캔, 그리고 마침내 조직 검사가 이어졌다.

2010년 2월, 38세의 다이에게 암 재발은 충격적이었다. 조직 검사 결과 유방암이 폐로 전이되어 현재 유방암 4기인 것으로 확인된 것이다. 그녀의 왼쪽 폐에 암이 활성화된 것이 보였고, 오른쪽 폐에는 심각한 종양과 또 다른 활동성 반점이 관찰되었으며, 왼쪽 폐 전체가 찌그러져 있었다. 호흡기 전문의의 조직 검사로 진단이 확인되자 그녀는 즉시 종양 전문의에게로 넘겨졌다.

종양 전문의의 진료실에 있는 동안 다이는 다시 한 번 자신의 직관을 믿고 긍정적인 마음가짐을 굳게 가질 필요가 있다는 생각이 들었다.

나는 몸이 썩 좋지 않고 많이 약해진 상태였어요. 의사와 [내 예후에 대해] 대화가 끝나갈 무렵, 나는 약혼자에게 자리를 피해달라고 했어요. 그가 조용히 일어나서 방을 나가더군요. 종양 전문의에게 그렇게 말했어요. "말하고 싶지 않으시겠지만 저에게 시간이 얼마나 남아 있는지 선생님 의견을 듣고 싶어요." 그는 내게 [살 날이] 12개월 정도 남아 있고, 18개월 동안 살 확률은 0퍼센트라고 했어요. 내가 약혼자에게 자리를 피해달라고 부탁한 이유는 바로 약혼자한테서까지 예후를 반복해서 듣고 싶지 않았기 때문이에요.—나는 예후란 그저 정보일 뿐이라는 확실한 입장을 가지고 있었기 때문에, 그게 반복적으로 거론되면서 그 말 자체가 어떤 힘을 갖게 되는 건 원치 않았거든요. 이 정보를 통해 나는 단지 상태가 위급하다는 걸 느낄 수 있었고 내가 무엇을 시작해야 하는지 알 수 있었죠.…… 의사는 내 예후가 12개월이라고 했지만, 나는 스스로 5년이라고 정했어요.

그날 다이는 예후를 자신만의 비밀로 마음에 간직한 채 병원을 떠났고, 그 다음 주 의사는 그녀의 암이 너무 많이 진행된 상태여서 기존 치료법이 소용없기 때문에 완화적 화학 요법palliative chemotherapy(진행된 암에서 완치를 기대할 수 없을 때, 완치를 목적으로 하기보다 암 진행 속도를 늦춰 생명을 연장하고 증상을 조절하면서 삶의 질을 높이는 것을 목표로 하는 항암 치료—옮긴이)을 해보자고 제안했다. 의사들은 그녀에게 "우리가 당신을 위해 할 수 있는 일은 아무것도 없습니다. 수술로 폐를 절제하기에는 너무 좋지 않은 상황입니다"라고 했다. 다이는 더 이상 기존 치료법을 받고 싶지 않았기 때문에 의사들과 이에 대해 논쟁할 필요가 없다는 것에 오히려 감사함을 느꼈다.

의사들은 저에게 완화 치료를 위한 화학 요법을 제안했어요. 저에게는 거부할 권리가 있었죠. 그동안 기존 치료법을 따랐기 때문에 말할 자격이 충분히 있었어요. "저는 이미 화학 요법을 받은 적이 있어요. 대단히 감사하지만 사양할게요. 여러분은 저에게 사탕을 주려고 하지만, 저는 과일과 채소를 찾고 있어요. 제가 가게를 잘못 들어왔네요." 나로선 세상에서 가장 쉬운 결정이었어요. 왜냐하면 그 순간 '앞으로 살아갈 날이 365일밖에 안 남았다면 무엇을 할까?'라고 생각했기 때문이에요. 죽기 전에 배우려고 했던 모든 교훈을 배울 수 있는 시간이 저에게 365일밖에 없었거든요.

그렇다고 해서 다이가 자신이 받은 진단을 가볍게 생각한 것은 아니다. 사실 그녀는 암 재발로 인해 절망적인 심정이었다. 호흡기 전문의가 그녀에게 전혀 뜻밖의 암 재발과 말기 암 상태임을 통보했을 때 다이의 여동생도 그 자리에 함께 있었다. 청천벽력 같은 그 소식에 두 사람은 흐느끼기 시작했다. 다이는 약혼자를 두고 떠나야 한다는 것 말고도, 가족을 떠나야 한다는 생각, 그들이 자신의 죽음을 마무리해야 한다는 생각에 처참한 기분이 들었다.

이제 더 이상 기존 의학이 제공할 치료법이 없었기 때문에, 다이는 다음 단계에 대한 직관의 소리를 듣기 위해 명상이라는 영적 연결 수행을 통해 다시금 내면으로 들어갔다. 어느 날 밤 집에서 명상을 하던 중 그녀는 깊은 통찰의 순간을 맞이하게 되었다.

암 클리닉 진료 시간에 귓속말이 들렸었어요. 내 안의 아주 고요한 속삭임이 "만약에 365일이 남았다면, 남아 있는 날 동안 행복하고, 자연스러워지고, 감사해라"라고 했지요. 나는 그 소리를 따르기로 했습니다. 하지만 그때 당시 저는 한쪽 폐 전체가 찌그러져 호흡이 어려운 상태였기 때문에 많은 것을 할 수 없었어요. '도대체 내가 무엇에 감사해야 하는 걸까?' 하는 생각이 들 정도였죠. 그리고 나서 다시 마음을 다잡았습니다. '걱정하지 말자. 답을 알아낼 시간이 365일이나 남아 있어. 나는 그 세 가지(행복하기, 자연스러워지기, 감사하기─옮긴이)를 마음에 새긴 채 병원을 나왔고 매일 그것들을 연습했어요. 그 중에서 365일 동안 '행복하기'는 365일 동안 '그 순간에 존재하기'로 아주 빨리 바뀌었네요. 이것은 화가 나거나 울고 싶거나 이불 속에 숨어 세상을 향해 나를 내버려두라고 말하고 싶을 때는 그냥 그렇게 했다는 걸 의미해요. 나는 정말로 그 순간에 존재했어요.

다이는 처음에 "자연스러워져라"라는 직관의 속삭임이 무엇을 의미하는지 잘 몰랐다. 나중에서야 이 말이 의미하는 바가 '옳다고 느껴지면 옳다고 느껴지는 그것을 하고, 그러고 나서 아니라고 느껴지면 멈추거나 다른 것으로 전환하는 것'임을 이해하게 되었다. 예를 들자면 이런 것이다. 그녀는 치유 여정의 초기에 인터넷을 검색하는 대신 자신의 영성과 직관을 신뢰하기로 결정했었다. 매번 명상 세션이 시작될 때 그녀는 스스로에게 "나는 무엇을 해야 합니까?"라고 질문을 던졌다. 그런 뒤에 그녀는 명상을 하면서 마음에 떠오르는 답을 듣곤 했다. 그녀는 더 높은 힘이 자신을 도와줄 수 있는 사람들에게로 인도해 줄 것이라고 믿었다.

치유 여정에서 다이에게 큰 도움을 준 사람 중 한 명은 그녀의 카이로프랙터였다. 진료 기록을 살펴보던 카이로프랙터는 그녀를 바라보며 "모든 자료가 이렇게 말하고 있네요. '경의를 표합니다. 당신은 모두 다 마쳤어요. 당신은 이미 죽었습니다.' 하지만 나는 단지 당신이 그렇지 않다는 걸 알았으면 해요. 그것을 어떻게 할지 지금은 모르겠지만, 당신은 아직 '마지막 건배'를 들 때가 아니에요."

이 말에 다이는 절실히 필요로 하던 희망의 빛을 조금이나마 느꼈고, 그것은 그녀의 회복에 결정적인 역할을 했다. 또한 다이는 자신의 치유 과정이 스트레스를 주는 '할 일 목록to do list'처럼 되지 않도록 했다. 일주일에 한 번 건강 관리 약속을 잡고, 나머지 시간에는 질병에 연연해하기보다 온전히 자기 삶을 살면서 건강과 치유의 기적에 대해 배워나가기로 했다.

나는 실제로 삶의 공간을 향해 내 인생을 확 열어젖혔어요. 나는 감사하는 마음을 가질 때 더 많이 얻는다는 것을 알았죠. 그리고 집중하는 것에 에너지가 따라간다는 것도요. 그래서 암 말기와 앞으로 어떻게 죽어갈지에 대해, 또 그것을 피하기 위해 어떻게 해야 할지에 대해 조사하는 대신 나 자신이 있는 곳을 정확히 받아들이기로 결정했어요. 그래서 암에 관한 책이 아니라 선천적 치유innate healing 와 에너지 치유사, 기적에 관한 책들을 읽었죠. 나는 그냥 차분하게 책을 읽기 시작했고, 내 몸의 모든 세포와 함께 내 몸이 치유될 수 있다는 걸 알았습니다.

다이는 자신이 치유되어야 한다고 스스로 압박하지 않기로 의식적인 결정을 내렸다. 그녀는 기적의 치유 스토리들을 읽고, 그런 놀라운 일이 실제 일어날 수 있다면 자신의 증상도 조금이라도 줄일 수 있지 않을까 생각했다. 그러나 자신이 또 하나의 기적이 되려고 스스로에게 부담을 주기보다는 매일 조금씩 자신의 건강을 개선해 나아가는 데 마음을 모았다.

치유해야 한다는 부담감에서 벗어난 겁니다. 사람들은 치유에 너무 집착해요. 나는 제대로 기능하지 않는 폐의 75퍼센트에 초점을 맞추는 대신, 놀랍게도 아직 남아 있는 25퍼센트의 폐에 집중했어요! 나는 그 25퍼센트에 감사하며 내 폐에게 이렇게 말했죠. "숨 쉬는 것은 내 삶에 정말 중요해. 그러니 아주 조금이라도 더 나아져서 26퍼센트까지는 올라갈 수 있지 않을까? 그걸로 난 충분해." 어느 날 내 발을 바라보며 생각했던 것이 기억납니다. 발에는 아무 문제가 없어요. 아름다운 발들이죠. 그리고 내 다리도 꽤 튼튼해요. 나는 생각했어요. '너희가 이 여정 내내 나를 여기까지 데려왔으니 너희는 그저 너희가 있는 곳에 그대로 있으렴. 너희는 훌륭한 일을 하고 있어!' 그리고 내 눈도 환상적으로 일하고 있었어요. 이렇게 제 몸에 훌륭한 부분들이 너무 많았어요. 내가 말했죠. "얘들아, 굉장해! 너희는 지금까지 훌륭히 잘했어. 40년 넘게 잘해왔어. 정말 자랑스러워!"

몸에 대한 이러한 감사와 긍정적 태도는 다이를 근본적 치유 생존자라면 누구나 보이는 관점, 즉 암과 싸우는 것이 아니라 암을 존중하거나 사랑하는 관점으로 이끌었다. 우리는 종종 '암과의 투쟁battle against cancer'이라는 말을 듣는다. 1970년대에 암과 '전쟁war'을 벌인다고 말하던 데서 비롯된 이 대립적인 언어는 오늘날에도 계속해서 암에 대한 대중의 담론을 지배하고 있다. 이와 대조적으로 많은 근본적 치유 생존자들은 암이 자기 몸의 일부라고 믿게 되었고, 이러한 관점의 변화가 치유에 도움이 되었음을 인정한다. 다이는 이렇게 말한다.

나는 내 몸과 싸우지 않아요. 사람들이 암과 '투쟁'한다고 말할 때, 나는 그들이 사용하는 언어를 이해조차 못하겠어요. 그 사람들은 마치 다른 행성에서 온 사람들 같아요. 나는 내 암과 연결되어 있어요. 나는 암에게 "나는 너를 쫓아내지 않을 거야. 그리고 떠나라고 떠밀지도 않을게. 너는 내 몸의 일부이니까 머물 수 있어. 내가 너를 만들었고 너를 제거할 수도 있어. 하지만 네가 여기에 있겠다면, 나는 너와 함께 기쁜 마음으로 살 거야. 나는 네가 나에게 가르쳐줄 것이 있다는 걸 알고 있고, 들을 준비가 되어 있어."

한편 다이는 감정을 억누르는 사람이 결코 아니었음에도 자신이 두려움을 억누르고 있다는 것을 깨달았다. 그녀는 자칭 자신의 '아주 멋진' 본성을 덮고 있는 짙은 두려움의 구름을 걷어내기로 결심했다. 그래서 쉬는 날 다이는 자신의 마음mind-몸body-영spirit에서 억눌려 있는 두려움의 감정을 풀기 위해 자신의 가장 깊은 두려움과 정면으로 마주하기로 결정했다.

나는 아주 조용히 이 어두운 구름 주위에 손을 내밀고 말했어요. "안녕, 죽음. 우리가 대화할 시간이야." 정확히 우리가 무슨 말을 했는지는 기억나지 않지만, 죽음과 내가 그 대화를 끝냈을 때 나는 마치 다른 사람이 된 것 같았어요. 나는 언젠가 내가 죽을 것이고, 그날은 내가 가야 할 날이기 때문에, 편안하고 우아하게, 그리고 자연스럽게 죽음을 맞이할 거라는 걸 마음속 깊이 알고 있었어요. 죽음은 그것이 어둡고 슬플 거라는 사실을 상기시키기 위해서가 아니라, 내가 오늘 갖게 될 기쁨을 상기시키기 위해서 매일 나와 함께합니다. 죽음은 언젠가 내가 여기 없을 것임을 상기시켜 주는 가장 친한 친구이며, 내가 날마다 할 일은 볼 수 없는 날에 대해 더 이상 걱정하지 않는 것입니다.

다이는 자신의 긍정성을 정원에 비유한다. 잡초처럼 자라는 억눌린 감정들을 정리해 주지 않으면 아름다운 꽃이 자라지 않기 때문이다.

나는 가장 큰 '잡초'를 뽑아서 처리했어요. 그런 다음 정원에 있는 돌 하나하나를 집어 들고 말했죠. "내가 처리할 일이 있나요? 아니면 다시 내려놓아도 될까요? 내가 당신을 갈고 닦아야 할까요?" 나는 어떤 감정이 묻혀 있을지도 모를 그동안의 제 삶의 모든 상황들을 하나하나 살펴봤어요. 그렇다고 해서 일어났을 수도 있고 일어나지 않았을 수도 있는 삶의 드라마에 빠져들어 허우적대진 않았고요. 단지 상황에 대한 내 반응과 느낌을 살펴본 겁니다.…… 나에게 상처를 준 사람들에게 편지를 썼지만 보내지는 않았어요. 왜냐하면 그건 그들과 화해하려는 것이 아니라 나 자신, 내 삶, 내 과거와 평화를 이루기 위한 것이었으니까요.

다른 많은 근본적 치유 생존자들도 이러한 유형의 용서 과정이 치유와 용서에 매우 큰 도움이 되었다고 증언한다. 다이는 억눌린 감정을 풀어내는 것이 긍정적인 감정을 키우는 데 필요한 선결 조건이라고 생각한다.

행복하려고 하고 긍정적이 되려고 노력한다면 이것은 잘못된 목표를 향해 가는 것 같아요. 슬픔이 어떤 느낌인지 말해주는 힘든 시간이 없었다면 기쁨이 어떤 느낌인지 몰랐을 거예요. 다른 부분 없이 한 부분만 갖기는 불가능해요. 우리는 실제로 삶의 전체 균형을, 다시 말해 우리가 할 수 있는 만큼 최대한 사랑하는 것을 놓치고 있어요. 그것은 바로 슬픔이 위대한 사랑의 결과라는 거예요. 그렇다고 내가 그것에 집착하는 것은 아니에요. 그게 요점입니다.

억눌린 감정을 풀어주고 긍정적인 감정을 키우기 위해 다이는 매일 호흡 명상을 한다. 그녀에게 있어 그 시간의 대부분은 두려움에서 도망치는 것이 아니라 그것에 직면하는 데 할애된다.

우리는 자기가 스스로에게 하고 있는 이야기를 알아차려야 해요. 우리는 잠시 스쳐 지나가는 부정적인 생각 하나를 붙잡고는 그것을 마음속에서 한 단락 정도 되는 문장으로 만들어내요. 그런 다음에 그 부정적인 생각을 하나의 완전한 이야기로 바꾸고, 그걸 다시영화로까지 만들어내죠. 우리가 부정적인 생각에 정말로 집착하기때문이에요. 우리는 그걸 심지어 3D 서라운드 사운드의 고화질 영화로까지 만들어넣을지 몰라요! 그 정도까지 가면, 이제 이 부정적인생각이 아예 사실이라고 여기게 됩니다. 그런 부정적인 생각이 떠올랐을 때 한 걸음 물러서서 '그 생각이 과연 사실일까?'라고 묻는게 아니라 말이죠. 우리는 부정적인 생각이 떠오를 수도 있다고 인정하기보다 부정적인 생각을 하면 안 된다고 착각해요. 긍정적이 되라는 것은 여러분에게 일어날 수도 있는 나쁜 일을 생각하지 말라는 의미가 아니라 나쁜 일이 생겨도 스스로 대처할 수 있다는 것을아는 거예요. 그렇게 되면 두려움은 사라지고 더 긍정적이게 되죠.

영성spirituality, 특히 영적인 명상 수행은 다이의 치유에 있어 핵심이었다. 다이는 자신을 '종교적'인 사람이 아니라 '성장하기 위해 태어난 오래된 영혼'이라고 생각한다. 유방암 4기 진단을 받았을 때, 그녀는 격투훈련, 정신 집중 훈련, 명상 훈련, 신체 에너지 활용 방법을 포함한 무술훈련을 15년 넘게 받은 상태였다. 이러한 수행의 결과로 그녀는 치유에도움이 되는 쪽으로 영적인 이해를 심화시켜 갔다.

나는 마음이자 몸이며 또한 영입니다. 전체가 나예요. 나는 어느 한가지로 분리될 수 없어요. 저 위에 있는 분(신을 의미한다―옮긴이)께몇 번인가 말씀드렸지만 마음과 몸, 영을 분리하는 건 내가 생각하는 영성과는 달라요. [암 진단 후] 나는 영성에 대해 좀 더 생각하고 내 관점을 다듬을 수 있었는데, 영성은 내가 이전에 생각했던 것처럼 불이 번쩍 들어오듯 깨닫는 어떤 순간이 아니에요. 나는 평생 영성을 그렇게 대했었기 때문에 앞으로 영성에 대해 열린 마음으로 다가가려 해요.

자가 면역 문제로 다이는 늘 건강을 의식하며 식단을 구성해 왔지만, 암이 폐로 퍼진 뒤 식단을 다시 바꾸고 보조제 사용을 늘렸다. 그녀는 자신의 몸에 넣는 모든 것들을 영양이 풍부하고 폐활량을 늘리는 데 도움이 되는 것으로 선택하려 애썼다. 그녀는 '모든' 가공 식품을 치우고, 대부분을 풍부한 채소와 소량의 '건강한' 생선, 그리고 닭고기와 고기를 먹는 것으로 바꾸고, 아침에는 거기에 녹즙을 곁들였다. 한편 약초 전문가medical herbalist가 그녀에게 맞춤형으로 골라서 권해준 보조제로는 고용량 비타민 C, 호로파(장미목 콩과의 한해살이풀—옮긴이), 영지버섯, 살구씨 알갱이가 포함되었다. 누군가가 그녀에게 달콤한 디저트를 먹으면서 인생을 즐겨야 하지 않겠냐고 말한다면 그때마다 그녀는 이렇게 대답할 것이다. "솔직히 제가 생각할 수 있는 최고의 디저트는 내가 내일 여기 존재하는 거예요."

삶의 방식을 바꾸고 날마다 감사의 일상을 실천하던 이 시기에도 다이는 일이나 운동을 한 번도 빼먹은 적이 없었다. 그녀는 운동과 움직임이 자신을 몸에 연결시키는 데 도움이 된다고 믿었고, 따라서 4기 진단을 받은 뒤에도 일주일에 두 번씩 가라데 연습을 빠뜨리지 않았다. 다만 가라데의 동작 가운데 신체 접촉이 없는 특정 동작을 집중적으로 연습했다. 그리고 그녀는 자신의 페이스에 맞춰 가라데 연습을 해나갔다. 예를 들면 하나의 연속 동작을 하고 난 후 필요하다면 다음 동작은 하지 않고 자리에 앉아 그 동작이 끝나길 기다리는 식이었다. 가능한 한 일상적인 삶을 계속 유지해 나아가는 것도 그녀의 치유에서 중요한 부분이었다. 그것은 그녀가 남편의 사업과 관련된 일이나 에너지 회사에서 해오던 아르바이트를 중단하지 않았다는 것을 의미했다.

처음 암 진단을 받고 나서 다이는 자신에게 작지만 가까운 지지 그룹이 필요하다는 것을 깨달았다. 암이 재발하자 그녀는 자신이 경험하는 모든 종류의 감정을 터놓고 공유할 수 있는 소수의 친구들을 직접 골랐다. 그 외의 사람들에게는 긍정적인 것만 보여주기로 결심했다. 다이는 자신이 다른 사람들의 에너지에 쉽게 동화되는 경향이 있다는 걸 잘 알고 있었기 때문에 되도록 긍정적인 사람들하고만 어울리기로 했다.

나는 처음 암 진단을 받고 나서 나에게 많은 사람이 필요하지 않고, 다른 사람들로부터 뭔가를 얻기보다 나 자신의 에너지를 유지하는 것이 낫다는 걸 알게 됐어요. 그래서 두 번째로 암 진단을 받았을 때는, 다섯 사람만 골라서 그들하고만 암에 대한 이야기를 나눴죠. 사실 나한테 초능력이 있었다면 사람들의 에너지를 다시 그들한테로 밀어냈을 거예요. 그래서 누군가 내가 가라데 동작을 절반만 하고 가만히 앉아 있는 걸 보고 동정 어린 눈빛을 보내면 나는 그 눈빛을 쓱 하고 밀쳐내요. 나는 동정을 원하지도 않고 필요로 하지도 않아요.

암 재발 후 그녀의 남편은 든든하고 확실한 지지를 해주었고, 완화적 화학 요법 치료를 받지 않겠다는 그녀의 선택에도 아무런 의문을 제기하지 않았다. 어느 날 다이와 남편이 사랑스럽고 즐거운 시간을 보내고 있을 때, 남편이 그녀에게 "지금까지 해온 말 중 가장 멋진 말"을 했다. 다음은 다이가 기억하는 그때의 대화이다.

내가 남편에게 그랬어요. "내가 당신을 정말로 사랑하는 거 알지? 내가 죽고 나면 당신이 누구랑 사귄다 해도 괜찮아." 그러자 남편이 그러더군요. "자기야, 우리 관계가 지금 어떤 상황에 놓여 있는지 알아. 하지만 내가 누구랑 사귀어야 할지 말하고 싶다면 당신이 여기에 있어야 해."

그들의 삶에 아직도 고난이 충분치 않다는 듯, 암 재발 진단을 받은 지 6개월 만에 부부는 크라이스트처치에서 대규모 지진을 겪었다. 두 사람은 2차 대지진 이후 다이의 여동생 집에서 지냈다. 자신들의 집이 건재한지 확인조차 할 수 없을 정도로 불안정했기 때문이다.

이러한 혼란에도 불구하고 이후 14개월 동안 다이는 남편과 함께 하루하루를 소중하게 보냈다. 그들은 그녀의 병에 대해서는 거의 이야기하지 않고, 그 대신 지진 이후 자신들의 삶과 사업을 다시 꾸려나갔다. 그녀의 병을 무시해서가 아니었다. 그들은 단지 병이 그들의 삶을 지배하도록 허용하지 않았을 뿐이다. 다이는 자신이 18개월이라는 '100퍼센트 확실한' 시한부 날짜에 가까워지고 있음을 알고 있었다. 적어도 그녀 주치의의 의견에 따르면 말이다. 그러나 그녀는 자신이 그 어느 때보다 기분이 좋은 상태라는 것도 알고 있었다.

2011년 가을, 그녀 특유의 발랄함이 돌아오는 것을 보고 남편은 그녀가 뚜렷이 호전되고 있다는 것을 누구보다 먼저 알아차렸다. 그녀는 이렇게 회상한다.

남편과 나는 [암 재발] 진단을 받고 나서 14개월 동안 놀라운 시간을 보냈어요. 우리는 결혼을 하고, 온 가족과 함께 피지에서 휴가를 보내고, 또 치유에 힘썼어요. 강렬하고, 고요하고, 놀라운 경험이었죠. 그 시기 말미에 남편이 저에게 이렇게 말하더군요. "당신은 다시 진짜 '골칫거리'가 됐어. 나는 자기가 건강하다고 생각해. 우리, 남은 인생 동안 함께 뭘 할까?" 나도 내가 건강하다는 데 동의하면서, "나는 마흔이 넘으면 아이를 낳지 않을 생각이야. 셈을 해보니 마흔 전 아이를 낳으려면 임신 가능한 시간이 6주밖에 안 남았어"라고 말했죠. 그가 아무 말 없이 있다가 이렇게 말했어요. "자기야, 우리는 크라이스트처치에서 5,500번의 지진을 겪었고, 사업체 두 개를 이전했어. 그리고 그 중 하나를 다시 이전하려고 하지. 우리가 돌아갈 집이 있는지조차 아직 모른 채 여섯 사람과 함께 자기 여동생 집에 살고 있어. 당신은 이런 때 아이를 갖는 것이 좋은 생각이라고 생각해?" 그래서 저는 "응"이라고 대답했죠.

식구들로 북적거리는 낭만적이지 않은 환경임을 감안해, 그녀는 아름다운 장소에 주말 휴가를 예약했다. 그녀의 표현에 따르면 남편은 "압박 아래서도 잘 수행"했고, 그 결과 다이는 9개월 후인 2011년 12월—마흔 살 생일 3주 전이자, 그녀가 '말기' 4기 암 진단을 받은 지 약 2년 후—에 건강한 사내아이를 낳았다.

기존 의학이 그녀를 포기한 지 오래였기 때문에, 다이는 아이를 가질 만큼 건강하다고 판단하는 자신의 직감과 몸의 느낌을 믿었다. 그리고 그녀가 옳았다는 것이 밝혀졌다. 남편은 만일의 경우 혼자 아이를 키울 준비가 되어 있었기 때문에, 그녀는 의료진을 통해 자신의 암이 어떤 상태인지 확인하지 않았다. 그 대신 현재 순간에 머물면서 임신과 출산, 그리고 아기가 천천히 걷고 말하며 자라나는 것을 보는 매일의 행복을 누렸다.

다음 몇 년 동안 다이는 자신의 개인 건강 관리 계획을 계속 미세하게 조정해 나아갔다. 가끔 폐에서 증상이 악화되는 듯한 느낌이 들 때마다 특히 더 그렇게 했다. 그녀는 2012년 초까지 가라데 2단 심사에 도전하고 싶었지만, 먼저 의사들로부터 자신이 건강하다는 것을 확인받지 않고 심사를 받는 것은 현명하지 않다는 생각이 들었다. 그래서 그녀는 컴퓨터 단층 촬영 스캔을 받았다. 검사 결과에 종양 전문의들은 완전히 당황했다. 질병의 징후가 더 이상 보이지 않았기 때문이다. 살 날이 12개월 정도밖에 남아 있지 않고 18개월 동안 살 확률은 0퍼센트라고 선고받은 지 3년 후에, 다이는 폐나 가슴에 질병의 징후가 전혀 없다는 판정을 받았다. 최종적으로 암이 치유된 것이다.

다이는 "자연스러워져라"라는 직감의 속삭임을 처음 들은 후로 기존 의학 쪽의 약이나 치료는 한 번도 받아본 적이 없었다. 가족을 방문했을 때 두통으로 몇 가지 파라세타몰(아세트아미노펜) 정제를 복용하고 출산 중에 진통제를 맞았던 것 정도가 9년여 전 4기 암 재발 진단을 받은 이후 복용한 유일한 약이었다. 그녀는 생활 방식을 바꾼 덕분에 운동 유발성 천식으로 30년 이상 의존해 온 천식 흡입기까지 성공적으로 중단하게 되었다.

삶의 이유를 묻는 질문에, 다이는 지금이나 4기 암 진단을 받았던

9년 전이나 자기 자신이 곧 삶의 이유라고 말한다. 그녀는 여성들이 자녀나 배우자 등 다른 사람을 위해 사는 것이 아니라, 자기 자신이 곧 삶의 이유가 되도록 해야 한다고 생각한다.

나는 매일 아침 최고의 나 자신으로 산다는 열정을 가지고 일어납니다. 내 아들을 위해서 깨어나는 것이 아니라요. 그것은 나에게 두 번째 이유입니다. 엄마가 되는 것은 내 안에 깊이 내재된 본능이기 때문에 그것에 대해 애써 생각하려고 할 필요도 없어요. 내가 아들에게 [자신의] 컵을 스스로 채우라고 하는 건 아주 의도적으로 하는 거지만 나한테 내 것을 채우라고 말할 필요는 없어요. 자연스럽게 되니까요. 물론 내 인생을 다른 사람들과 공유할 수 있고, 그럴 수 있다는 것에 대해 매우 감사하지만, 그것이 결코 내가 살아야 할 이유는 아니에요.

또한 대부분의 근본적 치유 생존자들이 그렇듯이 다이도 치유 여정의 시작이나 중간 단계에 있는 다른 암 환자들을 도우라는 더 높은 부름을 깨달았다.

내가 '단지' 엄마이기만 했다면, 매일 매 시간마다 내 [치유] 이야기를 나누고, 사람들을 연결하고, 그들에게 희망을 주며, 그들이 생각하는 방식을 바꾸고 코칭하는 데 시간을 쓰지 못했을 거예요.

나의 첫 책《근본적 치유》는 다이가 치유된 후에 출간되었다. 그녀는 책 출간 소식을 듣자마자 "자신이 이미 해왔던 기본적인 것들이 포함되어 있는지" 확인하고 싶어 즉시 책을 구입했다고 한다. 그녀는 책에 언급된 모든 근본적 치유 요소들을 자신이 직관적으로 찾아 실천했음을 알고 뛸 듯이 기뻤다.

다이는 자신의 타임라인에 따라 스스로 결정 내릴 수 있는 권한을 자신에게 부여했고, 영적 연결을 위한 명상 수행을 통해 자신의 직관의 목소리를 듣고 그에 따랐다. 그녀는 처음에는 세 명의 조카들에게서, 그다음에는 자기 가치감에서 두 번의 암 진단으로부터 살아야 할 강력한 이유를 찾았다. 그녀는 암 진단을 받을 때마다 사회적 지지 그룹을 자신이 지지받고 싶은 사람들 위주로 조금씩 조정해서 그들로부터 꼭 필요한 도움을 받았다. 그녀는 몸의 변화에 맞게 식단과 보조제도 조정했다. 운동으로는 가라데를 계속 했고, 암 진단을 받기 전에도 이미 영성을 깊이 추구했지만 병을 앓는 동안 영성이 더 깊어졌다. 마지막으로 그녀는 억압된 감정은 풀어주고 긍정적인 감정은 더 많이 느끼기 위해 적극적으로 노력했다. 그녀는 이 감정 작업이 자신의 회복에 절대적으로 중요한 요소라고 생각한다.

오늘도 다이는 열 가지 근본적 치유 요소를 계속 실천하면서 균형 잡힌 삶을 살기 위해 노력하고 있다. 이는 그녀가 지속적으로 미세한 조정들을 해나가고 있음을 의미한다.

예컨대 그녀는 최근 자기 몸에 가장 좋은 음식이 무언지 알기 위해 자신의 DNA를 분석했다. 그리고 그 결과에 따라 식단을 바꿨다. 다이는 다른 사람들이 하는 대로 따라하는 것이 아니라 자기 몸에 맞게 식단을 조절해야 한다고 믿는다.

다이는 매일 명상 수행을 하는데, 매일 아침 맨 처음 하는 것이 최면 치료사의 유도에 따라 자신의 영성과 직관에 접근하는 명상을 하는 것이다. 그녀는 여전히 일주일에 두 번 가라데를 하며 규칙적으로 몸을 움직인다. 2016년에는 3단 검은 띠를 받았다. 다이는 다른 사람들을 돕고 자신이 될 수 있는 한 최고의 사람이 되는 것에서 삶의 이유를 찾고 있다.

그녀는 남편, 아들, 가족 및 가까운 친구들로부터 사회적 지지를 받는다. 다이는 사랑하는 조카들과 함께 그들이 열여섯 살 생일을 맞는 날 한 명씩 데리고 여행을 하는 아름다운 전통을 시작했다. 지금까지 그녀는 조카들과 함께 멜버른, 호주, 베트남으로 여행을 갔고, 내년에는 막내 조카와 일본으로 여행을 갈 예정이다. 마지막으로 자칭 "기적을 믿는 현실주의자"인 다이는 자신의 감정 '정원'에서 발견한 억눌린 감정을 의식적으로 느끼며 해소하는 동시에 긍정적이고 자연스러운 '멋진' 기질을 유지하는 데 초점을 맞추고 있다.

다이의 주치의가 4기 암을 치료하기 위해 할 수 있는 다른 방법이 없으며 남은 시간이 12개월이라고 말한 지 9년이 넘었다. 그러나 오늘도 여러분은 그녀가 뉴질랜드에서 매일 새로운 하루를 즐기면서, 다른 사람들의 치유 여행을 돕고, 삶이 제공하는 모든 것을 경험하는 모습을 발견할 수 있다. DiFoster.com을 방문하면 다이에 대해 더 자세한 것을 알 수 있다.

실천 단계

다이의 이야기에서 볼 수 있듯이, 암의 여정 한가운데에서도 삶에 기쁨을 주기 위해 노력하는 것은 치유 과정에 도움을 준다. 《근본적 치유》에서 우리는 긍정적인 감정을 키우는 방법으로 매일 감사하는 마음으로 하루를 시작하기, 대중 매체를 모니터링해서 부정적인 정보의 폭격을 피하기, 당신이 보는 쇼나 영화 같은 오락 프로그램들이 당신에게 즐거움을 주는지 확인하기, 당신을 지치게 만들기보다 활력을 주는 친구 찾기, 기쁨을 가져다주는 신체 활동 또는 사회적 활동 찾기(TV 시청은 포함되지 않는다), 매일 밤 그날 하루 행복이나 기쁨을 가져다준 순간을 되돌아보기 등의 방법을 제안했다. 이러한 활동들은 여전히 긍정적 감정을 키우는 훌륭한 방법이며, 여기에 옥시토신 수치를 크게 높여줄 몇 가지 아이디어를 더 추가해 본다.

진짜로 될 때까지 가짜로라도 된 척한다

웃음 요가는 당신이 웃음을 '가짜'로 웃는지 진짜로 웃는지 몸이 모른다는 원리를 기반으로 웃음 운동과 요가 호흡을 조합해서 만든 것이다. 웃음 요가에서 가짜 웃음을 웃는 그룹의 웃음 운동은 빠르게 진짜 웃음으로 이어진다. 웃음은 기침이나 재채기만큼 전염력이 크기 때문에, 웃음을 유발하는 그룹 환경에만 있어도 자발적인 웃음과 동일한 생리적·심리적 이점을 얻는 것으로 보인다.[37] 가까운 지역에서 이런 수업이나 워크숍을 하는지 검색해 보라.

디지털 디톡스를 시도한다

기술이 정신 건강에 끼치는 부정적 영향을 보여주는 수많은 연구 결과들을 고려할 때, 디지털 디톡스도 암 치유 여정에서 긍정적 감정을 키우는 한 가지 방법이 된다. 디지털 디톡스란 자발적으로 스크린 타임 screen time(스마트폰, 인터넷, 소셜 미디어, TV 등의 화면을 쳐다보는 시간—옮긴이)을 줄이는 것이다. 작은 것부터 시작해 보라. 24시간 동안(예를 들어 매주 토요일이나 일요일에) 소셜 미디어를 중단한 후 자신의 기분이 더 가볍고 행복해지는지 관찰해 본다거나, 기분 전환을 위해 휴대 전화로 손이 가려 할 때 휴대 전화 대신 책이나 운동, 잡지, 자연, 음악 또는 친구에게 전화 걸기같이 실제 사회적 관계를 맺도록 해주는 비非디지털 형태의 엔터테인먼트를 시도해 본다.

당신에게 기쁨을 가져다주는 것을 되살린다

근본적 치유 생존자들은 흔히 암 진단을 받기 전 자신에게 기쁨을 주었던 것이 무엇인지 잊어버렸다거나 마지막으로 즐거웠던 때가 언제였는지 기억하지 못하겠다고 말한다. 혹시 당신도 기쁨을 주던 것이 무엇인지 잊어버렸다면, 열 살이나 열한 살 같은 아주 어린 나이에 당신이 좋아했던 것들을 떠올려보라. 그 시절에 시간 가는 줄 모르고 재미있게 놀았던 일이 뭐였더라? 아마도 스케이트, 독서, 구름 감상, 자전거 타기에 흠뻑 빠졌을 수도 있을 것이다. 그것이 무엇이든 간에 다시 한 번 시도해보고, 그 어렸을 적 즐거움이 다시 살아나는지 보라.

동물 친구를 사귄다

동물과의 접촉은 혈압을 낮추고, 불안감과 우울증을 줄이며, 통증을 덜 느끼게 하는 것으로 보고된다.[38] 또한 특히 치료견과의 만남은 방사선 치료나 화학 요법을 받는 암 환자들의 사회적·정서적 건강을 향상시키는 것으로 나타났다.[39] 반려 동물을 잠시 맡아 기르거나 아예 입양할 수도 있고, 지역 동물 보호소에서 자원 봉사를 하거나 암 환자에게 무료로 동물 치료를 제공하는 단체를 찾아보는 것도 고려할 수 있다. 알레르기 문제가 있는 경우에는 알레르기 유발 가능성이 적은 반려견 품종도 많이 있다.

조이 스쿼드(즐거움 부대)를 구성한다

때로는 스스로 웃거나 기쁨을 느끼기가 어려울 수도 있으므로, 자신만의 '조이 스쿼드joy squad'(즐거움 부대)를 구축하는 것을 고려해 본다. 간병인, 가족, 친구들은 사랑하는 사람의 치유를 어떻게 도울지 잘 알지 못해서 종종 무력감을 느낀다. 이때 그들에게 당신이 더 행복하고 기분도 더 밝아질 수 있도록 도와달라고 부탁한다면 이는 모두를 위한 윈윈 전략이 된다. 당신과 상대방은 즐거운 웃음과 행복한 경험의 긍정적인 엔돌핀을 공유하고, 상대방은 자신이 당신의 치유에 기여하고 있다는 기분을 느낄 수 있다.(실제로도 그렇다!) 친구와 가족(물론 아이들도)에게 매일 밈meme(재미를 주는 그림, 사진, 또는 짧은 영상—옮긴이), GIF 사진, 비디오 또는 유머를 보내 당신을 웃거나 미소 짓게 해달라고 요청해 보라. 당신 인생에서 만난 유머가 가장 뛰어난 사람에게 일주일에 한 번 전화를 걸어 기분을 가볍게 해달라거나 조이 스쿼드 팀 구성원에게 한 달에 한 번 당신을 행복하게 할 깜짝 이벤트를 해달라고 요청할 수도 있다.

이 장에서 우리는 "웃음이 최고의 약"이라는 옛 속담을 상기시키면서, 정신신경면역학 분야의 최근 연구들에서도 행복과 장수 사이의 관계가 과학적으로 입증되었음을 집중적으로 살펴보았다. 당신도 다이의 이야기와 최신 동향 및 연구들에 영감을 받아, 삶의 긍정적 감정을 키워 치유력을 높일 수 있기를 바란다.

5장
자신의 직관을 따르기

팔머 이야기

> "진정한 가치가 있는 유일한 것은 직관뿐이다."
> ―알버트 아인슈타인

    방에 들어섰을 때 왠지 목 뒤의 털이 쭈뼛 서는 것 같아 즉시 자리를 뜨고 싶은 기분이 든 적이 있는가? 또는 처음 보는 사람인데도 그 사람 눈을 바라보고 바로 신뢰를 느낀 적이 있는가? 오랫동안 보지 못한 친구가 문득 생각이 났는데, 그날 늦게 그 친구로부터 전화나 문자를 받은 적이 있는가? 이러한 것들이 바로 당신이 직관intuition과 소통하고 있음을 보여주는 예이다.

    직관은 내장의 수백만 개의 신경 세포, 땀샘, 심장 박동 및 모낭과 즉각적으로 소통하는 뇌의 특정 영역에 뿌리를 두고 있다. 직관은 바로 뇌의 기저핵basal ganglia 영역에서 작동하는데, 이 뇌 구조는 파충류의 뇌에도 존재하기 때문에 일반적으로 '파충류 뇌'로 알려져 있다. 기저핵은 계획, 추론 및 의사 결정을 담당하는 전전두엽(뇌의 앞부분)과 사뭇 다르다.

직관은 우리의 타고난 본능이다. 인간으로서 우리는 한때 이 본능에 매우 깊이 연결되어 있었다. 우리의 생존이 그 본능에 달려 있었기 때문이다. 맹수의 위험을 감지했을 때 우리에게 도망가라는 신호를 보내는 것이 바로 직관이다. 폭풍우가 다가오는 것을 감지하면 직관이 우리에게 피난처를 찾도록 촉구한다. 직관은 분석적 추론 없이 무언가를 그냥 아는 능력이며, 우리 뇌의 의식과 무의식 사이의 간극을 해소하는 데 도움이 된다.

그러나 1600년대 이른바 '이성의 시대'를 시작으로, 지난 몇 세기 동안 사회는 점점 더 본능보다 논리를 중시하게 되었으며, 이제는 직관 능력을 상실하기에 이르렀다. 오늘날 우리는 외부의 데이터들로 인해 과부하에 걸렸고, 우리가 위험에서 피해나갈 수 있도록 설계된 깊은 직관적 감각이 우리의 뇌 뒤편에 있다는 사실조차 잊어버렸다. 설명하기 어렵거나 합리적인 논리에 반하는 직관적 충동에 따라 행동하면 이 사회에서는 '미친 짓'으로 여기기 때문에 우리는 점점 자신의 직관을 무시하는 법을 익히게 되었다.

하지만 자신이 강한 직감gut feeling을 가지고 있다고 말하는 것이 긍정적으로 받아들여지지 않을 수 있는 데도 불구하고, 근본적 치유 생존자들은 치유 여정에서 직관적 안내를 듣거나 느꼈다고, 그리고 자신도 그것을 진지하게 받아들였다고 말한다. 이것은 그들이 매번 직관적 충동에 따라 행동했다는 말이 아니라, 잠시 멈춰 서서 적어도 그것이 하는 말에 귀 기울였다는 것을 의미한다.

이 장에서 우리는 근본적 치유 생존자들이 어떻게 직관과 내면의 안내 시스템을 활용하는 법을 배웠는지 탐구할 것이다. 최근 몇 년 사이에 직관에 대한 관심이 문화적으로 또 연구자들 사이에서 폭발적으로 증가했으며, 그 결과 많은 진전이 있었다. 우리는 직관을 활용하여 자가면역 질환의 일종인 다발성경화증을 치료한 여성, 팔머Palmer의 치유 이야기를 함께 나누고, 자신의 직관을 따를 수 있도록 도와줄 실천 단계들로 이 장을 마무리하고자 한다.

《근본적 치유》의 출간으로 이어진 연구를 처음 시작했을 때, 나는 '직관을 따르는 것'이 내가 연구한 생존자들의 가장 흔한 치유 요소 중 하나일 거라고는 예상하지 못했다. 놀랍게도 나는 우리 뇌의 사고 영역이 지금 일어나고 있는 일이 무엇인지 아직 파악조차 못할 때, 이미 우리의 직관은 우리 몸에 가장 좋은 것이 무엇인지 알고 있다는 흥미로운 연구 결과들을 발견했다.

근본적 치유 생존자들은 자신들의 회복에 핵심이 되었다고 믿는 직관의 세 가지 측면을 이렇게 설명한다.

- 우리 몸은 선천적으로 치유하는 방법을 알고 있다.
- 직관에 접근하는 방법에는 여러 가지가 있다.
- 변화시켜야 할 점이 사람마다 다르다.

첫 번째 측면부터 보자면, 근본적 치유 생존자들은 치유가 필요한 곳이 어디인지, 때로는 아프게 된 근본 원인이 무엇인지에 대해 우리 몸이 타고난 직관적 지식을 가지고 있다고 늘 믿었거나 믿게 되었다고 말한다. 이러한 믿음은 의사 결정 과정에서 대개 환자를 배제하는 기존 의학과 충돌하지만, 그럼에도 불구하고 근본적 치유 생존자들은 치유 결정을 내릴 때 자신의 직관을 확인하는 것이 필수적이라고 믿는다.

호주의 유방암 생존자 엘리자베스 굴드Elizabeth Gould는 암으로 인해 인생 경로가 갑자기 바뀌기 전까지는 법조계와 기업에서 성공적인 삶을 누리던 사람이었다. 그녀는 아주 초기 단계부터 직관의 목소리를 신뢰하고 그 목소리에 따라 적시에 치료를 받으며 치유 여정의 다음 단계로 나아갈 수 있었다.

> 유방에 혹이 있는지 확인하라는 목소리를 들었던 기억이 나요. 이전부터 유방에 양성 낭종이 있다는 것을 알고 있었기 때문에, 나는 의사들이 언제나처럼 걱정할 거 없다고 말할 거라고 자신했죠. 그런데 그때 나의 내면에서 "아마도 이번에는 걱정해야 할 거야"라고 말하는 조용한 목소리가 들렸어요. 마음속 깊은 곳에서 그 말을 듣던 그 순간 내가 운전하며 지나던 그 길을 13년이 지난 지금까지도 정확히 기억해요. 그리고 2주도 안 돼 나는 진행성 유방암aggressive breast cancer 진단을 받고 유방 절제술과 림프절 제거술을 받은 후 화학 요법을 준비하는 상황에 놓이게 됐죠.

엘리자베스는 그때 처음 직관의 목소리를 들었지만 그것이 마지막은 아니었다. 그녀는 그 후 몇 년 동안 내면의 지혜에 접근하도록 도와줄 이미지와 감정 작업, 명상 등 다양한 실천 방법을 개발하면서 보냈다.

내가 원할 때마다 그 고요한 목소리를 상기시키고 싶었어요. 그러나 직관은 생각이나 느낌과는 많이 달라요. 직관은 거의 말을 하지 않죠. 너무 부드럽게 다가와서, 때로는 우리가 알아차릴 수가 없어요. 위기의 순간에 직관이 나타나도록 요구할 수도 없죠. 그것은 우리가 들을 준비가 되었을 때만 말을 걸어요. 집중을 통해서, 나는 그 목소리가 말하기 전에 내가 먼저 정신적 공간mental space을 만들어야 한다는 걸 알게 됐죠. 직관은 내가 듣고 싶어 하지 않은 것을 알려줄 때가 많아요. 이제 나는 직관이 내 개인적인 진실을 가리키는 안내자이자 나침반이라는 걸 압니다.

직관과 나머지 근본적인 치유 요소들, 그리고 수술과 화학 요법 덕분에 엘리자베스는 13년이 넘도록 암 완치cancer-free 상태로 살고 있다. 현재 그녀는 개인의 재창조reinvention 및 삶의 도전 극복에 관해 이야기하는 베스트셀러의 작가이자 강사로 활동하고 있다.

근본적 치유 생존자들은 우리 몸이 치유를 위해 필요한 것이 무엇인지 알고 있다고 믿는 한편으로, 직관에 접근하는 '올바른 방법'이 한 가지만 있는 것은 아니라고 말한다. 예를 들면 어떤 사람들은 내면의 목소리를 듣고, 어떤 사람들은 몸으로 어떤 느낌을 받으며, 또 어떤 사람들은 생생한 꿈을 꾸거나, 명상 중에 통찰을 얻기도 하고, 일기를 쓰는 도중에 직관에 접근하는 사람도 있다. 일부 고도로 직관적인 사람들은 지금까지 언급한 모든 것을 경험하기도 한다. 이러한 것들은 뇌의 본능적 · 직관적인 부분에 접근하는 효과적인 방법이며, 이러한 연결은 마치 근육이 그렇듯 사용하면 할수록 더 강해진다.

많은 근본적 치유 생존자들의 경우, 특히 처음에는 어떤 생각이 직관에서 비롯된 것인지 아니면 공황에 빠져 있는 뇌의 사고 영역에서 나온 것인지 구분하는 데 어려움을 겪을 수 있다. 저명한 영적 교사이자 작가인 개비 번스타인Gabby Bernstein은 논리적 마음(그녀가 '에고ego'라고 부르는 것)과 직관을 다음과 같이 식별할 수 있다고 조언한다.

당신이 내면의 안내 시스템을 따를 때 당신은 그것에 의문을 제기하지 않게 됩니다. 올바른 길을 가고 있다는 느낌을 받죠. 아마도 당신은 그것이 어떤 건지 말이나 글로 설명하지는 못할 거예요. 지적인 생각이라기보다 본능적인 느낌에 훨씬 가까우니까요. 어떤 생각이 떠올랐을 때 불안하거나 긴장되고 메스꺼움이나 불편함이 느껴진다면 아마도 당신은 에고에 의해 인도되고 있을 가능성이 큽니다. 하지만 그때 마음이 평화롭다면, 그것은 분명 내면의 안내 시스템으로부터 온 것입니다.

근본적 치유 생존자들이 일반적으로 갖고 있는 세 번째 믿음은 치유를 위해 변화시켜야 할 점이 사람마다 다르다는 것이다. 예를 들어 어떤 사람은 식단을 바꿀 필요가 있지만, 어떤 사람은 똑같은 진단을 받았더라도 결혼 생활에 변화를 주거나 직장을 그만둬야 할 수 있다. 이러한 관점은 동일한 질환에 동일한 치료법을 추구하는 기존 의학과 충돌한다. 그러나 암은 여러 가지 잠재적 원인들로 인해 발생하는 다면적인 질병이기 때문에, 암에 대한 단일 치료법을 찾는 것은 오히려 현실에 부합하지 않는다. 아마도 이것이 근본적 치유 생존자들이 치유를 위해 자신의 몸-마음-영이 필요로 하는 변화를 알아내고자 할 때 직관이 크게 도움이 되는 이유일 것이다.

주류가 되고 있는 명상

수세기 동안 명상은 승려와 요기yogi, 노련한 명상가 들이 뇌의 직관적인 부분에 접근하여 이를 활성화하기 위한 주된 방법이었다. 다행히 마음 챙김과 명상이 지난 몇 년 동안 대중 문화에서 폭발적으로 관심을 끌면서, 명상을 처음 접하는 사람들도 이제 직관에 연결되는 방법으로 명상을 사용하고 연습할 수 있는 다양한 길이 열렸다. 예컨대 명상을 사용하여 직관에 접근할 수 있도록 도와주는 다양한 명상 수업, 워크숍, 앱, 온라인 동영상을 찾을 수 있다.

할 일의 목록, 책임질 일, 마감일 따위를 쉼 없이 생각하느라 바쁜 마음mind은 두뇌의 더 깊은 직관적 영역에 접근할 수 없기 때문에, 명상은 당신이 직관에 연결되는 데 도움이 될 수 있다. 뇌에는 두 개의 '시스템'—논리적 사고 처리를 하는 뇌의 앞부분과, 생존 본능을 처리하는 뇌의 뒷부분—이 있다. 이 두 시스템은 상호배타적이어서 한 시스템이 '켜지면' 다른 시스템은 '꺼진다.' 명상은 앞쪽 시스템이 꺼지도록 도와주며, 따라서 뒤쪽 시스템이 켜져 직관적인 안내를 시작할 수 있다.

스위스 출신의 근본적 치유 생존자 크리스티안 쿠르만Christian Kurmann도 명상이 치유에 도움이 될 거라는 자신의 직관을 따른 사람이다. 크리스티안은 2007년, 41세의 나이에 매우 공격적인 뇌종양(4등급 역형성 수막종anaplastic meningioma) 진단을 받았다. 의사들은 그에게 몇 개월밖에 살 수 없다고 하면서 여전히 고용량의 화학 요법을 권했다. 그가 어떤 부작용이 나타날 수 있는지 묻자, 의사들은 명확히 사고하는 능력을 잃을 수 있고, 삶의 질이 저하될 수 있으며, 시력을 잃을 가능성도 있다고 말했다. 진단만으로도 그에게 큰 충격이었지만, 이런 심각한 부작용이 따르는 치료임에도 불구하고(특히 예후가 안 좋은 암일 때) 의료팀이 이를 권장할 수 있다는 사실에 더 심하게 떨렸다. 그가 화학 요법을 선택한다면, 사실상 자신에게 얼마 남지 않은 시간조차 잃게 될 것이었다.

진단을 받고 얼마 지나지 않아 크리스티안은 이 길이 자신을 위한 길이 아니라는 명확하고 차분한 내면의 목소리를 들었다. 비록 그의 논리적 마음은 어느 것이 옳은 길인지 알지 못했지만 말이다. 그는 직관적인 목소리에 귀 기울이기로 마음먹고 병원을 나와 다음 단계를 생각하기 위해 곧장 스위스의 산으로 향했다. 우연찮게도 그가 산에 있는 며칠 동안 가장 친한 친구 한 명이 틱낫한Thich Nhat Hanh 스님의 명상서를 그에게 주었다. 이 책이 계기가 되어 크리스티안은 프랑스에서 곧 있을 불교 수련회에 등록했다.

큰 성공을 이룬 사업가였던 크리스티안은 수련회에 참석하기 전까지 한 번도 명상을 해본 적이 없었다. 그러나 그는 명상 중의 느낌이 너무 좋아 몇 달 동안 히말라야 산맥에 있는 불교 수도원에 가 있기로 결정했다. 당시 독신이었던 그는 이 새로운(그에게 있어서는) 명상 경험에 몰두한다고 해서 잃을 것이 없었다. 그보다는 얻을 수 있는 것이 많겠다는 기분이 들었다.

그는 하루에 몇 시간씩 명상을 하며 몇 달을 보냈고, 급기야는 100일 동안 완전히 고립된 작은 나무 오두막에서 수도자 같은 단순한 생활을 했다. 이 기간 동안 두려움, 특히 죽음에 대한 두려움이 그를 엄습했다.

그럼에도 그의 직관은 그에게 명상 수행을 지속하라고 말했다.

> 생각하지 않고, 느끼고, 응시하고, 받아들이고, 통찰력을 갖는 방법을 실제로 이해하기까지 몇 주, 몇 달이 걸렸어요. 그것은 느낌입니다. 그것은 명상 속에 있고, 고요한 순간에 내가 그것을 받아들여요. 생각을 넘어서는 순간들이 있어요. 느낌과 감정이 생각이나 지식, 경험보다 훨씬 강력해요. 명상은 내가 이 질병, 이 종양, 이 두려움, 그리고 이 엄청난 불안으로부터 분리되는 데 도움이 되었습니다.…… 당신은 항상 답이 필요한 건 아니에요. 고요한 상태에 있을 때 응답이 올 겁니다.

불교 수도원에서 넉 달을 보낸 후 크리스티안은 스위스로 돌아가 병원을 찾아갔다. 의사들이 그의 뇌를 스캔했고 종양이 사라진 것을 발견했다. 암이 완전히 사라진 것이다. 그리고 그가 암 진단을 받은 지 10년이 넘은 현재까지 암은 재발하지 않았다. 그러는 한편 크리스티안은 직관의 목소리에 계속 귀를 기울이고 있으며, 그 목소리는 명상 중에 가장 선명하게 들린다고 한다.

에너지 치유의 부상

에너지 치유energy healing는 인체를 통한 에너지의 흐름을 다루는 보완 및 대체 의학의 한 형태이다. 에너지 의학 종사자들은 이 생명 에너지가 균형을 이루지 못하거나 정체되면 몸이 병들게 되며, 따라서 에너지를 재조정하면 몸의 치유에 도움을 줄 수 있다고 믿는다. 에너지 치유의 목표는 환자의 에너지 흐름에 균형을 잡아주는 것으로, 에너지가 너무 약하지도 강하지도 않게, 막힘이나 정체 없이 몸 전체에 부드럽게 흐르도록 하는 것이다.

에너지 치유는 여러 문화권에서 수천 년 동안 사용되어 왔다. 중국과 일본 문화에서는 이 에너지 흐름을 기ki, 치chi 또는 취qi라고 한다.(모두 '기氣'를 발음한 것이다.—옮긴이) 인도에서는 에너지를 프라나prana라고 하며, 인도의 아유르베다 의학 종사자들은 척추의 기저부에서부터 머리 꼭대기까지 인체에 위치한 일곱 개의 에너지 센터인 차크라chakra를 이야기한다.

오늘날 점점 더 많은 사람들이 고대부터 존재해 온 이러한 에너지 치유법에 관심을 보이고 있다. 에너지 치유의 인기가 높아짐에 따라 주류 문화의 사람들도 다음과 같은 여러 가지 방법을 시도하고 있다.

1. 침술
2. 아유르베다
3. 차크라 청소chakra clearing
4. 힐링 터치healing touch
5. 기공氣功
6. 레이키reiki
7. 삿 남 라사얀Sat Nam Rasayan(쿤달리니 요가의 치유법)
8. 태핑tapping/감정 자유 기법emotional freedom technique(EFT)(미국의 게리 크레이그가 창안한 심리 치료법으로, 몸의 특정 타점을 두드려 신체 에너지 시스템의 혼란을 해소하는 기법—옮긴이)

에너지 치유에 대한 대중의 관심 증가와 함께 이 주제에 대한 학술 연구도 많아졌다. 예비 조사 연구들은 에너지가 실제로 존재하며 측정할 수 있음을 보여주었다.[1)2)3)] 한 연구에서 연구자들은 특수한 형태의 컴퓨터 단층 촬영CT 영상을 사용하여 경혈점을 구분하고(경혈점이 없는 부위와 비교하여) 측정할 수 있었다.[4)]

에너지 치유가 암 환자들의 삶의 질을 향상시킬 수 있는지, 면역 체계를 강화하거나 치료의 부작용을 줄일 수 있는지 알아보기 위해 암 치료를 받는 환자들을 대상으로 연구가 이루어지고 있다. 미국 내의 병원들은 암 환자들에게 침술, 레이키reiki(靈氣), 힐링 터치 요법healing touch, 치료의 손길 요법therapeutic touch(힐링 터치 요법과 치료의 손길 요법은 둘 다 접촉 요법으로 손을 환자의 몸 위로 5~15센티미터 정도 떨어뜨리거나 환부에 두어 환자의 에너지 장을 감지하고 에너지 상태의 균형을 맞추어 질병을 치료하는 대체 요법이다. 치료의 손길 요법은 약손 요법이라고도 불리며, 1972년 미국 뉴욕 대학교의 간호학 교수인 돌로레스 크리거에 의해 연구 및 개발되었다. 동양권에서 아이가 배가 아플 때 배를 문질러주는 '엄마 손'도 이러한 접촉 요법의 범주로 볼 수 있다—옮긴이) 등을 제공하기 시작했다. 지금까지의 연구에 따르면 이러한 에너지 치유 방식은 안전하고 부작용이 없을 뿐 아니라 화학 요법으로 인한 부작용도 완화시켜 주고[5)] 면역 체계의 강화에도 도움이 될 수 있다.[6)] 한 연구에서는 에너지 치유사가 폐암 세포가 담긴 배양 접시를 놓고 에너지 치유를 시행했는데, 이후 에너지 치유에 노출되지 않은 배양 접시 대조군에 비해 에너지 치유를 시행한 배양 접시에서 폐암 세포의 종양 성장이 현저히 늦춰졌고 면역 강화 세포 수도 두 배 더 증가한 것으로 나타났다.[7)]

당신이 이 새로운 과학 연구 분야에 대해 회의적이라 해도, 이러한 에너지 치유 방식이 '해는 없고 도움은 줄 수도 있는' 범주에 속한다는 점에서 안심해도 된다.

에너지 운동학에 대한 관심

최근 몇 년 사이 우리 몸의 직관 능력과 소통할 수 있도록 하는 치유 형태인 에너지 운동학energy kinesiology에 관심이 커지고 있다. 에너지 운동학이라는 용어는 1970년대 초 에너지 의학 분야의 선구자인 도나 에덴Donna Eden에 의해 처음 사용되었다. 에너지 운동 치료사들은 바이오피드백 방법인 근육 테스트(근육 모니터링, 근육 검사 또는 응용 운동학이라고도 한다)를 이용하여 불균형한 신체 영역이 어디인지 찾아내고 에너지를 건강한 균형 상태로 되돌릴 수 있는 방법을 알아낸다. 다양한 분야의 치료사들이 근육 테스트를 환자의 건강을 평가하기 위한 바이오피드백 도구로 활용한다.

근육 테스트를 할 때 환자는 팔을 바닥과 평행하게 곧게 펴서 뻗는다. 그런 다음 치료사가 환자의 팔뚝에 부드럽게 손을 대고 "당신의 장 건강은 어떻습니까?" 같은 질문을 큰소리로 혹은 조용하게 말한다. 그런 다음 치료사는 환자의 팔뚝을 부드럽게 누른다. 만약에 환자의 장이 건강하다면 팔이 그대로 뻗은 채로 있고, 장이 약하면 팔이 바닥을 향해 내려간다. 환자는 질문에 대해 생각하고 입으로 답을 말할 수도 있지만, 근육 테스트를 사용하는 치료사는 환자 뇌의 직관적인 부분에 답을 요청하는 것을 선호한다. 이는 이 직관적인 뇌의 부분이 신체의 에너지 흐름(또는 흐름 부족)을 통해 팔 근육과 연결된다고 믿기 때문이다.

일부 근육 테스트 치료사는 팔뚝을 누르기 전에, 구두 질문을 하는 대신 비타민 보조제나 어떤 성분(예를 들어 글루텐이나 고양이 비듬)이 들어 있는 유리병을 손에 쥐도록 요청하기도 한다. 이 방법을 사용하면 환자는 각각의 유리병에 무엇이 들어 있는지 모르기 때문에(때로는 그냥 위약 물병일 수도 있다) 환자의 논리적 마음이 방해하지 않을까 걱정하지 않고 근육 테스트를 할 수 있다.

몸의 직관 능력에 접근해서 자신이 어떤 결정을 내리면 좋을지 알기 위해 근육 테스트를 할 수도 있다. 예를 들어 이 장의 뒷부분에서 언급할 팔머와 같은 일부 근본적 치유 생존자들은 근육 테스트를 사용하여 특정 시점에 어떤 비타민 보조제가 자기 몸에 좋은지 결정한다. 스스로를 테스트하는 방법은 여러 가지가 있지만, 일반적으로 스웨잉swaying 방식과 밸런싱balancing 방식 두 가지가 있다. 스웨잉 방식에서는 먼저 자기 몸에 질문을 하는데, 보통은 이때 손에 무언가(비타민 보조제 등)를 들고 있게 된다. 그것이 몸에 좋다는 대답이 나오게 된다면 자연스럽게 몸이 앞으로 쏠리고, 반대로 몸에 좋지 않다면 뒤쪽으로 약간 흔들리거나 중립을 유지한다고 한다. 밸런싱 방식에서는 한 발로 균형을 잡고 서 있는 사이 질문에 대한 답이 "몸에 좋다"이면 굳건히 균형을 유지하고 서 있는 반면 "몸에 좋지 않다"이면 균형이 무너진다고 한다. 근육 테스트는 아직 과학적 연구의 아주 초기 단계에 있다는 점을 유념해야 한다. 비록 그렇기는 하지만 이러한 초기 연구에 따르면 이 근육 테스트 방법이 안전할 뿐더러 통증이나 기타 불편한 증상을 줄이는 데 잠재적으로 도움이 되는 것으로 보인다.[8][9][10][11]

에너지 운동학에서 인기 있는 형태 중 하나가 바로 바디토크 BodyTalk이다. 이는 호주의 카이로프랙터이자 침술사인 존 벨트하임John Veltheim이 창안하여 빠른 속도로 성장하고 있는 치유 요법이다. 현재 전 세계 50개국 이상에 200여 명의 강사가 있다고 한다. 대부분의 에너지 치유 시스템과 마찬가지로 바디토크는 한 가지 특정 문제만이 아니라 사람의 전체적인 감정적 · 육체적 · 영적 건강을 다룬다. 이러한 전인적 관점에 힘입어 치료사와 환자가 질병의 근본 원인을 찾아내고, 스스로를 치유하는 몸의 타고난 지혜와 소통하게 된다고 이들은 믿는다. 이를 위해서 바디토크 치료사는 비침습적인 방법으로 신체의 문제를 파악하고, 소통을 개선할 부분이 어디인지 찾은 다음, 최적의 치유가 일어나도록 신체의 에너지를 정렬한다.

좀 더 구체적으로 바디토크 치료사와 환자 들은 질병과 통증을 몸 속 깊은 곳에 있는 문제에 대해 당신과 소통하려는 몸의 신호라고 바라본다. 바디토크 세션을 진행할 때 치료사는 먼저 근육 테스트를 통해서 소통이나 기능이 원활하지 않은 신체 부위를 찾아낸다. 대개 환자는 옷을 입은 채로 테이블 위에 몸을 쭉 뻗고 눕는다. 이때 치료사는 환자의 팔이나 몸에 손을 대고 큰소리로 혹은 조용하게 질문을 한다. 에너지가 갇힌 위치를 확인하기 위해 몸을 부드럽게 당겨볼 수도 있다. 치료사는 환자가 감지할 수 없는 미묘한 신체 반응을 이해하도록 훈련된 사람들이다.

이러한 신체 반응을 보고 치료사는 현재 문제의 원인이 될 수도 있는 과거의 신체적 · 감정적 트라우마가 갇혀 있는 부위를 알아낸다. 감정적 트라우마가 신체적 문제, 특히 신체적 고통을 유발할 수 있다는 생각은 실력이 뛰어난 수많은 신경과 의사들, 정신과 의사들이 지지하는 견해이다.[12] 바디토크 치료사는 먼저 몸속 깊은 곳의 문제와 에너지 막힘을 파악한 후, 여러 지압점을 부드럽게 두드려서 몸의 다른 부분들과 소통이 더 필요한 신체 부위에 신경계가 '말을 걸도록talk' 한다. 이러한 태핑tapping 기법은 신체의 지압점을 이용해 깊이 묻혀 있는 신체적 또는 감정적 문제를 해결하는 것으로 보인다. 트라우마가 너무 깊지 않은 경우 증상이 즉시 완화될 수 있지만, 몸속 깊이 묻혀 있는 감정적 문제인 경우에는 며칠 또는 몇 달이 걸릴 수 있다.

치유의 여정에서 직관이 중요하다는 점을 우리는 하나의 문화적 현상으로 서서히 이해하기 시작했고, 결과적으로 직관에 접근하도록 도와주는 방법들을 더 쉽게 활용할 수 있게 되었다. 예를 들어 명상은 직관에 접근하는 오랜 전통인데, 이제는 온라인이나 앱으로 수많은 명상 수업을 들을 수도 있고, 지역의 요가나 명상 수업에 직접 참석할 수도 있다. 마찬가지로 레이키 마스터reiki master, 침술사 또는 기공사와 같은 에너지 치유사들도 당신이 신체의 직관에 접근해 에너지 막힘을 해소하는 데 도움을 줄 수 있으므로 당신이 모든 것을 직접 다 하려고 할 필요는 없다. 그리고 요즘에는 우리 몸의 직관적 지혜의 더 깊은 부분들에 접근하도록 도와줄 숙련된 에너지 운동 요법사나 바디토크 치료사를 찾는 것이 어렵지 않다.

지금 다루는 내용들이 당신에게 아주 새로운 것이라면 조금 억지스럽게 들릴 수도 있다. 하지만 다행히도 타고난 직관에 접근하는 것이 우리의 의사 결정 능력을 향상시키고 신체 건강을 개선하는 안전한 요법임을 뒷받침하는 과학적 증거들이 늘어나고 있다.

직관에 대한 연구

　대부분의 사람들은 직관(빠르고 무의식적인 의사 결정 과정)이 존재한다는 데 동의하지만, 경험적으로 입증하기가 너무 어렵고 연구자들도 어떻게 그것을 정량화할 수 있을지 확신하지 못해서 그동안 거의 연구되지 않았다. 그러나 최근 몇 년 동안 점점 더 많은 연구들에서 직관이 뇌의 고유한 특성임을 확인하고, 우리 뇌에 생각하는 뇌와 직관적인 뇌가 모두 존재한다고 밝히고 있다.

　연구자들은 우리의 장腸에 수백만 개의 뉴런—뇌에서 발견되는 것과 같은 신경 세포—이 있음을 발견했다. 이 뉴런은 실제로 뇌에서 하는 것처럼 생각하고 느낄 수 있다. 이 내장 뉴런이 발화되면 무언가에 대해 '초조하고 긴장된' 느낌을 갖거나 강한 '직감gut feeling'을 느낄 수 있다. 과학자들은 지난 수십 년 동안 장에 있는 세포가 혈류로 호르몬을 방출함으로써 뇌와 소통할 수 있으며, 이 과정이 어느 부위로든 3분에서 10분 정도 걸린다고 알고 있었다. 그러나 최근 연구에 따르면 장의 뉴런은 혈류를 전혀 거치지 않고, 새로이 발견된 '신경 회로'를 통해 뇌와 거의 즉각적으로 소통한다고 한다.[13] 이 새로운 발견(하지만 그것은 우리 몸에 이미 항상 있었던 것이다)은 우리가 새로운 상황이나 사람을 마주했을 때 어떻게 그렇게 빨리 '직감'할 수 있는지 설명해 준다.

　뉴 사우스 웨일스 대학교 연구팀은 그동안 직관에 대한 수많은 선행 연구들이 설문 응답에 의존한 것과 달리 자신들은 처음으로 직관을 '측정'했다고 주장한다. 직관을 측정하기 위해 이들은 피시험자들이 컴퓨터 화면 위에서 정확한 결정을 내리려고 시도할 때, 어떤 감정을 유발하는 잠재 의식적 이미지에 짧게 노출되도록 시험을 설계했다. 결과는 피시험자들이 이미지를 의식적으로 인식하지 못하더라도 그들의 뇌는 더 정확한 결정을 내리기 위해 이미지의 잠재 의식 정보를 처리하고 있음을 보여주었다. 또한 시간이 지남에 따라서 피시험자의 직관이 향상되는 것으로 나타났는데, 이는 연습을 통해서 직관을 강화할 수 있다는 것을 시사한다.[14]

또 다른 연구에서는 우리 몸이 실제 사건을 경험하기 전에 물리적으로 먼저 반응할 수 있는지 여부를 조사했다. 하트매스연구소Heart-Math Institute의 연구자들은 룰렛을 사용하여 실험을 수행했고, 연구 참여자들은 자신들이 도박과 관련한 실험에 참여한다고 들었다. 그들은 초기 시작 자금을 받으면서 얼마가 되었든 자기가 딴 돈은 모두 가질 수 있다고 들었다. 그런 다음 연구자들은 실험 중간의 세 지점—베팅이 시작되기 4초 전, 베팅 12초 후, 그리고 베팅 결과 발표 6초 후—에서 참가자들을 모니터링했다. 피시험자들에 대한 모니터링은 심전도 ECG를 통한 심박 변이도heart rate variability(HRV)(스트레스의 객관적 지표로, 심박동의 변동성을 의미하는 심박변이도가 줄어들수록 스트레스가 크다—옮긴이)와 피부 전도(피부를 통한 전기 전도도로, 스트레스가 높을 때 땀 분비가 증가되어 전기 전도가 증가하는 것에 착안하여 스트레스 측정에 쓰인다. 피부 전도가 빠를수록 스트레스가 크다—옮긴이)를 통한 신경계와 땀샘의 변화를 기록했다.

놀랍게도, 피시험자들의 몸은 룰렛 공이 마지막 슬롯에 떨어지기 18초(평균) '전'에 베팅에서 이겼는지 졌는지를 심박의 변이와 땀샘의 개방을 통해 이미 정확하게 '알고' 있었다. 이것은 결과가 나오기 전에 이기거나 졌는지 여부를 몸이 미리 알았다는 의미이다. 이와 같은 연구들에 따르면 우리 몸은—적어도 심박수와 땀샘을 통해—미래를 예측할 수

도 있다.[15]

　최근 독일 함부르크의 한 연구팀은 호르몬에 의해 뇌가 의도적인 사고에서 직관적인 사고로 전환될 수 있는지 여부를 연구해서, 직관이 의도적인 사고보다 더 앞서도록 만드는 요인이 무엇인지 잘 이해할 수 있도록 했다. 이를 위해 연구자들은 건강한 참여자들에게 투쟁-도피 반응을 증가시키는 코티솔(히드로코르티손) 또는 플라시보 알약을 복용케 한 후 인지 반사 테스트cognitive reflection test(CRT)를 실시했다. 연구 결과 코티솔을 복용했을 때, 의도적·숙고적인 의사 결정에서 자동적·직관적인 정보 처리 쪽으로 전환되는 것으로 나타났다. 본질적으로 '스트레스 알약'(코티솔을 말한다—옮긴이)을 복용한 참여자는 직관적 사고에 더 의존한 반면 인지적 사고 능력은 약화된 것이다.[16] 이 연구는 극심한 스트레스를 유발하는 암 진단을 받은 지 얼마 안 된 환자들이 왜 갑자기 내적인 직관의 목소리를 듣는 경향을 보이는지 그 이유를 설명해 준다.

　또 다른 최근 연구에 따르면, 여러 나라의 다양한 산업 분야에서 고위 경영진들은 마음껏 활용할 수 있는 데이터와 컴퓨터 분석 능력이 있음에도 불구하고 의사 결정 과정에서 중요한 요인으로 직관을 꼽았다.[17] CEO의 3분의 1만이 직관보다 데이터와 분석 결과를 신뢰했으며,[18] 비즈니스 의사 결정권자의 59퍼센트는 결정을 내릴 때 기계 알고리즘에만 의존하기보다 인간의 판단(즉 직관)이 필요하다고 말했다.[19] 세계의 비즈니스 리더들조차 의사 결정을 하는 데 있어 데이터와 함께 직관을 사용하는데, 인생을 바꿀 수도 있는 '건강'이라는 결정을 앞두고 암 환자가 직관으로 그 결정이 바른지 어떤지 확인하고 싶어 하는 것은 오히려 논리적으로 보이기까지 한다.

의사들 역시도 직관에 의존해서 일을 한다고 말한다. 한 연구팀은 직관이 의사들에게 일정한 역할, 즉 불확실하거나 복잡한 상황에 직면했을 때 직관이 의사들에게 나침반 역할을 한다는 사실을 발견했다. 의사들은 직감gut feeling('안심' 또는 '경고'를 알리는 느낌)이 진단을 위한 추론 과정에서 중요한 역할을 한다고 보고했다.[20] 의사가 진단을 내릴 때 직관intuition을 사용한다면, 환자들에게도 건강과 관련한 결정을 내릴 때 자신의 직관을 활용할 수 있는 자유가 주어져야 한다.

종합하자면, 이러한 획기적인 연구들은 직관이 우리 뇌에 내재된 선천적인 능력이며, 이 능력은 연습을 통해 강화될 수 있다는 것을 보여준다.

내가 근본적 치유에 관해 연구를 하도록 맨 처음 영감을 준 것은 암이었다. 이 프로젝트는 암 진단을 받았으나 이미 진행이 많이 되어 기존 의학이 포기했거나 환자가 기존 치료법을 거부한 뒤 암에서 치유된 사례들에 대한 개인적 호기심에서 시작되었다. 매우 기쁘고 놀라운 것은 《근본적 치유》가 출판된 이후 근본적인 치유 요소를 암 이외의 질병에도 적용한 사람들이 생겨났고 자신의 성공적인 치유 이야기를 공유하기 위해 나에게 연락을 취해왔다는 것이다. 그러한 근본적 치유 생존자 중 한 명으로, 시간이 갈수록 점점 더 직관을 강화해 근본적 회복을 이뤄낸 사람이 바로 팔머 키폴라Palmer Kippola이다. "치료를 위해 더 이상 아무것도 할 수 있는 게 없다"는 의사의 주장에도 아랑곳하지 않고 자신의 직감을 믿고 의지했던 그녀의 이야기를 읽고 여러분도 용기와 영감을 얻었으면 한다.

팔머 이야기

캘리포니아 산타모니카 태생의 팔머 키폴라는 겨우 19세에 다발성경화증multiple sclerosis(MS) 진단을 받았다. 다발성경화증은 뇌와 척수를 포함한 중추 신경계에 영향을 미치는 만성 퇴행성 질환이며, 주로 가임기 여성에게 발생한다.[21] 다발성경화증은 독소나 감염과 같은 외부 침입자를 파괴하여 자신을 보호하는 역할을 하는 면역 체계가 오작동, 교차 공격 또는 과잉 반응을 일으켜 발생하는 자가 면역 질환의 일종이다. 다발성경화증의 경우 면역 시스템이 신경 세포를 둘러싸고 있는 지방 물질인 미엘린myelin을 잘못 공격하여 손상시킨다. 면역 시스템의 자가 면역 공격으로 미엘린이 손상되어 파괴되면 신경 세포의 패치가 노출되어 흉터가 생긴다. 이 흉터가 바로 경화증이다.

1984년 여름, 행복하고 건강하게 잘 지내던 열아홉 살의 대학생 팔머는 버몬트의 미들베리 칼리지Middlebury College 1학년을 보낸 후 여름 방학을 맞아 집에 돌아왔다. 집에 돌아와 지내던 어느 날 아침 잠에서 깼는데, 갑자기 "팔다리가 눌린 채로 자다 깨거나, 너무 오래 앉아 있다 일어나면서 피가 다시 통할 때 그러듯이 다리 쪽에서 저리고 바늘로 찌르는 듯한 감각"을 느꼈다. 발과 다리를 아무리 세게 흔들어도 아무것도 달라지지 않고 감각이 없는 느낌이 지속되었다. 저절로 사라지겠지 생각하고 그녀는 아르바이트를 하던 식당으로 향했다.

아침 내내 따끔거리는 감각이 종아리 쪽에서 계속 느껴지더니 정오가 되자 따끔거리는 느낌이 무릎까지 올라왔다. 팔머는 뭔가 크게 잘못되었다는 생각이 들어 부모님께 연락을 했다. 부모님은 주치의에게 연락했고, 가능한 한 빨리 신경과 전문의에게 진찰받으라는 말을 들었다.

같은 날 오후 늦게 팔머와 어머니, 아버지는 로스앤젤레스 캘리포니아 대학교의 신경과 진료실에 있었다. 의사는 그녀에게 발뒤꿈치부터 발가락 쪽으로 차례로 바닥에 대면서 방 건너편까지 걸어보라고 했다. 그러고는 눈을 감고 손가락으로 코를 만지라고 했다. 그렇게 팔머의 반사 신경을 테스트했다. 5분도 채 지나지 않았는데 신경과 전문의가 툭 내뱉듯이 말했다. "99퍼센트 다발성경화증이라고 확신합니다. 내 말이 맞다면, 약 먹고 휠체어 생활을 준비하는 것 말고는 할 수 있는 게 없어요."

그 한 순간에 팔머의 인생이 통째로 바뀌고 말았다. 그녀도 그녀의 부모님도 다발성경화증이 뭔지 한 번도 들어본 적이 없었다. 당시는 인터넷이 나오기 훨씬 전이었다.

우리는 정보도 별로 듣지 못하고, 게다가 희망도 없이 진료실을 나와야 했어요. 어지럽고 어디로 가야 할지 모르겠더라구요. 어떻게 해야 정보를 얻을 수 있는지도 몰랐어요. 마치 트럭에라도 치인 듯한 기분이었죠. 나는 친구들과 어울리고 학교에 잘 다니던 행복한 소녀였는데, 하루아침에 모든 게 날아가 버렸어요. 우리는 앞으로 무엇을 해야 할지도 모른 상태로 그냥 집에 가서 쉬라는 말만 들었어요.

의사는 먼저 핵자기 공명nuclear magnetic resonance(NMR) 검사를 실시해서 팔머가 다발성경화증이라고 확진했다. 팔머는 약의 잠재적인 부작용도 몹시 두려웠고 약물이 도움이 된다는 보장도 없었기 때문에 의사가 권한 약물의 복용을 거부했다. 신경과 전문의는 마지못해 그녀의 '기다리며 보기wait and see' 방식에 동의했다.

집에 돌아와 해질녘이 되자 따끔거림이 다리 위쪽으로 더 올라와 쇄골까지 번졌다. 그날 밤 잠자리에 들 때까지 어머니는 그녀를 안고 함께 울었다. 그녀는 몸 전체가 완전히 무감각해졌고, 무감각 상태는 그 후 6주 동안 지속되었다. 휴식을 취하라는 의사의 조언 외에는 아무런 지침도 없이 팔머는 6주 동안 대부분의 시간을 거실 소파에 누워 지냈다. 아버지는 그녀가 매일 아침 침실에서 소파까지 가구들을 붙잡고 이동할 때마다 그녀를 꼭 붙잡아주곤 했다.

이 시기에 외동딸인 팔머에게 부모님은 든든한 버팀목이었다. 어머니는 팔머가 원할 때마다 함께 공감하며 울었고, 딸이 불확실한 미래를 마음속에서나마 그려나갈 수 있도록 도왔다. 그에 반해 아버지는 좀 더 동기부여적인 접근 방식을 취해 어떻게든 딸이 이 병을 이길 방법을 찾도록 격려했다. 그녀는 또 많은 친구들이 꽃이나 쿠키를 들고 와 자신을 응원하게도 하고 함께 영화를 보거나 읽을 만한 책을 가져오게도 했다. 이러한 방문을 통해 그녀는 사회적 지지를 받기도 하고 힘든 시기에 긍정적인 감정을 키우는 데 도움을 받기도 했다.

한 친구는 노먼 커즌스가 쓴 《질병의 해부학》을 가져왔는데, 이 책에서 커즌스는 치료가 힘든 자가 면역 질환을 웃음 요법으로 치유한 자신의 경험을 상세히 들려준다. 다음은 팔머의 기억이다.

우리는 [TV에서] 더 재미있는 것을 보는 걸 우리의 사명으로 삼았어요. 그 당시 미국에서 가장 웃긴 홈 비디오로 〈아이 러브 루시 I Love Lucy, M*A*S*H〉가 있었죠. 웃는 것은 내가 인생에서 제일 좋아하는 일 중 하나예요. 나는 모든 것에서 유머를 찾아내요. 그게 기분을 고양시키고 기쁨을 주니까요. 우리는 웃음을 통해 다른 사람들과 연결되잖아요.

형이상학적 주제에 관심이 있던 다른 한 친구는 그해 여름 팔머를 찾아와 삶을 바라보는 그녀의 관점을 통째로 바꾸어놓았다. 이 친구는 그녀에게 왜 다발성경화증에 걸리게 됐다고 생각하는지 물었다. 팔머는 그 질문에 기분이 상해서 혀를 차며 속으로 생각했다. '내가 이 병을 만들기라도 했다는 말이야?'

그러나 긴 시간 소파에 처박힌 채로 그녀는 이 도발적인 질문에 대해 생각하고 또 생각했다. 그 질문이 그녀를 가만두지 않았다. 오랜 묵상 끝에 팔머는 자신이 어린 소녀였을 때 있었던 중요한 순간을 떠올렸다. 그녀는 아기였을 때 지금의 사랑하는 부모에게 입양되었지만, 부모님은 완벽한 분들은 아니었다. 전직 전투기 조종사였던 아버지는 독단적이고 자기만의 방식을 고집했다. 팔머가 네 살이던 어느 날 밤 어머니는 침실에 틀어박힌 채 울고 있었다. 그녀의 기억 속에서 아버지는 복도에 서서 닫힌 문 너머로 어머니에게 소리를 지르고 있었다.

나는 아버지에게 맞서 똑바로 서서 소리쳤어요. "엄마 이름 계속 부르면 불을 꺼버릴 거예요!" 소파에 누워 있는 그 순간, 어린 전사 같던 내 모습이 떠오른 거예요. 그 일이 있은 뒤 나는 과잉 경계 상태가 돼 극도로 불안해하면서 한동안 불면증을 겪었죠. '무슨 일이 생기면 어쩌지? 엄마한테 도움이 필요해지면?' 나는 이런저런 생각으로 잠을 이루지 못했어요. 내 몸이 투쟁-도피 패턴에 갇혀버렸던 것 같아요. 소파에 누워 있던 [1984년의] 그 순간, 어쩌면 내 면역 시스템도 그런 과잉 경계의 대리인 역할을 하고 있을지도 모르겠다는 생각이 들었어요. 면역 체계는 원래 바이러스나 기생충, 박테리아와 싸워야 하지만, 싸울 것이 없으면 아마도 나 자신과 싸우겠구나 하는 생각이 든 거죠. 그게 바로 자가 면역 공격이에요.

이런 생각이 떠오른 순간 팔머는 거기에 진실이 있다는 것, 끝없는 투쟁-도피 패턴의 스위치를 끄는 법을 배우는 것이야말로 치유 여정의 한 부분이 되겠다는 걸 직관적으로 알았다. 이후 그녀는 스트레스, 과잉 경계, 두려움 등 자신의 억압된 감정들이 아주 어린 나이에 시작되었다는 걸 알고 그것을 풀어줄 치유사를 찾았다.

내 치유 여정에서 커다란 부분은 눌려 있던 감정들을 방출하는 것이었어요. 그것은 전통적인 대화 요법으로 시작됐는데, 엄마를 지켜야 한다는 생각에 아빠에게 느꼈던 억눌린 분노를 떨쳐내고 나자 우리 세 명의 관계 속에서 [아빠만이 아니라] 엄마에 대한 분노도 있었다는 걸 깨닫게 되었어요. 그와 동시에 용서를 연습하고 그분들께 감사함을 더 느끼고자 노력했죠. 그렇게 해서 억압된 감정들을 밖으로 내보내고 긍정적인 감정을 키우는 겁니다. 나쁜 식단을 바꾸는 것을 미룬 채 다른 편법으로 건강한 식사를 할 수 없는 것처럼, 나는 감정적 트라우마를 없애지 않은 채 다른 방법으로 마음의 평화를 이룰 수 없다는 걸 알게 됐어요.—그냥 그것에 마주하고 평화를 찾는 것밖에는요.

팔머는 치유 이야기의 이 부분을 들려줄 때 아버지가 마치 악당처럼 보이지 않을까 우려스러울 때가 있다. 사실 아버지는 그녀에게 가장 큰 동기 부여자이자 스승이며 영웅이었다. 그래서 팔머는 아무리 사랑받고 즐거운 추억으로 가득한 어린 시절을 보낸 사람이라 하더라도 처리하고 내려놓아야 할 억압된 감정은 있게 마련이라고 생각하게 되었다. 그러면서 그녀는 매우 유명한 '미국 질병통제예방센터와 카이저 퍼머넌트 의학센터의 어린 시절의 부정적 경험CDC-Kaiser Permanente Adverse Childhood Experiences(ACE) 연구(1997)'를 인용했다. 이 연구에 따르면 조사 대상 1만 7,000명 중 3분의 2가 적어도 한 번 이상 어린 시절 부정적인 트라우마를 겪었고, 5분의 1이 세 가지 이상의 트라우마를 겪었다고 한다.[22] 더 놀라운 것은 연구자들이 아동기의 부정적인 트라우마와 수십 년 뒤에 발생한 자가 면역 질환 등의 만성 질환 사이에서 연관성을 발견했다는 것이다.[23]

자신이 감정적으로 치유되어 그런 억압된 감정들에서 풀려난 것과 관련해서, 팔머는 네 살짜리 자신이 그 순간에, 그리고 그 후로도 많은 세월 동안 어떻게 느꼈는지 이해하고 존중하는 것이 중요하다는 것을 깨달았다고 말한다. 열아홉 살의 그녀가 그때 그 어린 소녀가 필요로 했던 것을 어떻게 줄 수 있었을까?

나는 그 당시에 안전하지 않다고 느꼈던 그 어린 소녀를 도와줄 필요가 있었어요. 그 아이가 실제로는 제대로 보호받았을 수도 있다는 건 중요하지 않아요. 실제와 상관없이 안전하다고 느끼지 않거나 보호받지 못하고 있다는 인식, 그리고 우리가 그것에 갖다 붙이는 의미, 그런 것들이 결국 우리의 삶과 신념 체계에 영향을 미치죠. 이 때문에 우리는 "나는 그다지 좋은 사람이 아니야" 또는 "나는 그럴

만한 자격이 없어"라고 느껴요. 그 믿음이 우리의 행동을 유도하죠. 자신이 가치 있는 사람이라거나 좋은 사람이라고 느끼지 않는다면, 그 고통을 가리기 위해 마약이나 알코올 따위에 손을 뻗을 수도 있잖아요. 믿음과 행동은 좋은 쪽으로든 나쁜 쪽으로든 몸에 생물학적 변화를 초래해요. 이 모든 것을 일종의 몸-마음-영의 모험으로 보고 탐구하려면 탐정 같은 작업과 진정한 용기가 필요할 거예요.

그해 여름 시작한 심오한 감정 작업 외에도, 그녀는 노먼 커즌스의 책과 친구들로부터 알게 된 몇 가지 비타민 보조제를 복용하기 시작했다. 여기에는 오메가 3, 비타민 C, 달맞이꽃 종자유evening primrose oil(당시 미국에서는 구할 수 없었기 때문에 부모님이 영국 여행 때 사다주셨다)가 포함되었다. 그녀는 미래가 자신에게 어떤 흥미진진한 기회들을 선사할지에 계속 집중했다. 선천적으로 낙천적인 사람인 그녀는 여전히 자신에게 좋은 일이 일어날 것이라고 믿었고, 그런 일이 일어나는 걸 보게 되기를 바랐다.

나는 내 인생에서 무슨 일을 하게 될지 정확히 알지 못했지만, 좋은 일이 일어날 거라는 것은 알고 있었어요. [부모님은] 인생은 좋은 것이고, 좋은 일들이 일어날 거라는 믿음을 내게 심어주셨어요. 그런 일들이 무엇이며 어떻게 일어날 것인지 백 퍼센트 확신할 수는 없었지만, 내 삶에 좋은 일들이 펼쳐지리라는 것을 아는 타고난 무언가가 내 안에 있었어요.

결국 팔머는 '재발-완화성 다발성경화증relapsing-remitting MS' 진단을 받았는데, 이는 증상이 나타났다 사라지기를 반복한다는 의미였다. 이것은 다발성경화증의 가장 흔한 형태로, 성가시다 싶은 정도의 미약한 증상부터 심하게는 몸이 쇠약해질 정도까지 다양한 증상을 보인다. 2학년이 시작되기 며칠 전 그녀는 마비 증세가 충분히 회복되어 비행기를 타고 대학으로 돌아갈 수 있었다.

그 후 2년 동안 팔머는 신경과 전문의를 지속적으로 만났다. 질병을 이겨낼 수 있다고 그녀와 가족은 굳게 믿었고, 상태가 계속 악화되어 휠체어를 타게 될 거라는 예측은 받아들이고 싶지 않았다. 그녀는 그런 주제에 관한 책들을 찾아보기 위해 도서관에 갔고, 자신이 찾은 정보를 가지고 의사들에게 "달맞이꽃 기름은 어떤가요?" "식단과 관련이 있나요? 연어나 오메가 3 지방산을 더 추가하는 건 어떤가요?" 같은 질문을 던지곤 했다.

불행히도 의사들은 그런 방법은 어느 것도 도움이 되지 않을 거라고 거듭해서 말했다. 그리고 그녀의 제안 중 어떤 것도 시간을 할애할 가치가 있을 정도로 충분한 양의 이중맹검 위약 대조 연구가 수행되지 않았다고 했다. 그들은 그녀가 할 수 있는 유일한 방법은 약물 치료를 받고 흡연이나 과음은 피하는 것뿐이라고 했다. 그러나 어떤 의사도 그러한 약물의 치유 효과를 설명하지는 못했다. 그 대신 그들은 "약물 치료를 받지 않으면 결국 휠체어를 타거나 수명이 단축될 수 있습니다" 같은 겁주는 전술을 썼다. 팔머의 직관은 약물이 강한 부작용을 일으킬 것이라고 경고했다. 그녀는 바늘을 싫어했고, 당시 다발성경화증에 대한 유일한 약물은 주사제였다. 그래서 팔머는 약물을 쓰지 않기로 스스로 결정을 내렸다. 그럼에도 그녀는 희망을 포기하지 않고 약물 없이 다발성경화증 증상들을 관리할 수 있는지 확인하고자 일련의 직관적인 실험들을 하기 시작했다.

치유 여정 내내 팔머는 스스로에게 치유의 권한을 부여하는 것이 절대적으로 중요하다고 믿었다. 의사들은 그녀 스스로 자신의 병을 치료하기 위해 할 수 있는 일이 있다는 희망을 일절 주지 않았다. 그녀로 하여금 고삐를 붙잡고 해결책을 찾도록 이끈 것은 바로 팔머 자신의 직관과 삶에 대한 강한 의지였다.

우리 모두는 자신의 건강과 웰빙의 CEO가 되어야 해요. 당신의 최고 관심사를 당신만큼 마음속에 두고 있는 사람은 아무도 없으니까요. 나는 모든 것에 의문을 품었고, 다른 사람들도 그렇게 하라고 부추깁니다. 이해가 안 되는 부분이 있으면 스스로에게 물어보세요. "왜? 이 약은 실제로 어떤 효과가 있을까? 그게 어떻게 나에게 도움이 될까? 어떤 이점이 있을까?" 최신 의학 문헌을 찾고 환자를 이해하는 데 6분의 진료 시간으로는 충분하지 않은 경우가 많이 있어요. 이제 어마어마한 정보를 얻을 수 있는 인터넷이 있으니까, 어쩌면 여러분이 의사를 교육할 수 있는 좋은 기회라고 할 수 있습니다.

팔머는 스트레스가 자신의 다발성경화증 증상에 기여하고 있다는 강력한 직관적 감각을 이미 갖고 있었고, 이에 어머니의 보호자가 되기로 결심했던 어린 시절의 그 중요한 순간으로 거슬러 올라갔다. 시간이 지남에 따라서 그녀는 스트레스를 많이 받을 때마다 자신의 증상이 악화되는 것을 알아차리고 스트레스를 줄이기 위해 적극적으로 노력했다.

나는 내가 과잉 경계 상태에 있을 때 긴장을 푸는 법을 배울 필요가 있다는 생각이 들었어요. 스트레스와 증상의 발현 사이에 직접적인 상관 관계가 있다는 걸 발견한 거죠. 대략 그날 당일이나 혹은 일주일 안에 집에서 갈등이 있었거나 학교에서 힘든 시간을 보냈거나 일을 하면서 그 일에 치이는 느낌이 들 때면, 거의 즉시 새로운 증상이 나타나거나 증상이 악화된다는 걸 알아차렸거든요.

1987년에 요가를 시작했는데 팔머에게 요가는 '신의 선물'과도 같았다. 팔머는 캘리포니아의 화창한 기후에서 자랐기 때문에 1년 내내 운동하는 것은 전혀 새로운 일이 아니었다. 그렇지만 성장하면서 조깅, 역도, 에어로빅은 해봤어도 요가처럼 차분하게 진정시켜 주는 운동을 해본 적은 없었다. 요가와 같은 운동을 하면서 속도를 늦추고 차분해지는 것은 증상을 완화하는 탁월한 방법이다. 1993년, 그 당시 선불교를 공부하던 남자친구를 통해 그녀는 명상을 소개받았다. 그녀는 마음과 몸 모두에서 그 효과를 즉시 느낄 수 있었다.

방석에 앉아 호흡에만 집중하는 연습을 꾸준히 하자 다발성경화증 증상이 줄어드는 게 보였어요. 스트레스가 증상과 동일하다는 것이 정말 인상적이었죠. 더 이상 병이 없는 것이 아니라, 긴장을 풀고 이완하는 것이 증상의 감소로 이어진다는 점을 이해하게 된 겁니다.

명상 연습은 팔머가 매일 영적 연결을 강화해 가는 데도 도움이 되었다. 그녀는 성공회 신앙 속에서 자랐고 교구 학교에서 공부를 했지만, 자신을 종교적이라고 생각한 적은 없었다. 그녀는 명상 연습에 도움을 받기 위해 지역 명상 그룹에 가입했고, 그룹으로 명상하는 것이 편안하면서도 동서양의 장점을 하나로 모을 수 있게 해준다는 걸 알게 되었다.

나에게 영적인 삶이란 명상을 하고, 자연과 함께하고, 감사하는 마음으로 살아가며, 진정으로 중요한 것에 더 마음을 모으는 거예요. 그것은 산책하는 것—'A 유형'(심혈관계 질환과 관련된 성격 유형에서 A유형은 경쟁심 강하고 급하며 다혈질인 성격 유형이며, B유형은 느긋하고 여유 있으며 덜 긴장하는 성격 유형이다—옮긴이)처럼 숲 속을 달리는 것이 아니라 한가롭게 거니는 것—만으로도 치유가 된다는 사실을 깨닫는 거예요.

팔머의 두 번째 직관 실험은 식단에 관한 것이었다. 의사들은 식단을 바꾼다고 증상에 차도를 보이진 않을 거라고 계속 말했지만, 그녀의 직관은 그렇지 않다고 말하고 있었다. 그녀는 부지런히 연구를 계속했고, 다발성경화증에 관한 몇 권의 책에서 증상을 완화하기 위해 저지방 채식을 권장하는 것을 발견했다. 그녀는 이미 '저지방식'을 하는 가정에서 자라서, 집의 냉장고와 냉동고에는 마가린(마가린은 가공된 식물성 지방인 트랜스 지방으로 저지방 식품이라 볼 수 없는데, 예전에는 식물성이기 때문에 몸에 좋은 것으로 오해되었다. 최신의 견해로는 저지방 식품이라고 보기 어렵다—옮긴이), 무지방 우유, 무지방 아이스크림이 가득 차 있었다. 그녀는 또한 이 책들에서 이야기하는 대로 육류와 닭고기, 생선을 치우고 더 많은 통곡물을 채웠다. 그러나 안타깝게도 그녀의 몸은 좋은 반응을 보이지 않았다.

육류, 생선, 닭고기를 피했지만, 다발성경화증 증상이 줄어드는 걸 느끼지 못했을 뿐 아니라, 통곡물을 늘리면서 새로운 증상들이 나타나는 걸 발견했어요. 내가 기억하는 한 정말 오랫동안 변비로 고생했어요. 변비는 다발성경화증의 증상 중 하나여서 치료가 안 되고 변비약과 '함께 사는 것'만이 유일한 해결책이라고 들었죠. 어느 누구도 먹는 것이 변비와 관련이 있다고 말해주지 않았어요. 내가 식사에 통곡물을 추가했을 때 속이 부글거리고 위장이 꾸르륵 소리와 함께 요동치는 걸 느끼곤 했는데, 나는 그게 정상인 줄 알았어요. 다른 사람들도 먹고 나면 모두 나처럼 속이 더부룩할 거라고 생각했죠. 그냥 일어날 수 있는 일이라고 생각했어요. 그게 정상이 아니라는 걸 깨닫기까지 몇 년이 걸렸죠.

그녀의 식습관에 관한 두 번째 직관 실험은 스트레스 감소와 관련한 첫 번째 실험보다 더 험난한 길이었다. 다발성경화증과 위장 증상은 그 후 20년 동안 계속해서 나타났다가 사라지기를 반복했다. 그 기간 동안 그녀는 한 남자와 사랑에 빠지고 결혼까지 했지만 몇 군데 통신 기술 회사에서 영업 및 마케팅 쪽으로 성공가도를 달리고 있었던 만큼 아이는 갖지 않기로 결정했다. 이완 기법, 요가와 명상은 스트레스를 해소하는 데 큰 도움이 되기는 했지만 다발성경화증 증상을 완전히 없애주지는 못했다.

팔머는 늘 기존 의학을 자신이 할 수 있는 최후의 보루로 여겼다. 그러나 그녀는 여러 신경과 전문의의 압박을 더 이상 견디지 못하고, 다발성경화증 증상을 다뤄온 지 거의 20년 만인 2000년대 초에 마침내 기존 의학의 치료법을 시도하기로 했다.

나는 약물 치료를 꺼려서 가능한 한 오랫동안 피해왔어요. 하지만 내가 만난 모든 신경과 전문의들은 내가 할 수 있는 유일한 방법이 약물 치료뿐이라고 계속 말을 했죠. 몹시 성가신 후렴구 같았어요. 약물 치료는 휠체어를 타지 않거나 일찍 죽지 않기 위한 일종의 보험 같은 것이었죠. 마지막으로 스탠포드 대학교의 정말 끈질긴 신경과 전문의 한 분이 저한테 'ABC' 주사제 중 하나를 써야 한다고 주장하더군요.

'ABC'는 당시 유명했던 세 가지 다발성경화증 약물, 즉 아보넥스Avonex, 베타세론Betaseron 및 코팍손Copaxone을 쉽게 줄여서 부르는 표현이다. 팔머는 다른 사람의 결정에 영향을 미치고 싶지 않다며 이 세 가지 약제 중 어느 것을 택했는지는 끝내 공개하지 않았다. 그녀는 약물 실험의 일환으로, 의사가 처방한 대로 4년간 매일 다발성경화증 약물을 주사했다. 그러나 식단 실험과 마찬가지로 그녀의 성실함은 결실을 맺지 못했다. 증상은 나아지지 않았고, 부작용이 가장 적다고 알려진 약물을 선택했음에도 불구하고 다발성경화증 증상 외에 추가적인 부작용을 경험했다.

나는 약이 나에게 효과가 없었다고 단호하게 말할 거예요. 나는 증상이 개선되는 걸 느끼지 못했고, 추가로 세 가지 증상만 더 얻었어요. 나는 그 증상들을 삼진 아웃이라고 불러요. 첫째 나는 지방위축증, 즉 주사한 곳에 다시 지방이 채워지지 않는 부작용을 경험했어요. 두 번째는 주사를 맞은 엉덩이의 상처가 6개월 동안 치유되지 않은 거였고요. 세 번째이자 가장 우려했던 것은 어느 날 밤 주사를 맞은 지 10분 만에 심장마비 증상을 경험했다는 거예요. 간호사가 이것이 그 약의 알려진 부작용이라고 미리 경고했지만, 그 사실에 전혀 위안을 받지 못했어요. 나한테 그것은 감당하기에 너무 엄청난 것이었죠.

2008년, 팔머는 4년간 매일 주사를 했지만 아무런 효과도 없고 원치 않는 부작용만 일으킨 약물 치료를 중단하기로 결정했다. 약물을 중단한 후에도 다발성경화증 증상이 강렬하게 나타나는 시기와 차도를 보이는 시기가 번갈아 나타났다. 팔머가 45세가 되던 2010년 10월까지 26년 동안, 그녀는 재발-완화성 다발성경화증을 앓고 있었다. 당시 그녀는 심한 피로와 몸통 주위의 불편한 조임, 매일 아침 납을 단 것처럼 무겁게 느껴지는 다리 등의 증상을 겪고 있었다.

고맙게도, 팔머의 직관적인 목소리가 잦은 변비와 매 식사 후 부글거리는 증상에 대해 쿡 찌르듯 그녀에게 뭔가 알려주기 시작했다. 그녀는 치료 팀에 기능 의학 영양사를 합류시키기로 마음먹었다. 팔머는 기능 의학적인 접근 방식이 마음에 들었다. 증상을 줄여주는 약으로 질병을 덮어두는 대신 질병의 근본 원인을 드러내도록 도와줄 수 있는 전문가와 함께 작업하고 싶었기 때문이다.

이 영양사는 팔머의 건강 상태를 파악하기 위해 혈액 검사를 했고, 그 결과 팔머가 인구의 약 30퍼센트에 영향을 미칠 수 있는 비非 셀리악 글루텐 민감성non-celiac gluten sensitivity(NCGS)(소장에 발생하는 유전성 알레르기 질환인 셀리악병과 비슷하게 글루텐에 민감성을 나타내지만 셀리악병과는 다른 상태—옮긴이)을 지니고 있다는 걸 알아냈다. 이것은 그녀가 소수의 사람들만 걸리는 셀리악병을 갖고 있지는 않지만 글루텐(곡물에 있는 단백질 성분으로 밀, 호밀, 귀리, 보리 등의 곡물에 들어 있다—옮긴이)에는 민감하다는 것을 의미했다. 팔머는 평생 동안 거의 모든 식사 때마다 글루텐을 먹었다는 사실을 깨달았다. 그녀는 일반적으로 아침 식사로 과일, 채소와 함께 통곡물 시리얼을 먹고, 점심으로 통밀빵에 샌드위치를 먹었으며, 저녁으로 파스타나 피자를 먹었을 뿐 아니라 주말에는 가끔씩 맥주도 마셨다.—이 모든 음식에는 글루텐이 들어 있었다. 그 모든 글루텐이 만성 염증을 일으켜 장내 미생물 군집과 장 내벽을 손상시켰던 것이다. 영양사는 그녀에게 일반적으로 장 누수라고 알려진 장의 과투과성hyperpermeability이 있다는 사실을 알려주었다.

영양사가 글루텐 섭취의 위험성과 글루텐이 장 누수를 유발하는 데 어떤 영향을 미칠 수 있는지 나에게 알려줬어요. 식사에서 글루텐도 모두 없애도록 했고, 장 내벽을 치유하고 회복하도록 도와줄 허브 등으로 구성된 장 치유 프로토콜도 알려줬고요. 글루텐을 제거한 지 일주일 만에 그동안 겪었던 모든 위장 문제가 사라졌어요. 먹고 나도 꾸르륵거리거나 다른 불편한 증상이 더 이상 안 나타났죠. 글루텐을 치운 지 한 달 만에 다리도 더 무겁지 않고 몸통 주위의 긴장도 풀렸고요.—그리고 그 후로 지금까지 다발성경화증 증상이 더는 나타나지 않고 있어요.

팔머는 자가 면역 질환이 다양한 원인으로 발생하며, 대개는 관련 유발 요인들이 하나의 조합을 이뤄 작용한다고 지적한다. 이 유발 요인들을 그녀는 'F.I.G.H.T.S'라고 부르는데, 바로 '음식food, 감염infection, 장건강gut health, 호르몬 균형hormone balance, 독소toxin 및 스트레스stress'를 가리킨다. 그녀는 현재 이것을 자신의 고객들에게 적용하는 치유 프레임으로 쓰고 있다. 팔머는 자가 면역 문제가 있는 거의 모든 사람이 장에 문제가 있으며, 따라서 항상 장을 치료할 필요가 있다고 말한다.

어떤 사람들에게는 만성 라임병chronic Lyme(정확한 원인을 모르는 만성적인 피로와 근육통 증상을 일으키는 질환—옮긴이)과 호르몬 불균형이 불행한 조합을 이루고 나타날 수 있어요. 어떤 사람들의 경우에는 가지과 채소들(토마토, 피망, 가지 등 가지과 식물들에 렉틴이라는 단백질이 많은데, 렉틴을 잘 소화하지 못하는 경우 염증을 일으킬 수 있다—옮긴이)과 구강 감염이, 또 다른 사람들에게는 농약, 칸디다 증식과 스트레스 등이 조합을 이룰 수 있고요. 나에게는 그것이 글루텐 과민성과 평생에 걸친 만성 스트레스였죠. 글루텐이 내 증상을 유발한 핵심 방아쇠였다는 점은 분명했지만, 단지 나쁜 것을 제거하는 것만으로 문제가 해결되지는 않아요. 그와 함께 장내 미생물 군집을 복원하고 누수가 되는 장 점막을 치유해야 해요. 다양한 방법으로 그렇게 할 수 있는데, 예를 들면 프로바이오틱스, 섬유질, 뼈 국물bone broth, 콜라겐, 글루타민, 아연, 비타민 A 등으로 그렇게 할 수 있어요.

한때 셀리악병하고만 관련된다고 여겨졌던 장 누수leaky gut가 최근 몇 년 사이 큰 관심을 끌고 있다. 셀리악병이 없더라도, 장 누수는 과민성대장증후군, 크론병, 류마티스 관절염 등 다른 질환을 가진 사람들을 괴롭히는 원인이기도 하기 때문이다.[24] 장 점막이 '새는leaky' 상태가 되면 염증으로 인해 장벽腸壁의 투과성이 증가한다. 이는 박테리아, 바이러스 및 기타 독성 분자가 혈류로 '누출'되는 결과로 이어진다. 원래 정상적으로는 이러한 유해 물질은 몸에 흡수되지 않고 장 운동을 통해 밖으로 배설되어야 한다.[25]

장의 벽이 그물망과 같다고 상상해 보자. 장벽이 건강하면 그물망에 있는 구멍이 작고 촘촘하기 때문에 완전히 분해된 건강한 영양소들만 혈류 속으로 들어갈 수 있다. 그러나 장 누수 상태라면, 그물망에 크고 갈라진 구멍들이 있는 것과 같다. 부분적으로 소화된 음식, 큰 글루텐 분자, 장 내에만 있어야 하는 박테리아가 갑자기 그물에 난 큰 구멍들을 통해 혈류로 스며들어 염증과 감염, 자가 면역 질환을 유발할 수 있다.

2010년에 팔머는 기능 의학 영양사와 함께 자신의 장 누수 문제를 해결해 나아가기 시작했다. 먼저 식단에서 글루텐을 빼고 새로운 영양 보조제를 복용했다. 그녀는 자신의 식이 요법에 마그네슘, 비타민 D와 대마 씨, 보라지 씨, 아마씨유와 같은 유익한 오메가 6 오일을 추가했다. 흥미로운 점은 팔머가 스스로 연구하여 자기 몸이 특정 영양제에 의존하지 않도록 보조제의 종류와 빈도에 변화를 주는 '펄스pulse'를 하거나 일시적으로 복용을 중단하는 방식을 취했다는 것이다.

수십 년 동안 자신의 직관을 따라왔던 팔머는 마침내 의사가 절대로 일어나지 않을 거라고 했던, 다발성경화증 증상을 완전히 치유할 방법을 찾아냈다. 그것은 바로 글루텐을 뺀 식단을 유지하고 장 치유 보조제를 섭취하는 두 가지 생활 방식의 변화였다. 억압된 감정의 표현, 보조제, 스트레스 해소와 명상과 같은 그녀의 초기 실험은 수년에 걸쳐 그녀의 증상을 줄이는 데 크게 도움이 되었지만, 다발성경화증 증상은 그녀가 식단을 바꾸고 나서야 재발을 완전히 억제할 수 있었다.

2010년에 다발성경화증이 마지막으로 재발한 뒤 10년 동안 팔머는 다발성경화증과 기타 자가 면역 질환의 원인을 연구했다. 그러한 연구는 암 환자들에게 흥미로운 후성유전학 분야로 그녀를 이끌었다. 후성유전학은 생활 양식의 변화가 혈류의 화학적 변화로 이어지고, 이것이 결국 유전자의 발현 여부를 결정한다는 개념에 기초한 비교적 새로운 과학 분야이다. 당신이 다발성경화증, 암, 심장병, 알츠하이머 등의 발병에 취약한 유전자를 갖고 태어났고, 따라서 그것들을 바꿀 수는 없다 하더라도, 그 유전자의 발현 여부를 결정하는 것은 궁극적으로 당신이 어떤 라이프스타일을 선택하느냐에 달려 있다는 것이다. 팔머는 다음과 같이 설명한다.

유전학은 위험 요소의 단지 5~10퍼센트를 차지하는 반면, 당신이 먹고 마시고 행동하는 환경에서 노출되는 모든 것은 위험 요소의 90~95퍼센트를 차지합니다. 무언가가 이 유전자들의 발현을 유발하고 있어요. 나는 항상 다발성경화증 유전자를 가지고 있을 거예요. 하지만 이 다발성경화증 유전자가 발현될 필요는 없어요. 내 경우에는 스트레스와 글루텐, 그리고 계속되는 장 누수가 다발성경화증을 유발했어요. 글루텐을 먹으면서 장에 계속 염증이 생겼어요. 이런 악순환 속에서 만성 스트레스 또한 제 장벽이 새게 하는 원인이었고요.

치유가 되고 나서 2년 뒤인 2012년, 연구 끝에 팔머는 몸의 직관을 활용해 몸이 무엇을 필요로 하는지 결정하는 데 도움을 주는 바디토크 BodyTalk의 근육 테스트에 이끌렸다. 그녀의 경우에는 음식과 보조제에 대한 신체의 반응을 테스트하는 방법을 배웠다. 팔머는 그 외에도 바디토크를 통해 자신의 감정적 트라우마를 더 잘 이해하게 되었다.

바디토크는 속일 수가 없다는 점에서 이상적이었어요. 우리 몸이 의식적인 생각을 거치지 않고 치료사에게 곧장 진실을 전달하기 때문에, 그것은 일종의 거짓말 탐지기 같아요. 바디토크 치료사는 감정의 '조산사'로, 몸을 치유하는 데 우선적인 고려 대상이라고 할 수 있어요. 테이블에 누워 있으면 치료사가 특정 신체 부위에 손을 얹고 조용히 질문을 하면서 무의식의 더 깊은 수준들을 측정하죠. 바디토크는 내가 어떤 감정들을 표현하지 않고 묻어두었다는 것을 깨닫게 해주었어요.

팔머는 용서를 하는 데에도 많은 시간을 할애했다. 오랜 세월 쌓아온 원한을 자신의 세포 안에 억누르고 있는 것 같았기 때문이다. 이렇게 갇힌 감정들을 용서하고 풀어주기 위해 팔머가 추가적으로 사용한 기법은 하와이식 호오포노포노Ho'oponopono 기도였다.

호오포노포노 기도는 아름답고 단순해요. "미안합니다. 용서해 주세요. 사랑합니다. 감사합니다." 이 네 줄이 다예요. 좋은 기분 상태에서 한 손은 심장 위에, 다른 손은 배 위에 둡니다. 그런 다음 용서해야 할 사람들을 떠올립니다. 교통 체증 상황에서 갑자기 끼어든 운전자처럼 쉬운 경우부터 시작하세요. 그래서 점점 더 힘든 사람으로 이 방법을 적용해 갑니다. 마지막으로 우리는 자신을 용서해야 할 때도 있기 때문에 자신을 위해 기도합니다.

이 중요한 감정 작업을 하는 과정에서 팔머는 새로운 삶의 목적을 발견했다. 바로 사람들이 스스로 자가 면역 질환을 치유하고 예방해서 생명력 넘치는 삶을 살 수 있도록 그들에게 힘을 실어주자는 것이었다. 결국 그녀는 성공적인 마케팅 전문가로서의 경력을 접고 사람들이 치유와 건강에 이르는 길을 찾아가도록 돕는 일을 하기로 결정했다.

현재 팔머는 자격을 갖춘 기능 의학 건강 코치이자 강연자로 활동하며, 저서 《자가면역질환을 이겨라 *Beat Autoimmune*》를 써서 수십 년에 걸친 자신의 치유 여정을 자세히 공유하고 있다. 그녀는 남편과 함께 캘리포니아 북부에 살고 있으며, 주변 언덕들에서 하이킹을 즐기고 요가를 하고 맛있는 건강식 요리를 해먹으며 친구들과 함께 웃으면서 지내는 삶을 소중히 여기고 있다. 그녀는 또한 살아야 할 새로운 이유도 즐긴다.

나는 미션을 수행하고 있는 중이에요! 나는 사람들에게 힘을 실어주는 이 후성유전학이라는 과학과 자가 면역을 낳는 조합들의 방정식, 그리고 우리가 상상했던 것보다 훨씬 더 많이 스스로 자신의 건강 결과에 영향을 미칠 수 있다는 사실에 정말 흥분했어요. 사람들이 힘을 얻도록 돕는 일이 정말 매일 아침 저를 침대에서 일어나게 만들어요!

팔머는 자신의 건강을 주도적으로 다스리도록 교육받은 환자들에 의해 의료 패러다임이 바뀌기 시작하는 전환점에 우리가 와 있다고 믿는다. 그녀는 점점 더 늘어나는 건강 코치들, 그리고 자신의 기적적인 치유 이야기를 온라인으로 공유하는 사람들의 숫자에 고무되어, 훨씬 더 많은 사람들이 자신의 건강을 돌볼 수 있을 것이라고 믿는다. 수많은 근본적 치유 생존자들과 마찬가지로 팔머는 치유가 가능하다는 메시지를 널리 전파하고 싶어 한다.

희망은 현실이에요. 치유가 가능합니다. 나는 사람들이 아직 알지 못하고 스스로 그 가능성을 경험하지 못했을 거라고 생각하기 때문에, 늘 그 확신을 전하고 싶었어요. 나는 이것[치유의 가능성]이 사실임을 압니다. 우리는 일반 대중 가운데 이름 없는 한 명이 아니에요. 아직 후성유전학을 받아들이지 않는 의사들로부터 '불치'라고 진단받은 수천 명의 사람들이 치유가 됐어요. 이를 위해 노력과 인내, 용기가, 아니 이 모든 것들이 필요할까요? 그렇습니다. 하지만 그것을 진정으로 이루기 위한 첫 단계는 그것을 마음으로 받아들이고, 성장의 마음가짐 속에서 당신이 할 수 있다는 것을 알아가며, 당신이 그렇게 될 거라는 낙관적인 태도를 갖는 것이라고 생각해요.

많은 근본적 치유 생존자들처럼 팔머는 자신을 돌아보며 자신의 병을 선물로 여기는 법을 배웠다. 그녀는 다발성경화증을 다른 사람들을 돕는 참된 길을 따라가도록 일깨운 모닝콜이라고 생각한다.

고통을 겪고 있을 때 질병이 선물이라는 말을 믿기란 사실상 불가능하게, 진부하게 들릴 수도 있다는 걸 알아요. 이렇게 따질 수도 있겠죠. "침대에 누워 꼼짝도 못하고 있는데 어떻게 이것이 선물이라고 할 수 있죠?" 그러나 이것이 '당신에게 일어난happening to you' 일이라기보다 '당신을 위해 일어난happening for you' 일일 수 있다고 한번 생각해 보세요. 질병은 당신의 삶을 돌아보게 하는 초대장입니다. 삶에서 균형을 잃거나 조화롭지 못한 부분이 어디인가요? 균형이 더 필요한 것은 무엇인가요?

팔머는 암이 아닌 다발성경화증 생존자이긴 하지만, 지속적인 직관 실험과 함께 열 가지 근본적 치유 요소를 적용해 다발성경화증을 완전히 치유했다. 그녀는 35년이라는 여정 동안 여섯 개의 병원에서 여섯 명의 신경과 전문의를 만났다. 각 전문가들은 그녀의 증상, MRI, 진료실 방문 등을 통해 그녀가 다발성경화증임을 확인했다. 그러나 그들 중 누구도 그녀의 상태가 나아질 거라는 희망을 주지 않았다. 그들은 그녀의 병이 계속 진행되어 결국 휠체어를 타다가 조기 사망으로 이어질 거라고 믿었기 때문에, 그들의 목표는 이러한 피할 수 없는 병의 진행을 늦추는 정도가 고작이었다.

최근 팔머는 혈액 검사와 또 한 번의 MRI를 통해 자신의 치유 상태를 확인했다. 검사 결과 신경 조직에 대한 모든 항체는 정상 범위에 있었고, MRI에서는 새로운 병변이 없고 이전의 오래된 병변은 사라지거나 희미해졌다. 신경과 전문의는 그녀에게 "이보다 더 좋을 수는 없을 것"이라고 선언했다.

팔머는 자신의 끔찍한 예후를 받아들이지 않았고, 그 결과 오늘날 수천 명의 자가 면역 질환자들에게 희망을 심어주고 있다. 그녀의 영감을 주는 이야기와 지속적인 연구는 기존 의학계에서 여전히 '불치'로 간주하는 질병들로부터 치유될 수 있다는 한 발 더 나아간 증거를 보여주고 있다. 팔머에 대해 더 자세히 알아보려면 PalmerKippola.com을 방문하기 바란다.

실천 단계

우리는 모두 뇌와 몸을 연결하는 직관적 감각을 가지고 있다. 어떤 사람들은 다른 사람들보다 직관에 더 세심한 주의를 기울이는 법을 배웠다. 직관에 접근하는 것은 마치 다른 정신적 근육을 훈련하는 것과 같으며, 따라서 사용하지 않으면 잃게 된다.

나는 《근본적 치유》에서, 마음을 고요히 한 뒤 스스로에게 "내 몸과 마음과 영혼이 낫기 위해 필요한 것이 무엇인가?"라고 묻는 것 등 자신의 직관에 접근하기 위한 몇 가지 방법을 설명한 바 있다. 이것 외에도 유도 심상화guided imagery, 명상, 일기 쓰기, 꿈 작업 등이 있었다. 다음은 자신의 직관 '근육'을 강화하는 데 도움이 되는 몇 가지 추가 실천 방법이다.

에너지 치유를 시도한다

• 침술 및 기타 에너지 기반 치료법을 포함하는 전통 중의학은 기氣의 흐름을 개선하는 동시에 질병을 일으킬 수 있는 정체된 에너지를 해소해 준다고 여겨진다. 개인 클리닉, 병원 또는 스파 등에서 면허가 있는 침술사를 찾을 수 있다.(한국에서는 침술사 면허가 없고 한의사가 담당한다.—옮긴이) 일부 보험에서는 침 치료에 보험이 적용된다.(한국에서도 질환의 치료 목적으로 한의원에서 침 치료를 받

는 경우 건강보험이 적용된다.—옮긴이)

- 레이키는 물리적 접촉을 하지 않는 에너지 치유의 한 형태이다. 이러한 유형의 에너지 작업은 원격으로 수행할 수도 있지만, 치유사는 당신의 에너지에 접근해서 손을 당신 몸으로부터 몇 센티미터 위로 움직이면서 에너지가 막혀 있는 곳으로 이동한다. 개인 숍, 건강 클리닉 또는 병원에서 공인 레이키 치료사를 찾도록 한다.(레이키는 일본에서 주로 시행하고 있는 치료법으로 한국에는 국가 차원에서 레이키 치료사를 공인하는 제도가 없다.—옮긴이)

- 요가는 명상을 위해 마음을 준비하는 방법으로 수세기 전에 개발되었다. 아사나asana로 알려진 모든 신체 요가 수련법들은 몸과 마음을 이완시켜 직관의 소리를 들을 수 있는 고요한 내면으로 들어갈 수 있도록 도와준다. 쿤달리니kundalini 요가는 인식에, 또 직관 능력의 향상과 에너지 장의 강화에 초점을 둔 독특한 형태의 요가이다. 대부분의 도시에서 요가 스튜디오, 커뮤니티 센터나 피트니스 센터의 요가 수업을 찾거나 온라인이나 앱을 통해 수업을 들을 수 있다.

- 당신의 길을 안내해 줄 에너지 치유 전문가를 찾는다. 기술의 발전으로 에너지 치유사나 교사를 찾아서 작업하기가 아주 쉬워졌다. 많은 에너지 치유사들이 대면 워크숍을 통해 가르치고 있는데, 지금은 온라인 과정, 비디오, 코칭 및 교육 등을 통해 도나 에덴Donna Eden, 마하엘레 스몰 라이트Machaelle Small Wright 같은 최고의 전문가들이 지도하기도 하고, 바디토크, 힐링 터치 요법 및 매트릭스 에너제틱스Matrix Energetics 등에 관한 것들이 제공되기도 한다.

자신의 몸에 귀를 기울인다

결정을 내리고자 할 때 크든 작든 그 결정 하나하나에 대한 신체의 반응을 테스트하기 시작한다. 각각의 가능한 결과에 대해 생각할 때 위가 꽉 조이는지 이완되었는지 확인한다. 어떤 선택의 결과는 당신을 설레게 하는 반면 어떤 선택은 그렇지 않다는 것이 느껴지는가? 어떤 결정에 대해 생각할 때 메스꺼움이 느껴지는가 아니면 편안한 마음이 드는가? 신체 감각을 통해 전달되는 직관은 당신의 의사 결정을 안내하는 데 도움이 될 수 있다. 이러한 신호를 배우기만 하면 된다.

산만함에서 벗어난다

결정을 내리기 위해 직관에 귀를 기울이고자 할 때, 주의를 산만하게 하는 요소(예컨대 TV, 라디오, 컴퓨터)에서 벗어나는 것이 중요하다. 몸의 자연스러운 직관을 활용하려면 샤워를 하거나 이어폰 없이 산책을 하거나 라디오 없이 드라이브를 간다. 이런 텅 빈 고요한 공간에서는 직관의 목소리를 듣기 위해 그렇게 많이 애쓸 필요가 없을 것이다.

뇌의 직관적인 영역을 연구하는 연구자들은, 무슨 일이 일어나고 있는지 뇌의 나머지 부위가 알기 전에 종종 그 정답을 알고 있는 당신의 어떤 부분이 있다는 것을 안다. 이것이 바로 직관이다. 당신은 직관을 가지고 태어났으며, 일상 생활에서 그것을 더 강하게 하고 더 잘 드러나도록 만드는 간단한 방법들이 있다. 근본적 치유 생존자들은 무서운 질병의 진단으로 인해 일상이 위협을 받는 순간, 종종 직관이 크고 또렷해지면서 강한 직감이나 갑작스런 통찰 또는 차분한 내면의 목소리를 통해 우리에게 말을 건넨다는 것을 보여준다. 비록 우리 사회가 이러한 직관의 안내를 비논리적이고 충동적인 것이라고 무시하는 경향이 있지만, 연구자들은 이러한 직관의 안내가 우리 뇌의 어떤 부분, 즉 오직 생존에만 관심 있는 뇌의 한 부분에서 나온다는 것을 보여주고 있다.

6장
억눌린 감정 풀어주기

앨리슨 이야기

"과거의 감정을 붙잡고 새로운 미래를 만들 수는 없다."
—조 디스펜자Joe Dispenza

　실수로 뜨거운 난로를 만지면, 다음에 난로를 볼 때 몸은 그 고통을 기억해 낸다. 그래서 화상을 입을까봐 두려워 본능적으로 난로에서 멀리 떨어져 있게 된다. 감정적 고통도 마찬가지 방식으로 작용한다. 몸과 마음은 과거의 특정 순간에 느꼈던 감정적 고통을 기억하며, 그 기억은 당신 자신을 보호하기 위해 보관되거나 때로는 깊은 곳에 묻힌다. 그것은 우리가 살아가는 데 도움이 되기 때문에 유용한 자기 방어 메커니즘이라고 할 수 있다. 그러나 과학자들은 감정을 억제하는 것이 면역 시스템을 억제하여 질병을 유발하고 신체의 치유 능력을 방해할 수 있다는 사실을 밝혀냈다.[1]

　《근본적 치유》에서도 언급했듯이, 억눌린 감정이란 부정적이든 긍정적이든, 의식적이든 무의식적이든 당신이 붙들고 있는 모든 감정을 말한다. 스트레스, 두려움, 슬픔, 걱정, 향수 등이 다 여기에 포함되며, 근본적 치유 생존자들은 그러한 감정을 해소하는 것이 치유 여정에서 매우 중요하다고 믿는다.

이 장에서 우리는 이 주제와 관련하여 지난 몇 년 동안 문화적으로 진전된 측면을 살펴보고, 억눌린 감정을 풀어준다는 것이 무엇인지 그 핵심 사항을 살펴볼 것이다. 사회적 관심이 높아지면 대개 과학적 관심도 거기에 따라가는 만큼, 우리는 감정과 면역 체계의 관계에 대해 수행된 새로운 연구도 살펴볼 것이다. 그 다음으로, 억눌린 감정을 해소하는 것이 어떤 힘을 지녔는지 아름답게 보여주는 뇌암brain cancer의 근본적 치유 생존자, 앨리슨Alison의 치유 이야기에 흠뻑 빠지게 될 것이다. 우리는 인터뷰를 진행하면서 억눌린 감정을 풀어주는 것이 치유 여정에서 가장 어려운 부분의 하나였다는 말을 자주 들었다. 그래서 우리는 또한 당신에게 감정 치유 여정의 출발점을 제공하고자 몇 가지 간단한 실천 방법을 소개할 것이다.

10여 년 전, 내가 근본적 치유 생존자들 사이에서 처음으로 공통된 요소들을 찾기 시작했을 때, 나는 식이 요법, 보조제, 운동과 같은 신체적인 것들에 대해 듣게 되리라 기대했다. 하지만 모든 인터뷰에서 정신적·감정적·영적인 치유 요소들이 줄기차게 거론되는 것을 보고 나는 누구보다 더 놀랐다. 나는 과거 감정의 중요성이나 그것들과 현재의 신체적 건강 사이의 연관성을 전혀 예상하지 못했다. 그러나 근본적 치유 생존자들은 완전한 치유를 위해서는 감정적으로 지고 있는 짐을 내려놓을 필요가 있다고 거듭해서 이야기했다.

근본적 치유 생존자들과 이들의 치유사들은 '막힘blockage'이 해결되지 않을 때 결국 질병으로 이어질 수 있다는 이론을 가지고 있다. 이들의 이론에 따르면 이러한 막힘은 신체적·감정적 또는 영적인 부분 어디에든 있을 수 있다. 이 틀에서 보면 몸-마음-영의 세 수준이 에너지(氣) 측면에서나 혈류 측면에서 모두 자유롭게 흐를 때 건강한 상태가 된다. 근본적 치유 생존자들은 암성癌性 종양이 제거해야 할 물리적 폐색physical blockage이라고 본다. 따라서 종양을 제거하려면 폐색의 근본 원인을 찾아 해결해야 한다. 그러지 않으면 종양이 다시 나타날 수 있다. 이런 이유로 근본적 치유 생존자들은 그들의 삶에서 육체적·감정적·영적 측면의 어느 것이든 '고착'되어 있는 것을 찾아 제거하는 데 집중한다.

스트레스가 암 세포를 감지하고 제거하는 데 관여하는 면역 체계를 약화시킨다는 사실이 여러 연구에서 거듭 입증되었다. 스트레스는 면역 세포뿐만 아니라 신체의 모든 세포에 부정적인 영향을 미친다. 다행히도 수백 건의 연구에서, 스트레스나 분노, 두려움을 해소하면 면역 체계가 강화되는 것으로 나타났다. 따라서 건강이 위기에 처한 상황에서 스트레스 관리 방법을 찾는 것은 근본적 치유 생존자들에게 필수적인 단계가 된다.

스트레스와 마찬가지로 두려움도 면역 체계를 약화시키거나 '얼어붙게' 만드는 또 다른 감정이다. 암 진단의 심각성을 고려하면, 두려움이 근본적 치유 생존자들 사이에서 가장 일반적으로 억제되는 감정의 하나라는 것은 놀라운 일이 아니다. 특히 죽음에 대한 두려움은 암 환자가 진단을 받는 순간부터 엄습해 온다. 두려움에 직면하기가 쉬운 일은 아니지만, 치유사와 근본적 치유 생존자들은 그것이 몸의 균형을 되찾는 데 도움이 된다고 입을 모아 말한다. 반면에 두려움을 붙잡고 있으면 몸이 '긴장되어' 에너지의 흐름이 막힌다. 나중에 자세히 설명할 앨리슨의 이야기는 두려움을 받아들이고 다루는 방법을 배운 근본적 치유 생존자의 훌륭한 예를 보여준다.

스트레스와 두려움 같은 감정을 충분히 느끼고 그것을 완전히 풀어주면 신체도 역시 비슷한 방식으로 이완되어 면역 시스템의 치유 능력이 강화된다. 많은 근본적 치유 생존자들은 그것을 폭포 아래에 서 있는 것에 비유한다. 상황에 대한 반응으로 감정들이 당신에게 쏟아지지만, 그 감정들은 결국 밖으로 흘러나가서 당신으로부터 멀어진다. 당신이 항상 '감정의 폭포' 아래에 서 있다면, 이는 당신이 삶과 이 삶이 주는 모든 감정을 최대한 느낄 수는 있지만 결코 감정적 짐이 쌓이지는 않는다는 의미이다. 그 결과 당신은 과거에 얽매이지 않은 채 현재 순간에 느낄 수 있는 모든 감정을 경험할 수 있다.

최신 연구 결과 및 현황

지난 몇 년 사이 우리는 억눌린 감정을 해소하는 것이 중요하다는 인식이 우리 집단 의식의 최전선에 등장하는 것을 보고 있다. 다른 사람들과 자신의 감정에 대해 상의하고 그것을 다루는 새로운 방법을 찾는 분위기가 점점 더 형성되고 있다. 최근 대중 문화에서 눈에 띄는 것 중에는 두려움과 트라우마에 대한 깊은 이해, 자기 사랑의 중요성, 해결되

지 않은 트라우마를 돕는 도구인 태핑 요법이나 안구 운동 둔감화 및 재처리 요법eye movement desensitization and reprocessing(EMDR)(부정적인 생각과 감정, 행동을 제대로 처리되지 않은 기억의 결과로 보는, 트라우마 치료를 위한 심리 치료법 중의 하나. 체계화된 과정으로 구성된 안구 운동 형태로 치료가 이루어진다—옮긴이) 등이 있다.

두려움과 트라우마에 대한 더욱 깊은 이해

두려운 생각을 할 때마다 자가 치유 메커니즘이 꺼진다. 두려움과 같이 스트레스가 큰 감정은 우리 몸 안에 스트레스 반응을 유발해 면역 체계를 억제하는 투쟁-도피 모드에 돌입하게 만든다.《뉴욕 타임스》베 스트셀러인《치유 혁명Mind Over Medicine》(한국어판 제목—옮긴이)과《두려움 치유The Fear Cure》(한국어판 제목—옮긴이)의 저자로 내 친구이자 동료이기도 한 리사 랜킨Lissa Rankin 박사는 질병에서 두려움이 하는 역할에 대해 주저 없이 이렇게 이야기한다.

건강하게 오래 살기를 원한다면, 무엇을 먹는지, 운동을 하는지, 비타민을 얼마나 먹는지, 또는 나쁜 습관이 얼마나 되는지보다 두려움을 잘 다루는 것이 훨씬 더 중요합니다. 많은 질병의 근원에 확인되지 않은 두려움이 있을 수 있다고 하면, 아마도 급진적인 주장으로 들릴 수 있을 겁니다. 그러나 내가 말하려는 것은 질병에 생화학적 뿌리가 없다는 말이 아니라, 두려움이 신체의 자연스런 자가 치유 메커니즘의 작동을 정지시켜 우리가 생화학적 영향에 취약하도록 만든다는 것입니다. 내가 말하고자 하는 더 중요한 것은 우리가 이 문제에 대해 뭔가를 할 수 있다는 것입니다. 두려움과 올바른 관계를 맺으려면, 두려움과 친구가 되고, 그것에 호기심을 갖고, 두려움을 느끼는 부분이 당신 전체를 장악하지 않도록 그 부분에 귀 기울이면서 그 부분을 진정시켜야 합니다. 그렇게 되면 스트레스 호르몬이 흩어져 없어지고, 친밀감의 생화학 물질들로 이루어진 치유의 호르몬이 나와 자연 치유의 가능성을 열어주는 호르몬 단계가 준비됩니다.

다른 많은 근본적 치유 생존자나 치유사처럼, 랜킨은 인생의 도전을 배움의 기회로 기꺼이 받아들인다면 두려움을 떨쳐내고 더 많은 호기심과 자기 이해를 향해 나아갈 수 있다고 말한다. 근본적 치유 생존자들이 치유 여정에서 직면하게 된다는 두 가지 두려움은 구체적으로, 검사를 받거나 의사를 만나기 전 느끼는 '진료 불안감', 그리고 언제 맞닥뜨릴지 모르는 죽음에 대한 두려움이다.

두 가지 두려움 모두 당연히 느낄 법한 진짜 두려움이다. 그러나 그 두려움에 압도되어 마비될 필요는 없다. 그 대신 그러한 두려움을 받아들이고 그 두려움을 느슨하게 만드는 방법을 찾을 수 있다. 두려움에 대한 랜킨 박사의 '처방' 중 하나는 명상이다.

두려움의 소리에서 멀어질 수 있다면[예를 들어 명상을 통해], 당신은 아주 고요하고 평화로운 곳을 발견하게 될 겁니다. 그리고 이 절대적인 고요의 장소에 접근하려면 '지금 이 순간에in the present moment' 있어야 하며, 이 고요의 장소에 두려움은 존재하지 않습니다. 당신이 이러한 의식 상태에 있을 때에는 자신의 죽음조차도 당신을 두렵게 만들지 못할 것입니다.

두려움은 우리의 면역 시스템을 억누를 수 있지만, 명상과 같은 방법으로 우리는 그것이 힘을 발휘하지 못하도록 흩뜨려놓을 수 있다. 우리는 두려움의 피해자가 될 필요가 없으며, 오히려 두려움을 모든 치유 과정의 자연스러운 일부로 받아들이고 관리할 수 있다. 마음 챙김 기반의 스트레스 감소법mindfulness-based stress reduction(MBSR)은 억눌린 감정을 해소하는 효과적인 전략이며, MBSR이 건강 개선에 미치는 수많은 기전들을 이해하기 위한 연구가 계속 진행되고 있어 기쁘다.

예를 들어 유방암 환자를 대상으로 한 최근 연구에서, 6주간의 MBSR 과정을 마치고 나자 텔로미어의 길이와 활동이 크게 증가했다는 사실이 밝혀졌다. 텔로미어는 신발 끈의 끝에 있는 작은 플라스틱 캡이 신발 끈이 닳지 않게 해주는 것처럼 DNA의 끝을 감싸서 보호하는 역할을 한다. 나이가 들면 세포의 DNA가 복제되어 새로운 세포를 만들 때마다 텔로미어가 자연스럽게 줄어든다. 텔로미어가 짧을수록 세포는 '나이가 들고', 나이가 들수록 질병에 걸릴 위험이 커진다. 이 연구에서 유방암 환자들은 MBSR의 잘 알려진 심리적 효과(예를 들어 우울증, 불안감, 암 재발에 대한 두려움의 감소)를 경험했을 뿐만 아니라, 텔로미어 길이가 늘어나고 활동성이 증가하면서 세포의 건강이 개선되는 효과를 보았다.[2]

과학자들은 두려움이 면역 체계에 미치는 영향 외에도, 부정적인 아동기 경험이 성인기의 신체 건강을 포함하여 장기적으로 미치는 영향을 이해하기 시작했다.[3] 어린 시절의 스트레스 경험은 스트레스에 대한 기저基底 반응을 높일 수 있으며, 이는 우리가 논의한 바와 같이 면역 기능을 억제해 이후 만성 질환에 걸릴 가능성을 더 높인다.[4]

그리고 최근의 #미투MeToo 운동 덕분에, 우리는 과거 트라우마와 폭행에서 비롯된 억압된 감정의 심각성을 그 어느 때보다 크게 인식하게 되었다. 성폭행 생존자의 50퍼센트가 평생 동안 외상 후 스트레스 장애post-traumatic stress disorder(PTSD)를 겪고,[5] 일생 동안 여성 다섯 명 중 한 명은 강간을 당한다는[6] 사실을 감안할 때, 많은 암 환자들에게 성적 학대가 억압된 감정의 근원이 될 수 있다는 점은 더없이 논리적인 귀결이다. 트라우마를 경험한 암 환자들에게 #미투 운동이 갖는 의미는 사회가 마침내 트라우마를 둘러싼 오래된 감정을 이야기하고 풀어내는 것이 얼마나 중요한지 인정했다는 점이다. 그리고 그 결과 이러한 환자들이 자신들의 감정을 처리하는 데 필요한 도움을 받을 수 있게 되었다는 점이다. 아래에서 자세히 설명하는 EMDR 및 EFT는 과거의 트라우마를 풀어주는 데 크게 도움이 되는 새로운 치료법들이다.

자기 사랑

요즘에는 잡지를 펼치든 팟 캐스트를 듣든 소셜 미디어를 열든 자기 사랑self-love의 중요성에 대해 이야기하는 사람을 쉽게 만날 수 있다. 자신을 사랑한다는 개념은 많은 사람들이 자조self-help 운동의 창시자로 여기는 루이스 헤이Louise Hay에 의해 시작되어 수십 년 동안 널리 받아들여져 왔다. 루이스는 1978년에 스스로 고안한 확언affirmation, 시각화visualization, 영양적인 정화淨化 및 심리 치료 프로그램을 사용하여 자궁 경부암에서 자연적으로 치유되었다. 그 후 그녀는 다른 사람들이 스스로를 사랑하고 감사하는 법을 배워 삶을 개선할 수 있도록 돕는 일에 평생을 바쳤다. 더 많은 사람들이 자기 자신을 사랑할 때 더 많은 사랑을 줄 수 있고, 따라서 세상은 더 나은 곳이 된다. 루이스에 따르면 "자신을 사랑하는 것이 우리 삶에 기적을 일으킨다."

자기 사랑 운동은 최근 몇 년 사이 소셜 미디어 덕분에 크게 유행하게 되었다. 24시간 내내, 1년 열두 달 소셜 미디어에 사로잡혀 살아가는 세상에서 우리는 이제 친구, 지인, 연예인의 (매우 이상화된) 삶을 들여다보는 열린 창을 갖게 되었다. 사람들은 자신의 좋지 않은 일이나 그저 그런 평범한 일상은 소셜 미디어에 거의 올리지 않는다. 그 대신 화려한 휴가나 행복한 아이들, 직업적 성취, 자기가 만난 매력적인 사람들, 자원 봉사 같은 '인스타에 올릴 가치'가 아주 큰 순간만을 공유하는 경향이 있다. 불행히도 끝없이 이어지는 이 완벽한 이야기들의 흐름은 잘못된 비교, 부러움, '상대적으로 부족한' 느낌을 불러올 수 있다. 많은 연구들은 소셜 미디어 사용이 불안과 우울증 증상에 기여한다고 밝히고 있다.[7]

이러한 맥락에서 자기 사랑 운동의 부활은 자신을 다른 사람과 비교하려는 우리의 자연스러운 경향이 균형을 잡도록 도와준다. 자신을 위한 특별한 어떤 것을 하면서 스트레스를 해소하고 행복을 되찾고자 하는 사람들의 사진이나 #자기사랑selflove, #자기돌봄selfcare 해시태그가 포함된 소셜 미디어 게시물을 찾아보자. 근본적 치유 생존자들은 '자기 사랑 피정self-love retreat'—내면의 평화와 자기 존중감을 회복하기 위해 며칠 동안 온전히 자신하고만 시간을 보내는 것—을 며칠 또는 몇 주 정도 가지는 식으로 '사회적 해독social detox'을 하고 있다고 보고했다. 이러한 행동을 함으로써 그들은 자기 혐오나 스트레스를 일으키는 감정을 해소하고 자기 사랑의 감정을 키울 수 있었다. 가장 중요하게, 근본적 치유 생존자들은 자기 사랑, 그리고 스스로 가치가 있다는 느낌에 연결되는 것이 몸의 치유에 도움이 된다고 믿는다.

그러한 근본적 치유 생존자 중 한 명이 아니타 무르자니Anita Moor-
jani이다. 그녀는 암 생존자로, 《뉴욕 타임스》 베스트셀러 《그리고 모든 것
이 변했다Dying to Be Me》(한국어판 제목—옮긴이)와 《나로 살아가는 기쁨
What If This is Heaven?》(한국어판 제목—옮긴이)의 저자이며, 현재 세계적 강
연자로 활동하고 있다. 2002년 4월, 그녀가 림프종 2기(림프계 암) 진단
을 받았을 때 아니타는 결혼 후 남편과 홍콩에서 살고 있었다. 그녀는
자신이 암 진단을 받기 전 몇 년 동안, 사랑하는 친구와 가족이 화학 요
법을 받고도 암으로 죽는 것을 봐왔기 때문에 화학 요법을 거부하기로
마음을 굳혔다. 그 대신 그녀는 최면 요법, 명상, 기도, 식단의 변화, 전통
중의학, 아유르베다 의학, 요가 및 자연 요법 등으로 4년간의 치유 여정
을 이어나갔다. 불행히도 이 치유 여정은 암을 막지 못했고, 아니타의 몸
은 계속해서 악화되어 갔다.

진단 후 약 4년이 지나자 아니타의 암은 매우 심각하게 진행되어
전신에 독성 병변이 퍼졌고, 몸은 너무 약해져서 스스로 걷거나 움직
이지도 못하고 침대나 휠체어에 갇혀 있어야 했다. 그녀는 커다란 고
통 속에서 계속 산소 공급을 받고 있었다. 2006년 2월 2일, 아니타는
병원에서 혼수 상태에 빠졌고, 주요 장기들의 기능이 떨어지기 시작했
다. 혼수 상태에서 아니타는 주변에서 일어나는 일, 심지어 멀리서 벌
어지는 일까지도 지각하는 이상한 감각 경험을 했다. 예컨대 그녀는 먼
복도에서 주고받는 대화를 '들을' 수 있었고, 제 시간에 병원에 도착하
려고 서두르는 오빠를 '볼' 수 있었으며, 부모님과 남편이 느끼고 있는
극심한 심적 고통을 '느낄' 수 있었다.

아니타는 연구자들이 임사 체험near-death experience(NDE)이라고 부
르는 것을 경험하고 있었다. 임사 체험 동안, 의식을 잃은 사람은 심오한

영적 여정을 하게 되는데, 이런 임사 체험을 한 많은 사람들이 '하얀 빛' 또는 깊은 감정적 통찰emotional insight과 같은 요소들을 경험했다고 보고한다. 아니타는 임사 체험을 통해, 평생 동안 두려움에 쌓여 자신의 진정한 본성과 감정을 억제해 온 것이 자신의 병을 일으켰고 치유를 방해하고 있다는 것을 깨달았다.

그녀의 두려움은 어린 시절부터 평생을 엄격한 인도 문화 속에서 살면서 모든 사람들의 기대에 부응하려고 노력해 온 데 그 뿌리가 있었다. 그 문화는 아니타를 포함한 여성들이 순종적이고 유순할 것을 기대했는데, 이는 아니타가 익혀온 현대적 사고방식, 독립적인 성격과 상충되었다. 또한 홍콩에서 살며 영국 학교에 다녔음에도 불구하고 힌두교의 관습을 따르는 신디Sindhi(파키스탄의 지역 이름—옮긴이) 인도인으로 성장해야 했기 때문에, 아니타는 평생을 여러 문화에 적응하기 위해(결과적으로 성공하지는 못했다) 애써야 했다. 이런 압박감 속에서 아니타는 자신의 진정한 모습을 잃어버렸다고 말한다. 그녀는 이렇듯 감정을 억눌렀기 때문에 암이 자신의 단절감을 표현하는 물리적 징후가 되었다고 믿는다.

나는 다른 사람들을 기쁘게 하는 사람이었고, 상대가 누구든 그 사람한테서 인정받지 못하는 것에 대한 두려움을 갖고 있었어요. 사람들이 나를 나쁘게 생각하는 일이 없도록 안간힘을 쓰느라 나 자신을 잃어버렸죠. 나는 진짜 내 모습을 표현하지 못했어요. 걱정이 스스로를 가로막았으니까. [임사 체험 중에] 나는 암이 형벌이 아니라는 걸 깨달았어요. 그것은 그냥 나 자신의 에너지였고, 원래 표현하고자 한 자신의 장엄함을 두려움 때문에 표현하지 못하며 산 것이 암으로 나타난 것이었죠.

임사 체험을 통해서 그녀는 자신이 무조건적인 사랑을 받을 자격이 있다는 것—우리는 모두 이러한 사랑을 받을 자격이 있으며, 동일한 보편적 의식의 일부라는 것—을 깊게 이해하게 되었다. 임사 체험을 하는 동안 아니타는 더 이상 두려워할 게 없다는 것을 깨달았다.

[임사 체험 중] 그 확장된 상태에서 나는 내가 평생 나 자신을 얼마나 가혹하게 대하고 판단했는지 깨달았어요. 이러한 이해는 내가 더 이상 두려워할 게 없다는 것을 깨닫게 해주었죠. 나는 내가, 아니 우리 모두가 어디에 연결되어 있는지 보았으니까요. 나는 한 가지 강력한 선택을 했어요. 몸으로 돌아오기로요. '깨어 있는 상태'에서 내린 그 결정이 내가 다시 돌아오게 된 가장 강력한 원동력이었죠.

아니타가 일단 '돌아오기'로 결정하자, 그녀는 의학적 예견이 무색할 만큼 신속하고도 완전하게 회복되었다. 혼수 상태로부터 6개월 만에 그녀는 질병이 전혀 없는 활기차고 건강한 여성으로 변했다. 아니타가 완전히 회복되었음은 여러 종양 전문의에 의해 확인되고 기록되었지만, 그들 중 누구도 그녀가 어떻게 해서 회복되었는지는 설명하지 못했다. 그렇지만 그녀는 자신이 두려움을 내려놓고 무조건적인 사랑—자신과 다른 사람들 모두에 대한—을 받아들였기 때문에 치유되었다고 믿는다.

아니타는 2006년 이후로 암이 재발하지 않고 지금까지 치유 상태를 유지하고 있다. 현재 그녀는 전 세계를 여행하며 보편적인 사랑과 자기 수용의 메시지를 전하고 있다. 임사 체험 부분은 누구나 경험할 수 있는 것이 아니지만, 두려움을 내려놓고 자신에 대해 부정적으로 말하기를 그만두라는, 그 대신 자기 사랑을 실천하라는 그녀의 메시지는 다른 근본적 치유 생존자들 사이에서도 흔히 나타난다.

안구 운동 둔감화 및 재처리 요법

외상 후 스트레스 장애PTSD와 관련해 가장 많은 관심을 받는 사람들은 퇴역 군인인데 여기에는 그럴 만한 이유가 있다. 미국 보훈처는 현재 퇴역 군인의 11~20퍼센트가 PTSD를 겪고 있으며, 특히 베트남전 참전 군인의 30퍼센트는 평생 동안 PTSD를 겪을 것으로 예상하고 있다.[8] 설상가상으로 PTSD로 고통받는 사람들이 암에 걸릴 확률이 훨씬 더 높다는 연구 결과도 있으며,[9] 이러한 연구 결과는 PTSD 치료를 더욱 시급하게 만든다.

미국 보훈처는 PTSD를 가진 퇴역 군인들을 돕기 위한 믿을 만한 심리 치료 방법으로 안구 운동 둔감화 및 재처리eye movement desensitization and reprecessing(EMDR) 기술을 채택했다. 이 기술은 수십 년 동안 심리학자들이 실행해 온 기술이지만, 보훈처의 채택으로 인해 지난 몇 년 사이에 그 인기가 크게 높아졌다.

간단히 말하면 EMDR은 잘못 저장된 정보(예를 들어 트라우마 기억)의 재처리를 촉진하기 위해, 안구 운동 또는 소리를 통해 뇌의 양측을 교대로 자극하는 심리 치료 기술이다.[10] 전문 심리 치료사가 진행하는 EMDR 세션에서 당신은 눈을 마치 시계추처럼 좌우로 규칙적으로 움직이거나, 손 버저들을 잡거나, 오른쪽 귀와 왼쪽 귀로 소리를 번갈아 듣거나 하면서(1980년대 비디오 게임 '퐁Pong'을 생각해 보라) 과거에 경험한 트라우마를 자세히 설명하게 된다. 뇌가 좌우 자극에 주의를 기울이는 가운데 그러한 트라우마 사건을 이야기하게 되면 뇌가 재프로그래밍되면서 트라우마 기억이 재구성되는 것으로 보인다.

EMDR이 '어떻게' 작동하는지 정확하게 이해하기 위한 노력이 여전히 진행 중이지만, 연구자들은 EMDR이 실제로 '기능'하고 PTSD에 효과적인 치료법이라는 건 확인했다.

지난 몇 년 동안 EMDR 연구에서 큰 진전이 있었는데, 그것은 과학자들이 이제 뇌파 검사electroencephalography(EEG) 또는 기능적 자기 공명 영상functional magnetic resonance imaging(fMRI)과 같은 뇌 영상 기술을 사용해 이 치료법이 어떻게 뇌를 변화시키는지 정확히 보여줄 수 있게 되었기 때문이다. 이러한 뇌 영상 연구에 따르면, EMDR뿐만 아니라 외상 중심 인지 행동 치료trauma-focused cognitive behavioral therapy(TF-CBT)와 같은 다른 치료법도 뇌의 편도체, 전전두엽 피질 및 해마의 활동을 크게 감소시키는 것으로 나타났다. 이 영역의 활동 감소는 스트레스 호르몬인 코티솔 수치를 낮추는 데 도움이 된다.[11]

또 다른 연구에서는 PTSD에 대한 15건의 연구를 검토한 결과, 항우울제, 바이오피드백 기반 이완 훈련biofeedback-assisted relaxation training, 인지 재구성을 통한 장기간 노출 요법prolonged exposure with cognitive restructuring 등의 다른 치료법과 비교해, EMDR이 PTSD에 대한 가장 빠르고 효과적인 치료법 중 하나임을 알아냈다.[12] 또 PTSD로 고통받는 유방암 환자에 대해 연구한 이탈리아 연구팀은 EMDR 치료 전후의 뇌파 변화를 조사한 결과, EMDR이 대조군에 비해 유방암 환자의 PTSD를 완화하는 데 매우 효과적임을 발견했다.[13]

위암 환자의 스트레스를 줄이는 방법을 찾는 또 다른 연구에서는 위암 환자들로 이루어진 참가자들을 무작위로 두 그룹으로 나누어, 첫 번째 그룹은 표준 암 치료만 받고, 두 번째 그룹은 표준 암 치료와 함께 훈련된 간호사로부터 두 차례에 걸쳐 일대일 EMDR 세션을 받게 했다.

그 결과 EMDR 세션까지 받은 그룹에서는 스트레스 감소가 뚜렷이 나타난 반면 표준 치료만 받은 그룹에서는 스트레스 감소가 전혀 나타나지 않았다.[14] 이러한 연구들을 통해 종합적으로 EMDR이 암 환자의 스트레스나 트라우마와 같은 억압된 감정을 해소하는 데 안전하고 효과적인 방법임을 알 수 있다.

태핑 요법

PTSD, 불안, 우울증 등의 완화에 도움이 되는 것으로 나타난 또 다른 유망한 기법은 감정 자유 기법emotional freedome technique(EFT)이라고도 불리는 태핑tapping 요법이다. 태핑은 전통 중의학과 현대 심리학의 원리에 기초한 치유 기법이다. 태핑은 에너지 흐름을 개선하기 위해 경락經絡(전통 중의학에서 말하는 신체의 에너지 경로)을 두드린다는 점에서 침술과 유사하다. 그러나 침과 같이 바늘을 사용하는 대신 손가락 끝을 사용하여 특정 지압점(경락의 끝점, 즉 경혈)을 부드럽게 반복해서 두드린다. 태핑은 바늘 없이 경혈을 자극하는 방법이라고 할 수 있다. 이 지점들을 두드리는 동안, 특정 지압점과 관련된 특정 감정이나 신체 증상이 재구성되는데, 이 부분에 심리학이 도입된다.[15] 좋은 소식은 침술은 침술사(한국에서는 한의사—옮긴이)가 있어야 하지만 태핑은 당신이 편한 시간에 집에서 직접 안전하게 할 수 있다는 것이다.

태핑의 주요 목표는 두려움, 육체적 고통, 건망증 또는 현재 당신을 괴롭히고 있는 부정적 감정이나 신체 증상을 해소하는 것이다. EFT 치료사들에 따르면, 긍정 문구(예를 들어 "나는 편안합니다")를 머릿속으로 반복하면서 적절한 경혈을 두드리면 뇌의 변연계와 신체 에너지 시스템이 동시에 관여하게 되기 때문에 억눌린 감정을 풀어주는 데 도움이 된다

고 한다.[16]

연구자들은 EMDR에서와 마찬가지로 태핑(EFT)에서도 똑같이 긍정적인 결과들을 보고 있다. 수십 개의 연구에서 감정을 해소하는 데 태핑이 효과가 있음을 볼 수 있었다.[17)18)19)] 이외에도 저명한 EFT 전문가 페타 스태플턴Peta Stapleton 박사, 도슨 처치Dawson Church 박사 등이 포함된 한 연구자 그룹에서는 태핑이 감정뿐만 아니라 신체적 문제의 개선으로도 이어질 수 있다는 것을 입증해 가고 있다.[20)]

연구에 참가한 사람들은 자격을 갖춘 강사들이 이끄는 4일간의 EFT 훈련 워크숍에 참여해 임상 시연 및 실습 세션, 강사 피드백 등의 과정을 거치며 태핑을 배웠다. 연구자들은 워크숍의 심리적 효과를 측정하기 위한 전반적인 설문조사를 하는 것 외에도, 심박 변이도를 측정해 중추 신경계에 EFT가 미치는 영향을 알아보고, 안정시 심박수와 혈압을 측정해서 EFT가 순환계에 미치는 영향도 알아보고자 했다. 또한 코티솔 수치를 측정하여 EFT가 내분비계에 미치는 영향을 파악하고, 타액 샘플을 분석하여 면역계에 미치는 영향도 검사했다.

12시간의 태핑 워크숍 후 참가자들은 불안, 우울증, 외상 후 스트레스 장애 및 통증 수준이 크게 감소했다고 보고했다. 또한 참가자들이 스스로 밝힌 행복 수준도 크게 증가했다. 그러나 가장 눈에 띄는 것은 참가자들의 신체적 변화였다. EFT 워크숍 후 참가자들의 코티솔 수치, 혈압, 안정시 심박수가 크게 감소했는데, 이 모든 징후는 투쟁-도피 모드에서 벗어나 휴식 및 회복 모드로 전환되었다는 신호로 볼 수 있다.[21)]

두 가지 추가 연구에서는 태핑이 실제 건강을 증진시키는 방향으로 유전자 발현을 변화시킬 수 있다는 것을 발견했다. 앞서 논의한 바와 같이 특정 유전자가 있다고 해서 곧 그 유전자가 발현되거나 '켜진다'는 의미는 아니다. 후성유전학 분야에서는 식습관이나 감정 패턴, 운동 습관을 포함한 생활 습관 요인이 몇 주 또는 며칠 만에도 건강한 유전자를 켜거나 건강하지 않은 유전자를 끌 수 있음을 보여주었다.

한 연구에서는 전쟁에 참가했다가 퇴역 후 PTSD로 고통받는 군인들을 조사했다. 일주일에 한 시간씩 10주 동안 EFT 세션에 참여한 결과, EFT를 받은 퇴역 군인들 사이에서 염증 감소, 면역력 강화와 관련된 여섯 가지 유전자 발현이 대기자 대조군(임상 시험에서 적극적인 치료를 하지 않고 대기하던 사람들을 대조군으로 활용한다—옮긴이)에 비해 유의미하게 변화했다. 참가자들에게 더 의미 있는 것은 EFT를 받은 퇴역 군인들의 PTSD 증상이 50퍼센트 이상 감소한 것으로 나타났다는 점일 것이다.[22]

두 번째의 소규모 파일럿 연구(선행 연구)에서는 한 시간 동안의 EFT 세션 1회와 한 시간 동안의 사교 활동의 효과를 비교했다. 연구자들은 단한 시간 동안의 태핑 세션으로도 면역력 강화 및 염증 감소와 관련된 72개 유전자의 발현이 크게 변한다는 사실을 발견했다. 참가자들의 혈액과 타액 샘플을 모두 분석한 결과, 연구자들은 적혈구와 백혈구의 합성, 대사 조절, 암 억제 유전자를 포함하여 다양한 유전자가 영향을 받는다는 것을 발견했다. 이 작지만 유망한 연구는 건강을 증진하는 쪽으로 유전자가 발현되도록 하는 데 태핑이 잠재적인 힘을 지니고 있음을 보여준다.[23]

마지막으로, EFT와 암에 대해 구체적으로 수행된 연구가 거의 없지만, 한 연구에서는 EFT가 유방암 관련 두 가지 호르몬 요법의 부작용을 줄이는 데 도움이 되는 것으로 나타났다. 이것은 대부분의 유방암 여성이 부작용으로 인해 치료를 중단하게 되어 암 재발로 이어질 수 있다는 점에서 중요한 발견이다. 이 연구에서 참가자들은 3주 동안 주당 세 시간씩 EFT 코스를 수강했다.[24] 참가자들은 코스 시작 전과 코스 종료 후

6주째와 12주째에 여러 장의 설문지를 작성했다. 연구 참가자들은 EFT 코스 덕분에 불안, 우울증, 피로, 안면 홍조가 크게 감소했다고 답했다.

《태핑 솔루션The Tapping Solution》 시리즈의 저자인 닉 오트너Nick Ortner는 모든 사람이 태핑을 접할 수 있도록 하는 데 평생을 바쳤다. 연구에 따르면 태핑은 편도체(뇌의 스트레스 센터)를 조절하고 스트레스 호르몬인 코티솔 수치를 낮추는 것으로 나타났다.—두 가지 모두 면역 체계를 강화하고 암 세포를 제거하는 능력을 증가시킨다.[25] 태핑은 편도체를 '끔으로써', 스트레스 반응을 차단하고 뇌 시냅스(신경 접합부—옮긴이)를 다시 연결해 주어진 상황에 더욱 적절히 감정 반응을 하도록 하는 것으로 보인다.[26] EFT에 대해 닉은 이렇게 말한다.

오늘날 투쟁-도피 반응이 물리적 위협 때문에 일어나는 경우는 드뭅니다. 투쟁-도피 반응의 대부분은 과거의 트라우마 또는 어린 시절의 조건화된 학습에 뿌리를 둔 [부정적인] 기억이나 생각에 의해 촉발됩니다. 불안 또는 그 밖의 불편한 감정을 일으키는 무언가를 생각할 때, 그 생각은 편도체라는 '화재경보기'를 누릅니다. 그런데 투쟁-도피 반응이 일어날 때 태핑을 하면 설령 위협적인 생각이 여전히 존재하더라도 편도체가 활성화되지 않을 수 있다는 메시지가 전송됩니다. 반복을 통해서 해마는 이전에 '위험한' 것으로 분류했던 것이 실제로는 위협이 되지 않는다는 새로운 메시지를 받게 됩니다.

연구자들은 이제 막 태핑의 효과를 측정하고 이해하기 시작했다. 이러한 초기 연구들은 태핑이 억눌린 감정을 풀어주고, 건강을 증진하는 쪽으로 유전자 발현을 바꾸며, 우리의 면역 체계를 강화하는, 빠르고 효과적인 방법임을 보여준다. 적용 범위가 넓고, 쉽게 할 수 있으며, 결과가 금방 나타나기 때문에, 태핑은 억압된 감정을 해소하고자 하는 근본적 치유 생존자들에게 선택받은 치료법이 되었다.

그룹 형태의 감정 해소법

억눌린 감정을 해소하는 모든 기법이 누구에게나 다 효과가 있는 것은 아니다. 명상, MBSR, 태핑 혹은 베개를 치거나 북 두드리기 등 사람마다 자신에게 맞는 방법을 찾아야 한다. 어떤 사람에게는 그룹 환경에서 감정을 풀어내기가 더 쉬울 수 있다. 정신 건강 개선을 위해 그룹 음악 치료 방식을 채택하는 조직들도 점점 더 늘고 있다. 한 연구팀에서는 그룹 음악 치료에서 측정 가능한 심리적 또는 생리적 효과가 나타나는지 연구하기 시작했다.

이 연구에서 참가자들은 일주일에 한 번씩 10주 동안 만나서 함께 드럼을 치는 그룹 드럼 코스에 참석했다. 연구자들은 다른 사회 활동에는 매주 참여하지만 음악 치료에는 적극적으로 참여하지 않은 대조군과 비교하여, 이 코스가 우울증이나 불안 증세를 개선하고 사회적 회복 탄력성social resilience을 향상시킬 수 있는지 확인하고자 했다.[27] 인상적이게도 드럼 연주 그룹에서 6주 만에 세 가지 감정 측정 지표 모두에 걸쳐 현저한 개선이 나타났고 대조군에서는 이러한 개선이 관찰되지 않았다. 더군다나 이 개선 효과는 드럼 코스가 종료된 후에도 3개월 동안이나 지속되었다.

연구를 한 단계 더 진척시키기 위해 연구자들은 참가자들의 타액 샘플을 분석하여 그룹 드럼 연주 코스가 신체적 변화로 이어졌는지 확인했다. 참가자들의 코티솔과 사이토카인(면역 세포에서 분비되는 신호 전달 단백질) 수치를 측정한 결과, 10주간의 그룹 드럼 연주 후 스트레스와 염증 수치가 크게 감소한 것으로 나타났다. 이 같은 수치의 감소는 더 강한 면역 체계를 원하는 사람들에게 좋은 소식이다. 아울러 그룹 환경에서 드럼 연주가 이루어졌다는 점에서 이 연구에는 심리적 · 생리적 효과 외에 사회적 지지라는 치유 요소도 포함된 셈이다. 향후 연구에서 참가자들이 그룹 환경이 아닌 일대일 레슨으로 드럼 연주를 배웠을 때도 이러한 긍정적 결과를 경험할 수 있을지 본다면 흥미로울 것이다.

시카고 출신의 맹장암 생존자인 카린 머레이Caryn Murray는 드럼 연주를 포함해 다양한 방법으로 억눌린 감정을 해소하려고 노력한 근본적 치유 생존자 중 한 명으로, 훈련된 샤먼shaman이자 20년 넘게 마음과 몸, 영의 연결을 연구해 온 사람이다. 암 진단을 받기 전 해에 카린은 고통스러운 이혼과 파산을 경험했을 뿐더러, 파킨슨병과 치매를 심하게 앓고 있던 연로한 어머니를 돌보기 위해 이사를 가야 했다. 당시 스무 살, 스물두 살이던 카린의 두 성인 자녀는 대학에 다니느라 멀리 떨어져 있었다.

이 극도로 힘든 1년 반의 시간이 지난 다음 해인 2013년, 카린은 밥(3장의 '자신의 건강을 주도적으로 다스리기' 편에 나오는 인물)과 동일한 4기 맹장암 진단을 받았다. 그녀의 치료는 복부 장기를 압박하는 약 7킬로그램의 종양을 제거하는 응급 수술로 시작되었다. 수술 뒤 그녀는 이제부터는 자연적으로 암을 치유할 수 있을지 물었지만, 의사는 암이 이미 너무 많이 진행된 상태여서 즉각적인 조치가 필요하다고 대답했다.

카린은 3개월에 걸쳐 4회의 화학 요법 후 12시간의 복강 내 온열 항암 화학 요법hyperthermic intraperitoneal chemotherapy(HIPEC)(복강 내로 직접 항암제를 투입해서 수술로 제거하기 어려운 암 조직을 제거하는 방법. 이 하이펙 시술에 관한 자세한 설명이 3장의 밥 이야기 부분에 나온다―옮긴이) 시술을 하는 데 동의했다. 그녀는 열 가지 근본적 치유 요소들도 모두 받아들였는데, 그 중 억눌린 감정을 해소하는 것이 그녀에게 가장 중요한 요소임을 발견했다.

억눌린 감정을 풀어내는 것은 흥미롭고 해방감을 주는 주제예요. 훈련된 샤먼인 나는 드럼 연주 테이프를 들으며 나만의 여정을 떠났어요. 세션을 진행하던 어느 날 나는 내 생명력 에너지가 새어나가고 있는 자리에서 내가 맺은 일종의 '영혼 계약서soul contract'를 발견했어요. 그 여정 동안 나는 기존 계약을 다시 작성해서 [나의 치유를 돕는] 새로운 영혼 계약으로 바꿀 수 있었습니다.

기존의 현대 의학 치료에 이은 이 수년간의 치유 기간 동안, 카린은 여러 에너지 치유사들과 함께 작업을 했다.

나는 에너지 터치EnergyTouch 치유사와 함께 나의 암 진단에 결부된 핵심 감정을 찾아냈어요. 바로 수치심이었죠! 이러한 자각을 통해 내가 어떻게 스스로를 돌보고 있는지 나 자신을 돌아보게 되었어요. 내 목록의 맨 위에 나는 없었죠. 나는 고갈되고 있었어요. 나는 주는 사람, 돌보는 사람, 엄마, 신성한 공간을 받치고 있는 사람이었죠.…… 다른 사람들을 위해서요. 나는 다른 사람들을 돌보는 것처럼 스스로를 사랑하고 돌보는 법을 배워야 했어요. 오래된 패턴을 깨고 나 자신에게 근본적인 자기 돌봄과 자기 사랑을 주어야 했고, 내 아이들을 사랑하듯이 나 자신을 사랑해야 했습니다.

카린은 어린 시절을 돌아보고 그 시절 자신이 어떤 감정적 패턴을 형성했는지 확인했다. 치유의 일환으로 그러한 감정을 해소할 필요가 있었기 때문이다.

내가 자랄 때 우리 집에서는 아픈 사람이 모든 관심을 독차지했어요. 스스로를 치유하는 동안 나는 내가 간절히 바라던 관심과 보살핌을 받기 위해 내 병을 이용했다는 사실을 깨달았죠. 나는 "더 이상 내 조건을 이용해 사랑과 관심을 받을 필요가 없다"는 말을 반복했습니다. 핵심 문제 또는 트라우마에 도달하는 것이 중요하니까요. 바로 그것이 몸속의 에너지 또는 프라나의 흐름을 가로막아 '편하지 않음dis-ease'(질병을 나타내는 단어 'disease'는 '반대'를 의미하는 'dis'와 '편함'을 의미하는 'ease'가 합쳐진 것이다—옮긴이), 즉 질병을 유발하기 때문이죠.

카린이 5년 생존율이 25퍼센트 미만인 4기 맹장암 진단을 받은 지 6년이 넘었다. 그녀는 하이펙 시술 같은 획기적인 의학 치료와 수치심의 감정을 풀어내는 것 등 열 가지 근본적 치유 요소를 결합하여 엄청난 역경을 극복하고 건강하고 정상적인 삶을 영위할 수 있게 되었다. 그녀는 이제 근본적 치유 워크숍의 자격을 갖춘 강사이자 건강 코치로서 암 환자들에게 보답하고 있다.

억눌린 감정을 풀어주는 것이 회복의 열쇠라고 느낀 또 다른 근본적 치유 생존자는 콜로라도 시골 출신의 활기찬 여성 앨리슨 가넷Alison Gannett이다. 그녀는 자신이 희귀한 말기 뇌암에서 회복될 수 있었던 것은 어린 시절 트라우마를 다루기 위해 한 감정 작업 덕분이라고 말한다.

앨리슨 이야기

2013년, 48세의 앨리슨 가넷은 '완벽한' 삶을 살고 있었다. 당시 그녀는 세계 챔피언 익스트림 프리스키어이자 산악 자전거 선수였으며, 기후 변화 과학자라는 '진짜' 직업을 가지고 있었다. 거기에 부업으로 여성을 위한 아웃도어 스포츠 사업을 운영했다. 또한 그녀는 남편과 함께 80에이커의 목가적인 농장에서 살면서 유기농 식품을 직접 재배했다.

그런 앨리슨에게 설명할 수 없는 신체적·정신적 증상들이 나타나기 시작했다. 그러던 중 그녀가 베이컨을 요리하면서 집을 거의 태워버릴 뻔한 일이 발생하자 남편은 급히 그녀를 응급실로 옮겼다. 그들은 야구공만 한 종양이 그녀 뇌의 절반 이상을 차지하고 있는 것을 발견하고 충격을 받았다. 그렇게 앨리슨은 희귀한 유형의 뇌암인 혈관주위세포종 hemangiopericytoma 진단을 받고 암 환자가 되었다.

의사는 그녀에게 수술과 화학 요법, 방사선 치료가 필요하며, 모든 것이 '잘될 것'이라고 말했다. 하지만 앨리슨은 직감적으로 의사들이 전체 내용을 다 말해주는 것 같지 않다는 느낌이 들었다. 그래서 그녀는 자신이 진단받은 암의 경우에 '잘될 것'이라는 말이 어떤 의미인지 파악하려고 애를 썼다. 그녀는 인터넷 검색을 통해 수술, 화학 요법 및 방사선 치료라는 표준 프로토콜을 따르더라도 치료를 받지 않는 경우보다 훨씬 더 오래 사는 것은 아니라는 걸 알게 되었다. 심지어 2차 암에 걸릴 위험성 같은 심각한 부작용에도 대처해야 했다. 어느 쪽도 선택할 수가 없었다. 앨리슨은 남편과 함께 행복하게 살다가 때가 되면 자연스럽게 죽기를 간절히 원했다.

암 진단 후 앨리슨의 첫 번째 반응은 충격이었고, 곧바로 이에 대한 부정이 이어졌다. 살아야 할 이유가 너무나 강력했기 때문에 그녀는 암울한 예후를 받아들일 수 없었다. 그녀는 생각했다. '나는 이것의 희생자가 되지 않을 거야. 나는 살고 싶고, 어떻게 하면 살 수 있는지 방법을 찾아야 해.'

종양이 뇌로 가는 혈류를 압박하고 있어 언제든지 그녀를 죽일 수 있었기 때문에 앨리슨은 즉시 수술을 받기로 했다. 그러나 불행히도 외과 의사들은 야구공만 한 크기의 종양 근처에 생긴 작은 종양들을 모두 제거할 수는 없었다. 더 걱정스러운 것은 수술로 인해 그녀의 뇌가 손상되었기 때문에, 의사들조차도 화학 요법이나 방사선 치료를 바로 시작하거나 몇 달 내에 진행하는 두 번째 수술을 원치 않을 정도였다. 그러나 역설적으로 그렇게 해서 그녀의 뇌가 수술로 인한 손상으로부터 치유될 수 있었다. 앨리슨은 이 기간을 축복으로 여기고 있다. 왜냐하면 그로 인해 "정말로 열심히 구글 검색을 할 수 있는" 반년의 시간을 벌 수 있었기 때문이다.

열심히 조사하면서 앨리슨은 자신의 암의 경우 기존 치료를 받았을 때 평균 생존 기간이 6.8개월임을 알게 되었다. 그녀는 그 우울한 통계를 떠올리게 될 때마다 인생의 마지막 6~7개월을 어떻게 보내고 싶은지 생각했다. 결국 그녀는 헛된 치료를 받으며 마지막 나날을 보내지 않기로 결심했다. 그보다는 스스로를 치유함으로써 더 나은 통계 수치를 만들기로 했다. 의사의 바람과 달리, 앨리슨은 화학 요법과 방사선 치료, 그리고 남아 있는 작은 종양들을 제거하기 위한 후속 수술을 모두 거부했다.

그 대신 앨리슨은 건강으로 되돌아가는 다른 길을 찾기 위해 공부에 더 매진했다. 그녀는 치유 여정 동안 자신을 인도해 줄 사람으로, 면허가 있는 자연 요법 의사naturopathic doctor(N.D.)이자 미국 자연요법 종양학회American Board of Naturopathic Oncology(FABNO) 회원인 나샤 윈터스Nasha Winters 박사를 찾았다. 윈터스 박사는 25년간 4기 난소암의 근본적 치유 생존자이자 암 대사 이론metabolic theory의 옹호자이다. 많은 근본적 치유 생존자들처럼 윈터스 박사는 스스로 치유된 후, 다른 암 환자들이 기존 의학과 병행하거나 그것을 대체할 자기만의 치유 방법을 찾도록 돕는 일에 평생을 바쳤다. 윈터스 박사는 앨리슨과 함께 암을 일으켰을 법한 원인들을 파악한 다음, 근본 원인이 암을 일으킨 과정을 되돌리는 법이라든지 무독성 치료법을 제안하는 등 다면적인 치유 전략을 권장했다. 앨리슨은 다음과 같이 그때를 회상한다.

암 진단을 받았을 때, 나는 언제 죽을지 모른다는 생각에 잠깐 미쳐 있었어요. 완전히 압도되고 무서웠지요. 하지만 윈터스 박사님으로부터 암은 단지 근본 원인만 알면 된다는 사실과 암의 근본 원인을 찾아 그 예후를 완전히 뒤집어엎은 사람들이 있다는 걸 알게 되자, 암을 되돌릴 수 있고 내 몸이 스스로 치유될 수 있다는 희망의 씨앗을 품게 됐어요.

윈터스 박사와 함께하면서 앨리슨은 다양한 조건들이 자신의 암을 유발했을 수 있다고 이해하게 되었다. 예를 들어 그녀는 장내 미생물 군집이 불균형하다는 것을 알게 됐는데, 이는 아마도 프로 운동 선수에게서 흔히 볼 수 있듯이 수년간 여러 차례의 무릎 수술 후 항생제를 복용했기 때문일 터였다. 그녀는 또한 면역 시스템이 약해져 있었는데, 어린 시절의 귀, 폐 및 부비동의 잦은 감염과 식수에서 나오는 중금속 중독이 원인일 가능성이 컸다. 유전자 검사를 받고 앨리슨은 자신에게 유제품, 곡물, 독소, 포화 지방을 잘 처리하지 못하는 유전적 변이가 있다는 사실도 발견했다. 이것은 평생 저강도의 장 염증과 장 과투과성을 유발할 수 있었다.(대사가 잘 안 되는 식품은 장에 염증을 일으키고 염증이 생긴 장 점막은 원래는 통과시키지 않아야 하는 소화가 덜 된 음식물 분자와 유해 세균, 바이러스 등을 투과시켜 체내에 염증을 일으키게 된다.—옮긴이) 또한 그녀는 평생 다양한 바이러스에 노출된 데다(예를 들어 엡스타인 바 바이러스, 거대 세포 바이러스 cytomegalovirus), 수년 동안 채식만 하면서 혈당 수치가 당뇨 전 단계까지 올라가 있었다. 수년간의 과도한 운동은 엄청난 염증과 부신 피로adrenal fatigue를 유발했으며, 이는 플라스틱 물병과 스키어용 플라스틱 수화水化 장치 같은 내분비 교란 물질에 노출되면서 더 악화되었다. 이 모든 것이 그녀의 갑상선에 부담을 주고 호르몬 불균형을 초래했다.

앨리슨은 평생을 'A형 초과 성취자'로 살면서 과도한 스트레스를 받은 것도 자신의 암을 낳은 중요한 근본 원인이라고 생각한다. 이러한 스트레스는 혈액 검사에서 코티솔 수치 상승으로 나타났다. 스트레스 호르몬인 코티솔이 증가하면 인슐린이 증가하고 혈당 수치가 높아지는데, 이는 당분이 많은 식사를 하지 않더라도 그 스트레스로 인해 암이 선호하는 연료인 포도당 공급이 늘어날 수 있다는 것을 의미한다. 앨리슨에게 있어 이러한 스트레스는 알코올 중독자로 자녀에게 관심 없는 아버지의 딸이었을 때부터 시작되어, 성인이 되면서는 완벽을 추구하는 기질로 인해 지속되었다.

나는 뚱뚱하고 바보멍청이에 수학만 아는 괴짜였어요. 이 때문에 어린 시절 놀림을 받았고, 결국 세계 챔피언 익스트림 스키어가 되어 그에 대한 보상을 지나치다 싶게 받은 것 같아요. 나는 이렇게 말하고 싶었던 것 같아요. "날 좀 봐. 나 지금 너무 멋지지 않아?"

이러한 정신적 · 감정적 스트레스 요인 외에도 앨리슨은 혈액 검사를 통해 자신에게 특정 비타민과 미네랄이 부족하다는 것을 알게 되었다. 유전자 검사를 통해서는 면역과 호르몬 조절에 매우 중요한 비타민 D_3의 흡수를 어렵게 하는 유전적 변이를 가지고 있다는 것을 알게 되었다.

너무 많은 요인들이 잠재적으로 암을 유발했기 때문에, 앨리슨은 치유를 위해 그러한 모든 요인을 해결해야 하며 한 가지 요인의 변화만으로는 자신의 암을 그 전 상태로 되돌릴 수 없다고 믿었다. 그녀는 근본적 치유 열 가지 요소와 매우 유사한, 윈터스 박사의 '10개의 험난한 지형 Terrain Ten'을 해결해야 한다고 생각했다.(윈터스 박사의 '10개의 험난한 지형'에 대한 자세한 내용은 그녀의 책 《대사치료, 암을 굶겨 죽이다 *The Metabolic Approach to Cancer*》[한국어판 제목─옮긴이]에서 확인할 수 있다.) 앨리슨은 맞춤 영양, 수면, 보조제, 운동, 장 투과성, 해독, 바이러스 치료, 명상, 유전학/후성유전학, 그리고 감정적 · 영적 삶까지 그녀 삶의 모든 것을 총망라해 윈터스 박사와 부지런히 협력했다. 그러나 앨리슨은 어린 시절의 트라우마와 평생의 스트레스 패턴이 암의 가장 큰 근본 원인이며, 따라서 그녀의 치유에 가장 필수적인 요소라고 믿게 되었다.

일종의 양파 껍질 벗기기랑 비슷해요. [근본적 치유 요소들을] 당신이 벗겨내야 하는 여러 겹의 껍질로 생각해 볼 수 있는데, 한 번에 모든 겹을 다 벗겨낼 수는 없습니다. 나는 식단은 바꿨지만 스트레스 중독 방식에서 벗어나지 않았다면, 여전히 암 세포들에 잠재적인 연료를 공급하고 있었을 거예요. 암 세포가 포도당이나 과당, 그 밖의 다른 종류의 탄수화물을 발효시켜 사용하기 때문이죠. 스트레스 중독자가 됨으로써 나는 암 세포들이 원하는 걸 주고 있었던 셈이에요.(스트레스가 혈당을 높여 암 세포의 먹이가 되는 당분을 제공한다는 것을 의미한다.—옮긴이) 나는 정말이지 거기에서 벗어나야만했어요. 그래서 EFT와 명상을 한 거예요. 거기에 심층 상담과 심리치료를 받고 전담 명상 코치까지 두었고요. 과거 문제를 처리하고, 미래에 대한 걱정을 멈추고, 또 머리를 비우고, 현재 순간을 즐기는데 집중하기 위해서요.

치유 과정에서 앨리슨은 어린 시절의 트라우마가 자신의 암 발병에 큰 부분을 차지하고 있다는 것을 알게 되었다. 자신의 고통스러운 과거를 솔직하게 털어내겠다는 의지 덕분에 그녀는 자신 안에 슬픔과 수치심, 트라우마 같은 억눌린 감정들이 많다는 것을 발견할 수 있었다.

감정적 트라우마를 다루기는 어려워요. 그게 아마도 암을 겪는 과정에서 저에게 가장 힘든 부분이었을 거예요. 나는 예전에는 그런것들(감정과 트라우마)을 전혀 다룬 적이 없었는데, 그 과정이 정말 중요하다는 생각이 들어요. 많은 사람들이 자신의 감정이 암과 관련될 가능성이 있다는 점에 대해 깊이 파고들지 않죠. 그러나 나에게는 그럴 가능성이 엄청 컸어요. 내가 감정을 다루는 방식은 내 주위에 요새를 구축하고 외부 세계가 침투하지 못하도록 하는 거였어요. 하지만 그런 방식으로는 어린 시절의 트라우마를 다룰 수 없어요. 나는 그저 내 몸의 다른 곳에 그 고통들을 모두 저장했던 거죠.

앨리슨은 억압된 어린 시절의 감정이 건강하지 못한 생존 메커니즘뿐만 아니라 직업 선택(익스트림 스포츠 선수, 사업가, 비영리 기관 창립자, 추진력 있는 과학자)에도 영향을 미쳤다는 것을 인식하고 이해하게 되었다.

나는 알코올 중독자의 아이였고, 그런 환경에서 자란다는 게 어떤 것인지 [감정적으로] 처리하지 못했어요. 그래서 어렸을 때는 그저 먹고 살이 쪘죠. 그것이 내가 트라우마를 다루는 방식이었어요. 그러다 20대 때 운동을 알게 되면서, '아, 이런 걸 하면 살이 찌진 않겠다' 싶었던 거죠. 그것은 말 그대로 내 문제로부터 달아날 수 있는 좋은 방법이었습니다. 달리면서 행복한 상태가 되면 모든 걸 잊어버리게 되죠. 그게 트라우마를 다루는 내 나름의 방식이었어요. 나는 말 그대로 내 문제에서 달아나기 위해 운동에 중독이 된 겁니다.

어린 시절 아버지의 학대로 인한 억눌린 감정들을 다루고 스트레스를 잘 관리하는 방법을 배우는 것이 그녀의 회복에 있어 핵심이었다. 천천히, 그녀는 어떻게 하면 자신의 감정을 더 건강하게 처리하고, 건강을 유지시켜 줄 새로운 감정 습관을 만들며, 더 공감할 수 있는지 배워나갔다.

나는 슬픔과 고통을 다루는 법을 배워야 했어요. 감정을 피하는 것이 아니라 제대로 처리하는 것이 정말 중요했어요. 마음이 좋지 않은 하루를 보낼 때—예를 들면 올해 제 반려 동물들이 죽었을 때—나는 나를 슬픔에 잠기게 내버려둡니다. 예전 같았으면 감정을 둘둘 싸서 멀리 치웠을 거예요. 나는 감정을 느끼는 법을 배우고, 떠나보냄과 상실을 실제로 경험하는 법을 배웠습니다. 어렸을 때 나는 결코 아이가 될 수 없었어요. 어머니가 아버지와 어머니 역할을 동시에 하는 동안 나는 늘 어머니 역할을 했거든요. 그리고 중독 행동, 양극성 장애, 우울증뿐만 아니라 가족에 의한 심각한 학대가 있었어요. 어떤 감정도 공유되지 않았고, 모두가 아무 문제도 없는 척했어요. 학교에서 돌아와 화장실에서 울면서 혼자 많은 시간을 보냈던 기억이 나요. [그 경험들이] 제 최고의 선생님이 되었죠. 그런 일들을 겪으면서 더 강한 사람이 될 수 있었거든요. 그리고 그 경험들은 나로 하여금 다른 사람들의 고통을 느낄 수 있게 하고, 내가 겪은 [치유의] 과정을 통해 그들을 인도할 수 있도록 도와줘요.

앨리슨은 자신의 억눌린 감정을 처리하는 한편 나머지 아홉 가지 근본적 치유 요소들도 적용해 나아갔다. 그녀는 남편과 가족, 친구, 목가적인 농장, 그리고 자신에게 맞춘 암 영양cancer nutrition에 대한 새로운 관심 등 살아야 할 이유들을 받아들였다. 남편과 어머니, 세 형제자매 등 가족들과 친구들은 그녀가 회복하는 동안 강력한 사회적 지지를 해주었으며, 필요하다면 그녀를 돌보기 위해 비행기를 타고 날아오기까지 했다. 프로 운동선수이자 초과 성취자, 그리고 항상 과도한 운동으로 스트레스를 처리하는 사람이었던 앨리슨은 치유를 위해 운동을 그렇게 과도하게 하지 않아도 된다는 사실을 알고 놀랐다. 그녀는 이 교훈을 어렵게 배웠다.

나는 가능한 한 빠른 시간 안에 다시 달리기를 시작하려고 애썼어요. 바보였죠! 배운 적이 없었거든요. 암 진단이 너무 두려웠기 때문에 다시 나 자신의 문제에서 달아나고 싶었던 거죠. 즉시 제 모든 [혈액] 검사에서 염증과 암 표지자들의 수치가 급등했어요.

평소에 하던 장거리 달리기, 산악 자전거, 오지에서 스키 타기와 그밖의 익스트림 스포츠 대신, 앨리슨은 자연 속에서 걷기, 바다에서 서핑하기, 강에서 패들보드 타기 같은 좀 더 부드럽게 움직이는 운동을 다시 배워야 했다. 이런 운동들은 모두 햇빛을 통해 그녀에게 꼭 필요한 비타민 D_3를 많이 얻는 데 도움이 되었다. 비타민 D 흡수를 억제하는 유전적 변이로 인해 그녀는 대다수 사람들보다 햇볕 아래에서 더 많은 시간을 보내고 더 많은 비타민 D_3를 보충할 필요가 있었기 때문이다.

마음을 맑게 유지하기 위해 가벼운 야외 운동을 하기 시작하면서 자연은 앨리슨의 '교회'가 되었다. 명상 수행은 치유의 여정 동안 그녀를 영적으로 성장시켰다. 앨리슨은 새로운 명상 선생님에게 영감을 받아 다양한 종교와 다양한 유형의 영성을 탐구하며 신성divinity이란 곧 사랑이라고 생각하게 되었고, 모든 사람과 사물을 가능한 한 커다란 사랑으로 대했다. 그녀는 새로 찾은 이 평화와 자애에 대해 이렇게 설명한다.

암을 치유하는 과정에서 나는 친구들이나 가족과의 관계가 더 좋아졌어요. 나는 그냥 완전히 다른 사람이 된 거죠. [이전에는] 정말로 터프했고 약한 부분이라곤 전혀 없었죠. 지금은 좋은 의미로 완전히 취약해요. 훨씬 부드러워졌죠. 나는 이제 '내 배의 선장'이라기보다는 '바다의 일부'예요.

윈터스 박사의 신중한 지시에 따라 그녀가 섭취하는 보조제들은 회복에 중요한 역할을 했다. 현재까지도 그녀는 염증을 줄이고(예컨대 보스웰리아), 면역 체계를 구축하고(예컨대 비타민 D3) 호르몬 균형을 유지하며(예컨대 멜라토닌), 미생물 군집을 건강하게 하기 위한(예컨대 비피도박테리움) 수많은 보조제를 섭취하고 있다. 회복 기간 동안 그녀는 추가적으로 감염, 바이러스 및 중금속의 해독에 도움이 되는 보조제를 복용했다.

앨리슨에게 또 다른 주된 변화는 식단이었다. 그녀는 식재료를 직접 길러 먹었는데, 그것으로 자신이 최적의 삶을 만들었다고 생각했었다. 그러나 곡물과 탄수화물이 많이 포함된 채식주의 식단은, 적어도 암의 대사 이론에 따르면 그녀의 암 발생에 기여했을 수 있다. 그녀는 이렇게 설명한다.

나는 '탄수화물 중독자'였어요. 농장에서 곡물을 재배하며 내가 먹는 모든 탄수화물을 스스로 키웠죠. 나는 스스로 먹을거리를 키우는데다 프로 스키 선수이기까지 하니까 완벽한 삶을 살고 있다고 생각했어요. 하지만 윈터스 박사와 함께 혈액 검사 결과를 보고 난 뒤에는 내가 '건강의 화신'은커녕 모든 면에서 '건강의 재앙'이라는 걸 깨달았어요.

자세한 혈액 검사를 통해 그녀는 단백질, 알부민과 페리틴 수치가 위험할 정도로 낮다는 것을 알 수 있었다. 이는 그녀의 식단에 육류 또는 기타 단백질 공급원을 추가해야 한다는 것을 의미했다. 그녀는 자신이 진단받은 유형의 뇌암이 포도당과 과당에 의존적일 수 있으며 일반적으로 암 세포가 과당, 포도당 및 기타 탄수화물을 에너지원으로서 선호한다는 사실을 알게 되었다. 그녀는 암 진단 한 달 후에 식단에서 과일과 탄수화물을 빼는 대신 치료적 케톤식therapeutic ketogenic diet(탄수화물을 줄이고 지방의 비율을 늘린 식단 형태. 우리 몸이 에너지를 만들어내기 위해 탄수화물 대신 지방을 사용하게 되어 지방 대사 산물인 케톤산이 생성되기 때문에 케톤식이라고 불린다. 암 세포가 에너지원으로 탄수화물만을 사용한다는 점에서 암 세포를 굶길 수 있다는 점에 착안하여 치료적인 암 환자 식이로 이 케톤식이 시도되고 있다—옮긴이)을 선택했다. 윈터스 박사의 지도하에 그녀는 케톤과 포도당 및 포도당 케톤 지수glucose ketone index(GKI)를 면밀히 모니터링하기 시작했다. 이를 위해서 그녀는 먼저 식사를 하고, 4~6시간 뒤에 가정용 검사기로 혈액 케톤과 혈당을 검사하여 자기 몸이 음식을 어떻게 대사하는지 확인했다.

앨리슨은 자신의 몸이 음식을 어떻게 처리하는지 확인하기 위해 추가 유전자 검사도 받았는데, 이를 통해 자신이 유제품을 잘 소화하지 못한다는 것을 알게 되었다. 아주 적은 양의 유제품만 먹어도 혈당 수치가 급등하고 케톤 수치는 급락했는데, 이는 (암 대사 이론에 따르면) 그녀의 암에 '먹이'를 공급하는 것으로 볼 수 있다. 또한 다른 유전적 변이로 인해 그녀는 카페인, 카테킨(예컨대 녹차), 유황/십자화과 채소(예컨대 케일) 또는 포화 지방(예컨대 코코넛 오일)을 잘 대사하지 못했다.

암의 잠재적 원인에 대한 지식이 늘어나고 특정 음식이나 운동, 기타 치료법에 자기 몸이 어떻게 반응하는지 알게 되면서, 앨리슨은 생활 방식을 바꾸고 진행 상황을 모니터링하며 치유 팀과 적절한 조정을 해나가는 등 근본적 치유라는 변함없는 목표를 향한 유능한 건강 CEO가되었다. "테스트하고, 평가하고, 해결하십시오. 추측하지 마십시오"는 윈터스 박사의 좌우명이다. 앨리슨은 이 모토에 완전히 동의하면서, 지난 6년 동안 매달 약 100개 정도의 혈액 화학 수치들을 검사해 왔고 앞으로도 계속 그렇게 할 것이다.

앨리슨은 자신의 치유 팀을 구성하는 데에도 시간을 할애했다. 그녀는 분야가 각기 다른 십여 명의 의사들, 치유사들과 함께하고 있다. 여기에는 신경 종양 전문의 1명, 신경외과 의사 3명, 신경과 의사 1명, 자연 요법 의사 2명, 일차 개원의 3명, 심리 치료사 1명, 마사지 치료사 1명, EFT 코치 1명, 소매틱 익스피리언싱Somatic Experiencing(몸의 감각을 통한 트라우마 치유 기법—옮긴이) 코치 1명, 명상 교사 1명, 침술사 1명이 있다. 그녀가 알고 나서 가장 충격을 받은 것 중 하나는 '표준 치료'가 아닌 대체암 치료법에 대해 논의하는 것이 미국의 의사들에게 허용되지 않을 뿐더러 의료 면허를 잃을 위험이 따른다는 것이었다. 따라서 그녀는 기존 의학의 의사들이 나머지 팀원만큼 중요하다고 생각하지만, 그들의 특정 전문 지식에만 의존해서는 안 된다는 것을 알게 되었다.

미국의사협회American Medical Association와 함께 의사들이 수술, 화학요법, 방사선 치료, 임상 시험 또는 [FDA 승인] 면역 요법에 대해서만 이야기할 수 있다는 사실을 많은 사람들이 모릅니다. 의사들이 케톤 생성 식단ketogenic diet이나 어떤 종류의 맞춤형 식단, 감정 요법 또는 보조제에 대해 언급하기만 해도 면허를 잃을 수 있어요. 그래서 우리는 의사들이 그런 것들을 논할 수 없다는 것을 알고 있어야 합니다. 그렇다고 내가 의사들을 우리 팀에서 제외해야 한다는 것을 의미할까요? 아니요, 그들은 MRI 검사도 하게 해주고, 훌륭한 외과 의사들이기도 하죠. 그런 면에서는 도움이 됩니다.

직관이 치유에 기여했느냐는 질문에, 앨리슨은 암 진단을 받기 전에는 자신이 성취에 너무 집착했었기 때문에 처음에는 직관을 대수롭게 여기지 않았다고 답했다. 그녀는 현대 사회가 크게 성취한 사람들에게 보상을 한다고 믿었고, 그래서 그녀도 온갖 희생을 감수해 가면서 그렇게 했다. 그녀는 이러한 성취 추구가 건강에 대한 자신의 직관을 억압했다고 생각한다. 예를 들어 그녀는 면역 체계가 '꺼져' 있다는 수많은 경고 신호를 무시했었다. 예를 들어 그녀는 만성 기관지염, 곰팡이 감염 및 갑상선 불균형이 있는 것이 정상이라고 생각했다. 게다가 그녀는 자신의 만성 관절염이 절벽에서 자주 뛰어내려서거나, 아니면 나이가 들어서 생긴 거라고 여겼다. 그녀는 관절염이라는 게 실은 관절의 만성 염증이라는 사실을 전혀 알지 못했다.

앨리슨은 열 가지 근본적인 치유 요소를 가지고 마음, 몸, 영을 바꿔나가자 자신의 만성 질환들이 사라지는 것을 보았다. 그녀가 갖고 있는 만성 질환의 긴 목록에는 관절염, 방광염, 곰팡이 감염, 다낭성 난소 질환, 유방의 섬유성 낭종, 하시모토 갑상선염, 호르몬 불균형, 엡스타인 바 바이러스, 거대 세포 바이러스, 장 투과성, 지방간, 당뇨 전 단계, 만성 기관지염, 귀와 치아의 감염 등이 포함되어 있었다. 그녀는 신체적으로나 감정적으로 크게 개선된 덕분에 이제는 암을 삶의 모든 면을 치유하는 데 도움을 준 선물로 생각한다. 그녀는 여전히 면역 체계의 균형을 맞추기 위해 저용량 날트렉손naltrexone 보충제를 사용하고, 중금속 중독을 해독하기 위해 가정용 적외선 사우나를 활용하고 있다.

앨리슨은 자신의 끔찍한 예후보다 이미 몇 년을 더 넘겼지만 앞으로도 건강한 삶을 살기 위해 실험을 계속하며 변화를 만들어가고 있다. 그녀는 스트레스와 코티솔 수치 상승에 더 잘 대처하게 되었고, 정신적 또는 감정적 스트레스 요인에도 신속히 대처해 그 수치를 다시 낮출 정도가 되었다. 이러한 학습 과정의 결과 그녀는 여성들에게 익스트림 프리스키와 산악 자전거를 가르치던 사업을 매각하기로 어려운 결정을 내렸다. 이 사업을 운영하는 것이 그녀의 몸과 마음에 너무 많은 스트레스를 주는 것으로 드러났기 때문이었다. "당신이 자기 직업을 사랑한다고 해서 그게 꼭 당신을 죽이지 않는다는 걸 의미하지는 않습니다." 윈터스 박사가 그녀에게 말한 대로이다.

암 진단을 받고 1년 후인 2014년, 앨리슨은 자연 요법 의사인 윈터스 박사의 학생이 되어 각 개인들이 암에 걸리는 근본 원인에 대해 더 깊이 파고들기 위해 국제 암 지지 네트워크International Cancer Advocacy Network(ICAN)의 1년 프로그램을 수강했다. 2015년에 그녀는 각 고객의 DNA, 혈액 화학 및 건강 기록을 기반으로 맞춤형 건강 계획 수립을 전문으로 하는 '맞춤형 종양 영양Customized Oncology Nutrition'이라는 회사를 설립했다. 자신의 새로운 일을 통해 그녀는 몸과 마음과 영을 위한 영양으로 사람들이 암을 예방하거나 극복하도록 돕고 있다.

현재, 앨리슨의 암은 안정적인 상태이지만, 뇌에는 여전히 작은 종양들이 있다. 그녀의 말이다.

종양tumor이 있을 수 있지만, 그 종양이 '암cancer'일 수도 있고 단지 신체의 휴면 세포가 뭉쳐 있는 것일 수도 있어요. 내 머릿속에 [수술 중에] 놓친 종양이 몇 개 있는데, 처음에는 그 사실에 매우 화가 났어요. 하지만 지금은 그 종양들이 내가 [새로운 생활 방식을] 지키는 것에 조금만 느슨해지려 해도 다시 마음을 다잡게 하는 경종으로 사용되고 있죠.

앨리슨은 종양을 휴면 상태로 유지하기 위해 정기적으로 자신을 모니터링하고 있다. 암에 잠재적인 연료 공급이 되고 있음을 나타내는 염증 지표의 증가나 다른 지표의 변화가 있는지 확인하기 위해, 그녀는 매월 지역의 검사실에서 약 100건의 종합적인 혈액 검사를 받는다. 그 결과 앨리슨은 과도하게 운동을 하거나, 스트레스 상황이 되거나, 바이러스나 세균에 감염되거나, 자신에게 민감한 음식(예컨대 유제품)이나 혈당을 올리는 음식을 먹을 때면 언제나 어김없이 염증 수치가 올라간다는 것을 알게 되었다.

자기 안의 과학자를 만족시키기 위해 앨리슨은 약 '2미터 길이'의 상세한 스프레드시트를 만들어 관리하는데, 이 표는 자신의 혈액 검사 결과를 추적해 그 추이를 파악할 수 있도록 도와준다. 그녀는 자신의 고객들을 위해서도 각 검사 결과가 무엇을 의미하는지 설명하는 칸까지 넣은 이와 유사한 스프레드시트를 만들었다. 그러한 검사 결과들에서 힘을 얻기 때문에 그녀는 그냥 가만히 앉아 다음 검사를 기다리게 되지 않는다고 한다. 그녀는 매달 검사 항목을 조정할 수 있는데, 그녀 말대로 "'좋은' 검사, '나쁜' 검사라는 것은 없고 그냥 정보일 뿐"이기 때문이다.

앨리슨은 스트레스 요인을 관리하기 위해 보조제를 맞춰서 먹고,

스트레스 수준을 낮추기 위해 매일 명상을 한다. 그녀는 의식적으로 과도한 운동도 중단했다. 그리고 야외에서 많은 시간을 보내는데, 주로 하는 활동은 매일 한 시간 동안 강아지와 산책을 하는 것이다. 여분의 시간이 있을 때는 바다 서핑, 강변 래프팅, 서서 하는 패들 보딩과 같은 활동을 즐긴다. 이러한 모든 활동이 그녀의 심장 박동수를 낮추고 끝없는 기쁨을 가져다준다. 시간을 내 친구나 가족과 함께 보내기도 한다.

앨리슨은 암 이전의 삶을 사랑했지만, 이제 그 삶의 어떤 면들은 생각만큼 건강하지 못했다는 것을 깨닫고 있다. 그렇지 않았다면 그녀는 암에 걸리지 않았을 것이다. 그에 대한 응답으로 그녀는 삶의 모든 면을 크게 변화시켰다.

나는 암 이전의 내 삶을 사랑했어요. 내가 좋아하는 직업, 야외 활동, 세계 여행 등등 축복을 받았지만 그것이 건강한 삶을 의미하지는 않았어요. 나는 내가 완벽한 삶을 살고 있다고 생각했지만, 그 정상적이라고 생각한 삶이 나에게 암을 주었죠. 평범하다고 생각했던 내 삶의 모든 것이 지금은 '뉴 노멀new normal'이라고 부르는 것으로 재창조되어야 했어요. 그리고 실제로 훨씬 더 나은 버전의 내가 된 거 같아요. 20대 때보다 암 6년차인 지금이 훨씬 더 건강해진 기분이에요. 나는 훨씬 더 균형 잡혀 있고, 더 이상 극단으로 치우치지 않아요.

앨리슨은 암을 더 나은 삶을 살도록 도와주는 모닝콜로 보게 되었고, 코칭을 통해 다른 사람들에게 자신이 배운 것을 되돌려주는 삶을 살게 되었다.

내 체크리스트의 엔진 표시등이 켜지면 무슨 일이 일어나고 있는지 자세히 살펴봐야 했어요. 매일매일을 지난날보다 더 나은 날로 만들기 위해 계속해서 그렇게 해왔어요. 암은 나에게 주어진 가장 큰 선물이에요. 암이 없었다면 지금의 나는 없었을 거예요. 나는 이제 6년차예요. 나는 이것을 여행이라고 생각해요. 당신이 이룬 것과 같지는 않겠지만, 나는 내가 엄청나게 발전하고 있다는 것을 느낀답니다.

앨리슨은 건강을 유지하기 위해 엄격한 케톤 생성 식단을 계속하고 있지만, 이것이 자신을 구속한다고 생각하지 않는다.

케이크도 먹을 수 있어요! 케토 빵, 유제품이 안 들어간 케토 아이스크림, 케토 브라우니까지 즐길 수 있도록 훌륭한 레시피를 많이 개발했어요. 이전에 먹었던 음식으로 결코 돌아가지 않을 거예요. 지금 먹는 방식이 더 좋아요. 피부도 더 좋아지고, 몸도 더 젊어지는 느낌이 들고, 몸의 어디에서도 암이나 염증의 징후가 전혀 없어요. 내 면역 시스템이 스스로 고쳤죠. 간이 정상화되고 혈당이 균형을 이루고 있답니다. 정말 흥미진진해요!

케톤 생성 식단의 일환으로 앨리슨은 시간 제한 식사(간헐적 단식으로 알려짐)를 한다. 이것은 매일 특정 시간 내에서만 식사를 하는 것으로 혈당/인슐린 스파이크 조절에 도움을 주고, 그녀에게 있는 ApoE4 유전자로 인한 잠재적인 알츠하이머병의 발현을 예방해 준다. 또한 그녀는 특정 유전적 구성과 ApoE4 유전자를 가진 사람들이 단식을 하는 동안 큰 이점을 얻기 때문에 한 달에 3일간 물만 마시는 완전한 단식을 한다. 앨리슨은 검사 결과를 통해 단식이 그녀의 면역 체계를 재부팅하고 자가 포식autophagy(세포 '재생')을 자극하며 미토콘드리아를 재건하는 데 도움이 된다는 것을 발견했다.

무엇보다도 앨리슨은 모든 근본적 치유의 열쇠는 암의 근본 원인을 원래대로 되돌리는 데 있다고 믿는다. 그녀는 자신의 경우 암이 발병하게 된 강력한 근본 원인이 어린 시절부터의 억압된 감정이라고 생각하기 때문에, 어린 시절의 트라우마를 처리하고 풀어주기 위해 열심히 노력했다.

우리는 모든 트라우마와 근본 원인들에 임시 반창고를 붙일 수는 있어요. 하지만 암의 근본 원인을 되돌리지 못한다면 치료는—미래 지향적인 표준 치료를 사용하든 통합 의학을 적용하든 아니면 둘 다를 활용하든—충분하지 않습니다. 암은 언제든 재발할 기회를 갖고 있기 때문이에요. 따라서 당신은 반창고를 제거할 수도 있고 천천히 떼어낼 수도 있어요. 그것이 내가 해야만 하고 기꺼이 하고자 하는 일이에요. 하지만 누구나에게 해당하는 것은 아닙니다. 그렇지만 저는 반창고 아래에서 발견한 것들(근본 원인을 의미함—옮긴이)을 사랑해요.

통계적으로 6.8개월밖에 살지 못한다고 진단받은 지 이미 6년이 넘었지만, 그녀가 아직도 건강하게 살아있다는 사실에 앨리슨의 병원 의사들은 충격을 받았다. 하지만 그녀는 전혀 놀라지 않았다. 그녀는 성취

에 집요하게 몰입하는 자신의 성격을 활용해 암의 근본 원인을 깊숙이 파헤쳤다. 여기에는 어린 시절 묻어버린 감정을 풀어주고자 진행한 깊고 강렬한 감정 작업이 포함된다. 그녀는 억눌린 감정의 해소라는, 엄청난 치유 결과를 가져올 수 있는 작업에 매진하는 모든 사람들에게 영감을 준다. 앨리슨에 대해 자세히 알아보려면 AlisonGannett.com을 방문하기 바란다.

실천 단계

몸-마음-영의 시스템에 깃들어 있는 억압된 감정을 풀어주는 작업이 쉬운 일은 아니지만, 근본적 치유 생존자들은 우리에게 반복해서 그것이 노력할 가치가 있다고 말한다. 《근본적 치유》에서 나는 다음과 같은 실천 단계를 제안했는데 이것들은 지금도 여전히 유효하다.

① 당신의 근본적인 생각과 신념을 발견하기 위해 '생각 일기'를 쓴다. ② 하루 동안 당신이 경험하는 모든 감정의 목록을 만들어서 감정의 주제를 찾아본다. ③ 매일 용서를 실천한다. ④ 스트레스 관리 과정 같은 것에 등록한다. ⑤ 자격을 갖춘 심리 치료사, 에너지 치료사, 에너지 운동 치료사를 만난다. ⑥ 안구 운동 둔감화 및 재처리 요법 또는 최면을 통해 몸에 남아 있는 모든 트라우마를 처리한다.

이와 함께, 감정 풀어주기 작업을 시작하고 면역 체계를 강화하는 데 도움이 되는 몇 가지 방법을 소개한다.

자기 사랑 피정의 시간을 갖는다

건강 위기의 한가운데에 있을 때에는 감정적 짐을 다룰 시간과 에너지를 찾기 어려울 수 있다. 도움의 손길이 필요한 경우, 여러 기관에서 '회복으로 가는 새로운 길' '웰 우먼Well Woman: 유방암 여성의 회복을 위한 피정' '에너지를 자유롭게 하고 삶을 변화시키기' 같은 주제로 종일, 주말, 주간 워크숍 등을 통해 심신 연결을 강화할 수 있도록 돕고 있으니 참고하기 바란다. 비용 때문에 이러한 과정에 참여하기가 주저된다면, 많은 센터에서 장학금 제도를 운영하고 있는지 살펴본다. 또한 지역 도서관, 웰니스 센터, 병원 및 비영리 단체에서 지역 워크숍을 제공하는 경우도 있다.

태핑을 시도해 본다

EFT와 태핑의 인기가 높아짐에 따라 이제 이와 관련한 많은 리소스를 사용할 수 있다. 만약 태핑하는 법을 스스로 배우고 싶다면,《태핑 솔루션The Tapping Solution》시리즈나 EFTuniverse.com에서 제공하는 따라하기 쉬운 가이드들을 활용할 수 있다. 유튜브에서도 무료로 여러 가지 태핑 가이드 동영상을 찾을 수 있다. 직접 대면 교육을 바란다면, 이와 관련한 과정을 제공하는 도서관, 웰니스 센터, 병원 및 치료사들이 있는지 찾아본다.

상처를 준 사람들에게 편지를 쓴다

억눌린 감정을 풀어내는 강력한 방법 중 하나는 당신에게 상처를 준 사람들이 죽었든 살았든 상관없이 그들에게 편지를 쓰는 것이다. 당신의 고통, 좌절, 원망, 분노를 종이 위에 쏟아 붓는다. 종이에 자신의 감정을 쓰며 직접적으로 표현하는 물리적 행위를 통해 당신의 몸에서 감정이 풀려나가기 시작할 것이다. 편지를 보낼 필요는 없다. 실제로 많은 근본적 치유 생존자들은 편지를 쓰는 것만으로도 충분하다는 사실을 알게 되었다. 일단 쓴 편지는 불에 태우는 의식을 통해 없애거나, 서랍에 넣어놓고 가끔 꺼내 보며 감정을 풀어도 되고, 아니면 그냥 버려도 된다.

다른 사람들과 함께 있는 자리에서 감정을 털어놓는다

감정을 풀어놓는 것을 목적으로 하는 수업이나 모임에 참여하면 치유에 큰 도움이 될 수 있다. 예를 들어 드럼 서클, 가브리엘 로스Gabrielle Roth의 '파이브 리듬5Rhythms'(각기 다른 다섯 가지 리듬에 따라 몸을 움직이며 마음을 치유하는 춤 치유 명상법—옮긴이) 수업 같은 댄스 그룹, 요가 수업, 찬팅chanting 수업, 예술 치료 그룹 등이 있다. 도서관, 요가 스튜디오, 인터넷, 또는 지역 온라인 그룹 등에서 그런 모임이나 수업이 있는지 확인하여 적합한 곳을 찾아본다.

소셜 미디어를 자신에게 유리하게 활용한다

감정을 더 잘 관리하고 스트레스나 불안, 우울증과 같은 것을 해소하려고 할 때, 소셜 미디어 활동이 우리의 감정 상태에 어떤 영향을 미치는지 살펴보는 것이 중요하다. 다음은 그 시작을 위한 몇 가지 간단한 팁이다.

1. 이틀 동안 소셜 미디어를 완전히 쉬고, 그 기간 동안에 그리고 그 이후에 자신에게 어떤 느낌이 드는지 관찰해 본다. 소셜 미디어를 하루 걸러 한 번씩 쉬는 것도 고려해 본다.
2. 부정적인 감정을 일으키는 게시물을 올리는 사람들을 언팔로우, 차

단 또는 '음소거'하는 방법을 배우고 적용한다.

3. 소셜 미디어에서 당신의 기분을 북돋아주고 좋고 나쁨에 관계없이 (최고의 순간만 공유하는 것과는 대조적으로) 그들의 삶 전체에 대해 진실한 사람들을 팔로우하도록 노력한다.

4. iOS용 스크린 타임Screen Time과 안드로이드용 디지털 웰빙Digital Wellbeing과 같은 앱을 사용해 자신의 소셜 미디어 사용 시간을 추적하고 제한한다.

참고: 이 치유 요소를 집중적으로 해보기로 선택한 경우, 커다란 감정적 해방으로 인해 신체적 부작용이 나타날 수도 있다는 점을 알고 있어야 한다. 예를 들어 감정적 '독소'가 갑자기 풀려나면 심한 피로, 수면 장애, 식은땀, 소화 장애 또는 두통 같은 일시적인 신체 증상이 나타날 수 있다. 그러니 이런 증상으로 놀라지 말자. 예상되는 바를 미리 알고 이러한 증상이 가능한 부작용임을 이해하고 나면, 증상이 실제 나타나더라도 받아들이며 걱정이나 스트레스 없이 과정을 진행해 갈 수 있을 것이다.

신체적 증상을 극복하는 데 도움이 되는 방법으로 전인적 치유사들은 대개 충분한 양의 물을 마시고, 매일 자연에서 시간을 보내며, 가공되거나 정제되지 않은 유기농 식품을 섭취할 것을 권장한다. 마지막으로 엡섬 소금Epsom salt(엡섬은 영국 남동부에 위치한 도시로, 지역 광천수에서 추출한 엡섬 소금이 건강에 뛰어난 효과가 있는 것으로 유명하다─옮긴이)이나 베이킹 소다 목욕은 신체의 독소를 부드럽게 해독하는 데 도움이 될 수 있다.

의식적으로든 무의식적으로든 피해오던 감정을 다룬다는 것이 유쾌하지는 않을지 모르지만, 그것을 한번 높은 다이빙 보드에서 뛰어내리는 것과 같다고 생각해 보자. 처음에는 사다리를 올라 다이빙 보드 가장자리까지 걸어가서 발아래 저 멀리 수영장을 내려다보는 것이 겁이 나고 두렵다. 두려움으로 심장이 쿵쾅거릴지도 모른다. 그러나 일단 두려움을 직면하고 그 속으로 뛰어들면, 물은 상쾌하고 결국 그게 그렇게 어렵지 않은 일이었음을 깨닫게 된다. 억눌린 감정을 푸는 것도 똑같다. 처음에는 위협적으로 느껴질 수도 있지만, 감정의 짐을 가볍게 하고 면역 시스템을 강화해 준다는 점에서 그것은 충분히 노력할 가치가 있다.

7장
식단의 근본적인 변화

제러마이어 이야기

"음식을 드세요. 너무 많이 드시진 마세요.
대부분 식물성 식품으로 드세요."
—마이클 폴란Michael Pollan

오늘날 통합 암 분야에서 암 환자에게 가장 적합한 식단이 무엇이
냐 하는 것만큼 치열한 논쟁을 촉발하는 것도 없다. 한편에는 채소, 과
일, 통곡물로부터 치유에 필요한 모든 영양소를 얻을 수 있다고 주장하
는 식물성 식단 옹호자들이 있다. 또 다른 한편에는 원래 간질 치료를 돕
기 위해 개발되었지만 통합 의료 종사자들이 암과 알츠하이머 환자에게
사용하며 주목받은, 고지방 저탄수화물 식단인 최신 유행의 케톤 생성
식단ketogenic diet 지지자들이 있다.

이러한 논쟁은 어떤 식단이 당신에게 가장 좋은지 판단하기 더 어
렵게 만들 수 있다. 연구에 따르면 식물성 중심 식단, 케톤 식단 및 지중
해식 식단이 모두 상당한 건강 효과를 주는 것으로 나타났지만, 각 식단

의 몇 가지 단점을 보여주는 증거도 있다. 이것이 의미하는 바는 모든 사람에게 적합한 단 한 가지 식단은 없다는 것이다. 우리는 이것이 정확히 당신이 듣고 싶은 말이 아니라는 것을 잘 알고 있다. 특히 최근 암과 같은 질병을 진단받은 경우라면 더 그럴 것이다.

그럼에도 위에서 언급한 세 가지 식단(식물성 중심 식단, 케톤 식단, 지중해식 식단—옮긴이)을 따르는 사람들에게서 근본적 치유가 일어난다는 것을 기억하자. 생존자들은 자신에게 적합한 식단을 결정할 때 다음 세 가지 기준에 의존하는 경향이 있다. 세 가지 기준이란 ① 검사 결과(예를 들어 혈액 검사, 식품 민감성 검사 등) ② 새로운 식단을 시도하는 동안의 증상 감소 여부 ③ 식단의 건강 효과(예를 들어 에너지 증가, 적절한 체중 등)이다. 마지막으로, 이 세 가지 식단의 공통점이 무엇인지 주목하는 것이 중요하다. 즉 설탕, 정제 곡물 및 가공 식품의 섭취를 줄이면서 유기농 채소를 통째로 섭취하는 것이다. 연구에 따르면 이러한 유형의 식단 변화는 염증을 줄이고 면역력을 강화하여 신체가 암 세포를 더 효과적으로 제거하는 데 도움이 될 수 있다.

이 장에서 우리가 바라는 것은 당신이 식이 요법을 계획할 때 약간의 지침과 명확함을 제공하는 것이다. 이를 위해 우리는 먼저 빠르게 진화하는 이 분야의 최신 연구 및 동향을 공유하고, 이어서 어린 아기인 제러마이어Jeremiah의 치유 이야기를 공유하려 한다. 제러마이어의 어머니는 다른 아홉 가지 치유 요소를 통합 적용하는 것 외에도 제러마이어의 식단을 근본적으로 바꾸어 제러마이어가 희귀 형태의 림프종에서 근본적인 치유를 이뤄내도록 도움을 주었다. 마지막으로 당신이 식단을 개선하는 데 영감을 주는 몇 가지 간단한 실천 방법으로 이 장을 마무리하려 한다.

암 발병률 및 추세

지난 20년 동안 세계암연구기금World Cancer Research Fund International (WCRF)과 미국암연구소American Institute for Cancer Research(AICR)는 식단, 체중 관리 및 신체 활동에 대한 암 예방 지침을 발표해 왔다.[1] 이러한 권고는 효과가 있는 것으로 보인다. 최근《국가 암 현황 연례 보고서*Annual Report to the Nation on the Status of Cancer*》에 따르면, 전체 암으로 인한 총사망자 수는 1999년 이후 일부 예외를 제외하고 매년 약간씩 계속 감소하고 있다.[2] 먼저 좋은 소식부터 다뤄보자.

몇몇 주요 정부 기관에서 작성한 보고서에 따르면, 폐암, 방광암 및 후두암의 새로운 암 사례들과 이로 인한 사망은 지속적인 흡연 감소와 함께 계속 줄어들고 있다.[3] 또한 주목할 만한 것은 흑색종 사망률의 급속한 감소인데, 이는 말기 흑색종 환자를 위한 면역 관문 억제제와 같은 새로운 치료법의 영향으로 인한 것 같다.[4]

불행히도 보고서에는 몇몇 실망스러운 소식도 포함되어 있다. 예를 들어 과거에는 암이 노인과 관련된 질병이었지만, 지난 수십 년 사이 20~49세의 사람들에게서 암이 증가하는 것을 보였다.[5] 이 연령대 여성에게서 가장 흔히 진단된 암은 유방암이었고, 갑상선암과 흑색종이 뒤를 이었다.[6] 반면에 20~49세 남성의 경우에 가장 흔한 암은 직장암, 고환암 및 흑색종이었다.[7]

건강 전반에 대한 식단의 중요성을 감안할 때, 사람들은 의사들이 식단과 영양에 대해 다뤄주기를 희망할 것이다. 식단은 장애나 조기 사망을 낳는 모든 위험 요소들 중 가장 앞자리에 있고, 흡연, 고혈압, 비만, 신체 활동 부족 등 다른 위험 요소들보다도 앞선다.[8] 하지만 불행하게도 식이 및 생활 습관과 관련한 만성 질환의 발병률이 계속 증가함에도 불구하고 의과대학에서 영양 교육에 할애하는 평균 시간은 지난 20년 동안 계속 감소해 왔다.[9][10][11] 인디애나 대학교 의과대학에서 실시한 연구에 따르면, 의대생과 의사들은 현재 의과대학에서 제공되는 영양 교육이 매우 부적절하다는 데 동의하는데,[12] 이는 의사들이 음식의 치유력을 믿지 않는 것은 아니라는 걸 보여준다. 다만 그들은 영양에 대해 많이 알지 못할 뿐이다.

이는 "우리가 먹는 것이 곧 우리 자신"(we are what we eat)이라는 사실을 많은 연구들에서 거듭 입증하고 있다는 점에서 볼 때 불행한 일이 아닐 수 없다. 과학적 관점에서 볼 때, 우리가 먹는 음식의 세포는 분해되어 우리 몸의 세포가 제대로 기능하기 위해 필요한 연료로 변환된다. '나쁜 연료'를 넣으면 우리 몸은 최적의 기능을 할 수 없다. 반대로 '좋은 연료'를 넣으면 건강 상태가 근본적으로 바뀔 수 있다.

근본적 치유 생존자들은 식단을 근본적으로 바꿨으며, 이러한 식단이 암 등 생명을 위협하는 질병을 치료하는 데 필수적이라고 믿는다. 치유 식단의 특성은 다양하지만(예컨대 비건식, 케톤 식단, 팔레오 다이어트[구석기 원시인들이 먹는 식단이라는 뜻으로, 곡식이나 가공 식품보다는 원시인들처럼 고기와 채소를 위주로 먹는 것—옮긴이] 등) 대다수 근본적 치유 생존자들은 주로 다음과 같이 식단의 변화를 실천했다. 나는 이것들을 《근본적 치유》에서 논의한 바 있다.

- 설탕, 육류, 유제품 및 정제 식품 섭취를 크게 줄이거나 아예 섭취하지 않는다.
- 채소 섭취(그리고 가끔 과일)를 크게 늘린다.
- 유기농 식품을 선택한다.
- 정수된 물을 마신다.

다시 말하지만 식단을 변경하는 것은 심리적으로 스트레스가 될 수 있다. 편안하고 익숙한 음식과 전통적인 조리법들을 포기하고 완전히 새로운 식생활을 배우는 데 필요한 시간을 내야 하는데다 신체 이미지나 체중 감량 문제들이 있을 수 있기 때문이다. 당신은 곧장 뛰어들어 하룻밤 사이에 중대한 변화를 일으키는 사람일 수도 있지만, 그렇지 않다면 대다수 근본적 치유 생존자들이 오랜 시간에 걸쳐 작은 변화들을 만들어갔다는 것을 알 필요가 있다. 당신이 어느 쪽이든 그로 인한 혜택을 감안하면 식단을 바꾸는 것은 거기에 시간과 노력을 기울일 가치가 충분히 있다.

건강에 해로운 식단은 암을 유발할 수 있다

터프츠 대학교Tufts University의 연구팀은 최근 식단이 암의 독립적인 원인이 된다고 밝혔다. 연구자들에 의하면, 20세 이상 성인의 경우 침윤성 암invasive cancer의 5퍼센트가 최적화되지 않은 식단으로 인해 발생한 반면, 암 진단의 4~6퍼센트는 알코올 섭취, 7~8퍼센트는 과도한 체중, 2~3퍼센트는 신체 활동 부족 때문이었다.[13] 이 연구에서 '최적화되지 않은 식단suboptimal diet'은 채소, 과일, 통곡물을 너무 적게 섭취하는 반면 가공육(소시지, 햄 등—옮긴이), 붉은 육류(쇠고기, 돼지고기—옮긴이)와 가당 음료(탄산 음료—옮긴이)를 너무 많이 섭취하는 것을 말한다. 이러한 요인 중 가공육의 높은 섭취량과 통곡물의 낮은 섭취량(섬유소 부족)이 신규 암 진단과 관련해 가장 두드러진 두 요인이었다. 대장은 식이 변화에 매우 민감하기 때문에, 대장암이 이 연구에서 식이 관련 암 발생의 가장 높은 비율(38퍼센트)을 차지한 것은 놀라운 일이 아니다. 그 다음으로는 구강암, 인두암, 후두암이 뒤를 이었다.[14]

그러나 식단을 바꾸면 암에 걸리는 위험을 줄일 수 있다는 희망이 있다. 예를 들어 50~79세의 폐경기 여성 4만 8,000명 이상을 다룬 연구에서 연구자들은 원래 과체중이거나 비만이었던 여성의 경우 총지방 섭취량을 줄이고 채소, 과일과 통곡물의 섭취를 늘리면 췌장암에 걸릴 위험이 29퍼센트 감소한다는 사실을 발견했다.[15]

과체중은 암에 걸릴 위험을 증가시키는 것으로 나타난 반면, 영양 실조, 체중 감소와 저체중 같은 정반대의 문제는 화학 요법과 방사선 요법의 위험한 부작용이다.[16] 암 환자는 영양이 풍부한 음식으로 몸을 채우는 것이 필수적이지만, 어떤 식이 요법이 가장 좋은지에 대해서는 연구에 기초한 합의가 아직 이루어지지 않았다.

건강한 식단으로 암을 예방할 수 있다

그렇다면 건강한 식단이란 정확히 무엇일까? 수백 가지의 식이 연구들을 검토한 저널리스트 마이클 폴란은 "음식을 드세요. 너무 많이 드시진 마세요. 대부분 식물성 식품으로 드세요"라는 유명한 문구로 자신의 연구를 요약했다. 그가 검토한 연구들에서 피시험자들은 음식을 가공하지 않은 온전한 형태로 먹었을 때, 식단이 대부분 채소였을 때, 하루 섭취 칼로리를 낮게 유지했을 때 건강 효과를 가장 크게 얻었다. 최근 주요 식이 연구를 검토하고 비슷한 결론에 도달한 세계암연구기금WCRF, 미국암연구소AICR 및 미국암학회는 암을 피하려는 사람들은 알코올 섭취량뿐 아니라 붉은 육류와 가공육 섭취량을 줄이고 주로 식물성 식단 위주로 먹어야 한다고 권고했다.[17]

유럽과 미국의 연구팀도 8만 5,000여 명의 피시험자를 대상으로 한 90개 이상의 연구를 분석한 뒤, 건강한 식단을 준수하면 특히 대장암, 유방암 및 폐암의 발병 위험을 크게 줄일 수 있다는 결론을 내렸다. 연구자들은 건강한 식단은 주로 채소와 과일로 구성되고 이른바 서양 음식(지방, 소금, 설탕, 정제 가공 식품 및 동물성 식품)은 소량만 포함된다고 확인했다. 그 반대, 즉 건강에 해로운 식이 패턴(대부분 서양 음식으로 구성된 식단)은 암 발병 증가와 관련이 있다는 사실도 확인되었다.[18]

최근 일부 연구에서는 건강한 식단이 암, 특히 대장암에 걸릴 위험을 감소시킨다는 것을 보여준다.[19] 한 연구팀은 건강 식이 지표 2010Healthy Eating Index-2010, 지중해식 식단, 대체 가능 건강 식이 지표 2010, 고혈압 퇴치 식이 요법Dietary Approaches to Stop Hypertension(DASH diet) 등 다양한 식단에 대한 연구를 검토했다. 그들은 리뷰를 통해 45~75세의 20만 명에 가까운 피시험자들을 분석했다. 전반적으로 고품질 식단을 취한 사람들은 인종과 민족을 막론하고 결장암 위험이 현저히 낮은 것으로 나타났다.[20] 이 연구에서 '고품질 식단'이란 과일과 채소, 통곡물, 콩류, 견과류 및 건강에 좋은 기름이 많이 포함된 반면 붉은 육류, 단 음료, 알코올 및 나트륨이 적은 식단을 의미한다.

지중해식 식단은 채소와 과일, 견과류, 씨앗, 콩류, 감자, 통곡물, 빵,

허브, 향신료, 생선, 해산물 및 올리브유를 중심으로 한다. 여기에는 가금류, 계란, 치즈 및 요구르트가 제한적으로 사용되며, 붉은 육류, 가당음료, 설탕, 가공육, 정제 곡물, 정제 오일 및 기타 고도로 가공된 식품은 아주 적은 양만 사용된다. 이 식단은 이탈리아, 스페인, 그리스와 같은 국가에서 일반적으로 먹는 전통 음식을 기반으로 한다. 역학 연구자들은 이 지역 사람들이 다른 선진국 사람들에 비해 매우 건강하고 암, 당뇨, 심장병을 포함한 여러 질병의 발병률이 낮다는 것을 밝혀냈다.

한 연구팀은 지중해식 식단이 유방암 예방에 효과가 있는지 평가하기 위해 심혈관 질환의 위험이 높고 유방암의 과거력이 없는 4,000여 명의 60~80세 여성을 모집했다. 연구팀은 이 여성들을 세 개의 다른 식이군으로 무작위 배정한 뒤 5년 동안 추적하여 누가 유방암에 걸렸는지 확인했다.[21] 연구 참가자들이 무작위로 배정한 세 그룹은 ① 엑스트라 버진 올리브 오일이 추가된 지중해식 식단을 먹도록 한 그룹, ② 혼합 견과류가 추가된 지중해식 식단을 먹도록 한 그룹, 또는 ③ 식이 지방 섭취를 줄이도록 한 대조군(연구자들은 올리브유와 견과류가 암에 대한 추가적인 보호 효과를 제공할 수 있다는 가설을 세웠기 때문에 두 치료 그룹에 각각 엑스트라 버진 올리브 오일과 견과류를 추가하도록 요청했다. 올리브유와 견과류는 둘 다 불포화 지방이기 때문에 이러한 식품들을 추가한 그룹과의 비교를 위해 대조군은 지방 섭취를 줄이도록 한 것이다―옮긴이)이다.

연구팀은 엑스트라 버진 올리브 오일이 추가된 지중해식 식단을 섭취한 그룹이 대조군에 비해 악성 유방암에 걸릴 위험이 상대적으로 62 퍼센트나 더 낮았음을 발견했다.[22] 이것은 홀푸드whole food 섭취, 식물성 중심 식단 쪽으로 장기적인 식이 변화를 실천했을 때 실제로 암 예방에 도움이 된다는 것을 보여주는 최초의 무작위 대조 연구 중 하나이다.

건강한 식단은 암 환자의 생존율을 높인다

암 환자들에게 특히 흥미로운 최신 연구는 식이 요법이 암 생존율을 높일 수 있음을 보여주는 연구이다. 호주의 한 연구에서는 난소암 여성들이 진단받을 당시 작성한 식이 설문지를 조사한 뒤 그로부터 5년간의 생존율을 추적하여 난소암 여성의 식단과 전반적인 생존율 사이의 연관성을 조사했다.[23) 그 결과 섬유소를 가장 많이 섭취한 그룹이 섬유소를 가장 적게 섭취한 그룹에 비해 생존율이 31퍼센트 더 높은 것으로 나타났다. 녹색 잎채소, 과일, 생선, 다중 불포화지방 및 단일 불포화지방, 십자화과 채소를 더 많이 섭취하고 녹차를 마신 여성의 경우 생존에 상당한 이점이 있었다. 혈당 지수가 높은 식품(즉 혈당을 높이는 식품)을 먹을수록 생존율은 낮았다.[24)

또 다른 연구에서는 히스패닉 유방암 생존자들을 분석한 결과 건강한 식단이 암 재발 위험을 감소시키는 것으로 나타났다. 이 연구에서 유방암 생존자 그룹은 12주, 총 24시간에 걸쳐 진행된 아홉 개의 세션 프로그램에 참석했다. 프로그램에는 영양 교육, 요리 실습, 장보기 실습 견학이 포함되었다. 그에 반해 대조군은 서면으로 작성된 식이 권장 사항만 받아보았다.

연구 시작 시점과 6개월 후, 12개월 후의 혈액 샘플을 분석한 연구자들은 영양 관련한 단기적 개입만으로도 과일과 채소 섭취 증가를 포함하여 장기적인 식단 변화로 이어지는 효과가 보인다고 결론지었다. 또한 이러한 식단 변화는 암 재발 위험의 감소와 관련된 생물 지표biomarker에 상당한 변화를 가져왔다.[25)

식물성 식단

자라면서 어쩌면 "채소 좀 먹어라"라는 말을 자주 들었을지 모르겠다. 그러나 빠르고 편리하며 가공된 식품들 천국인 시대에 살고 있는 우리는 실제로 채소를 충분히 섭취하지 않는다. 근본적 치유 생존자들은 건강에 좋은 유기농 채소와 과일 섭취를 늘리는 것이 얼마나 중요한지 반복해서 강조한다. 그런 사람 중 한 명이 바로 크리스 카Kris Carr이다.

크리스 카는 다큐멘터리 스타, 《뉴욕 타임스》 베스트셀러 작가가 되기 전에 뉴욕 시에 거주하는 31세의 배우요 사진작가였다. 그녀의 삶은 심야 파티, 끝없는 작업 스트레스, 그리고 근심걱정 없는 불멸의 젊음으로 가득 차 있었다. 이 모든 것이 2003년 발렌타인 데이에 바뀌었다. 당시 크리스는 암 환자의 0.01퍼센트 미만에서만 생기는 매우 드문 육종sarcoma인 상피모양 혈관내피종epithelioid hemangioendothelioma(EHE)(간, 폐, 뼈 또는 피부에 생기는 드문 혈관 종양—옮긴이) 4기라는 뜻밖의 진단을 받았다. 설상가상으로 이 암은 잘 연구되거나 정립된 기존 의학 치료법이 없었다. 의사들은 그녀의 암이 치료가 불가능하다고 믿었고, 그녀가 할 수 있는 것은 암이 악화될 때까지 지켜보고 기다리는 것뿐이라고 했다. 심지어 한 의사는 그녀에게 간과 양쪽 폐까지 삼중의 장기 이식이 필요할 수도 있다고 말했다.

크리스는 암을 치유하는 것이 자신의 전업專業이 되리라는 사실을 금방 깨달았고, 건강을 되찾기 위해 '인생의 가장 위대한 여정'에 나서기로 했다. 그리고 그런 자신의 모습을 촬영하여 훗날 수상의 영예를 안겨주게 될 다큐멘터리, 〈미칠 정도로 섹시한 암Crazy Sexy Cancer〉을 제작했다. 그녀는 식료품점을 자신만의 개인 약국으로 보고, 영양학을 공부하기 위해 학교로 돌아갔다. 그녀는 만성 불면증을 해결하기 위해 노력하는 한편, 더 이상 운동하지 않는 자신에 대해 핑계를 대지 않았다. 그리고 빠르게 내달려온 삶, 그 중에서도 특히 식단을 완전히 뒤엎었다.

배우로서 카메라 앞에서 날씬한 몸매를 유지하기 위해 다이어트를 하고 있었기 때문에, 어떻게 해야 건강해질지 감이 잡히지 않았어요. 그래서 마티니(파티를 자주 열어 술을 마시는 것을 말함―옮긴이)를 유기농 녹색 음료와 완전 채식으로 바꿨습니다. 제 식단은 이제 홀푸드, 혈당 지수가 낮은 과일, 풍부한 양의 채소, 그리고 수분을 적절히 공급해 줄 맛있는 녹색 음료와 강력한 스무디 등 항염증의 식물성 식단이 기반을 이루고 있습니다.

크리스는 생식raw food과 살아있는 음식living food을 먹는 것이 몸을 치유하고 암을 안정적으로 유지하는 데 도움이 되었다고 믿는다. 말기 암 진단을 받은 지 16년이 지난 오늘날에도 그녀의 암은 여전히 작고 안정된 상태이다. 그녀는 사람들이 식물성 식단과 건강한 생활 방식으로 스스로 건강을 관리하도록 독려하는 데 평생을 바쳐왔으며,《뉴욕 타임스》베스트셀러인《미칠 정도로 섹시한 부엌Crazy Sexy Kitchen》과《미칠 정도로 섹시한 식단Crazy Sexy Diet》(이 책은《크레이지 섹시 다이어트》라는 제목으로 국내에 번역되었다―옮긴이) 등 이 주제에 관한 다섯 권의 책을 썼다.

식물성 식단에 관한 과학적 연구는 크리스가 선택한 생활 방식을 뒷받침해 준다. 15년에 걸쳐 식이 요법이 질병에 미치는 영향을 종합적으로 연구해 온 한 연구팀은 미국 전역에서 채소, 과일, 식물성 단백질(예컨대 콩) 및 통곡물을 풍부하게 함유한 식단이 질병, 심혈관 질환, 암의 위험을 12~28퍼센트 감소시키는 것으로 확인했다.[26] 유사한 메타 분석에서 대장암과 식단의 관계를 연구하는 캐나다 연구팀은 육류나 당분 위주의 식단이 대장암에 걸릴 위험을 크게 증가시킨다는 사실을 발견했다. 그 반면에 식물성 식단은 그 위험을 크게 감소시켰다.[27]

캐나다는 전체적으로 건강한 식단을 장려하여 시민들의 건강을 유지하는 데 큰 관심을 보여왔다. 2019년 캐나다 보건부는 《캐나다 식품 가이드Canada's Food Guide》를 업데이트하여 "당신이 먹어야 할 접시what you should eat plate"의 50퍼센트를 채소와 과일로 구성하고 우유 대신 물을 선택하도록 권고한다.[28] 특히 보고서는 "풍부한 채소와 과일, 통곡물, 단백질 식품을 많이 섭취하고, 그 중 특히 식물성 단백질을 더욱 자주 선택"할 것을 권한다.[29] 캐나다 보고서가 대부분의 다른 국가의 보고서와 차별되는 점은 캐나다 보건부가 새로운 지침을 제시할 때 잠재적인 이해 충돌을 배제하기 위해 기업체 위탁 연구를 의도적으로 제외했다는 것이다.[30] 멋진 캐나다!

전인적 건강 및 영양 코치이자 《지구의 식단, 음식으로 암 치유하기 The Earth Diet and Cancer-Free with Food》라는 베스트셀러의 저자인 리아나 워너-그레이Liana Werner-Gray는 캐나다의 연구 결과를 지지하는 식물성 식단 옹호자 중 한 사람이다. 그녀는 식단과 생활 방식의 변화를 통해 초기 단계의 인후암을 자연적으로 치유했다. 그녀는 어린 시절 호주의 집 가까이에 살던, 홀푸드 유기농 식품만 먹으며 병에 잘 걸리지도 않고 장수하던 원주민 원로들에게서 영감을 받았다고 한다. 그녀는 특히 건강이 위기에 처했을 때는 누구나 고영양 식품을 섭취하면 건강 효과를 얻을 수 있다고 믿는다.

건강은 우리가 순간순간 내리는 선택의 결과예요. 천연의 가공되지 않은 상태로 섭취하는 홀푸드whole food 식물성 식품은 우리가 생존하고 번성하는 데 필요한 효소와 생명력 에너지를 제공해 줘요. 가공되지 않은 온전한 상태로 우리에게 오는 음식들에 더 많은 영양소가 있어요. 화학 물질에 오염되지 않은 땅에서 나온 원래 그대로의 홀푸드를 먹으면 면역 체계가 강화되고 에너지가 증가해요.

우리가 하나의 종으로 생존하는 데 필요한 모든 것을 자연이 제공해 주었다는 점을 고려할 때 식물성 식단을 섭취하는 것은 논란의 여지가 없는 선택처럼 보인다. 과일과 채소의 섭취를 늘리는 것은 우리가 할 수 있는 가장 쉬운 식단 변화의 하나이다. 식료품점에서나 식당에서 언제든지 선택할 수 있기 때문이다. 심지어 직접 재배할 수도 있다. 물론 고기와 감자만 먹는 집에서 자랐다면 과일과 채소를 더 많이 섭취하기 위해서는 생각의 대전환이 필요하다. 급격하게 바꾸기보다는 매끼 식사의 절반을 채소와 과일이 차지할 때까지 채소와 과일의 비율을 점차로 늘려가 보자. 이 작은 변화가 자연스럽게 고기와 감자가 식단에서 차지하는 비율을 줄이는 동시에 몸에 필요한 최적의 치유 영양소를 제공하는 큰 차이를 만들어낼 것이다.

케톤 생성 식단(뼈 국물 포함)

케톤 생성 식단ketogenic diet은 지난 몇 년 사이에 인기가 급증했다. 케톤 생성 식단은 탄수화물을 일반적으로 하루 50그램 또는 사과 두 개에 해당하는 정도로 엄격하게 제한하여 혈당 수치를 크게 줄인다. 그와 동시에 섭취하는 지방의 양은 늘린다. 이렇게 되면 세포가 포도당 대신 지방에서 에너지를 얻는다. 그리고 세포가 에너지를 지방에서 얻을 때 케톤(산)이 만들어져 혈류로 방출되기 때문에 이러한 과정을 케톤증 ketosis이라고 한다.

케톤 생성 식단은 그것이 건강에 미치는 영향에 대한 장기적인 연구가 없다는 점에서 논란의 여지가 있다. 그러나 단기적으로는 일부 환자들이 치유에 이르는 데 도움이 되었으며, 화학 요법이나 방사선 치료 관련 부작용을 완화시키는 것으로 나타났다. 케톤 생성 식단에 잘 반응하는 것으로 보이는 암에는 교모세포종glioblastoma,[31] 신경모세포종 neuroblastoma, 대장암, 췌장암, 폐암 및 전립선암이 있다.[32] 또한 케톤 생성 식단은 간질 및 알츠하이머와 같은 신경계 질환 환자들에게도 도움이 되었다.[33] 오스트리아에서 최근 이루어진 한 리뷰에서는 케톤 생성 식단이 기존 방사선 치료 및 화학 요법과 안전하게 병행할 수 있으며, 따라서 기존 암 치료법의 효과를 높일 수 있다고 결론지었다.[34]

소아 뇌암 환자 두 명이 식단을 케톤 생성 식단으로 바꿨을 때, 연구자들은 두 피시험자 모두에게서 종양 부위의 포도당 섭취가 평균 21.8 퍼센트 감소한 것을 발견했다.[35] 암 세포는 포도당을 대사하기 때문에, 즉 '먹고 살기' 때문에 포도당 섭취의 감소는 암 세포 활동의 감소를 나타낸다. 이와 유사한 사례 보고에서, 극도로 치명적인 유형의 뇌암인 다형성 교모세포종glioblastoma multiforme(GBM)을 앓고 있는 65세 여성이 진행성 기억상실, 만성 두통 및 메스꺼움 앓고 있었다.[36] 그녀는 물만 마시는 치료적 단식과 함께 칼로리를 제한하는 4:1 케톤 생성 식단(지방과 탄수화물 및/또는 단백질을 4:1의 비율로 구성하고 하루 최대 600kcal로 제한함), 그리고 개인 맞춤형 비타민 미네랄 보조제 등의 병합 치료를 받았다. 이 치료를 받은 지 2개월 만에 PET 및 MRI와 같은 뇌 영상 진단 검사에서 확인할 수 있는 뇌종양 조직이 더 이상 보이지 않았다. 그리고 혈당 수치가 감소하고 소변 케톤 수치가 높아졌다. 불행히도 환자가 이 엄격한 식이 요법을 중단하자 10주 후에 종양이 재발했다.

케톤 생성 식단의 슈퍼스타 중 하나인 뼈 국물bone broth은 수세기의 전통을 자랑하며 건강 효과의 가치를 증명하고 있다. 프랑스인은 이것을 콩소메consommé라고 하고, 라틴계와 이탈리아인은 브로도brodo라고 부른다. 당신의 어머니도 당신이 아플 때 뼈 육수로 닭고기 수프를 만들어주셨을 것이다. 통조림이나 상자에 포장된 국물broth과 육수stock가 나오기 전에는 모든 할머니들의 부엌에서 뼈 국물이 끓고 있는 냄비를 쉽게 볼 수 있었다. 오늘날에도 여전히 대부분의 식당 주방에서 국물 냄비를 볼 수 있을 텐데, 좋은 뼈 국물이나 육수는 수프, 스튜, 그레이비(고기를 익힐 때 나온 육즙에 밀가루 등을 넣어 만든 소스—옮긴이) 및 소스에 깊은 맛과 풍미를 더해주어 모든 요리사들이 비밀 무기로 쓰기 때문이다. 오늘날 짭짤한 뼈 국물은 영양 성분과 미네랄 밀도 덕분에 다시 인기를 얻고 있다.

건강 측면에서 뼈 국물을 지지하는 사람들은 육수의 아미노산, 젤라틴과 콜라겐이 면역력을 높이고 염증을 퇴치하며 소화관을 복구하는 데 도움이 된다고 믿는다.[37] 전통 중의학에서는 소화 건강을 돕고 혈액을 강화하며 신장을 강화하는 데 뼈 국물을 권장한다.

그러나 많은 채식주의자vegetarian와 완전 채식vegan 옹호자들은 케톤 생성 식단의 여러 측면, 특히 지방에 많이 의존하는 것에 동의하지 않는다. 대부분의 케톤 생성 식단 추종자들은 육류에서 지방을 섭취하기 때문이다. 그러나 채식주의자와 완전 채식 옹호자들의 경우에도 아보카도, 견과류 및 코코넛과 같은 완전 식물성 식품을 이용해서 케톤 생성 식단을 실천하는 것이 가능하다. 이 주제를 다룬 베스트셀러로 윌 콜Will Cole의 《케토테리언Ketotarian》이 있다.

6장에 나오는 앨리슨을 포함하여 많은 근본적 치유 생존자들이 케톤 생성 식단으로 성공을 거두었지만, 그렇다고 해서 이것이 모든 사람에게 적합한 식단이라는 것은 아니다. 혈류에 케톤이 너무 많으면 위험할 수 있으므로 먼저 의사나 영양사와 상의하여 이 식이 요법이 자신에게 적절한 식단인지 확인하고 안전을 위해 케톤 발생량을 모니터링하는 법을 배우는 것이 중요하다.

대사 질환으로서의 암

현대 의학이 지난 50년 동안 암에 대해 배운 것이 있다면 암이 단순한 질병이 아니라는 것이다. 사실 암은 한 가지 질병이 아니라 수백 가지 다른 질병들이며, 각각은 그 중심에 미토콘드리아 기능 장애가 있다. 《근본적 치유》에서 나는 건강한 세포가 손상된 결과 산소 대신 포도당을 섭취하게 된 것이 암 세포라는 사실을 밝혀 노벨 의학상을 수상한 독일 생물학자 오토 하인리히 바르부르크Otto Heinrich Warburg에 대해 쓴 바 있다. 그는 이 발견을 통해 암이 세포의 대사 장애라는 이론을 정립했고, 그의 이론은 현재 과학자들 사이에서 인기 있는 "암은 대사 질환"이라는 아이디어에 영감을 주었다. 간단히 말해서 바르부르크의 암 대사 이론은 세포의 미토콘드리아 손상이 정상 세포를 암 세포로 만드는 원인이라는 것이다.

미토콘드리아는 우리 세포의 '에너지 공장'으로 산소를 사용해서 에너지를 생산하고, 세포에게 번식할 때와 죽을 때를 알려주는 역할을 한다. 암이 된 세포는 건강한 세포와 정반대이다. 제어할 수 없을 정도로 번식하고, 죽어야 할 때 죽지 않으며, 산소 대신 포도당에서 에너지를 얻는다.

암 대사 이론에 대한 최고 전문가는 6장의 앨리슨 이야기에 등장하는 나샤 윈터스 박사로 자연 요법 암 전문의이자《대사치료, 암을 굶겨 죽이다 *The Metabolic Approach to Cancer*》(한국어판 제목—옮긴이)의 공동 저자이다. 나는 그녀 자신의 근본적 치유 이야기를 통해서 윈터스 박사에 대해 처음 알게 되었다. 윈터스 박사는 열아홉 살에 응급실에서 4기 난소암 진단을 받았고, 의사는 그녀에게 몇 개월밖에 살 수 없다고 말했다. 암으로 인해 심하게 메마르고 복수와 메스꺼움, 심한 통증으로 장애가 생긴 나샤는 의료 보험이 없었기에 다른 선택의 여지가 없었다. 그녀는 전인적인 치유법들을 알아보기 위해 지역 도서관을 샅샅이 뒤졌고, 결국 스스로 자신의 치유 계획을 짰다. 그리고 이것은 오늘날까지도 28년째 계속되는 여정으로 발전했다.

그녀는 말기 암 진단을 받고 5년 뒤에 자연 요법 의과대학에 입학했다. 여전히 자신의 건강 문제를 스스로 해결해야 했기 때문에, 그녀는 학교에서 배운 것을 훗날 환자에게 권하기 전에 먼저 자신에게 적용할 수 있었다. 그녀는 현재 매우 존경받는 전문가가 되었고, 의사들에게 암 치료에 대한 대사적 접근법을 교육하고 있다. 그녀의 말이다.

여러 연구에 따르면 암의 5~10퍼센트만이 손상된 DNA로 인해 발생한다고 해요. 이러한 유전적 돌연변이가 미토콘드리아 기능을 바꿀 때에만 암이 유발된다는 말입니다. 나머지 90~95퍼센트의 암 사례는 미토콘드리아 기능을 손상시키는 잘못된 식습관과 건강하

지 못한 생활 방식 때문에 발생합니다. 놀랍도록 효과적인 암 치료
제는 식료품점에서 구입할 수 있습니다. 바로 음식이에요! 저는 수
십 년 동안 환자들과 함께 낮은 혈당 지수low-glycemic, 칼로리 제한,
금식, 그리고 케톤 생성 식단을 사용해 왔는데 정말 놀라운 결과
를 얻었습니다.

오늘날 윈터스 박사는 여전히 몸에 종양을 지니고는 있지만, 암
을 마치 대사 질환처럼 다루면서 종양을 작고 안정적인 상태로 유지하
고 있다.

우리에게 손상된 미토콘드리아를 복구할 힘이 있으며 식이 요법과
생활 습관의 변화를 통해서 암을 역전시킬 수 있다는 생각은 우리를 크
게 고무시키며, 연구자들도 이에 대해 집중적으로 연구하고 있다. 이러
한 암 대사 이론을 지지하는 사람들이 가장 많이 추천하는 식단은 케
톤 생성 식단이다.

간헐적 단식

아파서건 아니건 간에 한 시간 이상 배고프다고 느꼈던 적이 언제
인가? 선진국에서 배고픔은 낯선 느낌이다. 그러나 일정 기간 동안 음식
을 섭취하지 않는 자발적 금식은 오래된 치유 전통 중 하나였다. 지구상
의 거의 모든 문화와 종교에서 나름의 형식으로 금식을 실천했다. 예를
들어 기원전 약 400년경에 히포크라테스는 "아플 때 먹는 것은 병에게
음식을 먹이는 것이다"라는 말과 함께 장기간의 단식을 의학적 치료법으
로 기록한 바 있다.[38] 개나 고양이 등 동물들은 몸이 아프면 대부분 나

을 때까지 물을 제외한 모든 음식을 거부하고 안전한 곳에서 몸을 웅크린다. 인간은 아플 때 억지로 음식을 섭취하는 유일한 종이며, 빠르고 쉽게 가공된 음식들을 밤낮 가리지 않고 먹을 수 있게 된 것은 인류 역사상 지난 50년간뿐이다.

간헐적 단식을 지지하는 사람들은 우리 몸이 이렇게 꾸준하게 섭취하는 고칼로리 식품을 처리할 만큼 빠르게 진화하지 못했다고 말한다. 또한 일부 연구자들은 음식을 쉽게 마련하기 어려웠던 300여 년 전 인간이 먹던 방식을 모방한 간헐적 단식intermittent fasting의 효과를 연구해 오고 있다.

간헐적 단식은 일정 시간 동안 음식 섭취를 제한하여 소화 기관에 휴식을 제공하는 것으로, 그렇게 해서 먹은 음식을 소화하고 영양분을 흡수하며 신체가 치유와 휴식, 복구 등 다른 기능에 집중할 수 있도록 한다. 소장에서 음식이 소화되는 데 신체 에너지의 약 40퍼센트가 필요하며,[39] 이때 남겨진 제한적 에너지로 다른 일들을 하게 된다.

간헐적 단식은 케톤증ketosis을 일으킬 수 있다는 점에서 케톤 생성 식단의 중요한 구성 요소이다. 식사를 중단하면 포도당 공급이 중단되기 때문에 몸은 에너지를 만들기 위해 지방을 태우게 되고 이 과정에서 케톤이 생성된다. 케톤 생성 식단을 연구하는 사람들은 케톤이 유전자 손상을 보호하는 진화적 생존 메커니즘으로[40] 포도당과 인슐린, 인슐린 유사 성장 인자IGF-1의 수치를 감소시키는데,[41] 이 모든 것이 건강과 면역 체계를 향상시킬 수 있다고 믿는다.

간헐적 단식을 하는 가장 간단한 방법은 식사 구간을 하루 12시간(또는 10시간이나 8시간)으로 제한하는 시간 제한 간헐적 단식이다. 이 시나리오에서는 저녁 6시에 저녁식사를 하고 다음날 아침 6시까지 아무

것도 먹지 않는다. 식사를 하지 않는 12시간 동안, 우리 몸은 잠들기 전 섭취한 음식을 소화하는 데 필요한 시간을 갖고 그 중 남은 시간에는 휴식과 복구에 집중할 수 있다. 12시간보다 짧은 식사 구간으로 간헐적 단식을 시도하는 경우에는 늦은 아침 식사로 하루를 시작하거나 이른 저녁 식사로 하루를 마무리하는 형태로 진행할 수 있다.

또 다른 간헐적 단식 방법은 5 : 2 간헐적 단식으로, 일주일에 2일은 하루 400~600칼로리만 먹고 나머지 5일은 정상적으로 식사하는 것이다. 또 다른 방법은 일주일에 하루는 물 단식을 하는 것이다. 기본적인 12시간 제한 간헐적 단식 외의 간헐적 단식을 시도하고 싶다면 먼저 의사나 전문가와 상의하여 어떤 간헐적 단식 방법이 몸에 안전할지 결정하는 것이 좋다.

연구자들은 최근에야 간헐적 단식이 암에 미치는 영향을 연구하기 시작했다. 이러한 초기 연구에 따르면 간헐적 단식은 화학 요법을 할 때 큰 도움이 된다. 이 중 한 연구에서는 간헐적 단식이 신경 세포의 DNA 복구 능력을 향상시키고, 화학 요법으로 인한 손상으로부터 DNA를 보호하며, 다수의 DNA 복구 유전자의 활동 스위치를 켠다는 사실을 발견했다.[42] 또 다른 연구에서는 단식이 암 종양의 성장을 늦추고 다양한 유형의 암 세포들이 화학 요법에 더욱 민감한 반응을 보이도록 만든다는 사실을 밝혀냈다.[43] 또 다른 연구에서는 단식이 화학 요법에 대한 환자의 반응성을 높이고 부작용을 줄이는 것으로 나타났다.[44]

단식에 대한 한 유망한 연구에서는 당뇨병이 없는 초기 유방암 환자 약 2,500명을 추적해 4년 동안 저녁 식사와 아침 식사 시간을 분석했다.[45] 연구자들은 야간의 공복 시간이 13시간 미만인 사람들이 13시간 이상인 사람들에 비해 유방암 재발 가능성이 36퍼센트나 더 높다는 것을 발견했다. 또한 인슐린, 만성 염증 및 수면 시간의 지표는 야간 공복 시간이 길수록 긍정적인 결과를 보였다.

단식 모방 식단fasting mimicking diet, 즉 칼로리가 매우 낮은 식단[46]의 효과를 이해하기 위해 진행한 연구에서 연구자들은 100명의 건강한 사람들을 무작위로 두 그룹으로 나누어, 한 그룹(대조군)은 칼로리 제한이 없는 식단을 따르게 하고, 다른 그룹은 한 달 중 5일 동안은 연속적으로 저칼로리의 단식 모방 식단을, 그리고 나머지 날들은 무제한 식단을 따르게 했다. 3개월 후 단식 모방 식단을 따른 사람들은 대조군 참가자들에 비해 체중, 총 체지방, 혈압 및 IGF-1(노화 및 질병과 관련이 있음)이 유의미하게 감소했고, 보고된 다른 부작용은 없었다.[47]

지금까지 수행된 단식 연구들에 따르면, 13시간 이상의 야간 단식은 대부분의 사람들에게 안전하고 매우 유익하며, 추가적인 단식 프로토콜들(5:2 간헐적 단식 또는 한 달 동안 연속 5일 칼로리 제한 식단)은 면역 체계를 강화하고 암의 성장을 늦추는 건강 효과를 줄 수 있다.

장 건강과 미생물 군집

최근 몇 년 사이 언론에서 장과 미생물 군집microbiome의 역할에 대해 많이 보도하는 데는 그럴만한 이유가 있다. 장과 건강 사이의 연관성을 발견한 것은 지난 수십 년간의 건강 관련 연구에서 가장 중요한 발견 중 하나이기 때문이다. 가장 흥미로운 점은 음식을 소화하는 방식과 미생물 군집 상태를 개선하기 위해 당신이 구체적인 조치를 취할 수 있다는 것이다.

면역 체계의 70퍼센트가 위장관에 있다는 사실을 생각해 보자.[48]

인간의 소화관에는 수조 개의 세균이 살고 있으며 일부는 유익하고 일부는 유해하다.[49] 유익한 세균은 감염을 예방하는 면역 시스템을 돕고 비타민을 생성하며 호르몬 대사에 관여한다.[50] 그에 반해 유해 세균은 감염을 일으키고 영양소 흡수를 방해하며 소화불량을 유발하고 배설을 방해한다.

장은 신체 건강에 절대적으로 중요하다. 전체 창자를 땅에 평평하게 펼쳐놓으면 400제곱미터라는 엄청난 면적을 차지하게 되는데, 이는 대략 테니스 코트만한 크기이다![51] 보호해야 할 표면적이 이렇게 넓은 것이다. 따라서 장에서 영양소를 소화하고 흡수하는 동시에 유해 물질과 세균, 바이러스의 흡수를 막는 이중 작업을 수행하는 데 신체 에너지의 약 40퍼센트가 필요하다는 것은 그리 놀랍지도 않다.[52]

어떤 의미에서 장벽腸壁은 신체의 '경호원'이며, 장벽이 수행하는 중요한 보안 역할은 장 투과성을 결정한다는 것이다. 소장은 신체와 외부 세계 사이에 소통이 일어나는 공간이라고 할 수 있다. 한편 이 장벽은 섭취한 음식과 음료로부터 필수 영양소와 수분을 흡수할 수 있을 만큼 충분히 열려 있어야 한다.[53] 이 기능이 무너지면 심각한 면역 체계 결핍 및 암을 포함한 질병의 위험이 커질 수 있다.[54][55]

아스피린, 이부프로펜, 나프록센과 같은 진통 소염제, 알코올, 우유, 탄수화물이나 지방이 많은 식단, 만성 스트레스, 영양 결핍, 또는 화학 요법 및 방사선 치료와 같은 의학적 치료 등을 포함한 다양한 요소들이 장벽을 손상시킬 수 있다.[56] 그러나 개인마다 몸이 다르기 때문에 이 목록의 모든 항목이 모든 사람의 미생물 군집을 똑같이 손상시킨다고 할 수는 없다. 장벽의 투과성이 너무 높아져 체내에 흡수되어서는 안 되는 물질이 몸에 흡수되면, 이른바 장 누수 상태가 되어 고통받게 된다.(이 책 5

장의 팔머 이야기에서 장 누수에 대해 다루었다.)

건강한 장 투과성을 갖는 것이 강력한 면역 체계의 중요한 구성 요소인 것처럼, 장 내에 영구적으로 서식하는 수조 개의 세균과 미생물로 이루어진 건강한 미생물 군집도 강력한 면역 체계의 중요한 구성 요소이다.[57] 건강에 해로운 미생물 군집은 정신적·신체적 건강에 중대한 영향을 미치는 것으로 나타났으며, 암, 심혈관 대사 질환, 알레르기, 비만을 비롯한 다양한 질환의 발병 가능성을 높일 수 있다.[58]

뇌, 장, 미생물 군집 사이의 직접적인 연결을 설명하는 연구들은 많이 있다.[59] 당신은 장내 미생물이 중추신경계, 내분비계 및 면역계와 직접 소통할 수 있다는 사실을 알고 있는가?[60] 한 연구에서 연구자들은 6년 동안 2,000명에 대한 장내 미생물 군집 데이터를 수집하고[61] 참가자들의 대변, 혈청, 소변 샘플을 채취했으며 그들의 생활 방식 요인을 검토했다. 시간이 흐름에 따라 참가자들의 장내 미생물 군집이 어떻게 변하는지 분석한 결과, 잘못된 생활 방식이 건강에 해로운 방향으로 미생물 군집을 변화시킬 수 있으며, 이는 결국 비만을 포함한 심혈관 대사 질환으로 진행될 수 있다는 걸 알게 되었다.[62]

가장 치명적인 형태의 암 중 하나인 식도암은[63] 항생제 사용, 잘못된 식단, 흡연을 포함한 여러 요인으로 인해 발생할 수 있다.[64] 이러한 요인들은 모두 장내 미생물 군집을 파괴하는 것으로 알려져 있다. 식도암에서 장내 미생물 군집이 하는 역할에 대한 수많은 연구를 검토한 한 연구자 그룹은 건강한 식도를 가진 사람들의 장내 미생물 군집이 식도암 진단을 받은 사람들의 장내 미생물 군집과 상당히 다르며, 식도암 환자의 미생물 군집에 나쁜 박테리아가 훨씬 더 많이 포함되어 있음을 발견했다.[65]

그 외 다른 요인들도 미생물 군집에 부정적인 영향을 미칠 수 있다. 청결에 대한 우리 문화의 강박 관념 때문에 항균 화학 물질인 트리클로산이 포함된 화장품과 손 청결제가 큰 인기를 끌지만, 유감스럽게도 이 성분은 에스트로겐 의존성 암 세포(많은 유방암 환자들에게서 발견되는 것과 같은)의 성장을 자극하는 것으로 나타났다.[66] 또한 광범위 항생제를 복용하면, 우리를 아프게 하는 나쁜 박테리아만 죽이는 게 아니라 미생물 군집의 균형을 유지시키는 유익한 박테리아도 죽인다. 결과적으로 항생제를 불필요하게 또는 너무 자주 복용하면 기회 감염에 의해 나쁜 박테리아와 곰팡이(칸디다 등)가 장에서 번성할 수 있으며, 이는 항생제 투여를 끝마친 후에도 오랫동안 합병증 유발로 이어질 수 있다.

우리는 아직 미생물 군집을 완전히 이해하지 못하지만, 과학자들은 우리 지식의 격차를 메우기 위해 노력하고 있다. 미생물 군집과 암 위험, 치료 효과 및 부작용 간의 연관성을 이해하려는 연구가 현재 진행 중에 있다.[67][68][69]

좋은 소식은 미생물 군집을 건강하게 유지하기 위해 할 수 있는 식단 및 생활 방식이 있다는 것이다. 예를 들어 식이섬유를 많이 함유한 채소를 풍부하게 섭취하면 장내 미생물 다양성을 지원하는 것으로 나타난 반면, 정제된 탄수화물과 전분 위주로 구성된 식단은 그렇지 않았다.[70] 이것은 식이섬유가 엄밀히 말하면 프리바이오틱prebiotic(프리바이오틱은 장내 유익균, 즉 프로바이오틱스의 먹이가 되어 장내 유익균의 성장에 도움을 준다—옮긴이)이기 때문이다. 식이섬유는 인체에서 소화되지 않으며, 따라서 혈류로 흡수되지 않은 채 장으로 전달된다.

그러면 장내 미생물 군집을 구성하는 수조 개의 건강한 미생물이 이 식이섬유를 섭취하고 소화하여 번성하고 다양해진다. 이런 식으로 식이섬유가 풍부한 식품을 먹는 것이 미생물 군집에 영양을 공급하는 방법이다. 사우어크라우트sauerkraut(소금에 절인 발효 양배추), 김치(발효 배추와 무), 콤부차(발효차)와 같이 맛있는 자연 발효 식품들은 우리 장의 미생물 군집에 도움을 주는 프로바이오틱이다.

너무 혼란스럽다는 이유로 식단의 변화를 포기하고 싶은 마음이 든다면, 수백 개의 연구에서 건강한 식품의 선택만으로 몸 상태를 바꿀 수 있음을 보여준다는 사실을 기억하자. 《단순한 생활 방식의 변화로 대부분의 만성 질환을 되돌릴 수 있다*Undo It! How Simple Lifestyle Changes Can Reverse Most Chronic Diseases*》를 포함한 여섯 권의 《뉴욕 타임스》 베스트셀러 저자이자 40년 넘도록 의학 분야의 저명한 리더 역할을 하고 있는 딘 오니쉬Dean Ornish 박사는 건강을 위해 식단을 근본적으로 변화시키는 것에 대해 이렇게 요약한다.

우리는 종종 우리가 날마다 하는 단순한 선택들—무엇을 먹을지, 스트레스에 어떻게 반응할지, 운동을 얼마나 할지, 사랑과 친밀감을 얼마나 많이 느낄지—이 우리의 건강과 웰빙에 커다란 차이를 만들어낼 수 있다는 걸 믿기 어려워합니다. 하지만 실제로 그렇습니다. 33년 넘게, 동료들과 나는 홀푸드, 식물성 식단, 적당한 운동, 요가와 명상과 같은 스트레스 관리 기법, 사랑을 더 충만히 주고받는 법을 배우는 것이 관상 동맥 심장 질환, 초기 단계의 전립선암, 제2형 당뇨병, 고혈압, 비만, 우울증 및 기타 만성 질환의 진행을 종종 되돌릴 수 있다는 것을 발견했습니다.

암 및 건강에 관련된 식이 요법 문제를 다룬 의학 문헌을 검토한 뒤, 우리는 다음과 같은 몇 가지 공통된 조언을 찾을 수 있었다.

- 식물성 식단, 케톤 생성 식단 또는 지중해식 식단 중 어떤 식단을 선택하든, 이 식단들은 공통적으로 식이 섬유가 많고 채소가 풍부하며 가공되지 않은 홀푸드를 섭취하도록 권장한다는 점을 기억한다.(케톤 생성 식단에서는 특정 채소만 허용된다.)
- 간헐적 단식(저녁 식사와 아침 식사 사이의 금식)이든 한 달에 며칠 동안의 단식이든 단식을 할 때는 의료진이나 건강 관련 전문가와 상의한다.

식단을 바꾸는 것이 처음에는 어려워 보일 수도 있지만, 식단에 대한 최신 연구와 동향을 분석한 이 글을 읽으며 이 주제와 관련된 혼란들이 정리되고 뭔가 행동을 취하도록 영감을 받았기를 바란다. 식단을 바꾸는 것은 지금이라도 직접 해볼 수 있을 만큼 실행력이 매우 높은 것이기 때문에─이것은 당신이 할 수 있는 일이다─수많은 근본적 치유 생존자들이 택한 첫 번째 실천 단계이기도 하다.

그러한 생존자 중 한 명이 바로 제러마이어Jeremiah였고, 그의 부모는 열 가지 근본적 치유 요소를 활용하여 아들의 희귀 림프종 치유를 도왔다. 식단을 변경한 것은 그 중 가장 중요한 변화의 하나였다.

제러마이어 이야기

암 진단은 누구에게나 두려운 일이지만, 자녀가 암 진단을 받은 경우에는 더욱 가슴이 아프다. 특히 그 진단이 신생아에게 내려진 것이라면 정말 고통스럽다. 이것이 타냐 고메즈Tanya Gomez와 그녀의 파트너 진Gene에게 2010년 아들 제러마이어가 태어났을 때 일어난 일이었다.

처음에 남부 캘리포니아 집에서 옹알이를 하며 웃고 노는 건강하고 행복한 제러마이어의 모습을 보았을 때 그들의 마음은 벅차올랐다. 늘 건강한 식단과 생활 방식을 따르던 타냐는 제러마이어가 단단한 음식을 먹을 수 있을 만큼 자라면 자기가 할 수 있는 가장 건강한 음식을 해주겠다고 마음먹었다. 그녀는 제러마이어가 날마다 조금씩 성장해 가는 모습을 보는 것이 좋았다. 그러나 표준 예방 접종을 마치고 한 달 후 제러마이어가 5개월이 되었을 때, 타냐와 진은 아기의 가슴에서 동전 크기만 한 혹을 발견했다. 아기의 부드러운 피부와 달리 그 혹은 단단하고 두꺼웠다. 아기가 잘 놀고 건강해 보였지만 부모는 아기를 즉시 의사에게 데려갔다. 의사는 좀 우려스럽다며 조직 검사를 해보자고 했다.

의사가 조직 검사 결과를 가지고 진료실에 들어온 순간 타냐는 무언가 심각한 일이 생겼음을 직감했지만, 설령 최악의 경우라 한들 그게 암일 거라고는 상상도 하지 못했다. 하지만 불행히도 그것은 암이었다. 제러마이어는 피부 림프종의 드문 형태인 피하 지방층염 유사 T세포 림프종subcutaneous panniculitis-like T-cell lymphoma(SPTCL) 진단을 받았다. 타냐는 당시를 이렇게 기억한다.

눈물이 왈칵 쏟아져서 나는 겨우 한 가지 질문밖에 못했어요. "치료가 가능한가요?" 그 순간 의사가 그러더군요. "화학 요법을 해볼 수 있습니다. 종양 전문의와 상의해야 하고, 추가적인 검사가 더 필요해요." 나는 "네, 알겠습니다"라고 했죠. 하지만 차를 몰고 나오자마자 진에게 그랬죠. "화학 요법은 하지 않을 거야"라고요.

타냐는 화학 요법이 효과가 있을 수 있다는 점을 무시하지는 않았지만, 어린 아기한테서 나타날 수 있는 부작용이 염려스러웠다. 의사들은 타냐와 진에게 이 희귀한 암이 일반적으로는 15세부터 35세 사이에 진단되는 암이라고 했다. 그것은 제러마이어처럼 어린 아기의 경우에는 화학 요법이 충분히 연구되지 않았다는, 따라서 치료가 얼마나 효과적일지, 아니 부작용이 얼마나 해로울지 의사들도 명확히 알지 못한다는 것을 의미했다. 의사들은 보통 이런 종류의 림프종에 사용되는 화학 요법은 너무 강력해서 아기가 죽을 수도 있다고 했다. 따라서 그들은 그 대신 어린이 백혈병 치료에서 쓰는 화학 요법을 사용하려고 했다.

타냐는 작은 글씨로 적힌 부작용 설명서를 읽으면서 의사들이 제안한 화학 요법이 아기에게 영구적이고 심각한 시력 및 면역 결핍 문제를 일으킬 수 있다는 걸 알게 되었다. 또한 약물 투입을 위해 약 40회의 척추천자(진단을 위해 척수 액을 얻거나 척수 강에 치료 약제를 주입하기 위해 척추 사이 공간에 긴 바늘을 찔러 넣는 것—옮긴이)가 필요하며 약물로 인해 뇌 손상이 생길 수도 있다고 했다. 이 화학 요법이 제러마이어의 암을 치료할 수 있을지 의사들이 확신하지 못했기 때문에—그들은 심지어 제러마이어가 치료 중 사망할 경우 책임을 묻지 않겠다는 문서에 서명하도록 타냐에게 요구했다—타냐의 직감은 다른 대안을 찾아보라고 말하기 시작했다.

그녀의 많은 친구들이 그런 그녀를 보고 미쳤다고 생각했다. 남편인 진도 의사의 권고대로 화학 요법을 해보길 원했다. 그럼에도 불구하고 타냐는 엄마로서의 직관에 귀를 기울였고, 제러마이어의 암에 대해 최대한 연구를 했다. 타냐의 아버지만이 처음부터 그녀의 전인적 접근 방식을 지지한 유일한 사람이었다.

암 진단을 받고 한 달이 흐른 후 마침내 의사들은 제러마이어의 림프종이 얼마나 심각한지 파악하기 위해 골수 검사를 실시했다. 당시 아기의 몸에는 여러 피부 병변들이 나타난 상태여서 타냐는 제정신이 아니었다. 검사 결과 아기의 골수에서는 정상으로 간주되는 3퍼센트보다 많은 7퍼센트의 암 세포가 발견되었다. 타냐는 병원에서 화학 요법을 제안하고도 그 연구가 부족하고 치료가 지연되는 데 실망감을 느꼈다.

종양 전문의에게 말했죠. "우리 아기는 실험용 동물이 아니에요. 그런데 나는 여러분이 우리를 그저 하나의 숫자로 대한다는 기분이 들어요. 저는 제 아들을 사랑하고, 이 아기가 적절한 치료를 받는지 확인하는 것이 제 일이에요. 하지만 이곳에서는 그런 느낌이 들지 않네요. 다른 병원에 갈 수 있게 조직 검사 샘플을 모아줬으면 좋겠어요. 그곳에서는 어떻게 말할지 들어보고 싶어요. 누구든 우리에게 적절한 서비스를 제공할 사람을 선택할 거예요. 난 당신들이 실수했다고 느끼니까요." 그러곤 즉시—다음날!—진료가 잡혔어요. 병원에서는 보통 예약이 꽉 차서 2주는 걸린다고 했는데 어떻게 가능했는지 모르겠어요.

타냐는 진과 가족들에게 제러마이어가 평생을 가져갈 수도 있는 화학 요법의 장기적 부작용에 대해 충분히 설명하면서 자기가 왜 그러는지 이해를 구했다. 충분히 이해할 수 있는 일이지만 진이 기존 의학의 권고에 반하는 대체 요법의 사용을 경계했기 때문에, 그녀는 검사 결과의 사본 요청을 포함하여 그동안 어떤 검사들을 받았는지 철저히 파악하는 등 앞으로 있을 모든 진료 일정들에 대비해 철저히 준비했다. 그것은 환자의 엄마인 그녀의 권리이기도 했다. 그녀는 조사를 통해 PubMed.gov에서 제러마이어와 같은 진단을 받고 현재 회복 상태에 있는 크로아티아의 두 살배기 아기에 대한 사례 보고서를 찾았다. 이것은 의사들이 발견하지 못했거나 자신들과 공유하지 않은 사례였다. 타냐는 아들의 담당 의사들을 자신보다 우월하거나 똑똑하다고 생각해 본 적이 없었다. 그들은 단지 자신이 갖고 있지 않은 지식 기반을 가진 전문가일 뿐이었다.

정맥 주사 화학 요법 외에도 의사들은 척수액에 항암제를 주입하여 뇌를 직접 치료하기 위해서 약 40번의 척수 천자를 제안했다. 그러나 타냐는 제러마이어의 뇌에서 암의 징후가 나타나지 않았고, 여러 번 척수 천자를 하면 오히려 뇌에 손상을 주어 평생 동안 장애를 남길 수 있다는 사실이 걱정되었다. 그들이 만난 모든 의사들이 척수 천자를 권했기 때문에, 타냐는 이로 인해 제러마이어에게 어떤 일이 일어날지 진이 정확히 알기를 원했다.

내가 묻기 시작한 것은 "어떤 일이 일어나나요? [척수 화학 요법의] 부작용은 뭐죠?"였어요. 의사들이 그러더군요. "제러마이어가 컵에 손을 뻗을 때, 컵이 왼쪽에 있는 것으로 생각하지만 실제는 오른쪽에 있는 상황이 있을 수 있습니다. 그러니까 시야 왜곡이 일어날 수 있어요. 결과적으로 일종의 뇌 손상을 입을 수 있습니다. 신장에 영향을 주어 혈뇨가 나올 수 있고요. 많이 아플 거예요." 그래서 나는 "네, 아기가 많이 아플 거라면, 격리해서 집에 가만히 있게 하면 안 될까요?"라고 물었죠. 그러자 의사들이 "아뇨, 모든 증상이 아기 몸에서 비롯될 것이기 때문에 그런 방법은 그다지 도움이 되지 않을 거예요"라고 했어요. 그래서 내가 "아기 몸에서라니, 무슨 뜻인가요?"라고 물었죠. 그들이 대답하더군요. "우리가 하는 치료가 아기의 면역 체계를 파괴할 테니까요"라고요.─그렇지 않아도 면역 체계는 이미 약화되어 있었는데 말이죠! 우리가 차를 몰고 병원을 나오자마자 진이 그러더군요. "나도 이제 더 이상 화학 요법을 하고 싶지 않아."

이때가 제러마이어가 진단받은 지 석 달째 되던 때였고, 타냐는 그 기간 내내 외국의 클리닉들을 찾고 있었다. 그녀가 이런 클리닉들을 찾기 시작한 것은, 자기 아이들에게 화학 요법을 대신할 대안을 찾아주고 싶어 하는 다른 부모들과 대화하면서 그들로부터 무서운 이야기를 들었을 때부터였다. 타냐에게 도움을 주던 '사라Sarah'라는 이름의 한 엄마로부터 미국 이외의 지역에서 제러마이어가 치료를 받도록 할 때 어떤 일이 일어날 수 있는지 경고를 들은 것이다. 사라는 그런 경우에 미국의 정부 당국이 어떤 식으로 아이를 데려가 화학 요법을 강요하는지 알려주었다.
타냐는 이 이야기에 충격을 받았고 미국의 의료 시스템을 더욱 경계하게 되었다. 가족의 사회복지사와 이야기를 나눈 그녀는 양쪽 부모가 동의하기만 하면 이론적으로는 원하는 곳 어디에서나 자녀를 치료할 수 있다는 것을 알게 되었다. 타냐는 제러마이어를 해외에서 치료하는 것이 옳은 일이라는 직감이 들었고, 또 그렇게 하기 위해 기꺼이 미국 시민권을 포기할 용의도 있었지만, 그 전에 진이 완전히 동의하는지를 먼저 확인해야 했다.

또 다른 장애물은 제러마이어의 나이였다. 제러마이어는 겨우 8개월이었다. 화학 요법 이외의 치료를 받는 데 진이 동의했지만, 제러마이어의 면역계와 소화계가 클리닉들의 표준 치료법을 견딜 만큼 아직 충분히 발달하지 않았기 때문에 해외 클리닉들 대부분이 유아 치료를 꺼려했다. 고용량의 항암제가 제러마이어에게 도움이 되기보다 해로울 수 있는 것처럼, 대체 요법에 초점을 둔 클리닉들도 아무리 일반적인 용량이라도 아이에게는 해로울 수 있음을 똑같이 경계한 것이다. 타냐는 주로 멕시코와 남미의 병원을 검색했고, 마침내 칠레에서 아기 제러마이어를 치료하겠다는 클리닉을 찾았다. 제러마이어의 상황을 설명하자마자 그들은 치유를 도울 수 있기를 희망한다고 말했다.

고맙게도 양가 가족들은 모두 타냐와 진의 이 이례적인 결정을 지지하고 후원했다. 타냐는 다음과 같이 회상한다.

진이 칠레에 가기로 동의한 뒤 모금 행사를 꾸리기까지 이틀밖에 안 걸렸어요. 양가의 온 가족이 아기의 암 문제를 해결하기 위해 모였죠. 너무 멋졌어요! 내 동생네에 커다란 뒤뜰이 있어서, 우리는 거기서 케르메kermes를 하기로 계획했어요. 케르메는 사람들이 물건을 가져와서 팔기도 하고 사기도 하는 거예요. 음료를 팔기도 하고, 타말레(옥수수 가루, 다진 고기, 고추로 만드는 멕시코 요리의 일종—옮긴이)나 포솔(콜롬비아에서 먹는 수프의 일종—옮긴이) 같은 것을 팔기도 하고요. 우리는 우리가 아는 모든 사람을 초대했죠. 동생은 카르네 아사다 타코를 팔았고, 빵집을 운영하는 진의 가족은 추첨 행사용 케이크를 가져왔어요. 내 사촌들은 정말 멋진 디자인의 머핀을 만들어 판매했고요. 그 순간 모든 도움의 손길을 보는 건 정말 놀라운 일이었어요. 그날 케르메에서 약 1만 2,000달러를 모금했답니다.

친구들과 가족, 또 잘 모르는 사람들까지 넉넉히 도와준 덕분에, 타냐는 이틀 후 자신과 진, 제러마이어의 비행기 티켓을 예매할 수 있었다. 계획은 타냐가 제러마이어와 함께 칠레에서 45일 머물고, 진은 그 중 일주일을 그들과 함께하는 것이었다. 그래서 2010년 12월 어느 화창한 날, 그들은 8개월 된 제러마이어와 함께 45일간의 치료 요법을 시작하러 비행기에 올랐다. 제러마이어에게는 커다란 암 피부 병변이 세 개나 있었지만 타냐는 희망을 느꼈고, 가족을 실망시키지 않겠다고 다짐했다.

이 특별한 클리닉은 1959년에 세상을 떠난 칠레의 자연 의학 선구자인 돈 마뉴엘 레자에타 아차란Don Manuel Lezaeta Acharán의 가르침을 따르는 곳이었다. 타냐는 아버지의 책 중에 그의 책이 있어서 그 개요를 읽은 적이 있기 때문에 그곳 클리닉에 무엇을 기대할 수 있는지 알고 있었다. 본질적으로 그곳에서는 질병과 직접 싸우는 치료법을 쓰기보다는 제러마이어의 몸에 자연적으로 질병과 싸울 수 있는 도구를 제공하는 데 중점을 둘 터였다. 그곳 클리닉 치료의 초석이라 할 '건강한 식단과 생활 방식'의 중요성을 이미 잘 알고 있었기 때문에 이는 타냐에게 매력적으로 다가왔다.

도착하자마자 의사들은 엄격한 식단 변경을 권했고, 타냐는 이를 즉시 실천에 옮겼다. 그 첫 번째 변화는 제러마이어에게 완전 채식을 먹이는 것으로, 타냐는 하루 종일 특정 순서로 특정 음식을 먹일 것을 요청받았다. 클리닉은 소화 기능을 최상으로 만드는 것과 과로한 위장이 신체에 미칠 수 있는 부정적인 영향에 집중했다. 영양분을 잘 흡수하도록 하기 위해 의사는 위장의 내부 온도를 낮게 유지하는 것을 목표로 했는데, 그들의 이론에 따르면 높은 온도는 위장이 과도하게 작동하고 있다는 의미였기 때문이다.

타냐는 제러마이어가 생후 4개월 때 모유 수유를 중단했었다. 의사들은 그녀에게 모유가 지금 제러마이어에게 가장 좋은 음식이겠지만 다른 선택지도 있다고 했다. 새로운 식단으로 아기 제러마이어는 매일 아침, 필요에 따라서는 하루 종일 오트밀과 사과, 건포도를 젖병에 넣고 거기에 데친 아몬드 우유를 타서 마셨다.

클리닉에 있는 동안 제러마이어는 단단한 음식을 먹기 시작했다. 아기는 아침으로는 오트밀과 사과를 먹고, 점심으로는 감자와 시금치 및 여러 채소를 국물에 으깬 기본 식사를 했으며, 저녁으로도 아침, 점심과 유사하게 채식을 했다. 그곳에서는 제러마이어를 위해 식간에 먹을 하루 세 가지 신선한 녹즙도 준비했다. 케일, 풋사과, 시금치, 당근으로 만든 녹즙을 하루 세 번 유아에게 마시게 하는 것은 엄청난 도전이었다. 그래서 타냐는 아기가 주스를 마시도록 하기 위해 생각할 수 있는 모든 꾀를 다 써야 했다.

클리닉의 직원이 식사 시간마다 와서 타냐가 제러마이어의 음식을 준비하는 것도 돕고, 조리 용품을 세척해서 간수하는 것도 도왔다. 타냐는 퇴원 후 집에서도 제러마이어의 음식 만드는 법을 배우고 싶었기 때문에 클리닉의 다른 어떤 간병인보다 더 열심히 음식을 만들었다.

위와 장의 온도를 최적의 상태로 유지한다는 클리닉의 이론에 따라 제러마이어는 매일 다양한 온열 치료를 받았다. 먼저 간호사들은 매일 아침 일찍 제러마이어를 깨워 타냐가 그날의 첫 온열 치료를 하도록 도왔다. 타냐는 제러마이어의 몸에 차갑게 젖은 천을 둘렀는데, 이것은 아기의 몸에 충격을 주어 독소를 방출하고 림프계를 활성화하기 위한 것이었다. 그러고 나면 타냐는 바로 아기를 담요로 감싸서 다시 잠을 재웠다. 그곳 의사들에 따르면 몸을 다시 따뜻하게 해주는 것이 필수적이었다. 그러고 나서 제러마이어가 자연스럽게 깨어나면 그때 아침을 먹였다.

정오 무렵에는 클리닉의 환자들 대부분이 찜질이 예정되어 있었다. 제러마이어는 너무 작아서 찜질을 할 수 없었기 때문에 찜질 대신 따뜻하고 축축한 수건으로 싼 후 다시 여러 겹의 담요로 싸서 잠을 재웠다. 이 덕분에 제러마이어는 마치 찜질을 하고 난 것처럼 땀에 흥건히 젖었다. 한 시간 후 싸고 있던 수건과 담요를 치우고 나면 제러마이어는 보통 조금 더 잠을 자곤 했다. 그 뒤 깨어나면 근처 산에서 가져온 점토로 피부를 얇게 덮는 점토 팩 치료를 받았다.

제러마이어에게 점토를 바르기 위해 타냐는 아기의 배 크기 정도의 깨끗한 정사각형 천을 준비했다. 그리고 젖은 점토를 그 위에 펴 발라서 제러마이어의 배 위에 얹었다. 그런 다음 양털 천으로 아기의 배를 감싸고 그 위에 담요를 덮었다. 이것은 아기 몸의 중심 체온을 시원하게 유지하면서도 바람이 배 속에 들어가는 것을 막기 위한 것이었다. 아기는 두 시간 동안 이 상태로 있었는데, 타냐는 점심때까지 제러마이어를 이 상태로 붙잡아두기 위해 아몬드 우유 한 병(오트밀, 사과, 건포도가 섞인)을 마련해서 주었다. 날씨가 따뜻할 때 제러마이어는 종종 바깥을 기어 다니며 햇볕에서 비타민 D를 흡수하고, (타냐의 도움을 받아) 맨발로 걸으며 땅 에너지를 흡수하기도 했다. 치료 사이사이에 시간이 나면 제러마이어는 타냐와 함께 클리닉 주변을 따라 걷는 연습을 하거나 밖에서 노는 시간을 가졌고, 잠들기 전 저녁 6시쯤에는 그날 마지막 식사를 했다.

제러마이어의 암은 타냐와 다른 가족들의 영성 및 가톨릭 신앙을 강화하는 데도 도움이 되었다. 제러마이어가 진단을 받은 직후 타냐와 진은 가족들을 초대해 함께 묵주 기도를 올렸다. 타냐는 제러마이어의 건강을 위해 매일 아침저녁으로 기도를 하고, 정기적으로 하느님과 대화를 했다고 한다. 그 결과 제러마이어도 밤마다 기도하며 성장했다.

타냐는 처음에는 하느님에게 질문이 많았지만, 그렇다고 믿음을 잃지는 않았다. 그녀는 종종 울음을 터뜨리며 하느님에게 "왜 제러마이어인가요? 왜 내 아들이 암에 걸리게 하셨나요?"라고 묻곤 했다고 한다. 타냐는 결국 제러마이어의 암에 신성한 목적이 있다고 믿게 되었다.

그때 나는 하느님께서 특별한 이유 때문에 나를 선택하셨다는 것을 알았어요. 그분은 내가 제러마이어를 위해 무엇을 할지 알고 계셨고, 그 결과도 아셨어요. 그분은 이 목적을 위해 나를 선택하신 거예요. 그분은 제러마이어에게 이런 일이 생기면, 내가 그 애를 위해서 하는 일로 인해 화학 요법으로 고통받는 아이가 한 명 줄어들 거란 걸 알고 계셨어요. 사람들이 다른 선택지가 있다는 걸 아는 거예요. 그게 정말 중요합니다.

타냐는 제러마이어가 칠레까지 와서 치료를 받고 있는데 만약 암에서 살아남지 못하고 치료법이 효과가 없으면 어쩌나 두려워했던 때를 생생하게 기억한다. 그때 타냐가 가깝게 지내던 간호사 한 명이 그녀를 진정시키며 이렇게 말했다고 한다.

타냐, 이 병원에서 일어나는 모든 일은 [손가락으로 위쪽을 가리키며] 그분으로 인한 거예요. 우리는 그분을 도울 뿐이죠. 그러니까 당신은 믿음을 잃지 말고 당신에게 필요한 것을 하느님께 계속 구해야 해요. 구하지 않으면 받을 수 없으니까요.

타냐는 간호사의 조언을 받아들여 계속해서 하느님께 도움을 구했다. 며칠 뒤, 그날은 45일의 치료 기간 중 35일째 되는 날이었다. 의사가 제러마이어를 진찰하러 왔을 때 타냐는 아기의 병변 중 하나가 변하고 있는 게 걱정된다고 말했다. 그의 병변이 세 부분으로 갈라지고 그 사이에 부드러운 피부가 보이는 것 같았다. 의사는 그것이 암이 퇴행하고 있다는 신호라고 말했다. 타냐는 하느님이 자신의 기도에 응답하셨다고 느꼈고, 기쁨과 안도의 눈물을 참을 수 없었다.

제러마이어는 하루에 2~3회의 온열 치료, 세 차례의 주스 먹기와 세 차례의 완전 채식 등 집중된 치료를 계속 받았다. 제러마이어는 그곳에서 아기 미소로 모두를 격려하는 스타 환자였다.

[제러마이어의] 세포들은 성인의 세포보다 훨씬 빠른 속도로 재생됐어요. 그래서 제러마이어가 무엇을 하든지 성인의 몸에 하는 것보다 열 배는 더 빨리 작용했죠. 그것이 제러마이어의 다른 점이에요. 의사는 이러한 세포 변화와 관련해서 자기가 만난 환자 중 제러마이어가 최고라고 했어요. 그건 정말 놀라운 볼거리였답니다! 다들 너무 놀랐으니까요. [클리닉에서] 45일째 되는 날 제러마이어의 병변 세 가지는 모두 사라졌어요. 대부분의 사람들은 클리닉을 떠나기 전에 그런 종류의 결과를 얻지 못해요. 제러마이어는 클리닉에 있는 동안 그런 결과를 얻었죠.

타냐와 제러마이어는 45일간의 치료를 마치고 미국으로 돌아왔다. 그녀는 돌아오고 난 후 1년을 더 기다린 뒤에야 제러마이어의 암에 어떤 일이 벌어지고 있는지 추적하기 위한 골수 검사를 받았다. 그것은 누구에게나 매우 고통스러운 절차이지만, 특히나 제러마이어는 너무 어렸기 때문에 검사받기가 더 두려웠다. 제러마이어가 마침내 검사를 받았을 때, 종양 전문의는 제러마이어의 골수에 건강한 사람보다 암 세포가 더 적다는(3퍼센트 미만) 사실을 발견하고 깜짝 놀랐다.

의사들이 그러더군요. "모든 사람의 골수에는 약 3퍼센트 정도 비정상 세포가 있습니다. 그런데 당신 아들은 3퍼센트 미만이에요! 우리가 본 가장 아픈 아이에서 가장 건강한 아이로 변했어요. 모든 검사를 다 해봤지만 아기의 혈액이나 골수에서 어떤 암 세포도 찾지 못했고 병변도 모두 사라졌어요. 이 시점에서는 어떤 화학 요법도 할 필요가 없습니다. 정기적인 추적 검사를 위해 병원에 다시 올 수는 있겠지만요"라고요.

제러마이어의 골수에 더 이상 암 세포가 없다는 말을 들은 타냐는 아들을 살릴 수 있게 해주시고 정상적인 삶을 살 기회를 주신 하느님께 감사했다. 타냐는 자신의 영적 믿음과 처음부터 자신을 지지해 준 아버지 덕분에 치료 과정 내내 자신이 집중하고 자신감을 가질 수 있었다고 생각한다. 그녀는 모든 곳에서—의사, 친구, 가족, 심지어 그녀 자신으로부터도—의심에 직면했지만, 하느님에 대한 믿음 덕분에 아들을 위한 최선의 삶을 찾고 실행에 옮길 수 있었다.

칠레의 클리닉에서 제러마이어의 치료가 끝날 때, 의사는 3년 동안 완전 채식을 유지하도록 권하면서 그 이후로는 조금씩 제한을 완화해도 좋다고 했다. 그러나 타냐는 좀 더 신중히 하고 싶었기 때문에 제러마이어가 여섯 살이 될 때까지 5년 동안 완전 채식을 유지했다. 그때까지 제러마이어는 이전처럼 행복하게 채식을 이어갔다.

미국의 의사들은 제러마이어가 매년 검진을 받을 것을 권했다. 그러나 타냐는 제러마이어가 전과 똑같이 엄격한 식단을 따르고 피부, 손톱, 안색을 통해 건강 상태를 계속 모니터링한다면, 그렇게 자주 검사할 필요는 없다고 직관적으로 느꼈다. 그래서 그녀는 2018년까지 기다렸다가 제러마이어를 데리고 병원을 찾았다. 다시 테스트한 결과 제러마이어는 자연 요법으로 치료받은 지 8년이 지난 후에도 여전히 암이 치유된 상태로 있음을 확인했다. 의사는 "무엇이든 지금까지 해오던 것을 계속 하세요!"라고 말했다.

현재 제러마이어는 야구, 농구, 그림 그리기, 그리고 장난을 좋아하는 행복하고 느긋하며 더 이상 암도 없는 아홉 살의 초등학교 4학년 소년으로 성장했다. 제러마이어는 지금까지 쇠고기나 돼지고기를 먹어본 적이 없다. 타냐는 제러마이어가 여섯 살 무렵부터 제한된 양의 유기농 닭고기, 자연산 생선, 유기농 치즈를 아이의 식단에 추가했지만, 여전히 대부분은 완전 채식을 유지하고 있다. 아이는 신선한 녹즙도 자주 마시지만, 타냐에게 더 중요한 것은 제러마이어가 건강하게 먹는 법을 배우고 있다는 점이다. 제러마이어는 채소를 좋아하고 집 밖에 심어놓은 과일나무에서 거의 매일 신선한 과일을 따 먹으며, 타냐도 여전히 집에서 직접 아몬드 우유를 만든다.

나는 제러마이어를 위해 [달콤한 것을] 만들려고 노력해요. 나만의 버전으로 크레이프도 만들고 맛있는 블루베리 잼도 만들 거예요. 시럽이나 나쁜 정제 설탕을 넣지 않고도 맛있고 달콤하게 하려면 노력이 필요하죠. 그렇게 나는 아이에게 가능한 한 많이 평범한 삶을 살게 해주려고 노력하지만, 그래도 여전히 나만의 방식이라는 한계가 있어요. 아이는 과자를 맛본 적도 있고 좋아하지만, 집에서는 먹을 수 없고 집으로 가져올 수도 없어요. 하지만 과일은 무제한으로 먹을 수 있다고 말해줘요. 아이는 과일, 특히 허니듀 멜론과 귤을 좋아한답니다.

제러마이어가 클리닉에서 치료를 받을 당시에는 아직 아기였기 때문에 클리닉에서 운동을 공식적으로 처방하지는 않았다. 그러나 타냐는 늘 제러마이어에게 활동적인 움직임과 운동을 삶의 핵심으로 유지하도록 열심히 격려하고 있다. 그녀는 아들이 활동적인 생활을 하면 암의 재발을 방지하는 데 도움이 될 거라고 믿고 있다.

제러마이어는 놀 때 다른 아이가 돼요. 매우 경쟁적이고, 정말 활발하고 민첩해요. 정말 깊이 몰입하죠! 일대일 농구를 해도 [공을] 잡으면 정말 공격적이 돼요. [평소 일상에서] 말할 때와는 정반대예요. 나도 운동 능력이 뛰어난 편이어서, 제러마이어는 아빠와 나 둘 다로부터 운동 쪽으로 많은 도움을 받고 있어요. 나는 크로스핏CrossFit 을 좋아하는데 제러마이어도 그것에 빠져서 내 옆에서 운동을 하기 도 해요. 아이가 운동하는 것을 보는 건 정말 멋진 일입니다. 그 아 이는 정말 거기에 열중하거든요!

제러마이어의 친구와 가족 들은 아이가 건강을 꾸준히 유지하는 데 중요한 역할을 하고 있다. 어린 아이가 엄격하게 제한된 식단을 지키며 살기는 쉽지 않다. 고맙게도 제러마이어의 친구와 가족 들은 그 앞에서 과자나 사탕 같은 간식을 먹지 않는 식으로 그를 도왔다. 아이의 여정은 양가 가족 모두에게 영감을 주었고, 그들의 라이프스타일을 바꾸게 했 다. 그래서 양가 가족 모두 유기농 식품을 먹고 주스를 만들기 시작했다. 제러마이어의 식단에 기꺼이 맞추고 수용하려는 가족들의 이러한 태도 는 아이가 더 잘 적응하도록 도와주었을 뿐만 아니라 타냐에게도 더 많 은 마음의 평화를 가져다주었다. 그녀는 제러마이어를 지지하는 가족과 친구 들에게 무엇이든 의지할 수 있다고 여긴다.

결국에는 다 자신의 동기부여와 주변의 지지 그룹에 달려 있어요. 당신한테 달려 있는 거죠. 왜냐하면 당신이 [먹고 있는 것을] 속이 고 있는지 아닌지는 당신 외에 아무도 알 수 없으니까요. [제러마이 어가] 아기였을 때, 또는 자라서 가족 행사에 참석했을 때 아빠나 다른 가족, 사촌들은 아이 앞에서 사탕을 절대 먹지 않았어요. 누 군가가 케이크를 먹을 일이 있다 해도 그 애 앞에서는 먹지 않을 거 예요. 사촌동생들 생일 때 가족들은 제러마이어를 위해 좀 다른 특 별한 음식을 만들고는 했지요. 가족들은 제러마이어의 건강과 식단을 유지하는 데 큰 도움을 줍니다. 암과 싸울 때는 스트레스가 큰 문제예요. 저는 제러마이어에게 그런 조짐이 보이지 않았다는 것이 그 애의 몸에 큰 도움이 되었다고 믿어요.

〜

타냐와 진은 결국 헤어졌지만 여전히 친구로 남아 있고, 제러마이어의 건강한 식단과 생활 방식을 유지하는 데 한결같은 입장을 유지하고 있다. 식단 변화, 온열 치료, 엄마와 아빠 그리고 대가족의 사랑과 지지 덕분에 제러마이어는 생후 10개월에 진단받은 심각한 암에서 회복할 수 있었다. 이제 거의 열 살이 된 그는 여전히 암이 재발하지 않고 치유된 상태에 있다.

제러마이어는 당시 너무 어려서 자신의 치료에 대해 아무것도 기억하지 못하기 때문에, 결과적으로 자신의 근본적 치유에 대해 충분히 감사하지 않을 수도 있다. 하지만 타냐는 그가 야구공을 던지고, 친구들과 밖에서 뛰어다니며, 음식을 먹기 위해 포크를 드는 것을 볼 때마다 자신의 어린 소년이 살게 된 평범하고 건강한 삶에 감사한다.

실천 단계

어떤 사람들은 하룻밤 사이에도 식단을 완전히 바꿀 수 있겠지만 대부분의 사람들은 그렇게 빠르게 변화하기 어렵고 단계적으로 해결해야 한다. 이를 실행하는 한 가지 방법은 한 번에 한 가지씩 제거하거나 (예컨대 하루하루 디저트, 고기 일부 또는 정제된 곡물 1회 섭취량 줄여나가기), 매 끼니마다 채소나 과일을 한 개 이상 추가하는 것이다. 최소한 매주 쇼핑할 때 '오염된 12가지Dirty Dozen'(재래식 농업에서 살충제에 가장 많이 노출되는 12가지 과일과 채소)를 피해 유기농 과일과 채소를 구입하고, 알코올 소비를 줄이며, 유기농 풀을 먹여 호르몬이 없는 육류 또는 유제품을 구입하는 식으로 작게 시작할 수도 있다.

의사와 상의할 필요가 있는 이 장의 주요 식단 변경 외에도 식단 개선을 시작하는 데 도움이 될 몇 가지 추가 아이디어가 있다.

매 끼니마다 절반은 채소와 과일로 먹는다

이것은 단연코 가장 쉽게 식단을 조절하는 방법인 데 반해 이점은 상당히 클 것이다. 매 끼니마다 접시의 절반을 채소나 과일로 구성하는 것이다. 이를 실천하는 몇 가지 쉬운 방법은 다음과 같다. ① 아침 식사로 블렌더를 이용해 과일과 채소 스무디를 만든다. ② 점심 식사로는 어떤 음식이든 다채로운 채소 샐러드와 함께 먹는다. ③ 저녁 식사를 위해 단백질의 크기는 카드 한 벌 사이즈로 줄이고, 채소량이 접시의 절반을 차지할 만큼 늘린다.

간헐적 단식을 해본다

저녁 식사와 아침 식사 사이에 간식을 먹지 않는 것으로 이를 시작할 수 있다. 저녁 7시까지 저녁 식사를 마치고, 다음날 아침 7시 이후에 아침을 먹는 것만으로도 12시간 단식을 할 수 있다. 몸이 적응해 감에 따라 매일 단식하는 시간을 더 늘릴 수 있다. 또는 의사가 승인한 경우 일주일에 하루 정도 물만 마시는 단식을 시도할 수도 있다. 마지막으로 일주일 중 5일 동안은 정상적으로 식사를 하고 나머지 이틀 동안은 400~600칼로리만 섭취하는 5:2 간헐적 단식을 시도해 볼 수도 있다. 스마트폰의 다양한 기록 앱을 이용해 칼로리 섭취량을 쉽게 추적할 수도 있다. 인기 있는 무료 앱 중 하나는 MyFitnessPal이다.

좋은 영양사를 찾는다

식단을 근본적으로 바꾸는 것이 버겁게 느껴질 수도 있다. 그렇기 때문에 자격을 갖춘 영양사, 특히 암 전문 영양사가 있다면 다양한 식단의 종류를 탐색하고, 식품 민감도를 파악해 줄 수 있을 뿐 아니라, 몸 상태에 적합한 식단을 추천받을 수도 있다. 오늘날 같은 화상 회의 시대에는 인터넷을 통해 지역에 제한되지 않고 원하는 영양사를 검색할 수 있을 것이다.

자신의 미생물 군집을 지원해 준다

당신의 장에서 더 건강한 박테리아가 자라도록 장려하려면 식이 섬유가 풍부한 채소를 더 많이 섭취하고 프로바이오틱스가 풍부한 발효 식품을 식단에 추가할 필요가 있다. 유기농 양배추를 잘게 썰어 물과 소금을 넣고 유리병에 넣어 뚜껑을 꽉 닫아 단단히 밀봉한 후 햇볕을 피해 상온에서 일주일 두면 간편하게 나만의 사우어크라우트를 만들 수 있다. 개봉 후에는 반드시 냉장 보관한다. 미생물 군집을 지원하는 또 다른 방법은 화학 물질이 포함된 항균 비누, 젤 및 물티슈 사용을 줄이는 것이다. 그 대신 일반 비누와 물을 사용한다.

환경실무그룹을 참조한다

환경실무그룹Environmental Working Group(EWG)은 환경 건강 개선에 전념하는 비영리 단체이다. 이 웹 사이트는 '오염된 12가지Dirty Dozen'(잔류 농약이 많아 유기농으로 구입해야만 하는 식품들 12가지)와 '깨끗한 15가지 Clean Fifteen'(구매하기에 안전한 재래식 농산물 식품 15가지), 가장 독성이 적은 가정용 세제 및 화장품에 대한 연구 결과들을 매년 조사해 수십 년째 제공하고 있다. 환경실무그룹은 EWG.org에 방대한 제품 및 정보 데이터베이스를 보유하고 있으며, 다운로드할 수 있는 두 가지 앱. 즉 '건강한 생활EWG's Healthy Living'(친환경적인 제품 구매에 대한 조언 제공) 및 '식품 점수EWG's Food Scores'(식품 성분 및 라벨을 참조해 건강한 식품 선택을 도움)를 제공한다.

식단을 근본적으로 바꾸는 것은 근본적 치유 생존자들이 건강 개선을 위해 대개 첫 번째로 실천하는 단계 중 하나이다. 식단은 완전히 자신의 통제 하에 있으므로 바꾸기가 가장 쉬운 것 중 하나이다. 기존 의사들은 영양 건강에 대한 교육을 많이 받지 못하고 있지만, 많은 과학적 증거들에 따르면 표준 미국 식단에서 벗어나는 것이 염증을 줄이고 면역 체계를 강화하는 데 도움을 준다.

8장
허브와 보조제 사용

톰 이야기

"화학 성분으로 만든 치료제는 자연에서
얻은 치료제와 비교해 결코 더 좋지 않다."
―토마스 에디슨Thomas Edison

　　많은 근본적 치유 생존자들이 보조제dietary supplement가 회복의 핵
심 부분이라고 이야기하지만, 이 요소는 사람마다 자기에게 맞게 써야 한
다는 점을 이해하는 것이 중요하다. 똑같은 암에 걸렸다 하더라도 똑같은
보조제를 복용하는 것은 아니기 때문이다. 따라서 어떤 선택을 하기 전
에 영양사, 자연 요법 의사naturopath, 약초사, 기능 의학functional medicine
또는 통합 의학integrative medicine 의사 등과 상담해 볼 것을 강력히 권한
다. 이것은 근본적 치유 요소들 중에서도 자기 혼자 알아보고 결정해서
는 안 되는 요소이다.
　　근본적 치유 생존자들은 사람마다 자기에게 맞는 보조제를 선택할
필요가 있다는 점뿐만 아니라 보조제의 품질이 아주 다양하다는 점 때

문에, 효과적이고 신뢰할 수 있는 제품을 안내해 줄 수 있는 전문가를 팀에 포함하는 것이 중요하다고 말한다.

암이나 여타 질병을 완치해 준다며 '핫한' 새로운 허브와 보조제를 강력하게 주장하는 사람들을 많이 볼 것이다. 예를 들면 우리는 다들 비타민 D가 부족하다거나 항염증제로 커큐민을 복용해야 한다는 주장을 들어봤을 것이다. 이것이 실제로 당신에게 해당할 수도 있겠지만, 건강 상태와 영양 상태, 혈액 수치 등을 고려해 당신에게 정말로 필요한 것이 무엇인지 알아보지 않고 허브와 보조제를 복용한다면 득보다 실이 더 클 수 있다.

그러나 당신에게 맞는 보조제가 무엇인지 의사로부터 어떤 조언을 듣지 못할 수도 있다. 우리는 앞에서 의사들이 영양 쪽으로 적절한 교육을 받지 못했다는 사실을 이야기한 바 있다. 마찬가지로 비非약물 요법인 허브와 보조제에 대한 교육을 받은 의사도 거의 없다. 실제로 근본적 치유 생존자들은 자신의 주치의가 어떤 종류의 보조제도 복용하지 말라고 했다고 종종 이야기한다. 보조제가 처방약의 작용을 방해하지는 않는지 의사와 상의하는 것도 중요하지만, 개인의 신체 특성에 맞춰 허브와 보조제에 대해 알려줄 수 있는 전문가를 찾는 것도 마찬가지로 중요하다. 약초 전문가와 종양 전문의가 한 팀이 되어 직접 의사소통한다면 가장 이상적이겠지만, 현실 세계가 그리 간단치는 않다.

미지의 것에 대한 의사의 두려움에도 불구하고 좋은 소식은 암 치료 중에 복용하는 허브 보조제가 대부분 안전하고 기존 치료 약물에 안 좋은 영향을 미칠 가능성이 매우 낮다는 것이다. 최근 연구에 따르면 전체 암 환자의 약 3분의 1에서 2분의 1이 기존 치료를 진행하는 동안 어떠한 형태로든 허브 또는 비타민 보조제를 사용했고,[1] 허브와 약물이 서로 부정적으로 작용할 가능성은 이 둘을 함께 쓴 환자들 중 95퍼센트에서 낮게 나타나거나 예상되지 않았고, 나머지 5퍼센트에서도 임상적 관련성이 적은 것으로 나타났다.[2]

이 장에서 우리는 허브 및 보조제와 관련된 몇 가지 고무적인 경향과 최신 연구 결과를 공유할 것이다. 그리고 이어서 화학 요법과 함께 사용한 보조제의 대단한 활약 덕분에 대장암 4기에서 근본적으로 치유된 톰Tom의 감동적인 이야기를 살펴볼 것이다. 마지막으로 이 강력한 치유 요소를 자기 삶에 쉽게 적용하도록 도와줄 몇 가지 실천 단계를 소개한다.

《근본적 치유》에서 나는 화학 요법과 비타민 또는 허브 보조제의 차이점에 대해 쓰면서, 대부분의 화학 요법이 암 세포를 직접 죽이도록 고안된 반면 대부분의 보조제는 면역 체계를 강화해서 스스로 암 세포를 제거할 수 있도록 설계되었다―원래 면역 체계는 그렇게 하도록 설계되었다―는 점에 주목했다.

일반적으로 근본적 치유 생존자들은 다음 세 가지 이유 중 하나로 보조제를 섭취한다. 첫째, 면역 체계와 전반적인 건강의 강화를 원한다.(즉 비타민 D나 멜라토닌과 같이 신체에 부족한 것이 있다면 보충한다.) 둘째, 기생충, 중금속, 유해 박테리아나 독소와 같이 신체에 있어서는 안 되는 것들로부터 몸을 해독하기를 원한다. 마지막으로, 음식을 더 잘 소화하도록 돕기 위해 프리바이오틱스, 프로바이오틱스 또는 소화 효소와 같은 보조제를 섭취한다.

근본적 치유 생존자들은 보조제건 식이 요법이건 그것 한 가지만으로는 치유를 위한 솔루션이 될 수 없다고 강조한다. 미국인들은 거의 모든 의학적 문제가 알약 하나로 해결될 수 있다는 생각에 익숙해져 있다. 그렇지만 이것은 보조제가 작용하는 방식이 아니다. 올바른 보조제가 치유 과정에 중요한 도움을 줄 수 있지만, 그것은 마법의 총알이기보다는 반창고에 가깝다. 당신이 식단과 마음가짐, 생활 방식을 근본적으로 변화시키려는 의지가 없다면 보조제만으로는 그다지 도움이 되지 않을 것이다. 그렇긴 하지만, 많은 근본적 치유 생존자들이 다른 아홉 가지 치유 요소를 완전히 구현한 뒤 치유 여정에서 누락된 연결 고리가 바로 자기에게 맞는 보조제의 섭취라는 것을 발견했다. 보조제는 그들이 완전히 치유되는 데 필요한 영양소와 미네랄을 그들의 몸에 제공해 주었다.

이에 대해 짐작되는 한 가지 이유는 대규모 농업 방식과 재래식 농법, 살충제 사용으로 인해 오늘날의 과일과 채소에는 우리 몸에 필요한 미량 미네랄이 많이 부족한데다 비타민과 영양소도 50~100년 전보다 적게 포함되어 있다는 것이다.[3] 예컨대 워싱턴 주립대학교의 과학자들은 1842년부터 2003년까지 재배된 밀 품종을 분석한 결과 철분이 11퍼센트, 구리가 16퍼센트, 셀레늄 함량이 25퍼센트 감소한 것을 발견했다.[4] 다른 여러 나라에서 실시된 연구들을 봐도 곡물의 미량 영양소 함량이 상대적으로 감소했음을 알 수 있다.[5] 과학자들이 대기 중 이산화탄소 수치가 상승하면 작물의 아연, 철 및 단백질 수치가 감소한다는 사실을 발견한 데서 보듯이 지구의 기후 변화는 문제를 더욱 악화시킨다.[6] 마지막으로, 식수와 식품 유통시 추가되는 살충제와 화학 물질은 장내 미생물 군집의 균형을 깬다. 이러한 사실은 우리의 미생물 군집을 정상으로 되돌리기 위해서는 특별한 장 치유 보조제를 섭취할 필요가 있다는 것을 의미한다.

통합 종양학 의사인 키이스 블록Keith Block 박사는 표적 기능 식품(즉 보조제)으로 보완한 항암 식이 요법이 중요하다고 굳게 믿는 사람인데, 그의 종합적이고 개인화된 치료법에 대해서는 나중에 톰의 치유 이야기에서 다룰 것이다. 그는 환자의 거주 지역과 미세 환경, 혈액 검사 결과, 암 유형, 그동안 진행한 기존 의학적 치료를 고려하여 어떤 보조제를 권장할지 결정한다. 이러한 권장 사항은 이후 치료 과정에서 변화하는 환자의 상태에 맞춰 민감하게 조정된다.

블록 박사는 식품 농축액과 허브 추출물을 기본 성분으로 하는 보조제를 선호한다. 예를 들어 그가 활용하는 보조제에는 영지와 차가버섯이 함유된 고농축 녹차 성분 제제[7]와 유기농 녹즙 음료가 포함되는데, 이 두 가지는 다 미국에서 제조되고 실험실에서 순도 테스트를 거친 것들이다. 그는 매장 진열대와 온라인에서 쉽게 구입할 수 있는 기성 제품이 아닌, 본인이 직접 암 환자들에게 맞게 특별 제작한 종합 비타민-미네랄 제제를 사용한다. 이러한 암 환자 맞춤 보조제를 만들기 위해 그는 산화 스트레스와 혈관 신생新生을 촉진할 수 있는 철과 구리 성분은 빼고 암과 싸우는 음식 및 식물 추출물을 추가하기도 한다.

최신 연구 결과 및 현황

점점 더 많은 암 환자들이 허브와 보조제 관련 정보를 찾고, 어떤 보조제를 복용해야 하는지 의사에게 묻기도 하며, 필요한 경우에는 통

합 의학 의사를 찾기도 한다. 최근 한 연구에 따르면 유방암 및 부인과 암 환자 중 3분의 1이 의료팀과 상의하여 허브 보조제, 동종 요법 또는 비타민을 치유 프로그램에 추가한 것으로 나타났다.[8]

현재 수백 가지의 보조제들이 연구되고 있으며, 그 중 상당수는 이미 면역 시스템에 도움이 되는 것으로 입증되었다. 예를 들어 연구자들은 화학 요법과 줄기 세포 이식을 받고 있는 다발성골수종 환자가 버섯 성분 보조제인 안도산AndoSan을 복용하여 면역 체계를 크게 강화할 수 있음을 알아냈다.[9] 전립선 특이 항원prostate-specific antigen(PSA, 전립선암 재발과 관련됨) 수치가 높았던 전립선암 환자에 대한 또 다른 연구에서는, 흰 양송이버섯 분말이 전립선 특이 항원 수치를 낮추고 면역계 강화와 관련된 혈액 검사 수치를 증가시키는 것으로 나타났다.[10]

단지 버섯만 그런 것이 아니다. 한 프로바이오틱 케피어kefir(카프카스 산악 지대에서 염소 젖, 양 젖, 우유 등으로 만드는 발효유—옮긴이) 제품은 암 세포의 사멸(아폽토시스)을 유도하는 것으로 밝혀졌다.[11] 비타민 D 보조제는 특정 유방암(예컨대 에스트로겐 수용체 양성 유방암)의 성장을 억제하는 것으로 나타났으며,[12] 인삼은 비소세포 폐암non-small cell lung cancer 환자의 면역 기능을 크게 향상시킨다.[13] 마지막으로 라이코펜lycopene(토마토에서 발견되는 성분)을 섭취했을 때 3주 만에 전립선암 환자의 전립선 특이 항원을 낮추는 데 도움이 된다는 사실을 발견했다.[14] 다양한 보조제들에 대한 연구를 통해, 허브와 보조제는 처방약과 마찬가지로 적절한 상황에서 올바른 양을 섭취할 때 건강에 상당한 효과를 준다는 것을 알 수 있다.

독소의 증가

근본적 치유 생존자들이 보조제를 선택하는 이유 중 하나는 신체의 발암 물질을 해독하기 위함이다. 18세기 후반에 산업 혁명이 시작된 이후 암 발병률이 치솟았고,[15] 수백 건의 연구에서 많은 인공 독소가 암과 관련 있다는 사실이 제기되었다.[16] 구체적으로 제2차 세계대전이 종료된 뒤 전 세계 살충제 생산량은 10만 톤에서 270만 톤으로 27배 증가했으며,[17] 이와 함께 살충제와 관련한 암 사례도 증가했다.[18] 이는 제2차 세계대전 이후 상업적 용도로 생산된 8만 개의 화학 물질 중 단 5퍼센트만이 안전성 시험을 거쳤다는 점을 고려한다면 놀랄 일도 아니다.[19] 시간이 지나 국제암연구소IARC와 같은 조직의 안전성 시험에서 화학 물질을 테스트함에 따라, 1971년 이후 테스트한 화학 물질의 거의 50퍼센트가 암을 유발할 수 있는 것으로 밝혀졌다.[20] 그리고 최근 연구에 따르면 국가의 수돗물 당국에서 "마시기에 안전한" 것으로 간주한 수돗물에 함유된 발암성 화학 물질로 인해 발병한 암 사례가 10만 건이 넘을 수 있다고 한다.[21]

고맙게도 상황이 조금씩 변하기 시작하고 있다. 최근 여러 소송에서 독성 화학 물질 제조업체에 전 세계의 암 유행에 대한 책임을 묻기 시작했다. 예를 들어 대표적인 살충제인 '라운드업Roundup'을 만드는 회사 몬산토Monsanto는 최근 세 건의 소송에서 모두 패소했다. 이 소송들에서 배심원단은 라운드업이 원고의 비非호지킨 림프종non-Hodgkin lymphoma의 직접적인 원인임을 보여주는 충분한 증거가 있다고 판단했다. 국제암연구소에서는 라운드업—화학적 글리포세이트 성분을 함유하고 있으며 세계에서 가장 널리 사용되는 제초제—을 최근 '발암 가능성이 있는 물

질probable carcinogen'로 분류했다.[22)

또한 베이비파우더와 여러 활석滑石 제품 제조업체인 존슨 앤드 존
슨Johnson & Johnson은 현재 자사의 제품에 매우 공격적인 암인 난소암
과 중피종中皮腫을 유발하는 석면 섬유가 함유되었다고 주장하는 1만
4,000건 이상의 소송에 직면해 있다. 이미 여러 배심원단은 존슨 앤드
존슨이 그러한 암 사례에 책임이 있다고 판단하여 회사로 하여금 원고
또는 사망한 원고의 가족에게 수백만 달러를 지불하도록 했다.

몇몇 근본적 치유 생존자들은 (광범위한 혈액, 소변 및 모발 검사
를 통해) 자신이 암 유발 물질에 노출되었다는 것을 발견했을 때, 적절
한 해독 보조제를 찾기 위해 자격을 갖춘 건강 전문가들로부터 도움
을 받았다. 어떤 사람들은 납, 수은 또는 비소를 체내에서 제거하기 위
해 정맥 킬레이트화 주사 요법intravenous chelation therapy을 활용하는 반
면, 다른 사람들은 니스타틴nystatin(칸디다 같은 곰팡이 제거용), 검은 호두
black walnut 또는 베르베린berberine(기생충 제거용), 마늘이나 에키네시아
echinacea(유해한 박테리아 제거용)를 섭취하기도 한다.[23) 물론 궁극적인 목
표는 환경, 공기 및 식수에서 독소를 제거하여 처음부터 어느 누구도 해
독 보조제를 복용할 필요가 없도록 하는 것이다. 이것은 확실히 이상적
인 목표여서 유권자와 소비자가 투표를 하거나 상품을 구매할 때 늘 염
두에 두어야 할 것이다.

동종 요법

'동종 요법homeopathy'이라는 단어는 라틴어에서 '동일한 고통same
suffering'을 의미한다. 동종 요법 의사는 내부 치유 과정을 자극하기 위

해 일반적으로 물에 수천 배 희석한 극소량의 식물 및 미네랄 원료를 사용한다. 더욱 구체적으로 얘기하면, 이때 처방하는 극도로 희석된 물질은 (건강한 상태에서 희석되지 않은 형태로 복용하는 경우) 현재 경험하는 것과 동일한 증상을 나타내는 성분이다. 그것은 '동일한 고통'이 유입되는 창구라고 할 수 있다. 그러나 이렇게 희석된 상태로 사용할 경우 처방된 물질은 증상을 일으키지 않고 오히려 우리 몸에게 그 물질에 대해 가르쳐서 증상을 감소시킨다는 이론이다. 이런 식으로 동종 요법은 백신과 유사하게 작동한다고 알려져 있다.

기존 의학적 치료와 함께 사용되는 동종 요법에 대한 임상 연구를 통해 동종 요법은 암 환자의 삶의 질을 향상시키고 증상의 부담을 줄이며 생존 기간을 연장시킬 수 있는 것으로 나타났다.[24] 예를 들어 동종 요법은 메스꺼움, 피로, 어지러움과 같이 화학 요법이나 방사선 치료, 수술에서 나타날 수 있는 부작용의 심각성을 줄이는 것으로 나타났다.[25] 한편 비엔나 의과대학의 연구자들은 암이 진행됨에 따라 고통받는 환자들이 동종 요법을 사용했을 때 대조군에 비해 훨씬 더 긴 생존 기간을 누린다는 사실을 발견했다.[26]

인도에서 수행된 매우 인상적인 한 연구에서는 다양한 진행성 뇌암 환자 15명에게 루타와 인산칼슘을 동종 요법으로 희석하여 치료했다.[27] 그들은 하루에 두 번 물 1티스푼과 소량의 인산칼슘Calcarea phosphorica 3X에 루타 6C(루타 그라볼렌스Ruta graveolens라는 식물에서 분리해 낸 것) 두 방울을 마셨다. 정기적인 컴퓨터 단층 촬영과 진찰을 통해 추적해 본 결과 모든 환자들은 점차적으로 호전된 것으로 나타났다. 놀랍게도 신경교종glioma 환자 아홉 명 중 여덟 명에서 뇌의 종양이 완전한 퇴행을 보였고, 나머지 한 명에게서는 부분 퇴행을 보였다. 수막종 환자세 명 중 한 명에게서도 종양이 완전히 퇴행한 것을 관찰할 수 있었고, 나머지 두 명에게서는 종양이 장기간 안정된 상태로 유지되었다. 신경종neurinoma으로 진단받은 한 환자는 종양이 장기간 안정된 상태로 있었고, 두개인두종craniopharyngioma(頭蓋咽頭腫) 환자 한 명과 악성 뇌하수체 종양malignant pituitary tumor을 가진 환자 한 명은 모두 종양의 완전한 퇴행을 보였다. 첫 번째 동종 요법 치료에서 종양의 완전한 퇴행 또는 안정 상태까지 걸리는 시간은 3개월에서 7년 사이였다.

한편 엠디 앤더슨 암센터MD Anderson Cancer Center의 연구자들은 인도 연구자들과 협력하여 루타 6C와 인산칼슘 3X가 시험관 내에서(즉 배양 접시에서) 뇌암 세포에 미치는 영향을 조사했다.[28] 그들은 동종 요법 치료제가 건강한 백혈구는 놔두고 암 세포의 텔로미어를 선택적으로 침식하여 배양 접시의 암 세포를 죽게 한다는 것을 발견했다. 이렇게 놀라운 파일럿 연구 결과는 동종 요법이 특히 뇌암 환자들에게 부작용을 최소화한 잠재적인 암 치료법이 될 수 있으며 앞으로 이에 대해 추가적인 연구가 필요하다는 것을 보여준다.

의료용 대마초

대마초(마리화나)의 의료적 사용은 현재 암 분야에서 가장 뜨거운 주제 중 하나이다. 의료용 대마초 지지자들은 대마초가 과민성대장증후군, 다발성경화증, 수면 장애, 후천성면역결핍증, 류마티스 관절염, 섬유근육통, 간질, 암을 포함한 수백 가지 질병에 사용할 수 있는 경이로운 약물이라고 주장한다.[29] 그들은 대마초가 안전하고 환자가 사용하기 쉬우며 다른 의약품에 비해 상대적으로 저렴하다고 말한다.[30][31] 실제로 문

헌을 광범위하게 검토했으나 대마초 과다복용으로 인한 사망 사례는 발견되지 않았다.[32]

의료용 대마초 반대자들은 대마초의 이점이나 해로움, 치료 효과를 확인할 수 있는 무작위 시험이 아직 충분하지 않다고 주장한다. 그들은 대마초가 인체의 조절 기능 및 판단력을 손상시키며, 의존과 중독, 남용의 가능성이 있다고 지적한다.[33] 이러한 반대에도 불구하고 마리화나가 메스꺼움, 통증, 운동 기능 장애, 위장 문제 등 수많은 증상을 완화하는 데 매우 중요하다는 사실이 입증되었으며, 이는 미국의 많은 주에서 이미 의약 용도로 대마초를 합법화한 이유를 설명해 준다.[34] 사실 최근 갤럽 여론 조사에 따르면 미국인 세 명 중 두 명은 대마초가 합법화되어야 한다는 의견을 가지고 있다.[35]

대마초 사용은 고대 종교 의식까지 거슬러 올라가지만, 대마초는 직물과 영양, 의약 분야에서도 널리 사용되었다.[36] 대마초를 의료용으로 사용한 가장 오래된 증거는 기원 후 약 400년까지 거슬러 올라간다.[37] 대마초라는 식물에는 500가지가 넘는 다양한 생물학적 활성 화합물들이 포함되어 있다.[38] 그 중 테트라히드로카나비놀tetrahydrocannabinol(THC)은 정신 활성 성분으로 당신을 '흥분high'하게 하는 반면, 카나비디올canabidiol(CBD) 성분은 '흥분high'을 일으키지는 않는다.

대마초는 중추 신경계, 내부 장기, 결합 조직, 땀샘 및 면역 세포의 복잡한 세포 신호 시스템인 체내 카나비노이드 시스템endocannabinoid system을 자극하여 신체에 영향을 미친다.[39] 즉 신체의 거의 모든 곳에 영향을 준다. 대마초를 사용하면 카나비노이드 수용체가 자극되어 수면 조절, 식욕 증가, 스트레스와 통증 감소, 메스꺼움과 염증의 감소 등 다양한 과정이 일어난다.[40] 일반적으로 체내 카나비노이드 시스템은 먹고, 자고,

긴장을 풀고, 잊어버리고, 몸을 보호하는 데 도움이 된다.[41] 이러한 방대한 효과를 감안할 때, 지난 10년 동안 암 치료 영역에서 체내 카나비노이드 시스템이 스포트라이트를 받았던 것은 어쩌면 당연한 일이다.[42)43]

대마초는 화학 요법의 부작용을 줄이는 것으로 가장 잘 알려져 있는데, 대마초 자체는 부작용이 거의 없으며 있어도 경미하다는 사실을 아는 것이 도움이 된다. 최근 연구에서 세계보건기구는 카나비디올이 일반적으로 내약성과 안전성이 우수하며 중독성이 없다고 보고했다.[44] 지난 40년 동안 의료용 대마초의 효과를 조사한 다른 연구에서도,[45] 연구자들은 전체 연구 참가자의 15퍼센트 미만에서 부작용이 전혀 나타나지 않았고, 부작용이 보고된 경우에도 현기증, 구토, 요로 감염 정도였다고 밝혔다.[46] 가장 흥미로운 점은 의료용 대마초를 처방받은 사람들을 의료용 대마초를 처방받지 않거나 위약을 복용한 사람들과 비교했을 때 보고된 부작용에는 유의미한 차이가 없었다는 것이다.[47]

대마초와 암

암 환자의 완화 치료에 대마초를 사용한다는 것은 잘 알려져 있으며, 수백 건의 임상 연구에서 메스꺼움, 체중 감소, 통증과 같은 '치료 관련 증상'의 상당한 개선을 보여주었다.[48)49)50] 대마초는 특히 메스꺼움에 도움이 된다. 23개의 무작위 대조군 시험들을 검토한 결과, 대마초를 투여받은 환자는 위약을 투여받은 환자보다 메스꺼움과 구토가 훨씬 적었다.[51]

대마초는 화학 요법의 부작용을 줄이는 것뿐 아니라 화학 요법의 효과를 향상시키는 것으로도 나타났다.[52] 한 연구에서 연구자들은 테트라히드로카나비놀과 카나비디올이 시타라빈, 독소루비신, 시스플라틴 등

312

수많은 일반 항암제들의 효과를 크게 증가시키는 것을 발견했다.[53] 이와 유사하게 최근 2상(신약의 유효성과 안전성을 증명하기 위한 임상 시험의 두 번째 단계―옮긴이) 무작위, 위약-대조군 시험에서는 특히 예후가 매우 나쁜 공격적 뇌종양인 재발성 다형성 교모세포종 환자에 대한 대마초의 효과를 조사했다.[54] 암 환자들은 화학 요법과 함께 테트라히드로카나비놀과 카나비디올을 병용하는 집단과 화학 요법과 위약을 병용하는 집단으로 나뉘었다. 1년 후 테트라히드로카나비놀과 카나비디올을 복용하는 그룹에서는 83퍼센트의 환자들이 생존한 반면, 위약 그룹의 환자에서는 53퍼센트만이 생존했다.[55]

최근 연구에 따르면 대마초는 단지 암 환자들에게서 화학 요법의 부작용을 완화하거나 그 효과를 높이는 것만이 아니라 다른 질환자들에게서도 많은 것을 할 수 있는 것으로 보인다. 후천성면역결핍증 환자들에 대한 한 연구에서는 대마초가 면역 기능을 활성화하고 전신 염증을 감소시키는 것으로 나타났다.[56] 염증을 줄이고 면역 기능을 향상시킬 수 있는 것이라면 그것이 무엇이든 치유에 도움이 될 수 있다. 대마초가 후천성면역결핍증 환자에게서 염증을 줄이고 면역 기능을 강화한다면, 암 환자에게도 유사한 건강 증진 효과가 있을 수 있다.[57]

우리가 봤을 때 대마초 연구에서 가장 유망한 것은 대마초의 직접적인 항암 특성을 조사하는 것이다. 여러 연구에 따르면 대마초는 종양의 감소 및 암 세포 사멸(아폽토시스)에 강력한 영향을 미치며, 따라서 직접적인 항암제로서 작용할 수 있다.[58] 쥐를 대상으로 한 연구에서 카나비디올은 교모세포종, 유방암, 폐암, 전립선암, 대장암을 포함해 여러 유형의 암 진행을 억제하는 것으로 나타났다.[59] 쥐를 대상으로 한 다른 연구에서는 카나비디올이 유방 종양의 성장을 억제하고 종양 크기를 감소시켜 생존 시간을 상당히 연장시키는 것이 발견되었다.[60] 또 다른 쥐 연구에서는 카나비디올이 삼중 음성 유방 종양triple-negative breast tumor(에스트로겐, 프로게스테론, 사람 표피 성장 인자 수용체 등 세 가지 수용체가 없는 유방 종양으로 항 호르몬제나 표적 치료제에 잘 반응하지 않아 예후가 좋지 않다—옮긴이)의 성장을 억제하는 것으로 나타났으며,[61] 또 다른 연구에서는 테트라히드로카나비놀이 세포 사멸을 유도하여 유방 종양의 성장을 늦추는 것으로 나타났다.[62]

물론 인간은 쥐와 다르기 때문에 대마초를 공식 항암 보조제로 선언하기 전에 인간을 대상으로 한 임상 시험이 수행될 때까지 기다려야 한다. 그때까지는 카나비디올이 "해가 없고 치료 관련 부작용에 도움이 되며, 종양 성장을 억제하거나 암 세포를 죽이는 데 도움이 될 수도 있는" 범주에 속한다고 봐야 할 것 같다.

겨우살이

인기를 얻고 있는 또 다른 유망한 보조제는 겨우살이mistletoe의 열매, 잎, 줄기에서 추출한 액체 추출물이다. 우리는 이 책 3장에서 맹장암 진단을 받은 밥의 이야기를 하면서 겨우살이에 대해 이미 간략하게 다룬 바 있다. 겨우살이 추출물은 수십 년 동안 유럽과 아시아에서 1차 암 치료제로, 또 화학 요법과 방사선 치료의 부작용을 완화하는 보조 요법으로 사용되어 왔다. 사실 겨우살이 추출물은 유럽의 의사들이 암 환자에게 가장 많이 처방하는 치료법 중 하나이다.[63] 보통 이틀에 한 번씩 피부 아래에 자가 주사하는 겨우살이 요법은 종양의 활성을 줄이는 반면 생존 기간을 늘이고, 기존 의학 치료만 단독으로 하는 것보다 병행했을

때 부작용이 적으며,[64] 에너지를 증가시키고 메스꺼움을 줄여 삶의 질을 향상시키는 효과가 있다.[65]

독일에서 행해진 겨우살이 요법에 대한 2상 안전성 시험에서 방광암 환자들은 화학 요법이나 수술 대신 6주 동안 매주 겨우살이 주사를 맞았다.(이 연구에는 대조군이 없었다.) 놀랍게도 단 12주 만에 겨우살이를 투여받은 환자의 절반 이상이 완전히 치유되었다.[66] 이처럼 매우 고무적인 결과에 비해 겨우살이의 부작용은 주사 부위의 발진과 약간의 미열 정도로 매우 경미했다.

또 다른 연구로 쥐의 흑색종을 대상으로 한국 겨우살이의 암 치료 효과를 평가한 것이 있다. 연구자들은 겨우살이를 투여받은 쥐들에서 그렇지 않은 대조군 쥐들에 비해 종양의 크기가 상당히 감소하고 생존율이 유의미하게 더 높다는 것을 발견했다. 또한 겨우살이 추출물은 초기 및 후기 단계의 아폽토시스(즉 자연적인 세포 사멸)를 유도했다. 암 세포가 오작동하는 방식 중 하나가 "죽는 것을 잊어버리고" 축적되어 부피가 커지면서 암성癌性 종양이 되는 것이기 때문에 이러한 세포 사멸은 암 치유에서 매우 중요하다.[67]

현재 겨우살이 요법은 미국에서 FDA 승인을 받지 않았기 때문에 종양 전문의가 공식적인 표준 암 치료의 일부로 사용할 수 없다. 그러나 현재 존스 홉킨스 의과대학Johns Hopkins University School of Medicine에서 암 환자에 대한 겨우살이의 효과를 평가하기 위해 1상 임상 시험을 미국에서 진행 중인 것은 흥미로운 발전이 아닐 수 없다. 1상 시험이란 연구자들이 치료법을 테스트하여 안전성을 평가하고, 적절한 용량을 결정하며, 가능한 부작용을 확인하는 것이다.

이 임상 시험은 미국 의료계가 겨우살이를 받아들이는 데 중요한 이정표가 될 것이다. 이는 1차 암 치료제로 FDA 승인을 받기 위한 첫 번째 단계일 뿐만 아니라, 건강 보험 회사에서 해당 치료법에 보험 적용을 받는 데도 도움이 된다. 이 글을 쓰는 현재, 이 임상 시험은 여전히 새로운 참가자들을 받아들이고 있는 중이다. 미국에서의 겨우살이 요법 및 영양 기반 치료를 지원하는 비영리 단체 BelieveBig.org에서 겨우살이와 이 임상 시험에 대한 여러분의 참가 가능성에 대해 자세히 알아볼 수 있다.

BelieveBig.org는 활달한 성격의 근본적 치유 생존자 이벨리스 페이지Ivelisse Page에 의해 시작되었다. 2008년 4기 대장암 진단을 받았을 때, 이벨리스는 행복한 아내이자 깊은 믿음을 가진 네 아이의 어머니였다. 당시 그녀의 나이는 37세였는데, 이는 그녀의 아버지가 진행성 대장암 진단을 받았을 때와 똑같은 나이였다. 겨우 열세 살이었을 때 그녀는 아버지가 2년 동안 암으로 쇠약해지다가 결국 돌아가시는 것을 보고 깊은 충격을 받았기 때문에, 그녀와 그녀의 자매들은 질병 예방에 철저히 신경을 쓰기로 맹세했었다. 수년 동안 그녀는 정기적인 대장 내시경 검사를 받고 유기농 식품을 섭취하였으며 규칙적으로 운동을 했다.

예방을 위해 할 수 있는 모든 일을 했음에도, 비록 무증상이기는 하지만 희귀하고 매우 공격적인 형태의 전이성 대장암 진단을 받았을 때 이벨리스는 몹시 큰 충격을 받았다. 그녀는 그 즉시 약 40센티미터의 대장과 28개의 림프절을 제거하는 수술을 받는 데 동의했고, 조직 검사를 통해 암 진단이 확정되었다. 5주 후 그녀는 간의 20퍼센트를 제거하는 두 번째 수술을 받았다. 스캔 검사 결과 암이 이미 그곳에 전이된 것으로 나타났기 때문이다.

그러자 외과 의사는 곧바로 적극적인 화학 요법을 권했다. 그러나 이벨리스는 화학 요법이 마치 "썩은 나무 하나 때문에 숲 전체를 불태우는" 것처럼 느껴져 주저스러웠다. 그녀의 직감은 자신이 화학 물질에 너무 민감하기 때문에 화학 요법이 자신을 죽이고 말 거라고 속삭였다.

그 사이 이벨리스의 남편은 보완 요법들을 찾고 있었다. 검색과 함께 약간의 행운이 따라준 결과 마침내 메릴랜드 주 볼티모어 근처에서 일하는 동종 요법 의사 피터 힌더버거Peter Hinderberger를 찾아냈다. 그는 유럽에서 의학 학위를 받으면서 겨우살이 요법에 대해서도 훈련을 받은 사람이었다. 네 자녀를 늘 마음에 두며 살아가던 이벨리스는 겨우살이 요법을 주의 깊게 살펴보더니 자신이 이 요법을 시도한다면 얻을 것만 있지 잃을 것은 없다는 느낌을 받았다.

자연에서 겨우살이는 나무에서 자라지만 대다수 기생 식물처럼 숙주인 나무를 죽이지 않아요. 대부분의 것들이 죽어가는 겨울에도 겨우살이는 피어납니다. 겨우살이가 상징하는 바와 이 식물이 자연에 반응하는 방식이 겨우살이가 암에 대해서 작용하는 방식과 비슷하다는 게 흥미로워요.

이벨리스는 다른 아홉 가지 근본적 치유 요소들도 실천하면서 하루 걸러 계속 겨우살이 주사를 맞았는데, 이는 따로 화학 요법을 받지 않고도 암 재발을 예방하는 데 도움이 되었다. 식단에서는 육류와 가공 식품을 제한하고, 모든 유제품을 배제했으며, 이미 먹고 있던 유기농 과일과 채소를 충분히 많이 섭취했다. 수술 후 충분히 회복되자 그녀는 운동도 다시 시작했다. 그녀의 가족은 그녀에게 살아야 할 충분한 삶의 이유를 제공했다. 그녀는 또 친구들이 마련해 준 자신을 위한 기도 시간에 엄청난 감정적 해방을 경험했고, 치료를 받는 내내 미래에 대해 긍정적인 태도를 유지하도록 노력했으며, 자연 요법 의사들과 기존 의학 의사들로 구성된 팀을 구축해 주도적으로 치료에 임했다. 마지막으로 그녀는 계속 자신의 직관을 따라갔고, 치유의 결과를 신에게 완전히 내어맡기며 전부터도 깊던 자신의 영성을 더욱 심화시켰다.

외과 의사는 화학 요법의 중단을 강력히 반대했지만, 종양 전문의는 그녀의 스캔 검사가 3년 뒤까지도 여전히 수술 후 재발이 없는 상태임을 보여주었기 때문에 "조심스럽게 낙관적"인 입장을 취했다.—그녀의 암이 가진 공격적인 특성을 고려할 때 재발 없이 치유 상태를 유지한다는 것은 그들이 상상도 못했던 일이었다. 의사들은 그녀에게 아무것도 바꾸지 말고 겨우살이 주사를 포함해 그녀가 그동안 해오던 것을 계속해서 하라고 말했다. 11년이 지난 오늘날까지 그녀의 암은 재발하지 않았다.

그녀처럼 하고 싶어 하는 사람들에게 이벨리스는 이렇게 경고한다.

겨우살이는 단순한 보조제가 아니에요. 그것은 확실히 과학입니다. 그래서 훈련받은 전문가에게 가야 해요. 겨우살이는 천연 물질이라 사람마다 다르게 반응하거든요. 겨우살이의 종류와 농도는 다양해요. 물푸레나무, 소나무, 사과나무에서 자라는 겨우살이가 있고, 또 당신이 진단받은 암의 종류에 따라 다르게 작용합니다. 거기에다 몸이 치유되면서 다른 등급이나 제형劑型이 필요할 수도 있어요. 따라서 정말로 숙련된 전문가한테서 처방받아야 합니다.

이벨리스는 지금도 겨우살이 요법을 받고 있어서 사람들이 종 종 놀라곤 한다. 하지만 그녀에게 겨우살이는 그 효과와 비교적 저렴한 비용(한 달에 140달러) 때문에 굳이 선택을 바꿀 이유가 없다. 대장암 4기로 생존 가능성이 8퍼센트라는 진단을 받은 지 11년이 지난 오늘날 이벨리스는 그 어느 때보다 활력이 넘친다. 그녀는 활기찬 아내이자 네 아이의 엄마인 동시에 남편과 함께 공동 설립한 비영리 단체 BelieveBig.org를 운영하며 하루하루를 보낸다.

지금까지 허브와 보조제에 대한 최신 동향과 연구를 다루었다. 이 제 톰의 심도 있는 치유 이야기를 공유하고자 한다. 용감한 아버지이자 남편인 톰은 여러 허브와 보조제, 새로운 화학 요법 치료, 그리고 나머지 아홉 가지 근본적 치유 요소들을 병행하며 대장암 4기를 극복했다.

톰 이야기

2012년, 62세의 톰 멜저Tom Melzer는 43년 동안 함께한 아내와 미국 중서부 마을에서 행복한 생활을 하고 있었다. 20대의 두 성인 자녀는 막 독립을 한 상태였다. 그와 아내는 성장한 자녀들이 사회에서 경력을 쌓으며 사람들과 우호적인 관계들을 만들어가는 모습을 멀리서 행복하게 지켜보았다.

40여 년 동안 톰은 철도, 철도 차량 임대 및 기관차 장비 제조 등의 생산 관리 영역에서 상대적으로 스트레스가 많은 업무를 맡았었다. 이런 직업에서 오는 피할 수 없는 스트레스에도 불구하고 톰은 늘 자신의 일을 즐겼다. 여가 시간에는 자녀들에게 안부를 묻거나, 아내와 친구들과 함께 즐거운 시간을 보내기도 하고, 책을 읽거나 자신이 가장 좋아하는 세 가지 취미—포도주 만들기, 골프, 정원 가꾸기—를 즐겼다.

그 당시 그에게 물었다면 톰은 자신의 생활 방식이 비교적 건강하다고 답했을 것이다. 규칙적인 운동과 숙면은 그의 건강에 탄탄한 토대가 되었고, 때때로 스트레스를 느끼기도 했지만 자기가 하는 일에도 만족했다. 또한 가족, 친구, 신앙이라는 든든한 지지 기반을 가지고 있었고, 정기적으로 영양사와 상담하며 자신의 나이와 신체에 맞는 비타민 보조제를 찾아 먹기도 했다. 그러나 돌이켜보면 달리 생각되는 면이 있었다.

내 식사는 보통 고기 위주였어요. 1970년대 이후로 나는 내가 제대로 먹고 있다고 생각했고, 결국 18제곱미터 크기의 텃밭까지 갖게 됐죠. 과일은 일반적으로 소장에서 소화되기 때문에 식사 전에 먹어야 한다는 건 알고 있었어요. 녹색 채소 위주의 샐러드를 포함해서 균형 잡힌 식사를 만들었고, 건강한 음식 조합(예컨대 단백질과 채소, 또는 탄수화물과 채소)의 효과와 다른 조합(단백질과 탄수화물)에서 피해야 할 게 무언지도 알고 있었어요. 하지만 다양한 고기뿐만 아니라 디저트를 즐겼기 때문에 다량의 당분 섭취를 피할 수 없었죠. 이제 나는 육식과 대장암 사이에 연관성이 있다는 것을 잘 알고 있습니다.

고기와 디저트 외에도 톰은 가끔 집에서 만든 와인을 즐겼다.

나는 평생 포도주를 만들어 마셨어요.…… 매년 캘리포니아 현지에서 배송되는 포도를 구입하죠. 시행착오를 거쳐 지금은 좋은 와인을 만들고 있어요. 하지만 많이 마시진 않습니다. 저녁에 와인 한잔 정도, 그게 전부예요.

톰은 그의 평화로운 포도주 양조 생활이 하룻밤 사이에 바뀔 것이라곤 전혀 깨닫지 못했다. 2012년 1월의 어느 날, 톰은 여느 때와 다름없이 아침에 사무실로 향했다. 배가 아프기 시작했고, 통증은 하루 종일 가시지 않았다. 안타깝게도 늦은 시간에야 겨우 일을 마무리했기 때문에 다음날 아침에 주치의에게 진찰을 받을 수 있었다.

상당한 고통을 느꼈음에도 톰은 심각한 문제가 발견되리라고는 전혀 예상하지 않았다. 불과 5개월 전 매년 하는 정기 검사에서 전립선 특이 항원이 약간 상승한 것을 제외하고 대부분의 혈액 검사가 정상으로 돌아왔기 때문이다. 당시 62세의 톰은 대장 내시경을 받은 적이 없었다.

두 시간 후 여러 검사와 스캔 검사를 한 주치의가 외과 의사와 함께 진료실로 들어오더니 천천히 문을 닫았다. 톰은 의사가 무슨 말을 하든 그다지 좋지 않을 것 같다는 직감이 들었다.

의사는 톰의 대장에 상당한 크기의 종양이 있다는 소식을 전했다. 톰은 의사의 설명에 집중하기 위해 최선을 다했다. 종양은 수년 동안 발견되지 않은 채 성장했을 가능성이 컸다. 종양이 그의 대장 위쪽 끝부분에 위치하고 있어 대변이 그 아래로 지나가는 데 별 문제가 없었기 때문에, 복부의 상당 부분으로 퍼져 증상이 나타날 때까지 숨어서 오랜 기간 자랄 수 있었던 것이다.

톰은 의사가 자신에게 그 최악의 소식을 전할 때 여전히 그 모든 것을 이해하려고 노력했다. 조금 전 찍은 영상에서 그의 대장은 언제든지 파열될 위험이 있었기 때문에, 의사는 그에게 그날 밤 응급 수술을 받기를 권했다. 톰이 동의하자 몇 분 만에 외과 의사는 수술실에 들어가고, 간호사는 아내에게 전화를 걸고, 수술실 스태프들은 수술 준비를 했다. 다음은 그의 기억이다.

이것이 매우 심각한 상황이라는 걸 알았죠. 그럼에도 불구하고 외과 의사가 두려워하던 대장 파열 없이, [종양으로] 가득 차 늘어난 대장을 즉시 조치할 수 있다는 것에 감사했어요. 의사는 장이 터지면 훨씬 더 힘들고 심각한 수술이 되지 않을까 걱정했거든요. 그래서 더 안 좋은 상황이 생기기 전에 발견해 준 데 감사했습니다.

톰의 배를 열었을 때, 의사들은 암이 이미 복부의 여러 다른 장기로 퍼진 것을 알고 낙담했다. 그들은 결국 대장의 3분의 2와 췌장의 4분의 1, 위장의 상당 부분, 비장과 쓸개를 모두 제거했다. 그랬음에도 미세한 암 세포들까지 모두 제거할 수는 없었다. 외과 의사는 톰의 복부와 골반에서 약 24개의 림프절을 검사했고 대부분 암 세포를 갖고 있는 것이 발견되었다. 이는 남아 있는 암을 제거하기 위해서는 톰에게 화학 요법과 방사선 치료가 반드시 필요하다는 것을 의미했다.

몇 시간 후 톰은 수술에서 깨어나 옆에 있는 아내와 의사를 찾았다. 톰과 아내는 그가 대장암 4기이며, 여러 장기들이 이제 일부만 남았거나 완전히 사라졌다는 소식을 들었다. 단 하루 만에 톰은 건강하고 행복한 상태에서 갑작스러운 수술에 이어 4기 암 진단을 받는 상황에 직면하게 된 것이다. 아내는 눈물을 흘리며 두 자녀에게 전화를 걸어 소식을 전했다.

수술 후 톰은 많은 장기들, 특히 비장(혈액을 걸러내고 감염을 퇴치하는 데 도움이 됨)이 제거되었기 때문에 감염과 질병에 더 취약해지지 않을까 걱정했다. 의사는 예방 접종으로 그의 우려를 불식시키려고 했지만, 톰은 이제 평소보다 내부 장기들이 부족하다는 약점을 보충하기 위해 추가 보조제를 섭취하고 앞으로 남은 평생 동안 식단을 근본적으로 바꿔야 한다는 직관적인 느낌을 받았다.

수술 후 7∼10일 동안 항생제와 여러 약을 먹었는데, 어쨌든 그 과정을 잘 넘겼어요. 병원에서 의사들은 네 가지 주사를 처방했어요. 그 중 독감 예방 주사도 포함됐죠. 나는 전에는 독감 예방 주사를 맞은 적이 없었는데, 의사들은 독감 예방 주사도 맞고 세 가지 다른 면역 주사도 맞아야 한다고 하더군요. 나는 [의사에게] "앞으로 언젠가 주사를 또 추가로 맞아야 하나요?"라고 물었고 그는 아니라고 했지만, 신경이 많이 쓰였어요.

수술을 마치고 집으로 돌아왔지만 톰의 암 투병은 이제 막 시작되었을 뿐이었다. 의사가 몸에 남아 있는 암 세포를 제거하기 위해 화학 요법이 필요할 거라고 말했기 때문에, 그는 자신이 앞으로 험난한 길을 가야 한다는 것을 알았다. 친구들 중 몇몇은 화학 요법을 받고 '암이 없는 상태'가 되기는 했지만 그러고 나서 몇 년 후에 재발한 바 있었다. 이 때문에 톰은 화학 요법이 장기적으로 암 재발을 예방하는 데 충분하지 않다고 믿게 되었다.

친구들이 암과 싸우는 것을 지켜보면서 톰은 화학 요법이 몸에 주는 스트레스에 대해 알고 있었다. 그래서 그는 웬만큼 회복되자 오레곤 주 포틀랜드의 자연 요법 의사 로빈 실라프Robin Sielaff 박사에게 연락을 취했다. 톰의 친구 중 한 명이 암 치료를 위해 사용했던 비타민 C 정맥 주사 요법과 같은 암 대체 요법에 대해 문의하기 위해서였다. 실라프 박사는 그의 암이 자연 요법만으로 다루기에는 너무 진행이 되었기 때문에 자연 요법과 화학 요법을 동시에 사용하는 통합 종양 전문의, 즉 면허를 갖춘 전문의를 찾아보라고 권했다.

나는 뉴욕 시에서도 의사를 찾아보고 엠디 앤더슨 암센터, 클리블랜드 클리닉에서도 찾아보고, 미국의 암 치료 센터들을 모두 뒤졌죠. 그러나 결국 [통합적인 암 치료를 하는] 블록 센터Block Center가 아마도 최선의 선택이 될 거라고 결론지었어요. 나는 블록Block 박사의 책,《암을 극복하는 생활Life Over Cancer》(한국어판 제목—옮긴이)을 읽고 그 결론에 도달했죠. 일단 암에 걸렸을 때 자연적으로 대처하는 방법에 대한 부분을 먼저 읽었어요.…… 그것이 제가 블록 박사를 선택하기로 마음먹는 데 도움이 되었습니다. 블록 센터를 방문했을 때 나는 비타민 C 정맥 주사 등 좀 더 자연스러운 치료 방법에 대해 다시 물었어요. 그들이 망설이더니 [제 상태에 대해] "꽤 많이 진행이 되어서요"라고 하더군요. 그래서 그들은 통합 화학 요법 프로그램을 추천했어요.

톰은 최신 의학 치료법과 결합된 자연 치유 방식 때문에 블록 센터에 끌렸다. 블록 센터의 의사들은 그의 혈액, 유전학, 소변, 타액 및 호르몬 수치를 철저히 검사하고 정신 건강과 스트레스 수치도 분석했다. 그런 다음 그에게 6개월 동안 한 달에 두 번 통합 화학 요법을 받을 것을 권했다.

톰은 매일 아침 일찍 화학 요법의 독성을 완화해 부작용을 예방하도록 도와줄 수많은 비타민과 면역 강화제가 든 비타민 정맥 주사로 치료를 시작했다. 그런 다음 화학 요법을 시작하기까지 몇 시간 동안 블록 센터에서 제공하는 다른 치유 요법들을 이용할 수 있었다.

그는 늘 신에 대한 강한 믿음을 갖고 있었지만, 치료를 받는 동안 그의 믿음은 완전히 새로운 의미를 띠게 되었다. 그는 블록 센터에서 진행하는 명상 세션에 참여해, 신에게 마음을 모으고 자신의 건강 상태와 죽음을 받아들이고자 했다. 신에 대한 믿음은 톰으로 하여금 치료 결과에 상관없이 평화를 누리게 되리라는 확신을 갖게 해주었고, 평화와 사랑과 같은 긍정적인 감정을 키우며 깊이 이완할 수 있게 해주었다.

나에게 영성이란 한마디로 신을 나의 근원으로 바라보는 것입니다. 나는 오래 살 수 있게 해달라고 기도드리는데 그 기도가 응답받고 있다고 확신해요. 나를 낫게 해주고 도와달라고 끊임없이 요청하고 있죠. 그러나 아마도 내 기도의 가장 큰 부분은 감사일 겁니다. 신께서 내가 그렇게 오래 사는 것을 원하지 않는다고 결정하셨다 해도 나는 감사할 거예요. 나는 그분이 나를 위해 하신 모든 것에 대해 여전히 감사할 겁니다. 네, 정말 그분이 [나의] 넘버원입니다. 그리고 블록 센터에서 하라고 시키는 것들이 그 다음이고요.

블록 센터는 억눌린 감정의 해소에 초점을 맞춘 개인 심리 치료 세션, 그리고 긍정적인 감정을 키우는 데 초점을 맞춘 웃음 치료 세션 등의 그룹 프로그램을 제공했다. 그룹 심리 치료 세션을 통해 톰과 센터의 다른 암 환자들은 자신의 감정을 표현하고 경험을 공유하면서 서로를 지지해 줄 수 있었다.

이러한 정신적 · 감정적 · 영적 프로그램 외에도, 블록 센터는 환자들에게 건강한 음식도 제공하고 환자가 권장 식단에 포함된 음식의 요리법을 배울 수 있도록 요리 수업과 요리 시연도 제공하는 넓고 현대적인 주방도 보유하고 있었다. 이러한 요리 수업과 점심 식사는 톰이 앞으로 해야 할 근본적인 식단 변화에 잘 적응할 수 있도록 해주었다.

아침에 비타민 정맥 주사를 맞고, 약 두세 시간 후에 정신 건강 및 요리 세션을 마친 다음, 톰은 화학 요법 주사를 맞기 시작한다. 주사를 맞는 동안 차분한 음악이 연주되고 물리 치료 마사지가 병행된다. 센터에서 몇 시간 동안 화학 요법을 받고 나면, 의사는 그가 휴대용 화학 요법 장치(지퍼가 달린 작은 주머니 속에 담아 착용하도록 되어 있는 이 휴대용 장치는 그의 가슴 부위 피부 아래 포트port를 통해 항암제를 투입할 수 있게 되어 있다)를 집으로 가지고 가서 다음 48시간 동안 정시에 화학 요법을 받을 수 있도록 했다.

블록 센터의 의사들은 암 세포에 가장 효과적으로 영향을 미칠 낮(또는 밤) 시간에 가장 많은 양이 주입되도록 이 휴대용 장치의 주입 속도를 설정해 놓는다. 흥미롭게도 건강한 세포든 암 세포든 신체의 모든 세포는 '깨어 있을 때'(활동 중이고 세포 분열을 통해 증식하는 시기)와 '잠자고 있을 때'(휴식 중이고 분열하지 않을 때)를 나타내는 고유한 하루 주기 리듬을 가지고 있다. 이러한 활동 시간대는 암 유형에 따라 다르며, 우리 몸의 생체 주기 리듬과 항상 일치하는 것은 아니다.

암 세포가 가장 '깨어 있는' 낮(또는 밤) 시간에 환자에게 맞춤 화학 요법을 제공하면, 표준 화학 요법 용량은 줄이면서도 여전히 동일한(또는 더 나은) 결과를 환자가 얻을 수 있으며 부작용은 훨씬 적다.[68] 이 기술을 시간 조절 화학 요법이라고 한다. 블록 센터는 1980년대에 이 방법을 유럽에서 받아들여 미국에서 처음으로 제공한 클리닉 중 하나이다.

톰이 블록 센터에 도착하자 의사들은 곧 그가 받을 화학 요법의 부작용을 가장 잘 완화하고 전반적인 치유에도 도움이 될 경구 및 정맥 주사용 보조제를 정하기 위해 수많은 테스트를 실시했다. 그들은 그의 암 유형, 생리적 특성, 유전적 구성, 장내 미생물 군집 상태를 고려하여 그가 그 특정 시점에 자기 몸에 가장 적합한 보조제 조합을 찾도록 도왔다. 톰의 설명이다.

나는 암에 걸리기 전에는 [비타민을] 훨씬 적게 섭취하고 있었어요. 암 진단 후 나는 식단을 변경하고 제 상태와 더 관련된 보조제들을 섭취하기 시작했죠.—블록 센터가 정말 도움이 되었어요. 그들은 신진대사 검사와 광범위한 혈액 검사 등등을 했어요. 그리고 그 결과에 따라 항암 식품과 보조제뿐 아니라 내 대사 유형에 맞는 [식품과 보조제를 포함한] 프로토콜을 설계해 주었죠. 예를 들면 나는 지금 스무디로 하루를 시작해요. 보통 딸기와 블루베리로 스무디를 만들고, 베이스로 파인애플을 자주 사용합니다. 그런 다음 네 가지 유형의 [보충] 오일과 네 가지 분말을 넣어요.

그가 현재 아침 스무디에 추가하는 네 가지 오일은 ① 리그난 함유량이 많은 아마씨유, ② 오메가 3와 오메가 6 지방산을 건강한 비율로 함유한 대마유, ③ 유기농 코코넛 오일에서 추출한, 혈당 수치의 균형 유지에 도움되는 중쇄 중성 지방medium-chain triglyceride(MCT) 오일, ④ 귤 오일 몇 방울이다. 그는 내부 염증을 줄이기 위해 거기에 타트 체리 농축액을 추가한다. 마지막으로 그는 네 가지 보조 분말, 즉 ① 유기농 유청 단백 분말, ② L-글루타민 분말, ③ 신경계를 지원하는 타우린 분말, ④ 브로콜리, 양배추, 케일, 파슬리, 토마토, 클로렐라, 시금치, 당근, 밀 싹, 비트 및 고구마 등의 유기농 동결 건조 야채 혼합 분말을 추가한다.

[아침 스무디가] 정말 도움이 되는 것 같아요. 나는 하루를 건강한 양의 비타민을 섭취하는 것으로 시작해요. 전에는 스무디를 만들어본 적도 없는데 이제 이 스무디들은 정말 훌륭해요. 나는 정말로 좋아해요!

톰은 염증을 줄이기 위해 여과된 알칼리성 물을 마신다. 내부의 염증은 암 세포의 성장을 촉진하는 환경을 조성하기 때문에,[69] 내부 염증을 줄이기 위해 할 수 있는 일은 모두 암 예방에 도움이 된다.

식단의 변화와 관련해서 블록 박사는 톰에게 되도록이면 빨리 설탕, 흰 밀가루 빵, 파스타, 고기, 유제품 및 알코올 섭취를 중단하도록 권했다. 평생 동안 전형적인 미국식 식단을 유지해 온 톰에게 이러한 변화는 매우 어려운 것이었다. 새로운 식단은 대부분 신선한 채소와 과일을 먹도록 짜여 있었지만, 식료품점의 제품 대부분에는 일종의 정제 설탕을 비롯해 톰이 더 이상 먹지 말아야 할 것들이 포함되어 있었기 때문이다. 하지만 그는 도전에 응했고, 마음을 다잡고 식단 변화의 긍정적인 측면에 집중했다.

[고기를] 생선으로 바꿨어요. 메인 식사 전에 과일을 자주 먹습니다. 다양한 종류의 피망, 셀러리, 당근, 토마토, 그리고 가끔 브로콜리와 콜리플라워를 곁들인 다채로운 샐러드와 양상추, 시금치를 함께 먹어요. 때로는 발사믹 식초와 오일 드레싱으로 마무리하고 구운 피칸을 위에 얹어 먹기도 하고요. 정말 맛있고 건강한 샐러드입니다! 과일 섭취량도 크게 늘었어요.

블록 센터에서 제공하는 몸-마음-영 치료와 시간 조절 화학 요법 덕분에, 톰은 센터에 있지 않은 동안에도 식이 요법, 보조제, 긍정적인 감정과 영성 등 회복의 다른 측면에 집중하면서 건강을 관리할 수 있었다. 6개월 동안의 저용량 시간 조절 화학 요법이 끝나고 스캔 검사를 한 결과 그에게서는 더 이상 암이 발견되지 않았고, 그는 새로운 암 예방 생활방식에 잘 적응해 있었다.

24주에 걸쳐 [화학 요법] 12회 세션을 마친 뒤 블록 박사의 진료실에 다시 갔더니 나에게 대여섯 가지 지시를 내리더군요. "모든 것이 좋아 보여요! 활력도 좋고 신진대사 균형도 좋습니다. 이제 이 대여섯 가지에 집중해 주셨으면 해요"라고 하면서요. 첫 번째는 식단이었어요. 두 번째는 보조제 복용이었고, 세 번째는 운동, 네 번째는 양질의 수면, 그리고 다섯 번째는 발한發汗과 해독이었어요. 나는 그 프로그램을 정말 부지런히 따랐어요. 그렇게 전체 프로토콜을 통합 적용한 것이 제 건강 회복의 주요 요인이었다고 생각합니다.

4기 대장암에서 회복되고 있다는 사실을 축하하면서도, 톰과 의사모두 이제 그가 가능한 한 몸과 마음을 건강하게 유지해야 한다는 것을 알고 있었다. 암은 언제든지 재발할 수 있었다. 따라서 톰은 스트레스를 줄이고 건강에, 또 새로운 삶의 전개에 온전히 집중하기 위해 스트레스가 심한 직장에서 은퇴하기로 결정했다. 그는 블록 박사의 지시를 충실히 따랐고, 새로운 식단과 보조제 요법을 철저히 지켰다.

블록 박사는 양질의 수면과 규칙적인 운동의 중요성을 강조했다. 이제 직장에서 은퇴한 톰은 스트레스를 덜 받고 충분한 수면과 운동에 더많은 시간을 할애하고 있다. 그는 영적인 연결과 긍정적인 감정에 집중하는 것이 치료 결과와 상관없이 마음의 평화를 유지하는 데 도움이 되며, 그렇게 함으로써 긴장을 풀고 양질의 숙면을 취하는 데 도움이 된다는 것을 깨달았다.

몸을 움직이는 것이 이제 톰의 일상이 되었지만, 암 진단을 받기 전까지는 매일 운동을 하지는 않았다. 은퇴 후 그는 매일 가장 좋아하는 취미 중 하나인 덤불과 고목 치우기, 잔디 깎는 기계로 잔디 깎기, 퇴비만들기, 원예 등 많은 정원 일을 했다. 때때로 산책을 하거나, 아내와 자전거를 타기도 하고, 친구들과 골프를 치기도 했다.

나는 [화학 요법의] 첫 여섯 세션 동안 나한테 에너지가 많이 있다는 것을 발견하고 기분이 정말 좋았어요. 하지만 여덟 번째와 아홉 번째 세션부터 내 몸 안에 항암제가 축적되고 거기에 화학 요법 주사를 맞으면서 정말로 몸이 쇠약해지기 시작했어요. 나는 그것이 전체 전투를 치르는 과정에서 거치지 않을 수 없는 부분이란 건 이해했지만, 아마도 그때가 내 운동 능력이 가장 낮은 점수를 받았던 때였을 거예요. 화학 요법이 끝나고 나는 다시 정규 프로그램으로 돌아갔어요. 운동을 하면 얻을 수 있는 이점이 아주 많습니다. 만약 운동을 하지 않았다면 지금 내가 느끼는 것만큼 기분이 좋지는 않았을 거예요. 그만큼 분명해요.

아내와 두 명의 성인 자녀 등 가족들은 톰에게 삶의 이유였으며, 그에게 새로운 생활 방식을 받아들이는 데 필요한 동기를 주었다. 고맙게도 아내는 그의 생활 방식과 식단, 보조제의 변화를 열렬히 지지했으며, 응급 수술을 받은 그 순간부터 늘 그의 곁을 지켰다. 그녀는 처음 시간 조절 화학 요법 주사를 맞을 때는 그가 익숙해질 때까지 몇 차례 블록 센터에 동행하기도 했다. 톰에 따르면 그녀는 그의 치유 팀에서 없어서는 안 될 중요한 사람이었다.

톰의 두 성인 자녀도 중요한 일원이었다. 화학 요법이 톰에게 큰 타격을 주기 시작하자 그의 아들은 주말마다 차를 몰고 오기 시작했는데 이는 엄청난 도움이 되었다. 멀리 해외에서 일하고 있던 딸은 톰이 치료를 받는 6개월 동안 자주 전화를 해주었다. 그 덕분에 그는 자녀들의 삶이 펼쳐지는 모습을 볼 수 있었고, 이는 그가 치유 과정에 전념하는 데 도움이 되었다.

우리는 가끔 [딸을] 찾아가요. 딸이 휴가 여행을 가기로 한 곳에 가끔씩 가서 딸이랑 사위를 만나는 거죠. 딸 덕분에 우리는 세계 곳곳으로 정말 많은 여행을 다닌답니다! 알다시피 딸과 아들이 사회에서 자리 잡아가는 모습을 보고 그것을 함께하는 것이 제 삶의 큰 이유였어요. 딸이 최근에 아이를 낳았는데 그 아이가 우리의 첫 손주예요! 딸은 매일 새 사진과 소식을 전해줘요. 정말 멋지죠. 이제 딸이 둘째를 임신했어요. 살아있다는 것에 대해 신께 진심으로 감사드립니다.

톰이 처음 암 진단을 받고 응급 수술을 받은 지 8년이 지났다. 5년 생존율이 14퍼센트에 불과한 대장암 4기 진단을 받았음에도 불구하고, 현재 톰은 그 어느 때보다 강인하고 행복하다고 느끼고 있다. 그는 자신이 치유된 것이 한 가지 요인 때문이 아니라, 진단 후 그가 만든 모든 변화와 새롭게 시도한 치료 덕분이라고 생각한다. 식단과 보조제 변경부터 시간 조절 화학 요법의 전체 과정을 마치고 새로운 명상과 이완 기법을 시도한 것에 이르기까지, 톰은 삶의 모든 영역에서 근본적인 변화를 이뤄냈다. 그가 생각하듯이 그는 치료 작업에 몰두했고, 살아남기 위해 할 수 있는 모든 것을 했으며, 감사하게도 그 작업은 결실을 맺었다. 그에게 그 대가는 가장 달콤한 보상의 형태로 주어졌다. 바로 첫 손주의 눈을 바라보는 것 말이다.

톰에게 가장 중요한 치유 요인 중 하나는 적절한 보조제, 즉 면역계를 강화해서 4기 대장암의 진행을 막아줄 보조제 조합을 찾는 것이었다. 보조제만으로 치유가 이루어지는 것은 아니지만, 시간 조절 화학 요법 및 다른 아홉 가지 근본적 치유 요소와 병행하는 보조제는 톰의 완전한 치유를 위한 올바른 처방임이 밝혀졌다.

실천 단계

근본적 치유 생존자들은 회복을 돕기 위해 다음 세 가지 주요 범주의 보조제를 사용한다.

1. 소화 보조제: 소화 효소 및 장내 유익균을 돕는 프리바이오틱스/프로바이오틱스 등으로 음식 소화를 돕는다.
2. 해독 보조제: 기생충, 박테리아, 바이러스, 곰팡이, 중금속과 같이 치유를 늦추는 모든 것을 몸에서 제거하는 데 도움이 된다.
3. 면역 강화제: 비타민과 호르몬 수치를 정상 범위 내로 유지하는 데 도움이 된다. 여기에는 의료용 대마초, 겨우살이, 비타민 B_{12}, 비타민 C, 비타민 D, 어유魚油, 멜라토닌, 버섯, 미량 미네랄과 같은 보조제가 포함된다.

보조제를 복용하기 전에 항상 건강 전문가와 상담하여, 치유를 극대화하고 현재 사용 중인 약물이나 다른 보조제와 부정적인 상호 작용이 일어나지 않도록 해야 한다. 다음은 허브와 보조제를 시작하는 데 도움이 되는 몇 가지 추가 아이디어이다.

치유 팀을 확대한다

여러분의 주치의가 간단한 혈액 검사로 기본적인 비타민과 미네랄 수치를 알 수도 있지만, 당신에게 필요한 보조제 전체에 대해 결정하려면 당신 몸을 전체적으로 파악하고 광범위한 검사를 수행하며 보조제에 관한 심층 교육과 훈련을 받은, 이 분야에 특화된 전문가를 찾을 필요가 있다.

다음은 전문적인 기관을 통해 그러한 교육을 받은 다양한 전문가들 목록의 일부이다. 가까운 지역에서 함께하거나 화상 회의를 통해 원격으로 지도해 줄 전문가를 찾을 수 있을 것이다.

- 기능 의학 의사functional medicine doctor — 기능의학학회Institute of Functional Medicine — ifm.org
- 자연 요법 의사naturopath — 미국자연요법의사협회The American Association of Naturopathic physicians — naturopathic.org
- 영양사 — 영양 및 영양학아카데미Academy of Nutrition and Dietetics — eatright.org
- 동종 요법 의사 — 동종요법협회— soh.org
- 전통 중국 약초사 — 국가침술 및 동양의학인증위원회National Certification Commission for Acupuncture and Oriental Medicine — nccaom.org
- 의료용 대마초 판매소 — 마리화나 의사 — marijuanadoctors.com
- 훈련된 겨우살이 전문가 — BelieveBig.org

독소 검사를 받는다

개인 맞춤 보조제의 지도 자격을 갖춘 건강 전문가를 찾으면, 먼저 신체에 어떤 보조제가 필요한지 확인하기 위해 몇 가지 테스트를 하고 싶을 것이다. 다음은 많은 근본적 치유 생존자들이 보조제 복용을 시작하기 전에 시행하는 검사를 일부 정리한 목록이다.

- 중금속(혈액이나 소변 검사 또는 모발 분석을 통해)
- 기생충(혈액, 대변 및/또는 소변 검사를 통해)
- 장 누수(유전자 검사로 보완된 혈액, 대변 및/또는 소변 검사를 통해)
- 칸디다 또는 기타 곰팡이의 과증식(혈액, 대변 및/또는 소변 검사를 통해)
- 박테리아 및 바이러스 감염(혈액, 소변 및/또는 대변 검사를 통해)
- 비타민 결핍(유전자 검사로 보완된 혈액 검사를 통해)

DIY 해독 시도해 본다

자격을 갖춘 건강 전문가로부터 해독 보조제를 복용하는 것 외에도 집에서 몸을 해독하는 데 도움이 될 수 있는 몇 가지 방법이 있다.

- 땀이 날 때까지 운동하여 노폐물을 배출한다.
- 추가 해독을 위해 목욕물에 엡솜Epsom 소금이나 베이킹 소다를 넣고 뜨거운 탕 목욕을 한다.
- 물을 많이 마신다. 예컨대 체중이 70킬로그램인 사람은 하루 최소 3.5리터의 물을 마신다.
- 집에서 여과된 물로 만든 유기농 커피로 관장한다.
- 가정용 1인 적외선 사우나(일반적으로 200달러 미만임)에서 하루에 20

분씩 보낸다.

〜

　한두 개의 특정 보조제를 섭취하는 것만으로 암을 극복하는 데 도움이 된다면, 이 장은 훨씬 간단했을 것이고 우리 사회는 암에 대한 단일 치료법을 찾는 데 훨씬 더 가까워졌을 것이다. 그러나 현실은 그렇지 않다. 사실 근본적 치유 생존자들은 특정 시점마다 각자의 신체 필요에 따라 다양한 보조제를 활용한다. 과학자들은 다양한 암이 독소, 바이러스, 박테리아, 미토콘드리아 기능부전, 유전적 돌연변이와 같은 다양한 요인에 의해 유발된다는 사실을 알고 있다. 따라서 암 환자가 복용해야 할 보조제 또한 다양한 요인에 따라 달라진다는 접근이 합리적일 것이다. 기억해야 할 주요 사항은 모든 사람의 몸이 다 다르기 때문에 자격을 갖춘 건강 전문가와 개별 검사를 통해 자신에게 적합한 보조제를 결정해야 한다는 것이다.

9장
살아야 할 강력한 이유 찾기

알렉스 이야기

> "살아야 할 '이유why'가 있는 사람은
> 거의 모든 '방법how'을 견딜 수 있다."
> ―프리드리히 니체

아침에 당신을 침대에서 일어나게 하는 것은 무엇인가? 이 지구상에서 하루라도 더 살고 싶다면 그 이유가 무엇인지 아는가? 어쩌면 버킷리스트나 아직 끝내지 못한 프로젝트가 있어서거나, 단순히 아이들이나 손주들과 하루라도 더 보내고 싶어서일 수도 있을 것이다. 근본적 치유 생존자들에 따르면 그 이유가 무엇인지는 중요하지 않다. 중요한 것은 그것이 무엇이든 당신이 그 한 가지를 가지고 있다는 것이다. 그들은 당신이 가진 '살아야 할 이유'가 치유 과정에 매우 중요하다고 말한다.

어떤 사람들에게는 삶의 이유를 알아내는 것이 어려운 일일 수 있다. 특히 최근에 이혼했거나 해고되었거나 은퇴했거나 사랑하는 사람을 잃은 경우에는 더욱 그럴 수 있다. 그에 반해 어린 자녀를 둔 경우에는 그 이유가 명확할 때가 종종 있다. 또 이 장에서 소개할 알렉스Alex 같은 어린이 자신에게는 삶 자체와 그것을 경험할 기회를 갖는 것이 바로 삶의 이유가 된다.

이 장에서는 이 요소가 치유에 왜 그렇게 중요한지 설명하고, 이 주제와 관련한 새로운 경향과 연구 결과들을 검토하는 한편, 알렉스의 감동스런 이야기도 함께 나눌 것이다. 알렉스는 겨우 열두 살에 공격적인 형태의 암 진단을 받았으나 삶에 대한 강한 의지 덕분에 현재는 반듯한 대학생으로 성장하였다. 앞에서처럼 우리는 당신이 살아야 할 강력한 이유를 찾는 데 도움이 될 간단한 실천 단계들로 이 장을 마무리할 것이다.

근본적 치유에 대해 연구하던 초기, 생존자들을 인터뷰하기 시작하면서 나는 '살아야 할 강력한 이유가 있는 것'과 '죽고 싶지 않은 것'이 매우 다르다는 사실을 이해하게 되었다. 내가 연구한 사람들 가운데 일부는 죽음을 두려워했고 또 어떤 사람들은 죽을 수 있다는 가능성을 받아들였지만, 그들 모두에게 공통된 점은 삶에 대한 강한 의지가 있다는 것이었다.

근본적 치유 생존자들과 그들의 치유사들은 살고자 하는 욕망이 내면 깊은 곳에서 우러나오는 확고한 확신이어야 한다고 강조한다. 이것은 누군가가 암과 싸우거나 죽음과 싸우고 있을 때와는 매우 다른 감정 상태로 이어진다. 앞서 논의한 바와 같이, 투쟁적인 정신 상태는 우리 몸을 투쟁-도피 모드로 전환시켜 스트레스 호르몬인 코티솔을 증가시키고 면역 체계를 억제한다. 그와 달리 우리가 살아야 할 이유에 집중하면 기쁨, 목적 의식, 행복감을 느끼게 되어 몸 전체에 면역 강화 호르몬이 분출되는 것으로 이어진다.

간단히 말해서 몸은 마음이 하는 말을 듣는다. 마음이 삶에 집중한다면 뇌는 세로토닌, 옥시토신, 도파민 등 이른바 행복(면역 강화) 호르몬을 혈액 속으로 분출할 것이다. 많은 전인적 치유사holistic healer들에 따르면, 살아야 할 강력한 이유가 있을 때는 생명을 주는 기氣 또는 생명력 에너지가 몸에 채워진다고 한다. 그 반대도 사실이다. 마음이 절망 상태에 빠져 삶을 포기했다면, 혈액 검사를 했을 때 면역 강화 호르몬 수치가 낮게 나타날 것이고, 맥박을 짚어본 침술사는 기가 허약하다고 말할 것이다.

근본적 치유 생존자들은 누구나 삶에 초점을 맞추기 위해서는 자기 삶에서 기쁨과 목적의 진정한 근원을 발견(경우에 따라서는 재발견)할 필요가 있다고 말한다. 많은 사람들이 암 진단을 받은 후 직업적 목표, 우정, 가족, 영성, 창의성, 공동체 또는 오랫동안 잊고 있었던 취미와 같이 과거에 기쁨을 느꼈던 삶의 측면에 집중하게 되었다.

당신이 살아가는 동안 삶의 이유들은 아마도 바뀔 것이다. 당신이 스무 살이었던 때를 생각해 보고, 여든 살에는 당신이 어떤 사람일지 한 번 상상해 보라. 이 두 버전의 당신이 똑같은 우선순위를 갖고 있을 것 같은가? 이제 거기에 암 진단과 같이 예기치 못한 일이 생겼다고 생각해 보자. 상황이 어떻게 바뀔까? 대부분의 경우 심각한 질병이라고 진단받으면 삶의 우선순위를 재평가하고 삶을 다른 렌즈로 바라보게 된다. 근본적 치유 생존자들은 자신의 병이 삶의 목적을 재정의하도록 촉구하는 모닝콜과 같았다고 거듭해서 강조한다.

최신 연구 결과 및 현황

요즘에는 잭 캔필드Jack Canfield, 루이스 헤이Louise Hay와 이얀라 반젠트Iyanla Vanzant와 같은 유명 작가의 책은 물론이고, 삶의 목적을 찾는 데 도움이 되는 다양한 앱들이 많이 있다. 또 이 주제에 대한 온라인 영상만이 아니라 조 디스펜자Joe Dispenza, 엘리자베스 길버트Elizabeth Gilbert, 브레네 브라운Brené Brown과 같은 자조自助 전문가가 제작한 온라인 동영상과 오프라Oprah와 루이스 호위스Lewis Howes와 같은 리더들의 수많은 팟캐스트가 있다. 많은 암 환자들과 함께 일하는 에너지 치유사이자 영적 카운슬러인 아론 테이크Aaron Teich는 목적 찾기와 관련해 다음과 같이 조언한다.

우리는 한 가지 목적만 가지고 있지 않다. 우리는 많은 목적을 가지고 있고 또 가질 것이다. 우리는 한 가지로 정의되는 존재가 아니라 다차원적인 존재이다. 육체적 · 정신적 · 감정적 · 창조적 · 유희적 · 관계적 차원 등 여러 측면을 가지고 있다. 그리고 우리 각자는 친구, 파트너, 부모, 자녀, 형제, 동료, 학생, 멘토 등등 다양한 역할을 하고 있다. 각각의 역할은 모두 참여와 표현을 필요로 한다. 우리가 삶의 단계들을 거치며 성장하고 변화함에 따라 우리의 관심과 관계도 변화하며, 삶의 목적과 의미 역시 새로운 길로 나아간다. 직업과 같은 한 가지 면에서만 의미를 찾는다면 우리는 길을 잃은 느낌을 받을 것이다. 자신의 다면성을 인식하고 그것을 존중할 때 우리는 여러 길을 발견하게 된다.

자신의 목적 찾기

살아야 할 강력한 이유와 같은 무형의 치유 요소는 과학적인 성향의 사람들에게는 너무 '벗어나' 보일 수도 있을 것 같다. 그러나 여러 연구 결과에 따르면 목적을 갖고 살 때 정신적·육체적으로 더 건강하고 수명도 더 긴 것으로 나타난다. 우울증이라는 주제와 관련된 60년도 더 되는 과학적 증거가 있는데, 이 연구는 우울증—우울증의 정의에는 살아야 할 이유를 갖지 못하는 것도 포함되어 있다—이 면역 체계를 억제하고 암 환자의 생존 기간을 현저히 단축시키는 것을 보여주고 있다.[1]

긍정적인 측면으로, 혁신적인 연구자들, 의사들은 목적 있는 삶을 살 때 더 오래 살 뿐더러 정신적·육체적 건강도 더 좋아진다는 것을 입증해 보였다. 그들 중 한 사람이 터키 이스탄불에서 성장한 미국인으로, 저용량 화학 요법과 같은 기존 의학 치료와 통합 의학을 모두 활용해 암을 치료하고 있는 압둘 카디르 슬로컴Abdul Kadir Slocum 박사이다. 그는 동료인 불런트 버카다Bülent Berkarda 박사, 마호메트 살리 이케시Mehmet Salih İyikesici 박사와 함께 통합 암 클리닉인 케모써미아 클리닉Chemothermia Clinic을 설립했다. 다음은 슬로컴 박사의 말이다.

다년간 대부분 4기 암 환자들을 치료한 경험을 통해서, 저는 이들이 암을 극복할 수 있도록 만드는 첫 번째 요인이 살고자 하는 의지임을 알게 되었습니다. 삶의 의지가 있을 때, 두 번째로 중요한 요소가 의료인들과 신뢰 관계를 갖는 것입니다. 이 두 조건이 일단 충족되면, 감정적·영적 훈련의 일환으로 긍정적인 생각을 유지하고, 또 음식이 약이라는 인식 위에서 식이 요법을 지키는 가운데 의료인들의 치료 프로토콜을 규칙처럼 따르는 것이 중요하다는 것을 알게 됐어요. 이 모든 것 중에서 나는 살고자 하는 의지가 치유의 첫 번째이자 최우선 조건이라고 강조하고 싶어요.

최근의 연구는 삶의 목적 의식이 강할수록 사망률이 낮아지고 질병이나 장애, 인지 장애의 위험이 감소한다는 슬로컴 박사의 주장을 뒷받침해 준다.[2] 한 연구에 따르면 센티네리언centenarian(100세까지 사는 사람)의 자녀들은 배우자 및 동년배에 비해 훨씬 더 높은 삶의 목적을 가지고 있었다.[3] 연구자들은 삶의 목적이 높을수록 '노화 관련 질병'을 지연시키고, 암을 일으키는 염증 및 면역 상태가 되는 것을 지연시킬 수 있다고 결론지었다.[4]

미시간 대학의 최근 연구에 따르면, 삶의 목적 의식이 강할 때 신체적·정신적 건강이 모두 개선되고 전반적인 삶의 질 또한 향상되는 것으로 나타났다. 연구자들은 50세 이상의 약 7,000명의 사람들을 대상으로 연구한 결과, 삶의 목적 점수가 가장 높은 사람들이 삶의 목적 점수가 가장 낮은 사람들보다 사망할 확률이 2.5배 낮다는 것을 발견했다.[5]

일본의 또 다른 연구들에서는 이키가이ikigai(주관적인 웰빙 감각)가 강하면 심혈관 질환의 위험이 감소하는 반면, 이키가이가 강하지 않으면 사망률이 높아진다는 것을 보여주었다.[6]

살아야 할 강력한 이유가 있는 것은 이렇게 수명 연장과 유의미한 관련이 있다. 삶의 목적에 관한 열 개의 전향적인 연구들을 검토한 연구에서는 총 13만 6,000명이 넘는 사람들을 분석한 결과, 삶의 목적 의식

이 강한 것이 다양한 원인으로 인한 사망 위험의 감소와 관련이 있는 것으로 결론지었다.[7]

10년 동안 성인들을 추적 관찰한 또 다른 연구에서는 삶의 목적 의식이 강할수록, 알로스테틱 부하allostatic load(만성 스트레스로 인한 신체의 마모 또는 손상) 수준이 낮아질 것이라고 예측했다. 이것은 신경 내분비, 심혈관, 면역 및 대사 시스템과 관련된 생물 지표를 분석하는 소변 및 혈액 검사를 통해 측정된다. 이 연구는 마음속의 강력한 삶의 이유가 신체에 장기적이고 긍정적인 생물학적 건강 효과로 이어진다는 결론을 내린 최초의 연구 중 하나라는 점에서 독보적이다.[8]

의미 찾기

근본적 치유 생존자들은 강력한 삶의 이유를 찾는 데 누구에게나 똑같이 적용되는 한 가지 방법이란 없다는 걸 보여준다. 어떤 사람들은 목표 지향적으로 미래에 계속 초점을 맞추고자 한다. 그에 반해 어떤 사람들은 목표를 스트레스로 여기고 그 대신 매일매일 새롭게 발견되는 기쁨에 집중한다.

자기 사랑, 자기 돌봄, 그리고 행복한 시간을 더 많이 갖는 것에 관심이 높아짐에 따라, 우리는 이 치유 요소를 탐색하는 새로운 방법들이 폭발적으로 증가하는 것을 보았다. 밀레니얼 세대들이 일상에서 행복을 찾고 자신의 일에서 의미를 찾고자 한다는 점에서 이러한 추세를 보인다고 말하는 사람들도 있다. 그러나 이러한 추세는 그보다 훨씬 더 만연해 있을 수 있다. 아마도 우리 사회는 지나치게 많은 업무와 바쁜 일정, 영상 매체의 과다 사용 등이 실제 만족스러운 삶으로 이어지지 않음을 마침내 깨닫게 된 것 같다.

좀 더 목표 중심적인 근본적 치유 생존자들은 치유 여정을 지속할 수 있게 해줄(또한 그들의 혈액과 산소, 기氣가 계속 강하게 흐르도록 유지시켜줄) 장기적인 열망을 갖고 싶어 한다. 일부 근본적 치유 생존자들처럼 당신도 딸의 결혼식 날 함께 행진하거나, 늘 쓰고 싶어 했던 소설 집필을 마치거나, 첫 손주의 탄생을 지켜보거나, 죽기 전에 50개 이상의 나라를 여행하고 싶을지도 모른다.

치유 여정 중 장기 목표에 집중한 근본적 치유 생존자 가운데 신디 핸들러Cindy Handler가 있다. 그녀는 2015년 마흔네 살의 나이로 악성 뇌수막 종양aggressive meningeal tumor인 3등급 역형성 연조직 육종anaplastic soft-tissue sarcoma 진단을 받았다. 신디는 이렇게 회상한다.

생명을 위협하는 진단이나 그에 따른 충격과 공포에 대비할 방법은 정말 없어요. 내 딸들이 일곱 살, 열 살, 열네 살이 된 해, 새 학년이 시작되고 3주 만에 뇌종양을 발견했는데요, 당시 우리는 첫 집을 구입해 자리 잡느라 한창 바쁠 때였어요. 해안가에 살고 싶은 꿈을 막 실현하고 있는 중이었죠. 앞으로 우리 아이들이 자라면서 겪을 커다란 변화들을 떠올렸을 때, 내 가슴은 내 딸들이 얼마나 절실히 엄마의 양육과 지도를 필요로 하게 될지 알 수 있었죠. 가족들은 내가 매일 잠에서 깨 삶을 적극적으로 변화시켜 나가게 만드는 원동력이 되었어요. 나는 내 아이들이 자라나 꽃을 피우는 것을 보기 위해서라면 지금 여기에서 필요한 것은 무엇이든 기꺼이 하고자 했어요.

신디는 뇌 수술도 받고 열 가지 근본적 치유 요소들도 실천하는 등 기존 의료와 통합 의료를 최상의 방식으로 결합해서 자신에게 닥친 엄청난 역경을 극복했고, 마침내 암 진단을 받은 지 5년 후에는 질병의 징후가 더 이상 발견되지 않았다. 그녀의 치유 여정은 그녀에게 살아야 할 새로운 이유를 주었으며, 이제 그녀는 자신처럼 심각한 질병을 앓고 있는 다른 사람들이 심신心身의 연결과 생활 방식의 변화를 통해 자기 안의 웰빙 감각을 되찾도록 도와주고 있다. 신디는 근본적 치유 워크숍의 자격을 갖춘 강사이기도 하다. 그녀와 남편은 최근 대학교 신입생이 된 큰딸을 학교가 있는 곳까지 데려다주며 자신들 삶의 중대한 목표를 이룬 것을 축하했다.

신디와 같은 일부 근본적 치유 생존자들이 장기적인 목표에 초점을 맞추는 반면, 다른 사람들은 미래 지향적인 희망을 갖기보다는 일상 생활의 기쁨을 재발견하고자 한다. 이러한 근본적 치유 생존자들에게 살아야 할 이유는 일출이나 일몰을 보는 것, 자연 속에서 산책하는 것, 친구나 가족과 함께 좋은 시간을 보내는 것 등 하루하루 더 나은 삶을 사는 쪽에 초점이 가 있다.

일상 생활의 즐거움에 초점을 맞춘 근본적 치유 생존자 중에 케이트Kate가 있다. 남편과 함께 콜로라도 시골 지역에서 살고 있던 케이트는 2009년에 공격적인 3c기 난소암 진단을 받았다. 외딴 곳에 거주하고 있는데다 아이를 갖지 않기로 했기 때문에 케이트는 치료를 받는 내내 몹시 외롭고 고립되어 있는 기분이 들었다. 그때 고맙게도 그녀의 반려견 중 하나인 재스퍼가 예상치 못한 지지와 영감의 원천이 되었다.

재스퍼는 내가 아플 때 잠시도 내 곁을 떠나지 않았어요. 어느 날 소파에 앉아 있는데 그때까지 내가 힘들게 살았구나 하는 생각이

들더군요. 스스로에게 물었죠. 그만한 가치가 있었던 걸까? 나는 정말로 이렇게 살고 싶었던 걸까? 그냥 내가 살고 싶지 않다고 결정할 수 있고, 그러면 내 몸이 따라서 죽겠구나 하는 생각이 들었어요. 그 순간 마치 내 머릿속의 대화가 들리는 듯 나를 바라보고 있는 재스퍼를 발견하고는 생각했죠. '걱정 마. 널 두고 가지는 않을 거야.' 그때부터 내가 앞으로 좋아지면 무엇을 하고 싶은지에 집중하기 시작했어요.…… 반려견들과 말을 데리고 산에 올라가 숲에서 캠핑하는 꿈을 꾸기 시작했죠. 그 순간에는 얼마나 비참한 일들이 있었는지 생각하지 않았어요. 그 대신 이 모든 일을 겪고 난 뒤 무얼 기대하면 좋을지 생각하기 시작했습니다.

많은 근본적 치유 생존자들처럼 케이트도 치료의 불편함이나 죽음의 가능성에 연연하기보다 자신이 살아야 할 이유에 집중하기로 결심했다. 이러한 생각의 전환은 그녀가 기존 의학(수술 및 화학 요법)과 열 가지 근본적 치유 요소를 병행하는 데 도움이 되었다. 의사들로부터 살 수 있는 시간이 단 1년뿐이라고 들었음에도 불구하고, 케이트는 10여 년이 지난 지금까지도 남편과 반려견들과 함께 자연 속에 파묻혀 고품격 일상을 행복하게 즐기고 있다.

놀이를 하면서 삶의 목적 찾기

미래의 목표든 일상의 기쁨이든, 근본적 치유 생존자들이 삶의 이유를 찾는 방법 중 하나는 즐겁게 노는 것이다. 놀이는 아이들만의 전유물이 아니다. 어른들에게도 놀이는 긴장 완화와 자극, 건강의 원천으로 인정받고 있다.[9] 어른들의 놀이는 오늘날의 바쁜 문화에서 우리 뇌에 결핍된 것—규격화되지 않은 창의적인 시간—을 허용하면서, 업무나 책임, 질병에 대해 잊게 해준다. 노는 시간은 스트레스를 줄이고, 유대감을 향상시키며, 창의력을 높임으로써 우리 몸에 건강한 면역 체계를 만든다.[10] 어린 시절처럼 자유롭게 맘껏 놀도록 스스로에게 허용함으로써 긍정적인 감정을 키우게 되며, 일상의 기쁨이 삶의 강력한 이유가 될 수 있음을 알게 될 것이다. 물론 놀이를 통해 신체도 생리적 · 심리적 건강 효과를 많이 얻게 될 것이다.[11]

어른들의 놀이라는 트렌드는 전 세계적으로 확산되어 이제 암 환자가 놀이를 치료의 일부로 활용하기가 더 수월해졌다. 예를 들어 성인용 색칠 공부 책은 지속적으로 베스트셀러 목록에 들어 있을 뿐더러 많은 암센터들에서 이를 화학 요법 패키지에 추가하고 있다. 채색coloring은 불확실한 미래에 대해 걱정하는 것과는 반대로, 창의적인 표현을 위한 출구를 제공하고 스트레스를 줄이며[12] 지금 순간에 사는 능력을 높여준다. 또한 성인용 보드 게임과 '게임의 밤game nights'(밤새도록 카드 게임 등 다양한 종류의 실내 게임을 하면서 보내는 것을 이르는 말—옮긴이)이 인기를 얻고 있다. 옛날 방식의 보드 게임, 포커와 같은 카드 게임 또는 새로운 방식의 현대적인 게임(예컨대 '방 탈출')의 밤은 사회적 관계를 강화하고 웃음 근육을 단련하는 데 도움이 된다.[13]

성인 예술과 공예는 혼자 또는 그룹으로 진행할 수 있다. 예를 들어 '그림과 한 모금paint-and-sip 프로그램'에서는 와인(또는 콤부차) 한 병을 들고 친구 그룹을 데리고 지역 아트 스튜디오를 방문한다. 그리고 그곳에 있는 전문 예술가의 지도에 따라 자신의 캔버스에 똑같은 장면을 그린다. 그림만 그려야 하는 것은 아니다. 나무 간판, 스테인드글라스, 꽃

꽃이 또는 수제 스시 만들기 같은 것을 해볼 수도 있다. 또한 지역 커뮤니티 센터에 따라서는 피구나 짚라인, 하이킹, 장기 자랑과 같은 성인들을 위한 재미있는 활동을 주최하기도 한다. 일부 휴양지와 여름 캠프는 이러한 성인 놀이 트렌드를 따라잡아 이제 성인과 가족을 위한 여름 캠프를 제공하기도 한다.

자신의 장난기를 기억해 내거나 그것을 발전시키기에 너무 늦은 때란 없다. 어렸을 때 당신은 천성적으로 장난꾸러기였고, 다른 사람들의 반응이나 마무리 지어야 하는 '더 중요한' 일 같은 것으로 걱정하지 않았다는 사실을 잊지 말자. 이 책의 4장에서 다루었듯이 웃음은 말 그대로 몸을 위한 명약이다. 장난을 치는 것은 긍정적인 엔돌핀을 방출하도록 돕고, 일상의 기쁨을 재발견하고 삶의 이유를 이해하는 데에도 도움이 된다. 짜여져 있지 않은 놀이에 시간을 씀으로써 내면 아이inner child를 불러낼 수도 있다. 장난스러운 재미를 통해서든 평화로운 감사를 통해서든 매 순간을 온전히 즐기는 법을 배우는 것이야말로 많은 근본적 치유 생존자들에게 살아야 할 강력한 이유가 되었다.

열두 살의 어린 나이에 희귀 골암bone cancer 진단을 받은 알렉스Alex는 자신의 삶의 이유에 대해 의문을 제기한 적이 없는 근본적 치유 생존자 중 한 명이다. 삶, 자연, 특히 새에 대한 사랑은 알렉스에게 결코 희망을 포기할 수 없는 강력한 삶의 이유가 되었다.

알렉스 이야기

알렉스는 코네티컷의 행복한 가정에서 어머니, 아버지, 그리고 두 여동생과 함께 자랐다. 알렉스의 생각에 그의 어린 시절은 집에서 손수 만든 저녁 식사, 야구 경기, 즐거운 휴가로 가득 찬 '멋진' 시간이었다. 할머니 두 분을 모두 암으로 잃었을 때와 같이 힘든 시간도 있었지만, 전반적으로 알렉스는 행복한 삶을 살았다.

2009년 봄, 당시 열두 살이던 알렉스는 6학년을 마치고 자기 삶에서 두 가지 가장 큰 열정인 야구와 조류 관찰을 즐겼다. 그 시즌에 그는 어떻게 하면 공을 잘 쳐서 출루할 수 있을지에 골몰했다. 그러던 어느 날 야구공을 오버핸드(공을 던질 때 어깨 높이보다 높은 곳에서 위에서 아래로 던지는 투구법―옮긴이)로 던지는 데 어려움이 느껴지기 시작했다. 사이드암 sidearm(팔을 어깨 높이로 해서 공을 던지는 투구법―옮긴이)으로 투구법을 조정해 봤지만 여전히 벤치에 자주 앉아 있게 되었다. 팀의 기대주 중 한 명이었던 그에게 이는 낯선 경험이었다. 야구가 점점 더 어려워지면서 알렉스는 자연 속에서 들새를 관찰하는 데 더 많은 시간을 보냈고, 결국 야구를 그만두기로 마음먹게 되었다.

여름이 끝나갈 무렵 해변에서 예년처럼 가족 휴가를 보내고 있을 때, 알렉스는 오른쪽 팔에서 통증과 붓기를 느끼기 시작했다. 통증이 일주일이 넘도록 지속되자 부모님은 그를 소아과 의사에게 데려갔고, 의사는 건염腱炎으로 진단하고 팔에 얼음찜질을 하게 했지만 통증은 사그라들지 않았다. 일주일 동안 얼음을 대고 있었지만 아무 효과가 없었다. 어느 날 밤 통증이 얼마나 심한지 알렉스는 부모님께 팔을 자르고 싶다고 했다. 비로소 부모님은 뭔가 매우 잘못되었다는 생각이 들었다.

다음날 아침 아버지는 아이를 휴가지에 있는 병원에 데려갔고, 엑스레이에서 아이의 오른쪽 어깨에 자몽 크기의 종양이 발견되었다. 의사는 즉시 알렉스를 입원시키라고 했지만, 아버지는 절친한 친구가 종양 전문의였기 때문에 알렉스의 엑스레이 검사지를 챙겨서 남은 가족과 함께 급히 집으로 돌아왔다.

휴가 중 갑작스럽게 집으로 돌아왔다는 데 알렉스는 두려움을 느꼈다. 그동안 한 번도 가족 휴가를 일찍 끝낸 적이 없기 때문이었다. 집에 도착한 뒤 종양 전문의인 아버지의 친구는 엑스레이를 한번 보더니 가장 흔한 유형의 골암인 골육종osteosarcoma처럼 보인다고 했다. 그는 즉시 알렉스를 뉴욕 시에 있는 메모리얼 슬론 케터링 암센터Memorial Sloan Kettering Cancer Center의 정형외과 의사에게 보냈고, 정형외과 의사는 스캔 검사를 처방하고 종양에 대한 조직 검사를 진행했다.

조직 검사 결과 알렉스는 정말로 골육종으로 확진되었다. 암 진단은 누구에게나 트라우마이지만 열두 살 소년과 그의 부모에게는 특히 받아들이기 어려운 일이었다. 알렉스는 그때를 이렇게 회상한다.

메모리얼 슬론 케터링 암센터의 그 방이 정확히 기억나요. 나는 가족들과 함께 있었죠. 우리는 어떤 말을 듣게 될지 예상하고 마음의 준비가 되어 있었지만, 그래도 그때 외과 의사 입에서 나온 첫마디가 그대로 생생히 기억날 정도예요. 의사 선생님은 제 눈을 바라보며 이렇게 말했죠. "얘야, 골육종이지만 괜찮아질 거야." 그리고 엄마는 울기 시작했고요.

골육종은 소아 암의 약 3퍼센트를 차지하며,[14] 대부분 급성장기의 십대 소년들에게서 발생한다.[15] 정확한 진단이 내려지자 알렉스의 치료는 외과 의사에서 종양 전문의에게로 넘겨졌다. 치료 계획은 3개월 동안 화학 요법을 한 다음, 가능한 한 종양을 많이 제거하는 수술을 받고, 이어서 6개월 동안 화학 요법을 받는 것이었다. 이 당시 알렉스의 경우는 매우 전형적인 골육종이었다. 암이 전신에 퍼지기 전에 잡혔기 때문에 5년 생존 확률은 60~80퍼센트에 달했다.(권장된 모든 표준 치료를 받았을 때 그렇다는 말이다.) 의사들은 알렉스에게 10개월 안에 '나을 것'이라고 말했고, 알렉스는 고개를 끄덕였다.

그해 9월에 중학교 1학년을 시작해야 했지만, 알렉스는 학교를 장기간 휴학하고 화학 요법을 시작했다. 부모님과 학교 선생님들은 홈스쿨링 커리큘럼을 짜주었다. 몇 주 동안 치료를 받고 나자 알렉스의 머리카락이 모두 빠졌다.

가족과 친구라는 든든한 지원군 외에, 새와 새 관찰을 향한 저의 사랑도 제가 치료를 계속 해나가는 데 큰 힘이 되어주었어요. 병원에 있을 때면 늘 퇴원 후에 여행을 하면서 새로운 새들을 관찰할 생각을 하곤 했거든요. 곧 치료를 마치게 될 거고, 5월이면 모든 것이 끝날 거라고 계속 생각했어요.

불행히도 상황이 그렇게 흘러가진 않았다. 11월 말, 스캔 검사 결과 종양이 커지고 양쪽 폐로 퍼진 것이 발견되었다. 요컨대 화학 요법이 효과가 없었던 것이다. 의사들은 즉시 화학 요법에 면역 요법을 추가했다. 그해 12월 알렉스는 열네 시간에 걸쳐 오른쪽 상완골(윗팔뼈—옮긴이)의 대부분을 제거하고 그 자리에 뼈 이식을 하는 수술을 받았다. 의사는 또 알렉스의 오른쪽 회전근개(어깨 관절 주위의 근육) 전체와 오른쪽 삼각근을 제거했는데, 이 때문에 팔의 운동 범위가 영구적으로 제한되게 되었다. 그는 다시는 예전처럼 야구공을 던질 수 없었다.

수술 후 돌아온 '끔찍한' 병리 보고서에 따라 의사들은 면역 요법을 지속하면서 새로운 화학 요법을 실시하기로 결정했다. 그해 봄 알렉스는 첫 번째 유형의 화학 요법을 받는 동안 발생한 암성 결절을 제거하기 위해 양쪽 폐에 한 번씩 두 번 더 수술을 받았다. 수술 후 모두가 안도할 정도로 좋은 소식이 찾아왔다. 병리학 보고서에 결절 내 세포 사멸 비율이 높은 것으로 보고되어 새로운 화학 요법/면역 요법 조합이 효과가 있었음을 보여준 것이다. 알렉스와 가족은 무척 기뻤다. 그러나 이 무렵쯤 알렉스와 부모는 그들이 바라던 5월까지 치료가 끝나지 않을 거라는 사실을 깨달았다. 하지만 영원한 낙관주의자인 알렉스는 그저 속으로 되새겼다. '자, 이제 10월이면 끝날 거야.'

약 9개월간의 화학 요법과 면역 요법을 모두 마친 후 여름이 되자, 알렉스의 몸은 쇠약해지기 시작했다. 혈액 내 혈구 수가 치료 후에 더 이상 빠르게 회복하지 않았기 때문에 의사는 치료 일정을 늦춰야 했다. 설상가상으로 알렉스와 가족은 혹독한 치료를 계속하는 것이 이제 그의 건강에 심각한 위험을 끼칠 수 있다는 사실에 직면해 있었다.

우리는 여기에 트레이드 오프가 있음을 인식하게 됐어요. 본질적으로 그것은 단지 비용 편익 분석과 같은 거예요. 화학 요법을 계속해서 [미래의] 백혈병 위험을 증가시킬 것인가, 아니면 [화학 요법을] 중단하고 우리의 기회를 잡을 것인가였죠.

알렉스와 그의 가족은 몇 개월 동안 화학 요법과 면역 요법을 계속하기로 결정했고 마침내 그해 가을 치료를 모두 마쳤다. 그는 중학교 1학년 수업을 따라갈 수 있을 만큼 충분히 공부한 다음 학교에 복귀했다. 2010년 10월, 알렉스는 열네 살이 되었고, 정말로 행복한 생일을 맞았다.

물론 나는 새 관찰을 하러 갔어요. 대부분의 생일에 그랬듯이요. 그리고 바로 중학교 2학년으로 올라갔고요. 수학은 첫 한 달 동안 좀 혼란스러웠죠. 대수학 전체를 정말로 이해할 수 없었거든요. 나는 "왜 거기에 'x'가 있지? 왜 여기에서 저것들이 사라지지?" 같은 질문을 하는 수준이었죠. 하지만 그 후로는 괜찮았어요.

3개월마다 검사를 받아야 하고 오른팔을 예전처럼 움직일 수 없다는 사실 말고는 알렉스는 다시 평범한 아이로 돌아간 느낌이었다. 그러나 중학교 2학년을 마치고 얼마 안 돼 검사 결과 오른쪽 폐에서 새로운 결절이 발견되었다. 아직 수술할 만큼 크지는 않았기 때문에 의사들은 여름 동안 매달 스캔을 하며 모니터링하기로 했다. 암의 그림자가 커졌다.

그때부터 상황은 계속 내리막길로 내달렸다. 9월이 되자 알렉스는 폐에 있는 결절이 더 커졌음을 알게 되었는데, 이는 지난해의 화학 요법 및 면역 요법 콤보가 효과가 없었다는 것을 의미했다. 최후의 수단으로 의사는 아직 테스트되지 않은 새로운 면역 요법의 임상 시험에 그를 등록시켰다. 이 모든 과정에서 알렉스는 있는 힘을 다 했다.

고등학교 시작과 동시에(미국의 학제는 초등학교 6학년, 중학교 2학년, 고등학교 4학년으로 한국과 다르다—옮긴이) 암이 나를 덮쳤기 때문에 그해 가을은 평범하지 않았어요. 여름 내내 자라난 결절이 아직도 그곳에 있었고, 이제 모호하고 광범위한 임상 시험의 세계가 제 앞에 열려 있었죠. [임상 시험] 치료가 더 쉽고 이전 화학 요법만큼 무섭지 않다는 걸 알게 됐지만, 여전히 지푸라기를 붙잡고 있는 심정이었어요.

고등학교 수업은 배울 것도 많고 엄격했다. 새로운 암 치료 기간 동안 좋은 성적을 유지하기 위해 고군분투하던 그에게 고맙게도 특별한 도움이 주어졌다.

우리 반의 진로 지도 선생님은 제가 이 치료를 받는 내내 나의 든든한 옹호자이자 지지자였어요. 그분이 선생님들과 대화하는데 정말 놀랍더라고요. 제 상황이 변할 때마다 학교측에 알려주고, 제가 수업을 잘 따라갈 수 있는 방법도 찾아주고, 제 요구 사항도 들어주고, 주변 환경도 바꿔주고, 더 유연하게 대처하는 법도 알아내 주고요.

이러한 지지에도 불구하고 12월이 되자 알렉스는 위에 끔찍한 통증을 느끼기 시작했다. 그는 부모님과 함께 소화기내과 전문의를 만나 내시경 검사를 받았다. 검사 결과 위는 건강했고, 의사는 통증이 스트레스로 인한 것일 가능성이 높다면서 증상 완화를 위해 제산제와 항불안제를 처방했다. 부모님은 즉각 알렉스를 학교에서 데리고 나왔고, 그는 암 진단을 받기 전부터 만났던 심리학자를 계속해서 만났다. 그러나 알렉스는 자신이 다른 어느 곳보다 야외에 있을 때 훨씬 더 안도감이 들곤 했다.

들새 관찰은 그 당시 나에게 정말 대단한 일이었어요. 야구, 테니스와 같은 일반적인 야외 활동을 할 수 없게 된 후로 나는 다른 활동을 찾아야 했죠. 들새 관찰은 마치 하이킹처럼 대부분의 시간을 그냥 걷기만 하면 되는 거예요. 나는 또 팔을 쓰면 안 되는 축구도 알게 됐는데, 그것도 너무 좋았어요.

1월에 알렉스는 폐에 자란 새로운 종양을 제거하는 네 번째 수술을 받았다. 3월에는 임상 시험 중인 면역 요법 치료의 부작용으로 중증 대장염이 발생해, 병원에 입원해 있으면서 2주간 금식하며 영양 수액 주사만 맞았다. 이러한 심각한 부작용으로 인해 의사는 그를 면역 요법 임상 시험에서 제외했다. 6월에는 새로운 폐 결절이 자라서 또 다른 수술을 받아야 했다.

그해 여름 알렉스는 코넬 대학교의 '조류 관찰과 조류학 여름 프로그램'에 초대를 받았는데, 이는 그에게 큰 기쁨을 안겨주었다. 그는 아버지와 함께 캘리포니아로 '아버지와 아들을 위한 특별한 새 관찰 여행'을 떠났다.

부모님은 내가 치료받는 내내 나 자신은 물론 나의 취미, 나의 열정 들까지 정말 믿을 수 없을 정도로 지지해 주셨어요. 그리고 내가 아픈 것에도 긍정적인 마음가짐을 유지하려고 정말 노력하셨고요. 부모님은 항상 그 자리에 계셨어요. 내가 특별히 관심 갖는 일들을 지지해 주시고, 멋진 여행도 함께해 주시고요. 부모님 역시 고통을 겪으셨을 텐데, 정말 놀랍게도 티 한 번 안 내고 꼭꼭 잘 숨기셨고, 제가 긍정적이고 재미있게 살아가도록 도와주셨죠. 부모님께 정말 감사드려요.

알렉스는 암 때문에 자신이 죽을 수도 있다는 것을 알고 있었지만, 그러나 결코 죽음에 대해서는 생각하지 않았다.

나는 언젠가는 골육종 없이 살 수 있다는, 그 환상적인 생각을 버리지 않았어요. 나는 열다섯 살이었고, 하고 싶은 일들도 있었고요! 죽음에 대해서는 깊이 생각하지 않았어요.—어떻게 그럴 수 있었는지 모르겠지만, 어쨌든 그랬어요. 치료를 받는 와중에도 새들이 내 목숨을 구했다는 생각이 머릿속에서 떠나지 않았죠. 치료를 받기 시작한 지 몇 달도 안 돼, 새들이 내 생명을 구하고자 너무도 많은 일을 했으니까 나도 그들을 구하는 일을 하겠다고 결심했어요. 나는 우리가 살고 있는 지구를 위한 일을 하는 데 열정을 계속 키워갔고, 지구를 나의 가장 큰 사랑의 대상으로 생각하게 됐어요.

그해 8월, 의사들은 알렉스를 또 다른 면역 요법 임상 시험에 등록했다. 임상 시험 약인 3F8은 신경 세포에 영향을 미치기 때문에 매우 고통스러웠다. 그럼에도 알렉스는 임상 시험을 계속했고, 그해 9월에는 2학년으로 학교에 돌아왔다. 한 달 후 그는 열여섯 번째 생일을 맞았다.

11월, 가족들에게 안타까운 소식이 전해졌다. 알렉스의 정기 CT 스캔에서 왼쪽 폐에 더 많은 새로운 암성 결절들이 발견되었고, 그는 12월에 두 번 더 수술을 받았다. 첫 번째는 결절들을 제거하는 수술이었고, 두 번째는 불과 4일 만에 첫 수술의 부작용으로 생긴 혈흉(흉벽과 폐 사이 공간에 혈액이 고이는 것)을 제거하는 것이었다. 수술 후 병리학 보고서에서 결절들 내부에 일부 괴사(죽은 암 세포)가 나타나 희망이 보였다. 이 소식 덕분에 알렉스는 학업 및 두 번째 임상 시험 치료를 계속할 수 있었다.

2013년 2월, 스캔을 받은 후 알렉스는 약간의 유예 기간을 선물로 받았다. 수술 후 새로운 결절들이 자라지 않았기 때문에 한숨 돌릴 수 있었던 것이다. 이 무렵 알렉스와 부모님은 알렉스의 건강을 위해 가능한 모든 방법을 다 써보고 싶었고, 이에 보완 요법들을 찾아보기 시작했다. 그들이 한 첫 번째 일은 의학적 직관으로 잘 알려진 사람을 찾아간 것이었다. 그는 알렉스에게 '고양이 발톱cat's claw'이라는 이름의 풀(草)로 만든 팅크제tincture를 포함한 다양한 보조제를 복용하도록 권했는데, 그걸 먹는다고 해서 잃을 게 없다고 생각한 알렉스는 보조제를 복용하기 시작했다.

불행히도 불과 3개월 후인 2013년 5월, 추적 CT 스캔 결과 그의 왼쪽 견갑골에서 새로운 종양이 발견되었다. 오른쪽 견갑골을 제거하는 첫 수술을 받은 뒤로 그는 왼쪽 어깨에 의지해 물건을 들어 올리거나 움직이는 대부분의 일을 했었다. 왼쪽 견갑골의 새로운 종양을 제거하기 위해 알렉스는 왼쪽 견갑골과 왼쪽 회전근개의 3분의 1을 제거하는 수술을 받았다. 고맙게도 이 어려운 수술 후에도 알렉스는 왼팔을 여전히 정상적으로 쓸 수 있었다.

새로운 종양이 자라났기 때문에, 알렉스와 그의 부모님은 면역 요법 임상 시험을 중단하기로 결정했다. 당연히 그해 여름은 우울했지만, 그럼에도 그들은 여전히 희망을 포기하지 않았다. 그는 '고양이 발톱' 팅크제 복용을 중단하고 그 대신 대마유(THC와 CBD)를 시도했다. 그러나 이 오일들은 다른 사람들에게는 효과가 있었지만 알렉스에게는 효과가 없었다.

2013년 가을, 알렉스는 열일곱 살로 고등학교 3학년이 되었다. 그리고 그의 갈비뼈에서 새로운 덩어리가 느껴졌다. CT 검사에서 추가 전이로 판명되어, 10월에 암이 전이된 갈비뼈를 제거하는 추가 수술을 받아야 했다. 학교 선생님들은 회복되어 돌아온 그의 학업 양을 줄여주기 위해 고심했다.

이때까지 알렉스는 4년 동안 아홉 번의 수술을 받았고, 화학 요법과 면역 요법을 끊임없이 받았지만 여전히 암이 계속 재발했다. 그럼에도 삶에 대한 그의 의지는 믿을 수 없을 정도로 강했다.

나는 최대한 다양한 무기로 암을 정면 공격하며 살고 싶었어요. 부모님과 나는 기존 치료법들의 근시안적 접근이 나한테 더 이상 효과가 없을 거란 걸 빨리 깨달았죠. 나는 기존 치료 팀의 의견을 마치 [신으로부터 온] 절대적인 것인 양 받아들이지 않았고, 그 치료법들이 제 질병의 흐름을 막지 못하자 다른 방법을 찾기 시작했어요. 나는 살아남고 싶었고, 그러기 위해 무엇이든 하고자 했죠. 그것이 궁극적으로 내 인생에 변화를 만들어냈고요.

알렉스와 가족은 자연 요법 의사인 마크 브리카Mark Bricca 박사를 치료 팀에 추가하기로 결정했다. 브리카 박사는 면허를 가진 종양 전문의이자 통합 종양학의 개척자인 드와이트 맥키Dwight McKee 박사의 제자였다. 자연 요법 의사로서 브리카 박사는 환자를 전인적으로 치료해야 한다고 믿었다. 브리카 박사와 함께 철저한 테스트를 거친 알렉스는 면역 체계를 재건하기 위해 맞춤형 허브 및 보조제 요법을 시작했다. 브리카 박사는 규칙적인 운동, 건강한 식단, 매일의 명상 등으로 알렉스가 건강한 삶의 기초를 만들도록 도왔다.

새로운 맞춤형 접근 방식의 일환으로 알렉스와 부모는 세포 측정 암 프로파일링cytometric cancer profiling을 위해 암 조직이 포함된 견갑골 샘플을 레이셔널 테라퓨틱스Rational Therapeutics와 챔피언스 온콜로지 Champions Oncology라는 두 회사에 보내기로 했다. 맞춤형 의학의 범주에 속하는 이 새로운 형태의 검사는 치료를 시작하기 전에 암 세포 샘플을 채취하여 다양한 화학 요법 및 면역 요법 약제가 이 암 세포들에 효과를 발휘하는지(배양 접시 또는 생쥐에게서)를 테스트한다.[16] 어떤 사람들을 대상으로 한 임상 시험인지 모르는 결과를 가지고 화학 요법을 선택하는 것이 아니라, 이러한 개인별 맞춤 테스트를 통해 당신에게만 독특한 암 세포에 가장 효과적인 치료법이 무엇인지 찾는 것이다.[17] 이러한 개인화된 접근 방식은 수년 동안 다양한 화학 요법과 면역 요법 약물에 실망해 온 알렉스와 그의 가족을 흥분시켰다. 이제 자신만의 특정 암에 도움이 될 정확한 약물을 찾을 수 있는 기회를 갖게 되었기 때문이다. 그들은 또한 암 세포의 유전자 서열 분석genomic sequencing을 위해 파운데이션 메디슨Foundation Medicine에 그의 암 조직을 보냈다.

10월에 세포 측정 암 프로파일링 결과가 나왔는데, 놀랍게도 알렉스의 암 세포가 배양 접시에서 가장 잘 반응한 약제는 골육종이 아니라 전립선암 환자에게 주로 사용하는 화학 요법제인 카바지탁셀cabazitaxel이었다. 운명처럼 카바지탁셀에 대한 임상 시험이 그때 막 시작되었고, 알렉스는 그 시험에 참가할 수 있는 자격을 갖춘 셈이었다.

하지만 우리는 무작위 임상 시험을 하지 않게 되었어요! 우리는 내 병에 효과가 있는 치료법을 실제로 시도하고 싶었어요. 그것이 바로 엄마가 챔피언스 온콜로지라는 업체에 대해 알게 된 2009년부터, 그때부터 하고 싶었던 거였죠. 그렇지만 메모리얼 슬론 케터링 암센터의 기존 팀은 이를 거부했어요.

어머니와 외할아버지는 알렉스의 치유 여정 초기부터 보완 요법의 힘을 믿었고, 일찍부터 기존 의학의 의사들과 협력하여 고용량 비타민 C 주사 요법high-dose vitamin C infusion과 같은 치료법을 그의 치료에 통합시키려고 노력했었다. 그러나 의사들은 표준 치료 이상의 것을 단호히 거부하고, "알다시피 브로콜리는 아이를 치료할 수 없어요"라고 알렉스의 어머니에게 말했다. 그들의 회의적인 반응 때문에 알렉스는 자신이 자연 요법을 병행하기 시작했다는 사실을 기존의 의사들에게 알리지 않았다.

브리카 박사는 녹차 추출물, 파워 어댑트Power Adapt, 씨브이 레스큐 CV-Res-Q, 이뮨케어Immucare II, 비오틱 컴플리트Ther-biotic Complete, 보태니컬 트레저Botanical Treasures 등 당시 알렉스의 몸에 적합한 성분을 포함해 여러 개의 개인 맞춤 보조제를 알렉스에게 처방했다. 알렉스는 모든 보조제를 매일 휴대용 약통에 분류해 넣고 휴대 전화의 타이머를 설정해 시간에 맞춰 복용하는 것을 잊지 않도록 도와준 어머니에게 특히 더 감사해한다.

식단과 관련해서 알렉스의 어머니는 자녀들에게 늘 신선한 유기농으로, 가공이 덜 된 홀푸드를 먹인다는 확고한 태도를 취하고 있었기 때문에, 브리카 박사가 그의 식단을 따로 개선할 점은 많지 않았다. 알렉스는 "무엇에든 돈을 쓰려면 음식에 써라"는 정신의 소유자를 어머니로 두어서 매우 운이 좋았다고 말한다. 알렉스의 어머니는 이미 매일 저녁마다 건강한 단백질 공급원과 풍부하고 신선한 야채, 그리고 현미나 퀴노아 같은 건강에 좋은 소량의 탄수화물로 구성된 집 밥을 가족들에게 요리해 먹이고 있었다. 알렉스를 위한 '간식'에는 유기농 오렌지 주스, 클리프 바 Clif bar(에너지 바의 상표 이름—옮긴이), 유기농 흰 빵이 포함되었고, 학교에서 스트레스를 많이 받는 기간에는 초코칩 쿠키도 먹었다.

⌒⌒

이전에 알렉스는 수술 후 보통 3~6개월 이내에 암이 다시 자라곤 했었다. 그러나 마지막 수술 이후로 알렉스는 세포 측정 암 프로파일링 덕분에 카바지탁셀의 새로운 임상 시험을 시작할 수 있었다. 그는 또한 맞춤형 보조제, 규칙적인 운동, 건강한 식단과 명상 등 브리카 박사가 권하는 라이프스타일로 변화를 시작했다. 알렉스와 부모님은 이러한 새로운 방법들이 도움이 되어 2014년 1월에 하는 스캔에서는 암이 새로 발견되지 않기를 기도했다.

스캔 검사 결과는 그들의 기도가 통했음을 보여주었다. 폐에 여전히 작은 결절들이 있기는 했지만 마지막 수술 이후로 더 커지지 않았고, 더 중요하게는 다른 어느 부위에도 새로운 종양이 나타나지 않았다. 그들은 이 같은 성공을 새로운 맞춤형 화학 요법(카바지탁셀)과 브리카 박사의 개인별 맞춤 보조제 및 라이프스타일 변화 덕분으로 돌렸다. 알렉스는 고등학교 4학년의 두 번째 학기에 전념할 수 있었고, 건강은 봄을 지나 여름으로 가면서 점점 나아져 석 달 동안 새로운 종양의 성장이 보이지 않았다. 알렉스는 좀 더 전인적인 치료 방식을 취함에 따라 암에 대한 면역 체계가 더 강화되고 있다고 느꼈다.

2014년 9월에 알렉스는 어엿한 고등학교 졸업반이 되었고, 그로부터 한 달 후에는 열여덟 살이 되었다. 이때까지 그의 일상은 딱 정해져 있었다. 화학 요법 치료를 하는 일주일 동안은 학교를 결석하고, 치료 후에는 평소대로 2주 동안 학교에 다니고, 그러고 다시 화학 요법을 받는……그는 계속해서 보조제를 섭취하고, 운동과 명상도 규칙적으로 했다. 그러는 가운데서도 알렉스는 수업 전 과정을 따라갔다. 이대로만 가면 4년 만에 무사히 고등학교를 졸업할 수 있다는 의미였다.

2015년 6월, 정말 축하를 받으며 고등학교를 졸업한 알렉스는 대학에 들어가기 전에 갭 이어gap year(고교 졸업 후 대학에 들어가기 전 일을 하거나 여행을 하면서 1년을 보내는 것—옮긴이)를 갖기로 결정했다. 거의 5년 동안 수술과 힘든 암 치료, 버거운 학업까지 마친 그에게는 휴식이 필요했다. 그는 그해 여름을 스트레스 적은 일을 하면서 보냈고, 가족과 함께 해변에서 즐거운 시간도 가졌다. 물론 새를 관찰하는 시간도 빠뜨리지 않았다. 그해 가을, CT 스캔 결과 골육종이 안정적임이 다시 한 번 확인되었다. 2013년 10월부터 나타났던 폐 결절들도 2년 내내 변하지 않고 있었다. 이는 전이성 골육종에서 이룬 쾌거라고 할 만했다.[18] 그는 곧 대학들에 지원하기 시작했다.

갭 이어 중반인 2016년 1월, 알렉스는 그의 인생에서 최고의 여행을 했다. 바로 오랜 친구와 함께 '호주 새 관찰 모험birding adventure to Australia'을 다녀온 것이다. 책에서 사진으로만 보던 새들을 직접 보고, 친구와 시간을 보내며, 지구 반대편을 여행하면서, 그리고 자신의 암이 안정 상태에 있음을 느끼면서 그는 마치 천국에 가 있는 것 같았다. 여행에서 돌아왔을 때 알렉스에게는 훨씬 더 좋은 소식이 기다리고 있었다. 로드아일랜드의 명문 아이비리그 대학인 브라운 대학교에 합격했다는 소식이었다.

알렉스의 고등학교 친구들이 그해 여름 대학 1학년을 마치고 집으로 돌아오자, 그들은 함께 야구를 하기 시작했다. 알렉스는 왼팔로 플레이하는 법을 배워야 했지만 빠르게 적응했다. 한 경기에서 알렉스는 첫 타석에서 홈런을 쳤고 모여 있던 사람들은 열광했다. 그러자 다음번에 알렉스가 마운드에 올라섰을 때는 투수가 공을 호락호락 던지지 않았다. 그는 있는 힘껏 야구 배트를 휘두르다가 공을 놓쳤는데, 그 과정에서 오른쪽 상완골(이식받은 뼈—옮긴이)이 부러졌다. 7월에는 팔꿈치를 교체하고 상완골의 이식받은 뼈의 상부를 강철봉으로 보강하는 또 다른 수술이 이어졌다.

여름이 지나고 팔 수술에서 회복되자 그는 걱정이 되기 시작했다.

나는 9월에 브라운 대학교에 갈 예정이었어요. 그와 동시에 카바지탁셀의 43번째 사이클을 시작해야 했는데, 나는 계속 이렇게 해나갈 수는 없다고 생각했어요. 이건 대학이에요. 힘든 과정이죠. 게다가 카바지탁셀도 치료 부작용이 점점 심해지고 있어서 제 정신 건강에 실제로 영향을 미치기 시작했고요. 나는 심한 아구창, 구강 건조, 화학 요법 뇌chemobrain(항암 치료가 기억력, 집중력 등 뇌의 인지 기능에 장기적인 영향을 미친다는 뜻의 신조어—옮긴이) 등의 부작용을 겪고 있었고, 치료가 끝나면 늘 입맛은 엉망이 됐죠. 거기에, 마흔세 번의 괴로운 치료 사이클마다 일종의 외상 후 스트레스 장애PTSD를 앓았고요. 그런 점이 나를 짓누르기 시작했어요. 그래서 [화학 요법을] 계속할 수가 없었어요. 두려운 결정이었지만 치료 없이 가보기로 한 겁니다.

그래서 2016년 가을, 알렉스는 화학 요법을 자발적으로 중단하고 집을 떠나 브라운 대학교에 들어갔다. 7년 전 진단을 받은 이후 처음으로 치료를 받지 않았기 때문에 알렉스는 암이 재발할까 불안해하며, 브리카 박사에게 자신의 전인적 치유 프로토콜을 더 강화해 달라고 요청했다. 브리카 박사가 추가한 것 중 하나는 그의 체내 구리 양을 줄이기 위한 구리 킬레이트제copper chelating agent(킬레이트제는 금속 이온과 결합해 체외 배출을 돕는다—옮긴이)였다.(구리는 특정 환자에서 종양 성장을 증가시키는 것으로 나타났다.)[19]

  알렉스는 수년간 해온 암 치료를 병행하기 위한 노력을 계속하면서 대학으로 향했다. 그로 인해 안타깝게도 그는 우울증과 불안감 그리고 외상 후 스트레스 장애와 씨름하게 되었다. 이러한 어려움을 넘어서기 위해 그는 계속 심리학자를 만나고 명상도 정기적으로 한다. 그는 특히 캄 앱Calm app으로 명상하고 바이런 케이티Byron Katie, 스티브 매튜스Steve Mattus 등의 책을 읽는 것을 즐긴다. 마지막으로 그는 기분이 좋지 않을 때에도 꼭 운동을 하고, 기분이 가라앉을 때에는 억지로라도 사람들을 만나려고 한다.

  이 경험으로 인해 트라우마가 생겼다고 해도 과언이 아니에요. 처음부터 신체적·감정적·심리적으로 큰 충격을 받았으니까요. 지금도 나는 외상 후 스트레스 장애, 불안, 우울, 무감각, 기억 상실 같은 다양한 문제를 겪고 있어요. 이 모든 것이 제가 암에 걸린 것과 불가분의 관계가 있죠. 심리학자들에게 도움을 구하기가 쉬운 일은 아니지만 그래도 많은 도움이 되었어요. 특히 브리카 박사는 치유사이자 불교 교사, 친구 같답니다.

알렉스는 브라운 대학교에서 보낸 3년 내내 오직 전인적인 치유법들만 계속 따랐으나, 이 글을 쓰는 시점까지 재발은 없었다. 처음에 알렉스는 메모리얼 슬론 케터링 암센터에서 3개월마다 모니터링을 받았고, 그 다음에는 6개월마다, 이제는 1년에 한 번 검사를 받는다. 그의 CT 스캔은 지난 6년 동안 안정적인 모습을 보여주고 있다. 그는 2016년 이후로는 더 이상 화학 요법 치료를 받고 있지 않지만, 자연 요법 의사인 브리카 박사와는 여전히 긴밀히 협력하고 있다. 브리카 박사는 알렉스의 혈액 수치를 주의 깊게 모니터링하고, 알렉스는 거기에 맞춰 보조제와 식단, 생활 방식을 조정한다.

알렉스는 생태학과 진화에 중점을 둔 생물학을 전공하고, 조류의 진화와 보호를 연구하는 분야에서 일하기를 희망하고 있다.

회의론자들은 개인 맞춤형 화학 요법, 즉 카바지탁셀의 도입이 알렉스의 차도를 가져왔다고 주장할 수도 있다. 그러나 통계적으로 골육종 재발률이 높고, 치료에 전인적인 프로토콜을 추가하기 전에는 종양이 자주 재발했던 그의 개인적 경험을 감안할 때, 알렉스는 전인적 치료와 생활 방식의 변화가 치유에 절대적으로 중요한 역할을 했다고 믿는다.

과학자로서 당신은 원인과 결과를 찾습니다. 우리는 3년 전(2016년)에 기존 의학의 치료를 모두 중단했지만, 나는 여전히 여기에 있고 여전히 안정적인 상태를 유지하고 있어요. 대안적 방법이 모두 허황된 것이라고 생각한다면, 지난 3년은 그게 그렇지 않다는 것을 보여주는 정말 멋진 증거가 될 겁니다. 기존 의학의 의사들은 내가 살아 남은 이유에 대해 설명하지 않아요. 그들은 단지 수술을 하고 카바 지탁셀을 써서 효과가 있는 거라고 생각하죠. 지금은 폐 속의 결절 들이 안정적인 상태로 있어요. 하지만 골육종은 공격적이고 빠르게 악화되는 병이에요. 그 결절들이 지난 3년 동안 안정적이었던 게 오 직 신의 은혜로만 된 것이 아니라고 생각해요. 우리가 이러한 대체 요법을 추구했기 때문에 안정을 유지하게 된 거죠.

이 글을 쓰는 지금 알렉스는 브라운 대학교에서 졸업 학년의 절반 을 보내고 있다. 첫 진단을 받은 지 10년, 그리고 개인 맞춤형 화학 요법 과 보조제, 식이 요법, 생활 방식의 변화 덕분에 암이 안정화된 지 6년이 지났다. 비록 그의 폐에 있는 두 개의 (안정된) 결절이 그의 암을 지속적 으로 상기시키는 역할을 하고는 있지만, 그는 대부분의 시간을 졸업 후 의 일들에 초점을 맞추며 지내는 전형적인 대학 4학년생이다. 자연에 대 한 그의 사랑은 조금도 시들지 않았다.

새를 관찰하거나 기후 변화에 대한 보고서를 읽을 때마다, 나는 열 두 살 때 받은 소명대로 행동하라는 부름을 받아요. 자연은 항상 저 를 바르게 세워주는 존재예요.

알렉스는 골육종 진단을 받았을 당시 겨우 열두 살 소년이었다. 자 신이 죽을 수도 있다는 사실을 알았지만, 삶과 가족, 자연에 대한 깊은 사랑과 그 사랑에 힘입은 강한 삶의 의지 덕분에 여러 번의 수술과 반복되는 화학 요법을 견딜 수 있었다. 그러나 불행하게도 수술과 화학 요법은 그의 암을 멈추지 못했다. 그러다가 알렉스와 가족이 치유 과정을 주도하고 개인화된 맞춤 화학 요법과 전인론적 치유 방법을 추가하면서 매우 공격적인 형태의 암이 차도를 보여 지난 6년 동안(그리고 지금도) 치유 상태를 유지할 수 있었다.

지난 여정을 돌이켜보며, 알렉스는 지지를 아끼지 않은 치유 팀의 모든 구성원들, 특히 부모님과, 기존 의학 및 통합 의학의 의사들, 친구들과 다른 가족들에게 매우 감사함을 느낀다. 그는 환자가 몸뿐만 아니라 마음과 영까지 치유에 열려 있는 것이 중요하다고 믿는다. 현재 그는 자신의 건강을 위해 노력하는 시간 외에는 늘 우리 지구의 건강, 특히 새들의 건강을 지키기 위해 노력하고 있다.

실천 단계

《근본적 치유》에서 나는 삶을 더 활기차고 의미 있게 만들기 위해 몇 가지 간단한 글쓰기를 제안한 바 있다. 여기서 간단히 요약해 본다. 먼저 펜을 쥐고, 조용한 곳을 찾은 다음, 삶의 의미를 밝히기 위한 다음의 연습을 따라해 본다.

- 당신이 언제 죽었으면 하는지 원하는 나이를 적는다.(예: 100세)
- 이상적인 형태로 자신의 부고 기사를 작성한다.

- 현재 자신이 살아야 할 모든 이유들의 간단한 목록을 만든다.
- 당신에게 3천억 달러, 완벽한 건강, 보장된 성공이 있다고 상상해 본다. 그렇다면 당신은 어떻게 하겠는가? 그런 다음 의사가 당신에게 18개월 후에 아무런 전조 증상 없이 갑자기 사망할 거라고 말하는 모습을 상상해 본다. 당신은 남아 있는 시간에 무엇을 하겠는가? 이제 이 두 가지 답변을 비교해 본다. 두 가지 답변 중 일치하는 것은 무엇인가? 이를 통해 알 수 있는, 상황과 관계없이 당신이 살아야 할 이유는 무엇인가?

우리는 이 글쓰기 연습을 좋아한다. 살아야 할 이유에 대해 생각해 보게 하는 빠른 방법이기 때문이다. 삶의 이유가 누구나 다 목적 지향적이지는 않다는 것을 기억하자. 어떤 사람들에게는 일상 생활에서 발견하는 기쁨이 그 충분한 목적이 될 수 있다. 다음은 살아야 할 이유를 탐색하는 데 도움이 되는 몇 가지 추가 아이디어들이다.(몸이 많이 아프거나 삶의 목적을 찾기가 너무 힘들다면, 오늘 하루에 혹은 바로 내일에 집중한다. 오늘 어떤 기쁨을 찾을 수 있는가?)

당신의 열정이 당신의 직업이어야 한다고 생각하지 않는다

삶의 목적을 찾기 위해 자신의 직업을 그만둘 필요는 없다. 필요한 것은 자발적이면서, 스스로를 억압하는 걸 멈추는 것, 무언가 재미있는 것을 하면서 변화를 즐기는 기회의 시간을 갖는 것이다. 오후나 저녁에 의미 있는 시간을 가져본다. 먼저 휴대전화, TV, 컴퓨터와 그 밖의 기기들을 끄고 스스로 할당한 시간 동안 자신이 하고 싶은 대로 할 수 있는 권한을 자신에게 부여해 본다.

전문가를 찾는다

책을 읽거나, 팟캐스트를 듣거나, 온라인 비디오를 시청하며 자신만의 삶의 이유들을 찾아본다. 이 주제와 관련해 크게 인기 있는 전문가로 잭 캔필드, 이얀라 반젠트, 엘리자베스 길버트, 마이클 벡위스Michael Beckwith, 마사 벡Martha Beck, 루이스 헤이, 조 디스펜자 등이 있다.

내면 아이와 연결한다

어렸을 때 어떤 게임이나 스포츠, 예술을 즐겼는가? 자전거 타기를 좋아했는가? 무언가 고치는 것은? 특정 스포츠는? 그림 그리기는? 댄스는? 글쓰기는 어땠는가? 인생에서 가장 큰 기쁨을 느낀 때는 언제인가? 당신이 가장 즐겼던 활동들을 다시 떠올려보고, 기록하고, 지금 당신 삶에 그것들을 다시 가져올 수 있는 방법을 모두 떠올려본다.

아이들과 함께 논다

아이들은 노는 법을 알고 있다. 당신에게 조카나 자녀, 손주, 혹은 그 정도로 가까운 아이가 있다면 시간을 내어 함께 놀아본다. 순간을 살아가는 아이들의 능력을 관찰하고, 아이들과 함께 장난도 쳐본다. 때때로 우리가 사는 이유는 하루를 최대한 재미있게 즐기는 것처럼 단순한 것일 수 있다. 바로 그렇게 하는 방법을 아이들이 당신에게 보여줄 수 있다.

인생 목적 진술서를 작성한다

잠시 시간을 내어, 당신만의 관점에서 볼 때 모든 것이 '완벽'하다면 당신 삶이 어떤 모습일지 기술해 본다. 글을 쓸 때는 현재 시제로 쓴다. 당신과 당신 주변 사람들은 무엇을 하고 있는가? 당신의 기분은 어떤가?

당신이 원하는 모든 것을 갖는다는 것은 무엇을 의미하고, 그것이 당신한 테는 어떤 모습으로 보이는가? 이러한 생각들을 하나의 문장으로 만들어 보면 삶의 목적에 대한 더 명확한 생각을 갖게 될 것이다.

관심 있는 자선 단체에서 자원 봉사 활동을 한다

다른 사람들을 돕는 일은 당신의 영혼을 채우고 당신의 삶에 의미를 부여한다. 지역 사회의 비영리 단체에서 자원 봉사 활동(이상적으로는 온라인이 아니라 직접 방문)을 하면 기분이 좋아질 뿐만 아니라, 다른 사람들도 돕고 당신도 자신이 소중히 여기는 가치에 따라 살게 된다.

하루를 희망으로 시작하는 것, 다시 말해 앞으로 어떤 일이 일어날지 보고 싶은 마음이 이는 것은 선물과도 같은 것이다. 알렉스의 이야기가 보여주고 연구도 뒷받침하듯이, 삶에서 목적을 갖고 기쁨을 찾는 것은 치유와 건강에 필수적이다.

인생에서 늘 하고 싶었던 것이 무엇인가? 여기에 당신이 그것을 할수 있는 허가증이 있다! 당신에게 시간이 한정되어 있음을 알고 되돌아보았을 때, 하지 않아서 후회가 되는 것은 무엇인가? 살아야 할 강력한이유를 가질 때 당신은 목적 의식을 갖고 치유를 해나갈 수 있고, 또 당신이 가장 중요하게 생각하는 일에 시간을 할애할 수 있다.

10장
사회적 지지를 받아들이기

샐리 이야기

> "기분이 좋아지는 사람들과 함께하라."
> —루이스 헤이

    현대 사회의 가장 큰 결함 중 하나는 "나 혼자 할 수 있다"는 자세가 존중받는 삶의 방식이라는 것이다. 독립성이 인간의 중요한 특성이기는 하지만, 또한 인간은 수천 년 전부터 생존과 건강, 행복을 위해 구성원들이 서로 의존하며 무리를 지어 함께 살아온 사회적 존재임을 기억해야 한다.

    암이나 다른 심각한 질병을 진단받은 사람들은 일반적으로 충격과 불신, 두려움, 불안, 분노, 좌절, 슬픔, 죄책감과 절망 등 엄청난 감정의 폭주를 경험한다. 이런 감정들은 너무 압도적이라 혼자서 처리하기 힘들다. 이러한 이유로 근본적 치유 생존자들은 친구나 가족, 치유 팀으로부터 올바른 사회적 지지social support를 얻는 것이 치유에 필수적이라고 말한다.

이 장에서는 사회적 지지 네트워크를 구축하는 것이 치유에 도움이 되는 이유와 그것을 만드는 과정을 설명하고, 커뮤니티를 찾는 새롭고 쉬운 방법은 물론 오늘날의 과학 기술이 갖고 있는 몇 가지 함정에 대해서도 이야기할 것이다. 또 사회적 지지를 비롯해 모든 근본적 치유 요소들을 활용해 알츠하이머병을 이겨내고자 노력한 용감한 여성 샐리Sally의 가슴 훈훈한 이야기도 공유할 것이다. 마지막으로 자신의 사회적 지지 네트워크를 구축하는 데 도움이 될 몇 가지 실용적인 실천 지침을 제시하며 이 장을 마무리하려 한다.

인간은 생존하기 위해 서로를 필요로 한다. 태어나서 죽을 때까지 일생 동안 서로에게 의존한다. 인류 역사를 보면 함께 결속할 때 우리의 생존 가능성은 더 높아졌다. 농경 사회의 형성은 인간이 더 큰 집단을 이루고 살면서 전문화專門化의 혜택을 누릴 수 있게 해주었다. 오늘날 우리는 그 어느 때보다 상호 연결되어 있으며, 광야에서 홀로 생존할 수 있는 기술을 보유한 사람은 거의 없다.

다른 사람들로부터 사랑을 받는 것은, 건강할 때는 감염을 이겨내는 데 도움이 되고 아플 때는 몸이 실제로 치유되는 데 도움이 된다. 반려 동물을 포함해서 사랑하는 이들에게 둘러싸여 있을 때, 그 사랑받고 있다는 느낌은 혈류에 치유 호르몬들이 흐르게 만든다.[1] 이것은 감정적으로 기분을 좋게 만드는 동시에 우리의 면역 체계를 강화해 준다.[2]

오랜 기간 동안 연구자들은 사회적 연결이 강한 사람들이 사회적 연결이 약한 사람들보다 훨씬 더 오래 살고 암 발병률도 낮다는 것을 발견했다.[3)4)] 최근 연구에서 연구자들은 사회적 지지가 클수록 인지 건강이 향상된다는 사실을 발견했다.[5)] 놀랍게도 사회적 관계는 운동, 건강한 식단, 금연이나 금주보다 건강에 더 도움이 될 수 있다.[6)] 사회적 관계 이면의 과학을 살펴보면 이러한 발견들이 이해되기 시작한다. 예를 들어 사랑이나 지지, 위안을 주는 사람과 접촉이 있을 때,[7)] 우리 뇌에서는 도파민, 옥시토신, 세로토닌 및 엔돌핀과 같은 치유 호르몬들(좀 더 정확하게는 도파민, 세로토닌은 호르몬이 아닌 신경 전달 물질이다—옮긴이)의 분비가 증가한다.[8)] 이러한 호르몬들은 모두 염증을 줄이고, 혈액과 산소를 증가시키며, 백혈구, 적혈구, 보조 T 세포, 자연 살해 세포의 수를 증가시킴으로서 면역 체계를 강화한다.[9)]

사회적 연결은 강력한 면역 강화제이지만, 그 반대인 외로움은 침묵의 살인자가 될 수 있다. 최근 한 연구에서 외로움을 느낀다고 보고한 심장병 환자는 사망 위험이 훨씬 더 높았다.[10)]

근본적 치유 생존자들에 따르면 사회적 지지를 친한 친구 세 명에게서 받든, 알고 지내는 사람 서른 명에게서 받든, 아니면 인생의 동반자 한 명에게서 받든 그것을 누구에게서 어떻게 받느냐는 중요하지 않다고 한다. 그들이 주장하고 연구자들도 동의하듯이, 중요한 것은 자신이 지지를 받는다고 느끼느냐이다.[11)] 사회적 지지 네트워크에는 당신에게 지지나 사랑, 영감, 안내 등을 제공하는 당신 삶 속의 모든 사람이 포함될 수 있다. 대체로 가족, 친구, 애완 동물, 직장 동료, 성직자, 치유사, 의사, 교사가 여기에 해당된다. 익숙한 가족이 아니더라도 우리가 평생 의식적으로 만드는 비非가족 공동체 또한 우리를 회복하고 치유하며 고양시키는 능력을 가지고 있다. 마지막으로 반려 동물도 우리에게 사회적 지지를 제공해 준다. 반려 동물은 무조건적인 사랑과 우정을 통해 똑같은 치유 호르몬을 방출하게 만든다. 결과적으로 연구에 따르면 반려 동물을 키우는 사람들이 그렇지 않은 사람들보다 훨씬 더 오래 산다고 한다.[12]

우리는 많은 사람들이 다른 사람에게 부담을 주고 싶지 않아 도움을 청하기를 꺼려한다는 것을 알고 있다. 어쩌면 당신은 자신의 독립성과 자립심을 늘 자랑스러워했을지도 모른다. 그러나 근본적 치유 생존자들은 친구나 가족이 자신을 어떻게 도울지 정확히 알지는 못해도 진정으로 돕고 싶어 한다는 사실을 발견한다. 다행스럽게도 요즘에는 다른 사람들과 이어주는 새롭고 흥미로운 방법들이 많이 있다. 이에 대해서는 이 장의 뒷부분에서 설명하겠다.

이안 고울러Ian Gawler 박사는 골육종(골암) 진단을 받았던 근본적 치유 생존자로, 심신 상관 의학과 명상, 암 치유에 대한 사회적 지지의 중요성을 널리 알리는 사람이 되었다. 1975년 암 진단을 받았을 때, 고울러 박사는 암의 제거를 위해 오른쪽다리를 절단하는 수술을 받았다. 그러나 불행히도 암은 금방 재발했다. 끔찍한 예후를 극복하기 위해 고울러 박사는 항암 영양, 긍정적 태도, 규칙적인 명상, 사랑에서 우러난 지지의 수용 등 집중적인 건강 프로그램에 착수했다. 그는 자신의 치유 경험을 바탕으로 호주 최초의 암 지지 그룹을 설립하고 치유에 관한 여러 권의 베스트셀러를 썼다. 다음은 고울러 박사가 말한 내용이다.

실용적인 관점에서 우리는 모두 [사회적] 지지를 받는 것이 긍정적인 정신 상태를 유지하고 스트레스를 줄이며 더 나은 대응 방법을 선택하는 데 도움이 될 수 있다는 걸 알고 있다. 그 반면에 사회적 고립은 암을 비롯한 모든 질병에 걸리기 쉽게 만들고 사망률을 높인다. 적절한 지지와 사회적 관계의 결여는 신체의 면역 체계와 치유 능력을 약화시키는 것으로 나타난다.

공격적인 형태의 암 진단을 받은 지 45년 이상이 지난 오늘날까지도 고울러 박사는 건강하게 살아있다. 그가 설립한 비영리 단체 고울러 암 재단The Gawler Cancer Foundation은 마음 훈련, 사회적 지지 확대, 스트레스 감소, 건강한 식단 섭취 및 명상에 초점을 맞춘 회복 프로그램을 암 환자들에게 지속적으로 제공하고 있다.

최신 연구 결과 및 현황

외로움에 대한 연구

간단히 말해서 사회적 지지가 충분하지 않으면 건강에 해로울 수 있다. 사실 외로움의 문제는 공중 보건을 위협할 정도에 이르고 있다. 최근 연구에 따르면 전체 미국인의 거의 절반이 외로움을 느끼거나, 고립되거나, 적어도 일부는 소외감을 느낀다고 대답했으며,[13] 미국인의 10퍼센트는 항상 또는 대부분의 시간에 외로움을 느낀다고 답했다.[14] 외로움의 결과로 하루 15개비의 담배를 피우거나 비만이 되거나 알코올 중독이 되고 그만큼 수명이 단축된다는 점을 이해한다면 이것을 공중 보건의 위기라고 하는 이유를 알 수 있을 것이다.[15]

건강에 해로운 행동을 하게 만든다는 점에서 외로움은 건강에 해를 끼칠 수 있다. 한 연구에 따르면 사회적으로 고립된 참가자들은 매주 보통 강도나 그 이상의 격렬한 운동을 할 가능성이나 매일 다섯 접시 정도의 과일과 채소를 섭취할 가능성이 적었다. 그에 반해 그들이 담배를 피울 가능성은 더 높았고, 습관적으로 담배를 피우는 경우에는 금연에 성공할 가능성을 떨어뜨렸다.[16]

또 다른 최근 연구에서는 핀란드, 폴란드, 스페인에서 1만 명 이상의 사람들을 조사한 결과 외로움이 건강 악화에 가장 강한 변수 중 하나임을 발견했다.[17] 연구자들은 외로움으로 인해 주의력 저하와 인지 장애, 유전자 발현과 호르몬 수치의 부정적인 변화, 신경계 및 면역계의 부정적인 변형 등이 나타날 수 있다는 것을 발견했다.[18] 이러한 부정적인 영향은 연구 과정에서 참가자가 심각한 질병을 진단받거나 사망에 이르는 등 건강에 부정적인 결과를 낳는 것으로 이어졌다.

흥미롭게도 연구자들은 사회적 네트워크의 구성 요소 중 사회적 접촉의 빈도수가 유일하게 건강 증진과 상관 관계가 있음을 발견했다. 그 반면 사회적 네트워크의 크기나 질은 외로움의 정도에 영향을 미치지 않았다.[19] 따라서 친구가 200명이든 단 몇 명이든 우리를 실제로 덜 외롭게 만드는 유일한 요소는 친구를 더 '자주' 만나는 것이다.

영국의 또 다른 연구에서도 가족이나 이웃과의 접촉이 제한되어 있고 다른 실질적 또는 감정적 지지가 없는 사람들에게서 외로움이 높다는 사실을 발견했다.[20] 이러한 외로움은 장기적으로 스트레스, 불안, 우울증 등의 문제와 관련이 있었다.[21]

이 연구는 이웃과의 우호적인 교류(공원이나 쇼핑 센터에서 함께하는 것과 같은)와 적극적으로 친분을 쌓는 것(그냥 아는 정도가 아니라)이 외로움을 예방하는 데 중요하다고 제안한다.[22] 연구자들은 외로움이 건강을 악

화시키는 데에는 다음과 같은 세 가지 메커니즘이 있을 수 있다고 결론
짓는다. 첫째, 외로움 자체가 신체의 스트레스 요인이다. 둘째, 외로운 사
람들은 그들 삶의 다른 스트레스 요인들에 잘 대응하지 못한다. 셋째, 외
롭다는 것은 위기의 시기를 잘 넘길 수 있게 도와줄 존재가 없다는 것
을 의미한다.[23]

나만의 커뮤니티 만들기

지난 몇 년 사이에 이른바 '해로운 관계'와 그것이 정신적·신체적
건강에 미치는 부정적인 영향에 대한 인식이 높아졌다. 늘 자신의 사회
적 지지 네트워크가 강력하다고 생각했을지라도, 심각한 병을 진단받고
나면 상황이 뒤집어지며 관계의 진정한 본질이 드러난다. 따라서 근본적
치유 생존자들은 진단을 받은 후에도 새로운 사람들을 만나고 자기 삶
에 새로운 자원을 기꺼이 받아들이는 것이 중요하다고 말한다. 그들이 인
터뷰에서 자주 말했듯이 "새로운 친구는 옛 친구와 같지 않을 수 있다."

많은 근본적 치유 생존자들은 암 진단을 받은 후에 오랫동안 유지
해 오던 자신의 믿음이 혼란에 빠지는 것을 보게 된다. 많은 사람들이 마
음의 준비가 되지 않은 채 듣게 되는 복잡하고 낯선 치료법들에 대해 혼
란스러워했다. 어떤 사람들은 믿을 수 있다고 생각했던 친구들에게 실망
하기도 하고, 어떤 사람들은 생각지도 않은 사람이 나타나 자신을 도와
줘서 놀라기도 한다. 근본적 치유 생존자들은 두려움, 의심, 비난, 죄책감,
그리고 죽음 앞에 직면할 때 상황에 관계없이 친구나 가족, 치유사의 지
지가 그들을 안정시키는 데 엄청난 도움이 되었음을 발견한다.

그러한 생존자 중 한 명이 데브라 노직Debra Nozik이다. 그녀는 20년

넘게 표준적인 의학 치료와 함께 열 가지 근본적 치유 요소를 실천하면서 4기 유방암을 관리해 오고 있다. 그녀는 혼자 힘으로 근본적 치유 요소들을 발견했으며, 특히 사랑하는 사람, 반려견, 지역 유방암 지원 단체, 심지어 낯선 사람들까지 포함해 여러 사람들로부터 지지를 받고 거기에서 힘을 얻었다. 하지만 데브라에게 있어 사랑과 응원을 받아들이는 것이 항상 쉬운 일은 아니었다. 오히려 그것은 그녀가 배우고 연습해야 하는 것이었다. 이 점은 다른 많은 근본적 치유 생존자들이 자주 반복하는 말이기도 하다. 데브라의 말이다.

> 1999년에 전이성 유방암 진단을 받았을 때 내가 배운 가장 큰 교훈 중 하나는 주는 사람이 아니라 받는 사람이 되는 방법이었어요. 아내, 어머니, 딸, 자매, 친구, 그리고 치유사로서 나는 도움과 지지, 사랑을 베푸는 데 전문가였어요. 생명을 위협하는 질병의 위기는 내가 주던 것과 똑같은 것을 다른 사람들부터 받아들이고 또 요구하는 법을 배울 기회를 나에게 주었죠. 심지어 모르는 사람들의 기도도 받았어요. 저는 지역 유방암 지원 그룹의 일원이 되었고, 그 덕분에 암이 준 제 인생의 모든 어려움을 헤쳐 나갈 수 있었습니다. 그리고 내 강아지 데이지의 무조건적인 사랑은 매일매일 저에게 옥시토신이 샘솟게 했죠! 그렇게 몇 년이 걸리지 않아 암으로부터 완전히 회복되었어요. 저는 "사랑이 치유한다"는 것을 진실로 믿는 사람이에요!

요즘 데브라는 주기와 받기 사이에 균형을 맞추는 법을 배우고 있다. 현재 그녀는 근본적 치유 워크숍의 강사로 암 환자들을 지지하는 한편, 가족, 친구, 워크숍 동료 강사들의 사랑과 지지를 받고 있다.

데브라와 같은 근본적 치유 생존자들은 치유 방법에 관한 자신의 선택을 지지하는 사람들, 새로운 지식이나 관점, 아이디어를 제공해 주는 사람들과 함께하려고 노력했다고 말한다. 그들은 또한 치유가 가능하다고 믿는 긍정적인 사람들, 스스로의 책임 아래 새로운 건강한 생활 방식을 꾀하는 사람들, 슬쩍 주제를 바꾸거나 모든 게 다 괜찮을 거라고 말하는 것이 아니라 자기가 느끼는 것을 그대로 받아들이는 솔직한 사람들을 찾았다. 근본적 치유 생존자의 강력한 사회적 지지 네트워크에는 그들로 하여금 필요할 때 울고, 소리 지르고, 웃게 해주는, 판단하지 않는 친구들도 포함이 된다.

근본적 치유 생존자들은 암 진단을 받으면 기존의 사회적 네트워크를 포함해 삶의 모든 영역을 재평가할 필요가 있다고 말한다. 때때로 그들은 가혹한 현실을 마주하기도 한다. 근본적 치유 생존자들이 표준 치료법 외의 대체 요법들을 치료 옵션으로 탐구하기 시작하면서, 기존 지지 네트워크의 일부 구성원들은 이러한 새로운 아이디어에 위협을 느끼기도 한다. 자신들의 오래된 신념과 충돌하기 때문이다.

이것은 근본적 치유 생존자인 안드레아 섹스턴Andrea Sexton에게도 일어난 일이다. 안드레아는 난소암 생존자로서 5년간 근본적 치유 상태를 유지하고 있으며, 근본적 치유 워크숍의 자격을 갖춘 강사이기도 하다. 2014년 암 진단을 받았을 당시 그녀는 뉴저지의 오래 살던 집에서 이사한 지 얼마 되지 않은 상태였다. 고립감을 느끼던 때 듣게 된 암 진단 소식은 끔찍했다. 그녀는 지역 사회에서 어떤 지지도 받을 수 없는 상황에서 자신이 화학 요법을 받고 살아남기란 어려울 거라고 직감했다. 이에 그녀는 권장되는 수술은 진행하기로 했지만 화학 요법은 거부하고, 그 대신 독일의 클리닉 마리누스 암 슈타인Klinik Marinus am Stein에서 대체 요법을 받기로 스스로 결정을 내렸다.

나는 내 친구들 모두가 제가 신중히 생각하고 열심히 조사해서 내린 선택이란 걸 알게 될 거라고 확신했어요. 제가 너무 순진했죠. 몇몇 친구들은 무조건 저를 지지했지만, 다른 친구들은 내가 너무 무모하다고 생각하더군요. 암이 그들을 두렵게 한다는 걸 깨달았어요. 그러니까 자신들이 편안하게 느낄 수 있는 치료에 한해서만 지지하는 겁니다. 그래서 나는 내 주위에 상상의 원을 그리고, 그 원 안에 누구를 들이고 누구를 들이지 말아야 할지 정했어요. 나는 원 밖에 있을 사람들을 아주 잘 알아봤어요. 그들은 항상 주제를 바꾸거나, 내 눈을 피하거나, 내가 암 경험에 대해 언급하면 침묵을 지키거나 하는 사람들이에요. 괜찮아요, 원 안에 있는 사람들만으로도 충분하거든요.

근본적 치유 생존자들이 이야기하는 또 하나 흥미로운 사실은 자기가 어떤 치료를 하겠다고 내린 결정을 더 자신 있게 받아들일수록 친구와 가족도 그 결정을 더 기꺼이 받아들인다는 것이다. 치료에 대한 결정을 발표한 후 내부 서클에서 떠나는 친구가 생기더라도, 오히려 규모는 더 작지만 더 강력하게 지지하는 새 친구 그룹이 생기는 경우가 많다.

사회적 지지에 대한 연구

연구자들은 환자가 질병 예후에 대해 비관적일지라도, 사회적 지지를 받으면 불안을 줄이는 데 도움이 된다는 것을 발견했다.[24] 진행된 암 환자들에 대한 연구에서는 사회적 지지를 받는다는 사실을 더 잘 인지하는 사람들이 삶의 질도 훨씬 더 높았음을 보여주었다.[25] 그리고 이 연구에서 자신의 건강 상황에 대해 그다지 낙관하지 못하는 암 환자들의 경우에도 사회적 지지가 더 많아질수록 불안 수준이 더 낮았다.

이와 유사하게 수술을 받기 전에 유방암 종양을 축소하기 위해 화학 요법을 받으라는 말을 들은 여성들이 심리적으로 받는 스트레스 정도를 측정한 독일의 최근 연구가 있다.[26] 연구자들은 이 여성들이 특히 더 스트레스를 받는 상황에 있다고 가정했는데, 그 이유는 진단의 충격뿐만 아니라 악성 종양을 즉시 제거하지 않고 몇 주간의 화학 요법 후에 제거한다는 사실을 감당해야 했기 때문이다. 연구자들은 이 상황이 스트레스를 비정상적으로 많이 주며, 따라서 추가적인 개인적 노력이 필요할 수 있다고 느꼈다.

당연히 연구자들은 자신의 상황에 대한 심리사회적psychosocial 적응 능력이 떨어지는 환자가 사회적 대응 전략도 좋지 않다는 것을 알게 되었다. 그런 사람들이 보이는 행동의 특징은 체념하는 것, 그리고 사회적 지지를 구하려는 어떤 시도도 하지 않는 것이었다. 이러한 행동 때문에 3년에서 5년의 추적 기간 동안 암이 재발할 전반적인 위험과 다른 암의 발병 위험이 상당히 커지는 것으로 밝혀졌다.[27]

하지만 좋은 소식도 있다. 이 연구자들에 따르면 사회적 지지를 더 많이 요청한다거나 하는 식으로 자신의 상황에 대한 대응 전략을 강화하고 개선하는 방법을 찾은 환자들은 그렇지 않은 환자들보다 암 치료에 훨씬 잘 적응해 나갔다는 것이다.

온라인에서 지지 그룹 찾기

소셜 미디어와 과학 기술은 생각이 비슷한 전 세계 사람들과 연결할 수 있는 여러 가지 새로운 방법들을 제공해 준다. 2018년에는 전 세계 인구의 51퍼센트인 38억 명이 인터넷에 연결되어 있었다.[28] 이는 이제 우리가 동네나 지역 사회에서 만나는 사람들하고만 교류하는 것이 아니라 우리의 관심사나 진단, 열정을 공유하는 전 세계 사람들을 찾아볼 수 있다는 것을 의미한다. 앱, 화상 회의, 가상 모임 등을 통해 이제 밤이건 낮이건 어느 때나 수백만 명의 사람들과 연결될 수 있다. 또한 이 기술을 통해 초등학교나 고등학교의 옛 친구처럼 연락이 끊긴 사람들과 다시 연결할 수도 있다.

근본적 치유 생존자들은 이런 기술을 활용해 온라인상에서 자신의 암과 관련된 지지 그룹에 가입하거나 멘토링을 해줄 사람을 찾으면서 더 강력한 사회적 지지 네트워크를 구축한다. 예를 들어 3장에서 이야기한 근본적 치유 생존자 밥 그라나타는 암 환자 100만 명 중 단 아홉 명만 해당한다는 희귀 맹장암에 걸린 사람이다. 그 희귀성으로 인해 의사들조차 같은 진단을 받은 이전 환자들과 그를 연결해 줄 수 없었지만 밥은 자신과 같은 희귀 암을 가진 다른 생존자들을 온라인으로 검색했다. 다른 근본적 치유 생존자들은 인터넷을 사용하여 지역의 지지 그룹이나 재미있는 그룹 활동을 발견하기도 했다. 또한 기술의 발전 덕분에 근본적 치유 생존자들은 하루 중 언제라도 다른 사람들과 연결할 수 있게 되었으며, 이는 치료 관련 불면증으로 고통받는 사람들에게 희소식이 아닐 수 없다.

이러한 이점에도 불구하고 소셜 미디어와 과학 기술에는 단점이 있다. 우선 온라인으로 연결되는 것에는 직접적인 접촉을 할 때만큼의 에너지가 없다. 연구에 따르면 인간은 유아기부터 성인기에 이르기까지 심리적·신체적 건강을 위해 실제적이고 물리적인 접촉이 필요하다.[29] 직접적인 접촉을 디지털 연결로 대체할 때, 우리는 물리적으로 가까운 거리에서 얼굴과 얼굴을 마주보며 서로 작용을 주고받을 때 얻을 수 있는 치유 효과를 부정하는 것이다.

우리는 아이들을 돌보거나 친구와 점심을 먹을 때 휴대폰을 들여다봐서는 안 된다는 것을 알고 있다. 그러한 '디지털 순간'은 우리로 하여금 얼굴을 맞대며 진정으로 연결되는 순간을 놓치게 하기 때문이다. 우울감에 젖게 할 뿐 아니라 역설적이게도 사회적 지지를 덜 받게 만드는 이 '기술 중독technology addiction'에 대해 인식할 필요가 있다. 예를 들어 우리는 어떤 온라인 커뮤니티에서 호감과 인정을 받고 싶은 마음에 좋은 소식이나 이상적인 모습만 게시할 수도 있다. '좋아요'에 대한 갈망은, 그것을 얻지 못할 경우 우리를 위축시키거나 심지어는 우울하게까지 만든다.[30] 근본적 치유 생존자들은 좋은 날이건 나쁜 날이건 언제나 진실한 모습, 결점까지 아우르는 자신의 모든 모습을 보여줄 수 있는 온라인 커뮤니티를 찾으려고 노력한다.

마지막으로 인터넷은 화학 요법으로 인한 메스꺼움 때문에 잠들지 못하는 새벽 3시에 당신의 주의를 다른 데로 돌리도록 해주기는 하겠지만, 동시에 당신을 시간을 낭비하는 토끼 굴로 이끌 수도 있다. 이것은 치유에 필수적인 수면 패턴과 하루 주기 리듬을 방해한다. 따라서 매일 제한된 시간 동안에만 소셜 미디어 등을 사용하는 것이, 그리고 기분을 고양시키고 더 연결되는 느낌을 주는 방식으로만 활용하는 것이 중요하다.

염증과 투쟁-도피 반응

유방암 생존자들이 건강한 사람보다 더 빨리 위협을 느끼는 데에
는 그럴만한 이유가 있다. 암 생존자들은 암 진단과 치료로 인한 트라우
마의 생존자이고, 암이 재발하지 않을지 끊임없이 걱정하게 된다는 점에
서 일반 사람들보다 훨씬 더 예민한 상태에 있다. 앞서 논의한 바와 같이,
만성적인 투쟁-도피 모드 아래서의 스트레스와 염증은 암 세포가 번성
하는 조건을 만들고, 이러한 상태는 유방암 생존자의 암 재발 및 사망률
증가 위험과 관련이 있다.[31]

최근 캘리포니아 대학 내 기관들을 상대로 한 연구에서, 연구자들
은 유방암 생존자들이 받는 사회적 지지와 이들의 염증 지표 및 편도체
반응성(투쟁-도피 모드의 지표) 사이의 관계를 유방암에 걸린 적이 없는 사
람들의 경우와 비교하였다. 연구자들은 혈액 샘플의 염증 지표와 기능적
자기 공명 영상fMRI 스캔의 이미지들을 조사했는데, 이는 위협을 느끼게
하는 이미지들을 참가자에게 보여주었을 때 편도체가 어느 정도 활성화
되는지 보기 위한 것이다. 이러한 실험들을 마친 뒤에 참가자들은 자신
들이 받고 있는 사회적 지지의 수준들을 자체 보고했다.[32]

연구자들은 유방암 생존자 그룹의 경우에는 위협을 인지한 후 염
증 수준과 편도체 활성이 급격히 증가한 반면 건강한 대조군에서는 그
렇지 않다는 것을 발견했다. 그러나 유방암 생존자 그룹에서도 높은 수
준의 사회적 지지를 받은 환자들은 염증 및 편도체 반응성이 낮게 나타
났다.[33] 이 연구는 암 환자들에게서 뇌의 투쟁-도피 반응이 훨씬 쉽게
촉발되기 때문에 일반 사람들보다 사회적 지지가 훨씬 더 필요하다는 것
을 다시 한 번 보여준다.[34]

더 광범위하게는 사회적 지지의 수준에 따라 병의 발병 유무나 그 심각성이 달라질 수도 있다. 최근 연구에서 연구자들은 총 7만 3,000명 이상을 대상으로 사회적 지지와 염증의 관련성을 다룬 40여 개의 연구들을 검토한 결과, 사회적 지지를 더 많이 받을수록 염증 수준이 유의미하게 낮아지는 것을 발견했다.[35] 연구자들은 "염증은 '사회적 지지 및 통합'을 '질병의 발달 및 경과'와 연결 짓는 중요한 생물학적 메커니즘 중 하나"라고 대담하게 주장했다.

오하이오 주립 대학교의 또 다른 연구에서는 심혈관 질환 발병률이 높은 흑인 여성들을 대상으로 사회적 관계와 염증 사이에 연관성이 있는지 조사했다.[36] 연구자들은 결혼/동거, 교회 활동, 자원 봉사, 가까운 친구 관계와 같이 다양한 사회적 관계를 가진 24~34세 사이의 약 2,000명의 젊은 흑인 여성들을 상대로 조사했다.[37] 여성들의 염증 정도는 혈액 검사를 통해서 체내 염증 상태를 보여주는 잘 알려진 지표, 즉 고감도 C 반응성 단백질high-sensitivity C-reactive protein(hs-CRP) 수치를 보고 확인했다.[38]

연구자들은 사회적 통합이 더 공고할수록, 또 배우자나 어머니와 같은 특정 사회적 관계의 질이 높을수록, 염증 수치가 유의미하게 더 낮게 나타난다는 사실을 발견했다. 그리고 특히 젊은 흑인 여성들의 암 발병률이 증가하고 있다는 점을 감안할 때, 사회적 지지를 강화하는 것이 이들의 건강에 핵심적이라고 결론지었다.[39] 또한 고감도 C 반응성 단백질 수치가 심혈관 질환과 관련된다는 것은 이미 잘 알려져 있는데, 최근 연구들은 고감도 C 반응성 단백질 수치가 암 위험 증가와도 관련된다는 점을 보여준다.[40]

연약함과 진정성

소셜 미디어에서 보여주는 그림 같은 완벽한 삶에 대한 반발로, 그
와 같은 가짜나 필터링, 리허설을 거친 모습이나 최고의 날만 보여주는
데서 벗어나 더 진정성 있게, 연약하면 연약한 그대로 정직하게 보여주
려는 움직임이 일어나고 있다. 이것은 우리 모두에게만이 아니라 소셜
미디어에 올릴 좋은 날이 그리 많지 않은 암 환자들에게도 희소식이 아
닐 수 없다.

세계적으로 유명한 사회학자인 브레네 브라운 박사는 연약함vulner-
ability, 용기, 가치, 수치심과 같은 우리 안의 깊은 감정들을 연구하고 이
를 위해 사람들을 인터뷰하는 데 수십 년을 보냈다. '연약함의 힘'에 대한
브라운 박사의 TED 토크는 4천만 회 이상의 조회 수를 기록했다. 그녀
는 이 주제에 대해 여러 권의《뉴욕 타임스》베스트셀러를 썼고, 우리 사
회의 연약함과 연결의 필요성에 대한 전 세계적 논의를 촉발시킨 것으로
인정받고 있다. 다음은 브라운 박사의 말이다.

'연결connection'이 우리가 여기에 있는 이유입니다. 그것은 우리 삶에
목적과 의미를 부여하고, '소속감belonging'은 우리의 DNA 안에 들
어 있어요.…… 우리는 생물학적으로나 인지적으로, 육체적으로, 또
영적으로 사랑하고, 사랑받고, 소속되도록 서로 간에 연결되어 있
습니다. 이러한 요구가 충족되지 않으면 우리는 애당초 의도된 대로
기능하지 않아요. 망가지고 무너지죠. 사람들은 당신의 불완전함과
연약함에도 불구하고 당신을 사랑하는 것이 아니라 그 불완전함과
연약함 때문에 당신을 사랑합니다.

생명을 위협하는 질병을 진단받고 난 뒤보다 더 취약한 시기는 없다. 브라운 박사의 연구 결과는 진정한 지지 네트워크 구축의 중요성을 강조하는 근본적 치유 생존자들의 이야기와 비슷하다. 우리 사회가 연약함에 좀 더 포용적이 됨에 따라, 우리는 여러분이 자신의 약한 모습까지 솔직하게 열어 보일 수 있는 사람들과 함께하게 되기를 바란다. 연약함에 대한 이러한 열린 자세는 구성원들이 있는 그대로 정직한 모습을 보여주기를 바라는 암 지지 그룹들에서 큰 역할을 한다.

경제적 지원

암 환자들은 종종 재정적 도움을 요청하기가 어렵다는 걸 알게 된다. 우리 사회, 특히 미국에서는 비싼 암 치료비를 포함해 자기 삶의 비용을 지불하는 건 각자의 책임이라는 믿음이 있다. 암 생존자의 30퍼센트가 재정적 어려움을 겪고 있다고 하며,[41] 암 환자들의 파산율은 암을 앓지 않는 사람들보다 2.5배 더 높다.[42] 건강 보험에 가입한 환자들조차 이에 대해 완벽하게 대비되어 있지는 않다. 최근 듀크 대학교의 연구에 따르면 보험에 가입한 암 환자들의 3분의 1 이상이 질병 치료비로 예상보다 많은 본인 부담금에 직면해 있었다. 심지어 수입의 거의 3분의 1을 의료 관련 비용으로 지출하는 환자들도 있었다.[43]

많은 근본적 치유 생존자들은 지역 사회, 교회, 친구, 가족, 심지어 낯선 사람으로부터 재정적 지원을 받은 것이 치유 과정에서 받은 가장 배려 깊고 실질적 도움이 된 사회적 지지 중 하나였다고 보고했다.

고맙게도 최근 몇 년 동안 고펀드미GoFundMe나 킥스타터Kickstarter 같은 크라우드 펀딩 웹사이트 덕분에 암 환자들이 훨씬 쉽게 또 능률적이고 효율적인 방법으로 재정 지원을 요청할 수 있게 되었다. 실제로 고 펀드미는 사이트 기부금의 3분의 1이 의료비를 충당하기 위한 의료 기금 마련 캠페인에 사용된다고 말한다.[44]

최근의 과학적 연구와 사회적 경향은 특히 암 같은 심각한 질병을 포함해 위기가 만연한 시기에, 신체적·감정적 건강을 유지하기 위해서는 사회적 지지가 이루어지는 것이 매우 중요하다는 사실을 보여주고 있다. 이 책을 쓰는 우리의 목표 중 하나는 암 이외의 질병에서 근본적으로 치유된 사람들의 이야기를 다루는 것이기도 한데, 이번 장에서는 사회적 지지가 어떻게 신체적 치유를 가능하게 하는지 탐구하고, 남편의 헌신적인 지지 속에 열 가지 근본적 치유 요소들을 활용해 알츠하이머병을 극복한 미국 남부의 열정적인 여성 샐리Sally를 기쁜 마음으로 소개할 것이다.

오늘날 580만 명의 미국인이 알츠하이머병을 앓고 있으며,[45] 이는 미국 내 사망의 세 번째 주요 원인이다.[46] 65세 이상 미국 시민의 3분의 1이 알츠하이머나 치매로 사망하는데, 이것은 유방암과 전립선암으로 인한 노인 사망자 숫자보다 많다.[47]

우리는 암을 극복한 사람들은 많이 만나봤지만, 알츠하이머병을 극복한 사람을 만난 적은 거의 없다. 그러나 로스앤젤레스 캘리포니아 대학교UCLA의 연구자이자 선구적인 의사인 데일 브레드슨Dale Bredesen 박사는 열 가지 근본적 치유 요소를 대부분 포함하는 특수 치유 프로토콜을 개발했고, 그의 프로토콜은 수백 명의 사람들이 알츠하이머병에서 완전한 치유에 이르도록 하는 데 도움을 주었다. 샐리는 그러한 생존자 가운데 한 명이다.

샐리 이야기

샐리는 은퇴한 간호사이자 손자 여섯을 둔 다정한 할머니로 따뜻한 존재감과 해맑은 웃음의 소유자이다. 그녀의 관대한 성격과 남부 사람 특유의 매력은 그녀를 만난 사람 누구나 즉시 느낄 수 있다. 예리한 지성과 타고난 리더십 덕분에 그녀는 간호 및 건강 분야의 연구에서 큰 성공을 거두었고, 그 공로로 지역과 주州, 국가에서까지 많은 찬사와 상을 받았다.

많은 노인들이 그렇듯이 샐리도 알츠하이머만은 피해가기를 원했다. 부모 쪽 양가에서 모두 네 분의 숙모와 삼촌이 이 병으로 사망했기 때문에, 그녀는 이 병으로 인한 고통을 너무도 잘 이해했다. 그녀는 이러한 가족력 때문에 자신도 유전적 위험이 커질 수 있다는 점을 항상 유념해 왔다. 그러나 막상 정신적인 착란 증세를 느끼기 시작하면서는 자신의 증상을 합리화하고 오랫동안 그 진실을 부정했다.

샐리는 간호사가 되고 처음 몇 년을 노인 치료 쪽에서 일했기 때문에, 대부분의 사람들이 이 질병이 어느 정도 진행되고서야(예컨대 사랑하는 사람의 이름을 잊어버린다거나, 성격이 변한다거나, 옷을 입는 것과 같은 기본 활동을 수행할 수 없다거나 하는 정도가 되어서야) 의심하는 것과 달리 초기 알츠하이머 증상을 훨씬 더 잘 감지할 수 있었다. 이 병에는 초기의 경고 신호가 있기 때문이다.

샐리의 증상은 그녀(당시 53세)와 남편 마틴Martin이 흥미롭지만 스트레스가 많은 그녀의 새 직업을 위해 다른 주로 이사한 2000년 초부터 나타나기 시작했다. 당시 그녀는 50년 된 아름다운 건물을 자신들의 새 집으로 꾸미면서 지하실 단열재와 카펫에서 곰팡이를 의심할 생각은 전혀 하지 못했다. 또한 차량 통행이 매우 많은 주간州間 고속도로와 가까웠기 때문에 저녁이면 매연으로 인해 샐리의 눈이 따가워진다는 것도 알아채지 못했다. 그녀가 정신착란 증세를 겪기 시작했을 때, 샐리는 그것이 이사와 새 직장으로 말미암은 스트레스와 우울증 때문이라고만 생각했다.

1980년대에 샐리는 노인학을 공부하는 학생들에게 정신착란은 우울증의 일반적인 합병증이며 우울증을 치료하면 대개 정신착란이 치유된다고 가르쳤다. 그래서 샐리는 항우울제를 복용하기 시작했고, 그 덕분에 다행히 우울증이 다소 완화되고 착란도 사라졌다.

2005년 샐리와 남편은 다른 주州의 또 다른 대학에서 일하기 위해 다시 이사를 해야 했다. 그녀는 그때를 이렇게 회상한다.

나는 내가 말하고 있다고 생각한 단어 대신 유사하지만 부정확한 단어를 잘못 혼동해서 썼어요. 그래서 간호 학생과 동료, 가족과 친구들에게 나이가 들면서 나한테 언어 난독증이 생겼다고 말했죠. 외부 사람에게만이 아니라 나 자신에게도 나는 알츠하이머병의 실제 증상이 없는 것처럼 보였어요. 그런데 돌이켜보면 제가 주관적 인지 장애를 겪고 있었는데 자각하지 못했던 것 같아요. 그리고 사실 주관적 인지 장애라는 개념은 그 당시에는 있지도 않았으니까요.

주관적 기억 장애subjective memory disorder 또는 주관적 인지 저하 subjective cognitive decline라고도 불리는 주관적 인지 장애subjective cognitive impairment는 여러 가지 다양한 원인으로 나타날 수 있다. 이것은 인지 기능 평가에서는 변화가 감지되지 않지만 환자가 기억력을 포함해 사고 능력이 나빠졌다고 말할 때 발생한다.[48][49] 이 증상만으로는 알츠하이머를 진단하기에 충분하지 않지만, 이것은 가장 초기의 경고 신호 중 하나이다.[50]

3년 후, 61세가 되었을 때 샐리와 남편은 은퇴 후 들뜬 마음으로 세 명의 어린 손녀가 있는 아들 가족과 가까이 지내기 위해 고향으로 돌아왔다. 샐리는 계속되는 자신의 증상이 정상적인 노화 과정 때문일 수 있다고 믿었다. 그러나 그로부터 2년 뒤 그녀는 증상이 간헐적으로 더 악화되어 나타난다는 것을 느끼기 시작했다. 그녀는 정확한 날짜를 기억하거나 약속 시간을 맞추려면 언제 집에서 출발해야 하는지 파악하는 데 어려움을 겪었으며, 때로는 약속을 통째로 까마득히 잊어버리기도 했다. 그녀의 '난독증'은 대화 중에 상대방을 혼란스럽게 할 정도로 악화되었고, 자신의 실수로 세 번이나 자동차 사고를 낼 뻔하기도 했다. 물건을 어디에 두었는지 기억하고, 컴퓨터를 사용하고, 철자법에 맞게 말하고 쓰는 일은 노력에도 불구하고 잘 되지 않아 그녀에게 좌절감을 안겼다. 적어도 이것은 경고 알람이었다.

나는 내가 말하고 싶은 다음 문장을 생각하려고 노력하지만, 그런다 해도 떠오르지는 않았어요. 마치 생각이 벽돌 벽에 부딪치는 것 같다고나 할까요? 떠올리고 싶은 것이 다른 쪽에 있다는 것을 알지만 거기에 닿지 않는 것 같았어요.

1년 후, 샐리는 손녀의 학교 수업에서 생강 쿠키를 장식하는 그룹 활동을 이끌었는데, 전에는 몇 번이나 아무 어려움 없이 하던 활동이었음에도 불구하고 진땀을 흘려야 했다. 시계의 분침과 시침을 혼동하기에 이르렀을 때, 그녀는 마침내 진실과 마주해야만 했다. 이러한 증상은 정상적인 노화 과정이 아니었다.

나는 4주 동안 두 번이나 손주들을 데리러 오는 것을 잊었는데 그때 비로소 현실을 깨닫게 됐어요. 그건 결코 있을 수 없는 일이었거든요. 그때 생각했죠. '샐리, 부정은 더 이상 소용없어. 이제 더 이상 거부하지 마. 이 문제를 해결해야 해.' 그리고 결심했어요. '샐리, 너는 알츠하이머야. 그리고 다른 사람들에게도 말하는 게 좋아. 그래야 사람들이 너를 도울 수 있고 너도 지지를 받을 수 있어. 그리고 더 이상 숨기지 않아도 돼.'

샐리가 첫 번째로 한 것은 알츠하이머 관련 연구 자료들을 검토하여, 자신이 환자로 참여할 수 있는 임상 시험이 있는지 찾는 것이었다. 그녀는 평가를 받기 위해 듀크 대학교의 알츠하이머병 센터에 약속을 잡기도 했다. 하지만 베타 아밀로이드 플라크beta-amyloid plaque를 제거하여 알츠하이머를 치료하는 다른 전국 규모의 연구에 등록하기로 결정하면서 그 약속을 취소했다.(베타 아밀로이드는 알츠하이머병 환자의 뇌에서 발견되는 단백 물질이며, 이로 인해 알츠하이머병 발생을 설명하는 가설 중 베타아밀로이드 침착이 가장 유력했었다. 그러나 최근에는 베타아밀로이드 침착이 알츠하이머병의 원인이 아니라 뇌 세포의 염증 및 퇴행성 변화로 인한 결과물이라는 반론이 제기되고 있다. 실제로 베타 아밀로이드를 제거하여 알츠하이머병을 예방하거나 치료하려고 개발된 약물들이 환자의 치매를 개선시키지 못했고, 이에 따라 개발 취소되는 일들이 발생하여 베타 아밀로이드가 알츠하이머병의 원인이라는 가설이 흔들리고 있다―옮긴이) 이때 그녀는 예순일곱 살이었다.

연구의 초기 평가의 일환으로 샐리는 PET 스캔(양전자 방출 단층 촬영)을 받았다. 결과는 그녀에게 최악의 두려움이 사실임을 확인시켜 주었다. 그녀의 뇌에 베타 아밀로이드 플라크가 있었던 것이다.

> 내가 알츠하이머라는 말을 들었을 때, 의사가 계속 이야기하고 싶어 했던 것이 기억나요. 내가 그랬죠. "잠깐, 잠시만 기다려주세요!" 나는 남편을 껴안았어요. 너무 우울하더군요.―살고 싶지 않았어요. 제 두 아이들은 제가 손주들 이름을 정확히 부를 수 없는 지경까지 되면 치료를 받고 싶지 않아 할 거라고 진즉부터 알고 있었어요.

당시 샐리는 스캔 검사에서 베타 아밀로이드 플라크가 양성으로 나온 것은 미래에 알츠하이머병에 걸릴 가능성이 있다는 결정적인 지표라고 들었다. 그러나 그 이후 연구에 따르면 플라크의 존재가 항상 알츠하이머로 이어지는 것은 아니며, 새로운 연구에서는 경도輕度 인지 장애mild cognitive impairment(MCI)가 회복될 수도 있다는 걸 보여준다.[51]

그녀는 임상 시험 과정을 통해 9개월 동안 치료를 받았고, 부작용(치료제 주입 후 며칠 동안 과민해지면서 혼란이 증가하는 것)이 우려되자 중단했다. 3개월 후 그녀는 공식적으로 임상 시험에 참여하기를 그만두었다.

PET 스캔으로 인해 샐리는 최악의 두려움에 직면하게 되었고, 그녀는 자신이 좀 더 주도적인 역할을 맡기로 결심했다. 임상 시험에 참여하는 것 외에도 샐리는 남편에게 몬트리올 인지 평가Montreal Cognitive Assessment(MoCA) 테스트(경도 인지 장애를 평가하기 위해 개발된 것으로 어휘력, 주의력 등 다양한 인지 영역을 평가한다—옮긴이)를 하게 해달라고 요청했다.[52] 그녀는 시간의 경과에 따라 자신이 어떻게 변화해 가는지 평가할 수 있는 인지 기능의 기준 값을 구하고 싶었다. 몬트리올 인지 평가의 점수 범위는 1에서 30까지로, 25점 이상은 정상, 18점에서 25점 사이는 경도 인지 장애, 10점에서 17점 사이는 중등도 인지 장애, 10점 미만은 심각한 인지 장애로 간주된다.

샐리는 이 평가에서 24.5점을 얻었는데, 이 수치는 그녀가 겪는 어려움이 단순히 '정상적인 노화로 인한 변화'가 아님을 확인해 주는 데이터였다. 경도 인지 장애의 일반적인 증상은 그녀에게도 너무나 익숙했는데, 예정된 약속을 잊어버리거나, 단어를 혼동하거나, 문장 중간 중간에 멈추거나, 지갑이나 열쇠를 어디에 두었는지 잘 기억하지 못하거나, 공간 감각이 떨어져 운전하기가 어렵거나 하는 증상 등이 있다.[53]

이 무렵 남편 마틴은 우연히 데일 브레드슨 박사가 라디오 방송에서 알츠하이머에 대해 이야기하는 것을 듣게 되었다. 브레드슨 박사는 UCLA 교수로 신경퇴행성 질환의 메커니즘에 대해 국제적으로 인정받는 전문가이자 알츠하이머병을 성공적으로 회복시킨 최초의 임상 의사 중 한 명이다. '인지 저하 회복ReCODE(for Reversal of Cognitive Decline)'이라는 이름의 그의 치료 프로토콜은 치매 분야에서 수십 년간의 실험실 및 임상 연구를 기반으로 하고 있다.

샐리와 마틴 둘 다 브레드슨 박사가 ReCODE 프로토콜을 적용하여 알츠하이머 환자 열 명 중 아홉 명을 성공적으로 회복시켰다는 내용의 2014년 저널 기사를 읽고 큰 흥미를 느꼈다.[54] 그녀는 즉시 그 프로토콜에서 권장하는 대로 수면 및 명상과 관련된 두 가지 생활 방식의 변화를 실천에 옮겼다.

알츠하이머병 환자들은 근본적 치유 암 생존자들과 마찬가지로 요구되는 사항들이 매우 다양하고 개인에 따라서도 크게 달랐다. 브레드슨 박사는 알츠하이머병을, 염증 및 바이러스와 관련된 1형, 호르몬이나 대사 불균형 또는 결핍과 관련된 2형, 곰팡이나 기타 진균 독소 등과 같은 흡입 생물 독소에 대한 민감도 증가와 관련된 3형[55][56]의 세 가지 유형으로 구분했다. 브레드슨 박사에게 있어 환자의 치료 계획은 환자 개개인의 검사 결과와 알츠하이머 유형에 따라 달라진다.

PET 스캔 직후 알츠하이머병의 치료를 시도하면서 샐리는 같은 지역의 의사 친구이자 이전의 연구 동료에게 자신의 1차 진료 의사가 되어 주기를 요청했다. 그 친구 역시 브레드슨 박사의 ReCODE 프로토콜에 흥미를 느꼈기 때문에 그녀의 요청에 응했다.

샐리는 브레드슨 박사에게 이메일을 보내 그의 연구에 참여하기를 요청했지만 이내 불가능하다는 것을 알게 되었다. 그 당시 그의 연구는 캘리포니아 지역의 환자들만 대상으로 했기 때문이다. 그러나 브레드슨 박사는 ReCODE 프로그램을 그녀와 의사 친구에게 기꺼이 공유해 주겠다고 했다.

첫 번째 단계는 혈액 검사, 유전자 검사 및 기타 요인들까지 그녀의 건강을 자세히 평가하기 위해 브레드슨 박사의 인지경 검사cognoscopy를 받는 것이었다.[57] 여러 검사들은 샐리와 그녀의 의사 친구, 심지어는 검사를 시행하는 검사실에서조차도 매우 낯선 것들이어서 그 과정을 완료하는 데 4개월이 걸렸다. 36개의 테스트 중 모든 항목에서 수정해야 할 문제가 발견되었다. 이것은 샐리가 세 가지 유형의 알츠하이머를 모두 가지고 있음을 의미했다. 12페이지에 달하는 브레드슨 박사의 ReCODE 보고서는 특정 생활 방식의 변화, 중재 및 보조제를 권장했다.

처음에 이러한 결과에 압도되기는 했지만 샐리는 그동안 수많은 도전을 극복해 온 강하고 회복력이 뛰어난 여성이었다. 그녀는 생각했다. "나는 이 상황을 '오, 안 돼!'라고도 볼 수 있지만, 내 자신에게 이렇게 말할 수도 있어. '나에게 알츠하이머병의 세 가지 원인이 모두 있다면 그 사실을 알게 된 게 확실히 도움이 될 거야. 그에 따라서 내 상황에 대해 뭔가 할 수 있으니까 말이야.'"

샐리는 자신이 알츠하이머 유전자(아포지단백 E 또는 ApoE4) 검사에 대해 양성 반응을 보일 것이라고 늘 생각했었는데 결과적으로 그렇다는 것이 판명되었다. 그러나 그녀는 자신에게 이 유전자가 두 개가 아니라 한 개뿐이라는 사실을 알고 안도했다. 보통의 경우 평생 동안 알츠하이머에 걸릴 위험이 10~15퍼센트라면 하나의 알츠하이머 유전자를 가지고 있을 경우엔 발병 위험이 20~25퍼센트로 증가한다. 두 개가 있었다면 알츠하이머의 평생 발병 위험이 30~55퍼센트로 증가했을 것이다.[58][59] 그녀는 또한 비타민 B와 엽산 대사를 어렵게 만드는 유전적 변이와 독소를 효과적으로 제거하지 못하게 막는 또 다른 변이를 가지고 있었다.

샐리는 스스로의 연구를 통해, 우리가 행동을 바꾸기는 어렵지만 새로운 행동에 대한 특정 신호를 만들면 자신의 행동을 변화시키기가 훨씬 수월하다는 것을 알았다.[60] 이를 염두에 두고 그녀는 냉장고 문이나 주방의 싱크대 도어, 욕실 거울과 같이 자신이 매일 쉽게 볼 수 있는 곳에 알림 메모를 붙였다. 그녀는 또 일정 시간에 정해진 보조제를 섭취하도록 휴대전화에 알람을 설정했다. 그녀는 인쇄된 월간 달력에 확인 표시를 해서 진행 상황도 기록해 나아갔다. 행동에 대한 이러한 단서 하나하나가 지금은 그녀의 일상 생활의 일부가 된 새로운 습관을 형성하는 데 도움이 되었다.[61]

ReCODE 프로토콜에 따르면 세 가지 유형의 알츠하이머가 모두 있는 사람들에게 수면, 신체 운동, 정신 운동, 영양, 스트레스 감소와 치과 위생과 같은 생활 방식 변화가 권장된다.[62] 샐리는 알츠하이머 진단을 받기 전까지는 잠자는 것을 중요하게 생각하지 않았다. 엄격한 직업윤리를 익히며 자란 그녀는 매일 아침 6시에 일어나는 것을 자랑스럽게 여겼다. 보통 여섯 시간 정도 자고 난 후였다. 그러나 인지경 검사를 받기 몇 달 전 브레드슨 박사의 기사를 읽은 후부터 샐리는 매일 밤 최소 여덟 시간 수면을 목표로 삼았다.

수면이 뇌, 면역, 심혈관 및 신경 인지 기능에 중요한 역할을 한다는 연구 결과가 보여주듯, 알츠하이머나 암, 기타 질병을 가진 환자들에게 충분한 수면은 엄청난 이득을 준다.[63][64] 2013년의 연구에 따르면 서파non-REM 수면 동안 베타 아밀로이드와 같은 독소가 제거된다.[65] '뇌 세척brain washing' 또는 수면 중 이루어지는 '뇌 청소'에 대한 이러한 새로운 이해는 잠재적으로 알츠하이머병의 치료와 연구에 새로운 길을 열어줄 수 있다.[66]

그에 따라 샐리는 이제 오후나 늦은 아침에만 약속을 잡는다. 그녀는 충분한 수면을 취하기 위해 일주일에 6일 동안 소량의 멜라토닌을 복용하기 시작했다. 그녀는 ReCODE 프로토콜에 따라 일주일에 하루는 멜라토닌 복용을 건너뛰어, 자신의 몸에게 멜라토닌을 자연 생산하도록 상기시킨다.

ReCODE 프로토콜은 스트레스를 줄이는 것도 강조한다. 샐리는 이미 명상 수행을 시작했지만 이 부분에서 해야 할 일이 더 있었다. 스트레스 반응을 더 잘 다루기 위해 그녀는 먼저 스트레스 반응을 이해해야만 했고, 그러기 위해서는 자신의 어린 시절을 들여다봐야 했다.

샐리의 어린 시절은 그리 평탄하지 못했다. 다섯 살 때 아버지가 돌아가셨고, 어머니는 정신병으로 입원해야 했다. 그 결과 그녀는 어쩔 수 없이 기숙 학교에 다녔다. 그녀는 어린 시절을 관통하는 자신의 테마가 '안정된 가정이 없는 사람'이라고 말한다.

7학년이 시작될 무렵, 샐리와 그녀의 두 형제자매는 자신들을 늘 사랑하고 돌봐주신 데 감사하게 여기고 있는 이모와 삼촌 몇 분에게 입양되었다. 그들 모두 긍정적이고 의미 있는 삶을 사는 게 무언지 그들에게 보여준 살아있는 모범이었다.

샐리의 새로운 가정 생활은 사촌이 앓고 있는 건강 문제가 계속 반복되면서 복잡해졌고, '안정적인 가정'이 없다는 그녀의 느낌은 더 깊어졌다. 더욱이 책임감이 강한데다 자기 주변에 있는 모든 사람의 감정까지 민감하게 느끼는 성향은 자신이 도저히 어쩔 수 없는 힘든 감정적 상황에 대해서까지 책임감을 느끼게 만들었다. 그녀는 대인 관계를 맺는 기술이 뛰어났지만, 그로 인한 대가를 치러야 했다.

샐리는 성인이 되어 첫 남편과 결혼한 지 13년 만에 이혼을 했고 이혼할 당시 일곱 살 된 아들과 다섯 살 된 딸이 있었다. 그녀가 현재 남편인 마틴을 만난 지 3년이 되었을 때 그들은 결혼하여 양쪽 가족을 합쳤다. 각자 첫 결혼에서 자녀를 둘씩 두고 있었는데, 그런 만큼 두 가족을 합치는 것은 그들 모두에게, 특히 아이들에게는 어려운 일이었다.

샐리는 또한 전반적인 스트레스를 가중시키는 직업적인 어려움도 많았다. 그녀는 이러한 여러 다양한 스트레스 요인이 면역 체계에 전반적으로 부정적인 영향을 미쳤고, 이것이 알츠하이머 유전자와 함께 알츠하이머 발병에 기여했다고 믿는다.

현재 샐리의 스트레스 감소 프로그램은 다방면으로 이루어지고 있다. 브레드슨 박사는 기쁨과 이완을 찾는 것이 뇌 손상을 일으키는 스트레스를 줄이는 데 중요하며,[67] 정기적인 명상 수행이 그녀가 전에는 결코 경험하지 못했던 수준의 평화와 기쁨을 샐리에게 제공해 준다고 강조한다.

박사 학위를 가진 간호사로서, 나는 명상이 효과 있음을 보여주는 연구 결과들을 탐구하는 걸 좋아하기도 하지만 동시에 나는 매우 영적인 사람이기도 해요. 신의 말씀을 듣고 말하는 것이 좋다는 것을 뒷받침하는 성경 구절이 많이 있어요. 지금 제가 하고 있는 것 중 하나는 뭔가를 요청하기보다는 조용히 들으려 노력하는 거예요. 여기에는 내 머릿속을 고요히 하는 것이 포함되는데, 이를 위해 명상이 정말 도움이 됩니다. 나는 기도, 침묵 명상, 유도 명상guided meditation과 마음 챙김 기반의 스트레스 감소법mindfulness-based stress reduction을 조합해서 하고 있어요.

날마다 명상 연습을 한 지 한 달 만에 샐리는 이전보다 단어를 부정확하게 말하는 횟수가 훨씬 줄고, 100에서 7을 빼나가는(100에서 계속해서 7을 빼나가는 것으로, 브레드슨 박사가 권하는 일종의 정신 운동) 속도도 더 빨라졌다는 것을 깨달았다. 샐리는 명상 외에도 긍정적인 감정을 키우기 위해 노력했다. 그녀는 농담을 하거나 듣는 것을 모두 즐기는 농담꾼이 되었고, 뉴스는 듣는 것도 읽는 것도 중단하기로 결심했다. 처음에는 이것이 남편과의 갈등으로 이어지기도 했다.

나는 내 두뇌에 필요한 것을 요구할 거예요. 예전에는 남편이 뉴스에 대해 자신의 의견을 피력하는 것을 좋아해서 그로 인한 갈등이 많았죠. 하지만 이제 그의 말을 들어줄 사람은 '옛날의 샐리'가 아니라 '새로운 샐리'예요. 나는 좀 더 긍정적인 감정이 필요하기 때문에 단호하게 주장해요. 나는 남편에게 "그건 뇌에 좋지 않아"라고 말하고, 나 말고 자기 친구들하고 그런 이야기를 하라고 합니다. 그리고 만약 제 주위에 의견이 다른 두 사람이 있으면, 나는 "그건 두뇌에 좋지 않아. 나는 안 들려"라고 말하거나, 그 상황에서 빠져나와요.

운동이 치유 요소임을 알고 열심히 실천하라는 브레드슨 박사의 권장 사항을 따르기는 수월했다.

돌이켜보면 매년 여름마다 한 번에 2주 이상, 하루에 여덟 시간씩 애팔래치아 트레일을 하이킹한 덕분에 알츠하이머 발병을 15년은 늦춘 거 같아요. 브레드슨 박사의 프로토콜을 처음 시작했을 때, 나는 하루에 최대 두 시간씩 운동을 하곤 했어요. 하루 두 시간 운동으로 인지 능력이 향상됐죠. 평소 운동을 좋아해서 하루에 권장되는 30분 이상을 운동했습니다. 걷기, 수영, 자전거 타기, 하이킹, 카약과 같이 저를 자연 속으로 이끄는 온갖 운동을 다 해요.

샐리는 광범위한 연구를 바탕으로 나온 포지트 사이언스 사Posit Science의 컴퓨터 게임 'BrainHQ'로 두뇌를 단련했다.[68] 그녀는 일주일에 3~5일 동안 한 번에 10~45분씩 게임을 한다.

영양 쪽으로 샐리가 가장 쉽게 시작한 것은 ReCODE 버전의 간헐적 단식을 하는 것이었다. 이 간헐적 단식은 저녁 식사와 아침 식사 사이에 최소 12시간의 금식을 하고 잠들기 세 시간 전까지는 식사를 마치는 것을 권장한다.[69] 그녀는 이미 꽤 건강한 식사를 해오고 있었다. 1980년대에 시작한 간호 연구에서 영감을 받아 그녀는 당시 암 예방 식단으로 간주되던 식사를 실천해 오고 있었다. 이것은 하루에 네 잔의 녹차를 마시고, 풍부한 양의 녹색 채소를 섭취하며, 육류는 적게 먹는 것이었는데, 운 좋게도 이 모든 것이 ReCODE에서 권장하는 식단과 모두 일치했다. 샐리는 처음에 식단에서 설탕과 글루텐을 제거하기가 어려웠지만 이제는 일상의 일부가 되었다. 그녀는 당지수가 35 미만인 채소와 식품으로 구성된 케톤 생성 식단을 따르고 있다.[70]

샐리의 ReCODE 보고서에는 그녀에게 맞게 용량을 추가하거나 조정한 20가지의 특정 보조제를 권장하는 내용이 포함되어 있다. 그녀의 유전자 변이로 인해 비타민 B군과 엽산의 대사가 어렵기 때문에 그녀는 메틸화된 보조제를 복용해야 했다. 간호사로서 샐리는 환자가 새로운 약을 복용하기 시작할 때 발생할 수 있는 부작용을 경계했기 때문에, 부작용을 감지하고 그 원인을 찾아내기 위해 2~4주마다 하나씩 새로운 보조제를 추가해 갔다. 그녀는 각각의 보조제를 미리 주의 깊게 조사해서 그 작용하는 방식과 있을 수 있는 부작용을 파악했으며 발견한 내용은 기록을 해두었다.

자신의 1형 알츠하이머와 관련해서 샐리는 염증을 줄이고 바이러스 감염을 통제하며 장 투과성(장 누수)을 치료할 필요가 있었다. 혈액 검사에서 나타난 낮은 알부민 수치는 그녀에게 건강한 단백질이 더 필요하다는 것을 나타냈다. 장 점막을 치유하기 위해 그녀는 식단에서 설탕을 없애는 한편 장 점막의 치유를 촉진하기 위해 몇 가지 보조제를 복용하기 시작했다. 3차원 치과 엑스레이 검사에서는 세균 감염으로 인해 다섯 개의 치아에 농양이 있는 것으로 나타났다. 또한 단순 포진 바이러스 1(herpes simplex virus 1, HSV-1)로 인한 45년 동안의 구강 궤양 병력도 염증에 기여했기 때문에 궤양의 빈도와 심각성을 줄이기 위해 라이신의 일일 복용량을 늘렸다.

2형 알츠하이머와 관련한 인지경 검사 결과 샐리는 갑상선 호르몬, 갑상선 자극 호르몬TSH과 여성 호르몬 수치가 비정상적이거나 최적이 아닌 것으로 나타났다. 구체적으로 에스트로겐과 프로게스테론 수치가 높고 트리요오드사이로닌(T3) 수치가 매우 낮은 것 등이 관찰되었다. 그녀는 2007년에 갑상선 제거 수술을 받았기 때문에 항상 T3, T4 및 TSH 수치를 면밀히 모니터링할 필요가 있었다. 주치의가 갑상선 호르몬 보충제를 다른 제형으로 교체한 후 샐리는 에너지가 증가하고 인지 능력이 향상되는 것을 느꼈다. 의사는 또한 그녀를 위해 생물학적으로 동등한(인간의 호르몬과 화학적으로 동일한 구조를 지닌 식물 유래의 호르몬—옮긴이) 에스트로겐과 프로게스테론의 복용량을 조절했다.

돌이켜보면 샐리는 3형 알츠하이머의 초기 증상이 5년 동안 곰팡이로 가득 찬 집에 살았던 시기에 나타났다는 것을 알 수 있었다. 그녀의 ReCODE 보고서에는 독소에 대한 유전적 감수성 외에도 낮은 수치의 마그네슘과 아연, 비정상적인 C4a 및 TGF-베타 1을 포함하여 3형 알츠하이머를 나타내는 여러 혈액 수치들이 보였다. 그녀에게는 만성 염증 반응 증후군chronic inflammatory response syndrome(CIRS), 즉 독소에 대한 민감도를 높이는 생물 독소 질환biotoxin illness도 있는 것을 알게 되었다.[71]

브레드슨 박사는 샐리에게 만성 염증 반응 증후군을 치료하기 위해 리치 슈메이커Ritchie Shoemaker 박사의 방법론을 따르도록 권했다. 이 방법은 다양한 혈액 및 비강 검사들을 통해 파악된 환자의 생리학적 특징에 맞춰 순차적으로 13가지의 단계를 진행하는 식으로 구성되어 있다.[72] 샐리는 지역의 의사 친구의 도움을 받아 이제 슈메이커 프로토콜의 마지막 단계를 하고 있으며, 만성 염증 반응 증후군 증상은 대부분 사라졌다. 그러나 그녀는 희귀하고 매우 민감한 유전적 특성 때문에 자신이 생물 독소에 대해 부정적 반응을 강하게 보일 수 있다는 점을 항상 유념해야 한다는 것을 잘 이해하고 있다.[73] 그녀가 뇌 건강을 지속적으로 유지하느냐는 그것에 달려 있다.

사회적 지지는 브레드슨 박사의 ReCODE 프로토콜의 공식적인 부분은 아니지만, 근본적 치유 생존자들은 이를 공통적으로 치유 요소의 하나로 받아들이고 있다. 샐리는 가족과 친구들을 찾아 그들로부터 사회적 지지를 받는다. 가족들의 잦은 전화와 방문은 그녀에게 큰 기쁨을 주었다. 성경 공부 친구들과 함께하는 격월 만남은 그녀의 영적 연결을 더욱 깊게 해주었다. 그리고 일상 운동 차원으로 하고 있는 걷기와 카약타기도 친구들과 함께할 때 더 큰 즐거움을 주었다.

샐리의 경우 남편의 일상적인 배려와 사랑, 도움과 지지가 회복에 절대적으로 중요했다. 마틴은 실제로 우리와 샐리의 인터뷰에도 함께하면서 특정 부분을 자세히 설명해 주기도 했는데, 그들이 서로에 대해 느끼는 상호 사랑과 존경을 곧바로 느낄 수 있었다. 다음은 마틴의 말이다.

당신이 알츠하이머 환자인데 배우자나 파트너가 당신에게 건성으로 대한다면 당신의 여정은 열 배는 더 험난할 거예요. 그 점은 아무리 강조해도 지나치지 않고, 더 확대해서 친구나 가족의 경우에도 이는 마찬가지일 겁니다. 대부분의 사람들은 당신이 잘하고 있다는 소식을 듣고 정말 기뻐하지만, 그들에게 세부 사항은 중요하지 않죠. 사람들은 긍정적인 핵심 내용만 짧게 말해주길 원합니다. 그들은 힘든 투쟁에 대해선 듣고 싶어 하지 않거든요. 여러분이 정말 오랫동안 그런 상황에 있고, 서로 정말 헌신적이며, 서로를 정말로 사랑한다면—그러면 여러분은 그게 무엇이든 할 겁니다.

마틴은 샐리가 직업적으로 이뤄낸 성과들을 길게 자랑스럽게 나열하더니 "이 사람은 나의 영웅이에요"라고 한마디로 잘라 말했다. 그러자 샐리가 얼굴을 붉히며 대답했다. "남편이 정말 근사하게 잘 도와주었죠. 남편에 대해서는 아무리 자랑해도 부족해요!" 두 사람 다 동의하듯이 샐리가 알츠하이머 진단을 받은 덕분에, 또 그런 그녀를 도우려는 마틴의 의지 덕분에 두 사람은 점점 더 가까워졌고, 지금은 그 어느 때보다 더 가까워졌다.

무엇보다도 샐리는 마틴이 생활 방식의 많은 부분을 기꺼이 자신에게 맞춰주고자 한 데 깊이 감사하고 있을 것이다. 이것은 근본적 치유 생존자들이 자주 표현하는 감정이다. 샐리의 알츠하이머 증상은 환경 독소들에 의해 쉽게 유발되는 만큼, 마틴은 자신의 목욕 시간을 저녁으로 바꾼다든지, 매일 밤 자신이 쓴 수건을 세탁한다든지, 선풍기로 욕실을 완전히 말려서 곰팡이가 생기지 않도록 한다든지 등등 여러 모로 개인적인 변화를 주어야 했다. 또한 마틴은 샐리에게 맞춰 식단도 바꾸고, 가끔은 신체 운동이나 정신 운동을 함께 하기도 했다.

브레드슨 박사의 ReCODE 프로토콜에 따르면 분노는 뇌에 유독한 감정이다. 따라서 샐리와 마틴은 둘 다 분노 관리 과정도 수강하고, 서로의 다른 의사 소통 스타일을 고려하면서 서로에게 힘이 되는 쪽으로 말하는 법도 적극적으로 배워나갔다. 샐리는 이를 다음과 같이 설명한다.

이야기를 나눌 때 남편은 [자신의] 불만이나 요구를 표현한 것이었는데, 나는 그것을 공격으로 인식했었어요. 두 가지 다른 의견일 뿐이었는데 말이죠. 그래서 남편은 말하는 방식을 바꿨고, 나는 반응하는 방식을 바꿨어요. 나는 내가 부정적으로 반응할 때 그 상황에서 빠져나오는 법을 배우고, 남편은 좀 더 부드럽게 말하는 법을 배운 거죠.

샐리와 남편은 또한 접촉 요법touch therapy이 그녀의 치유에 중요하다는 것을 알게 되었다. 접촉할 때 샐리가 빨리 효과적으로 진정되었기 때문에 부부는 더 자주 껴안기 시작했다. 저녁이면 주로 책을 읽거나 컴퓨터 게임을 하던 마틴이 밤 9시가 되면 하던 일을 멈추고 샐리가 잠들 때까지 샐리를 껴안아주는 새로운 밤 의식이 만들어졌다. 두 사람은 아침이 되면 다시 껴안으면서 하루를 시작했다. 그들은 이러한 접촉 요법이 말로 하는 것과는 다른 방식으로 치료에 효과가 있다는 것을 알게 되었다.

많은 근본적 치유 생존자들도 말하는 것처럼, 처음에 샐리는 그 엄청난 사랑과 지지를 받아들이는 법을 배우기가 어려웠다.

내가 가장 하기 어려워한 것 중 하나가 남이 아닌 나 자신에게 집중하는 것을 배우는 거였어요. 간호사로서 나는 늘 공감하면서 들을 줄 알고 꼭 필요한 말을 해줄 줄 아는 사람이었죠. 게다가 다양한 친척들 속에서 자라고 기숙 학교에서도 생활해 봤기 때문에 나보다 남을 먼저 생각하는 것이 습관이 되었고요. 하지만 ReCODE는 [나의] 에너지와 시간을 너무나 많이 필요로 했고, 정말 큰 문제는 다른 사람보다 나 자신을 우선시하는 거였어요. 예컨대 남편이 뭔가를 나에게 원하는데 나 또한 나의 마음과 건강을 위해서 뭔가를 할 필요가 있다면, 나는 남편보다 나와 내 마음에 더 먼저 집중해야 했어요. 이전에는 그러지 않았거든요.

브레드슨 박사의 ReCODE 프로토콜을 독실하게 따르고, 사회적 지지를 포함한 나머지 치유 요소들을 통합적으로 실천하면서, 샐리는 알츠하이머 증상에서 완전히 회복될 수 있었다. 첫 진단을 받고 17개월 후 샐리의 몬트리올 인지 평가 점수는 24점에서 30점으로 올랐다. 정상으로 간주되는 수치였다. 뇌 스캔 결과 해마(장기 기억을 담당하는 뇌 부위—옮긴이)의 부피가 또래 여성의 14번째 백분위수에서 28번째 백분위수로 커졌으며(백분위수는 특정 대상보다 낮은 점수를 받은 사람이 전체의 몇 퍼센트를 차지하느냐를 나타내는 표시 방법으로, 이 경우는 샐리보다 낮은 등급의 사람들이 14퍼센트에서 28퍼센트로 늘어났다는 뜻으로, 그만큼 샐리의 등급이 올라간 셈이다—옮긴이), 이는 기억력이 향상되었음을 의미한다.[74] 샐리는 단어의 철자도 틀리지 않고 쓰게 되고, 의사를 전달하는 능력도 현저히 좋아졌으며, 운전이나 컴퓨터 작업 능력도 모두 크게 향상되었다.

오늘날 샐리는 알츠하이머 환자들의 옹호자로 활동하면서 자신의 경험을 사람들에게 기꺼이 들려준다. 브레드슨 박사는 샐리의 경우를 '알츠하이머병의 역전reversal'이라고 부르지만, 이 사례는 또한 병의 회복을 경험하고 그 상태가 안정적으로 유지됐다는 점에서 치유remission 라고도 할 수 있다. 그러나 샐리는 항상 경계할 필요가 있다.

내 인지 능력은 독소의 흡입 여부에 따라 끊임없이 달라져요. 피로와 스트레스도 인지 능력에 부정적인 영향을 미치고요. 내 마음은 매일 긍정적이고 건강한 행동을 해야 한다고 끊임없이 나를 상기시키죠.…… 알츠하이머는 이제 나의 일부이고, 알츠하이머를 역전시키는 것은 내 삶의 일부예요. 제 말은 나는 뇌가 하나뿐이라는 거예요. 뇌 이식을 받을 수는 없죠. 나는 내 뇌에 플라크가 있다는 사실을 받아들여야 해요. 처음에는 그걸 받아들이는 게 아니라 그냥 그 사실과 싸웠죠. 하지만 지금은 베타 아밀로이드 플라크를 포함해서 나의 뇌를 사랑스럽게 생각할 수 있어요. 점진적인 과정이지만 [받아들이는 방향으로] 전환하는 것이 중요해요.

샐리는 명상 덕분에 잠도 더 잘 자고 다음날 마음도 편안해지기 때문에 매일 저녁 명상을 계속한다고 한다. 또 신선한 공기가 뇌를 맑게 해주기 때문에 가능한 한 많은 시간을 자연에서 보낸다. 풍부한 채소들로 구성된 케톤 생성 식단도 꾸준히 지속하고, 수면과 호르몬 균형, 나아가 전반적인 건강에 도움이 되도록 맞춤형 보조제도 복용한다. 샐리는 운동을 좋아하지만 지금은 다른 일들을 많이 하고 있어서 매일 두 시간씩 하던 것을 60분으로 줄여서 하고 있다.

샐리와 마틴은 자녀나 손주들 또는 자연에서 시간을 보낼 때가 아니면 독서를 하거나 친구들의 방문을 즐긴다. 두 사람 모두 알츠하이머병과 그것을 예방하거나 되돌리기 위해 할 수 있는 일에 대해 사람들과 이야기 나누고 싶어 한다. 마틴의 말이다.

나는 샐리의 삶이 계속되는 것과 그녀를 돕는 내 일에 진정한 목적을 두고 있어요. 70세 이상의 사람들 중에 몇 명이나 수백만 명의 삶에 영향을 미칠 기회를 얻을 수 있을까요? 아주 일부 정도? 그 일이 내 삶에 얼마나 강력한 의미를 주는지 말로는 다 표현할수가 없네요.

샐리 이야기는 '불치의' 병에 직면하더라도 절대 희망을 포기해서는 안 된다는 것을 보여준다. 처음에 그녀는 알츠하이머병과 함께 사느니 차

라리 죽는 게 낫다고 생각했지만, 연구에 몸담았던 경력 덕분에 이 분야에 대한 연구들을 보고 답을 찾아갈 수 있었다. 브레드슨 박사가 개발한 최첨단 프로토콜 덕분에 알츠하이머병에서 회복되고 그 회복 상태를 유지하는 법을 찾게 된 것이다. 브레드슨 박사뿐만 아니라 많은 미래 지향적인 의료 종사자들은 건강 패러다임을 질병 모델에서 웰니스wellness 모델로 전환하고 있다. 이 모델에서는 우리가 더 건강한 생활 방식을 취할 때 믿을 수 없을 정도로 삶의 질이 좋아지며, 한때는 치료할 수 없다고 여겼던 질병을 되돌릴 수도 있음을 보여준다.

실천 단계

샐리의 심오한 치유 이야기와 더불어 최근의 경향 및 연구 결과에 대해 읽고 당신도 사회적 지지 네트워크를 강화하고 싶다는 마음이 들었기를 바란다.《근본적 치유》에서 나는 사회적 지지를 강화하기 위해 다음과 같은 제안을 했는데, 이것들은 지금도 여전히 적용할 수 있는 유용한 방법들이다. 건강에 문제를 겪고 있다면 당신이 만나고 싶은 누군가에게 연락해서 연결을 시도해 보자. 비슷한 생각을 가진 사람들과 연결되기 위해 그룹 운동 수업에 참여하고, 지지 그룹 또는 그룹 활동에 등록해 보자. 도움을 요청하기를 두려워하지 말자.

건강 문제를 겪고 있는 누군가를 사랑한다면, 가장 중요한 것은 그에게 당신이 신경 쓰고 있다는 것을 보여주는 것이다. 당신이 그에 대해 생각하고 있다는 걸 알리기 위해 전화를 걸거나, 건강식을 건네주거나,

심부름을 하고 집안일을 돕거나, 보살핌의 하루를 계획하는 것 등이 여기에 포함될 수 있다. 다음은 적합한 사회적 지지를 찾는 데 도움이 되는 몇 가지 아이디어이다.

네 발 달린 친구를 만든다

반려 동물로부터 무조건적인 사랑의 형태로 사회적 지지를 받는 것은 사람에게 받는 지지만큼이나 유익한 것으로 입증되었다. 반려 동물을 키우고 싶은 생각이 든다면, 지역 사회의 동물 보호 센터 등을 알아본다. 또한 반려 동물 관련 웹 사이트나 앱을 통해 알레르기를 덜 유발하는 반려 동물 등 당신에게 적합한 동물을 찾는 데 도움을 받을 수 있다.

대리 지지자가 된다

손주들을 원했지만 갖지 못했거나 성인 자녀가 멀리 떨어져 살고 있는가? 아니면 고양이를 키우고 싶지만 살고 있는 주택에서 반려 동물을 키우지 못하게 하는가? 여기 좋은 소식이 있다! '대리 지지surrogate support' 서비스를 통해 일시적으로 어린아이나 반려 동물 또는 비영리 단체와 함께 시간을 보낼 수 있다. 예를 들어 '대리 조부모 웹 사이트' 덕분에 대리 조부모(또는 이모나 삼촌)가 되어 가까운 곳에 있는 어린이를 돌보는 자원 봉사를 할 수 있다.[75] 그리고 전 세계의 도시들에서는 고양이 카페나 애견 카페에 들러 식사를 하거나 차를 마시면서 다양한 반려 동물들과 놀 수 있다.[76] 마찬가지로 자원 봉사자들을 연결시켜 주는 조직을 통해 특정 조직에서 오랜 기간 몸담지 않고도 일회성의 자원 봉사를 할 수 있다.

커뮤니티를 구축한다

친구들과 가족으로 구성된 자신만의 지지 네트워크를 구축할 때는, 자신을 있는 그대로 드러내도 받아들여지는 안전한 분위기를 제공해 줄 수 있는 사람들, 평가받을까 염려하는 일 없이 당신의 진짜 생각과 감정을 나눌 수 있는 사람들을 찾는다. 주변 사람들은 종종 당신의 믿음, 언어, 행동을 그대로 되비쳐주므로 신중해야 한다. 당신의 커뮤니티는 당신과 당신의 목표를 믿고 낙관하는 사람들로 구성해야 하며, 당신이 두려움, 우울, 슬픔과 같은 어떤 한 가지 감정에 너무 오랫동안 빠져 있을 때 당신을 도울 수 있어야 한다.

지역의 병원, 도서관이나 커뮤니티 센터에서 정서적 지지를 해주기도 하고 활동 지향적인 그룹이나 수업을 제공하기도 한다. 소셜 미디어들도 같은 진단을 받은 사람들과 연결되도록 도와주는 전문 그룹들을 제공하기도 한다. 소셜 미디어에서 @RadicalRemission을 팔로우해 이곳의 온라인 커뮤니티에서 자신에게 영감을 주는 게시물을 볼 수도 있으며, 웹 사이트 RadicalRemission.com에서 끊임없이 늘어나는 치유 이야기 데이터베이스를 검색하고 교류할 수도 있다.

사람의 손길을 느낄 수 있는 마사지나 에너지 치료를 받는다

당신이 옥시토신을 방출할 수 있도록 당신을 포용해 줄 수 있는 파트너나 자녀 또는 사랑하는 사람이 없더라도, 그 사실이 곧 당신이 사람들과 인간적인 접촉을 할 수 없다는 것을 의미하지는 않는다. 치유에 신체적인 접촉은 필수적이므로 마사지를 받거나 에너지 치유사와의 작업을 통해 몸이 필요로 하는 옥시토신을 얻을 수 있도록 한다.

크라우드펀딩 캠페인을 시작한다

병원비를 지불하기 어려워서든, 유기농 식품과 보조제의 가격이 비싸서든, 치료에 들어가는 비용은 종종 환자에게 재정적 스트레스를 준다. 이런 상황에 처했다면 GoFundMe 또는 Kickstarter 같은 무료 펀딩 사이트들을 통해 온라인 기금 마련 캠페인을 해보는 것도 좋다. 근본적 치유 생존자인 라이언 루엘프Ryan Luelf는 치료를 위해 10만 달러가 넘는 기금을 모금했으며, 크라우드소싱이 치유에 꼭 필요하다고 믿기에 사람들에게 성공적인 온라인 모금 캠페인 운영 방법을 가르쳐주는 온라인 과정 freelyfunded.com을 개발했다.

도움을 요청하는 연습을 한다

친구가 당신에게 도움을 요청했을 때 기분이 어땠는지 떠올려본다. 그들을 도울 수 있다는 것에 감사했는가? 아니면 부담을 느꼈는가? 당신을 걱정하는 사람들은 당신을 진정으로 돕고 싶어 하지만 방법을 모르는 경우가 많다. 그러므로 친구에게 요청할 때 구체적으로 말하고, 다음과 같은 질문을 해보는 연습을 한다. "난 정말 너의 도움이 필요해. 나 대신 아이들을 잠시 돌봐줄 수 있을까? 나를 병원에 좀 데려다줄 수 있어? 이 목록에 있는 식료품을 사다줄 수 있을까?" 처음에는 도움을 청하는 일이 불편하게 느껴질 수도 있지만, 친구와 가족이 진심으로 당신을 돕고 싶어 한다는 것을 기억하자.

이 장을 통해 사랑과 지지를 받아들이는 것이 채소가 풍부한 식단과 운동, 보조제 섭취만큼이나 건강에 필수적임을 확신하게 되었기 바란다. 친구나 가족과 함께 시간을 보내는 것은 스트레스로부터 벗어나게 하는 동시에, 함께 있을 때 방출되는 치유 호르몬 덕분에 당신의 면역 체계를 강화할 수 있다. 또한 현재 어려움을 겪고 있거나 그것을 잘 통과한 다른 사람들을 찾는 것은, 당신이 어떤 두려움에 직면해 있든 당신의 두려움을 누그러뜨려 주고, 당신에게 희망을 갖게 해주며, 당신의 길에 대한 새로운 솔루션을 찾도록 영감을 줄 수 있다.

매일 하루가 저물 때 스스로에게 다음과 같이 질문해 보라. "나는 오늘 사랑을 주었는가? 나는 나 자신에게 사랑을 받도록 허용했는가?" 당신이 매일 이 두 가지 질문에 긍정적으로 답할 수 있다면, 사회적 지지를 늘리고 면역 체계를 강화하는 데 큰 도움이 될 것이다.

결론

> "천재라고 불리는 것은 다름이 아니라 건강하고
> 생명력이 넘치는 것이다."
> —헨리 데이비드 소로Henry David Thoreau

모든 여정은 끝이 나게 마련이다. 더 정확하게는 변화 지점에 도달하게 되어 있다. 이 책은 이제 막바지에 이르고 있지만, 이 책이 당신이 치유 여정을 계속해 가도록 하는 촉발제가 되기를 바란다. 당신이 기존 의학을 따르든, 대체 요법을 따르든, 아니면 이 둘을 조합하든 어떤 여정을 밟건 간에 말이다.

우리는 최근의 사회적 경향도 살펴보고, 최신 연구들도 분석하고, 새로운 근본적 치유 생존자 열 명의 심도 있는 치유 스토리도 공유하면서 열 가지 근본적 치유 요소들을 살펴보았다. 또한 근본적 치유 생존자들 사이에서 공통으로 볼 수 있는 열 번째 치유 요소로 운동과 움직임에 대해서도 소개했다. 운동과 움직임은 면역계, 심혈관계, 림프계, 신경계는 물론 정신적 · 감정적 · 영적인 상태에 이르기까지 우리의 몸-마음-영의 거의 모든 측면을 향상시킬 수 있는 능력을 가지고 있다.

샐리의 알츠하이머병 치유와 팔머의 진행성 다발성경화증 회복을 포함해 수년 동안 우리 웹 사이트에 올라온 암 이외 여러 질환의 근본적 치유 사례들은 잠정적으로 열 가지 치유 요소가 암의 회복 및 예방에는 물론이고 다른 질병의 회복과 예방에도 적용될 수 있다는 것을 보여준다. 실제로 많은 근본적 치유 생존자들은 이 책에서 다룬 열 가지 요소들을 일시적인 치료 계획으로가 아니라 '건강하고 의미 있는 삶을 사는 방법'으로 보고 있다고 말한다.

사람들의 생활 방식, 즉 우리가 먹고, 마시고, 생각하고, 느끼고, 움직이고, 자고, 시간을 보내는 방식이 우리의 면역계에 미치는 힘에 대해 다룬 최근의 수많은 연구들은 아주 고무적이다. 이 주제에 대한 연구는 아주 많고 설득력도 커서 최근 미국암연구소는 "모든 미국 암 사례의 거의 절반은 우리의 일상 습관을 바꾸면 예방할 수 있다"고 발표했을 정도이다. 미국암연구소에서 말한 습관에는 식단, 운동, 자외선 차단, 금연이 들어 있는데 생활 습관이 꼭 이것만으로 국한되는 것은 아니다.[1]

마지막으로, 근본적 치유 사례들이 매주, 매년 우리 웹 사이트에 계속 올라오고 있다는 사실은 이러한 열 가지 생활 방식의 변화가 단순히 암을 예방하는 것 이상의 역할을 할 수 있음을 보여준다. 적어도 근본적 치유를 경험한 사람들의 경우, 열 가지 치유 요소가 실제로 암 및 기타 심각한 질병을 되돌려 치유에 이르게 할 만큼 충분히 강력한 것으로 보인다. 우리는 열 가지 근본적 치유 요소가 정확히 누구에게 효과적인지 완전히 이해할 수 있을 때까지 연구를 계속할 계획이다. 이에 대해 이미 하버드 대학교와 함께한 파일럿 연구가 있으며 언젠가는 무작위 대조 시험을 할 수 있기를 바란다.

큰 그림

잠시 물러나 이 책의 내용을 검토해 보는데 우리는 몇 가지 사실에 놀라게 되었다. 첫째, 건강을 위해 할 수 있는 일이 매우 많다는 것이다. 우리 사회는 세 가지 목록 같은 식의 단순한 것을 선호하고, 의료계에서는 질병별로 한 가지 솔루션이나 알약, 수술을 선호하지만, 연구자들에게는 연구 결과를 단순하게 압축하는 것이 허용되지 않는다. 근본적 치유 생존자들이 택한 길은 일부 아직 가능성으로 남아 있는 세계들과 함께 삶의 열 가지 영역이 완전히 변화되는 복잡한 길이다.

건강을 위해 할 수 있는 모든 일들의 가짓수에 압도되는 대신, 우리는 면역계를 강화할 수 있는 수많은 생활 방식의 변화에 집중하기로 선택하고, 그 다양한 가능성들이 우리에게 부담이 되는 것이 아니라 힘을 실어주는 것이 되도록 할 수 있다. 또한 깊이 있는 치유 이야기들에서 살펴봤듯이 근본적 치유 생존자들이 열 가지 치유 요소를 동시에 사용하는 경우는 거의 없다는 사실을 아는 것도 위안이 된다. 이들은 각자 자신에게 즉각적인 관심이 필요한 특정 요소부터 시작해서, 건강과 균형의 상태에 도달할 때까지 다른 요소들을 하나씩 추가해 나아가는 경향이 있다. 근본적 치유 생존자는 하루아침에 새로운 사람이 된 것이 아니다.

우리가 두 번째로 놀란 것은 암의 정확한 원인과 치료법에 대해 기존 의학으로는 여전히 알아내지 못하는 부분이 있다는 사실이다. 연구자들은 지난 100년 동안 독소, 박테리아, 바이러스, 유전적 돌연변이, 후성유전학적 변화, 미토콘드리아 기능부전을 포함한 다양한 요인들에 의해 암이 어떻게 유발될 수 있는지 밝혀왔다. 이러한 다양한 원인들을 알아냈음에도 불구하고 연구자들은 유방암이나 전립선암과 같이 가장 유병률이 높은 암과 비흡연자의 폐암이나 췌장암과 같은 예후가 좋지 않은 암의 원인이 무엇인지에 대해서는 여전히 명확한 답을 찾지 못했다.

셋째, 명확한 원인이 없는 경우(따라서 원인에 대한 명확한 해결책도 없는 경우), 근본적 치유 생존자들은 치유에 대해 일반적인 접근 방식을 취하는 것 외에는 선택의 여지가 거의 없다는 것이다. 이것은 그들이 면역 체계를 개선하기 위해 열가지 치유 요소를 통해 할 수 있는 모든 일을 한다는 것을 의미한다. 이는 결과적으로 면역 체계가 원래 설계된 대로 암세포들을 식별하고 제거하도록 도와준다. 우리 몸에는 자연 살해 세포라고 하는 놀라운 면역 세포가 있다.—근본적 치유 생존자인 신 테라야마 Shin Terayama는 이 세포를 '자연의 포옹 세포natural hugging cell'라고 부른다.—이 세포의 주요 기능은 바이러스와 암 세포를 찾아 제거하는 것이다.[2] 바로 이 암과 싸우는 놀라운 세포들을 우리 몸 안에 이미 가지고 태어났다는 사실을 아는 것만으로도 안심이 된다.

'근본적 치유 프로젝트'를 통해 우리는 언젠가 새로운 면역 요법이 개발되어 모든 암 환자가 근본적 치유에 이르기를 바라는 마음으로, 생명 공학 기업들이 근본적 치유 생존자의 혈액과 유전체를 연구하는 것을 돕고 있다. 그러나 그날이 올 때까지 우리가 연구하는 사람들은 '구식' 면역 요법을 시행할 것이다. 즉 열 가지 근본적 치유 요소를 일상 생활에 완전히 도입함으로써 면역 체계를 강화해야 한다. 삶의 신체적·감정적·영적인 여러 측면을 점검하기가 쉽지 않을 수 있지만, 면역 체계가 강화되고 삶의 질이 향상되었을 때 우리가 얻게 될 결과는 의심할 여지가 없으므로 노력할 가치가 충분히 있다.

여정을 계속해 나아가기

'근본적 치유 프로젝트'와 함께하는 여정이 아직 끝나지 않기를 원한다면, 함께 참여해 영감도 얻고 우리의 지속적인 연구도 지원할 수 있는 여러 가지 방법이 있다.

먼저, 이 책을 필요로 하는 친구나 이 책에 관심이 있는 의사와 이 책을 자유롭게 공유하거나, 지역 도서관에 책을 한 권 기부하는 것을 고려해 본다. 온라인 리뷰를 작성하거나 소셜 미디어(#radicalhope 해시태그와 함께 @radicalremission에 태그하기)를 통해 이 책에 대한 당신의 생각을 알려주는 것도 한 방법이다.

치유 데이터베이스

웹 사이트 RadicalRemission.com에 당신의 이야기를 올려 연구 데이터베이스를 확장할 수 있도록 도와줄 수 있다. 현재 환자, 암이나 다른 질병의 생존자, 의료 종사자와 의료 관련 회사, 건강에 관심이 많은 사람, 친구, 가족은 누구나 우리 사이트에 무료 프로필을 만들 수 있다. 연구의 질문 목록에 응답하는 데 10분밖에 걸리지 않으며, 원하는 경우 익명의 사용자 이름을 선택하여 개인 정보를 보호할 수 있다.

우리 웹 사이트에 머무는 동안, 영감을 주는 다른 치유 이야기들을 데이터베이스에서 자유롭게 검색해 읽어볼 수 있다. 우리는 암 환자 및 다른 건강 문제에 직면해 있는 사람들이 같은 진단을 받은 다른 사람들의 이야기를 읽고 힘을 얻을 수 있기를 원했기 때문에, 사이트를 만들 때부터 계속 확장되는 데이터베이스를 무료로 사용할 수 있도록 했다.

연구

학술 연구와 관련해, 우리의 비영리 재단 웹 사이트 RadicalRemissionFoundation.org를 확인하여 현재 연구된 것들을 파악하고 앞으로 지속될 연구를 지원하기 위해 세금 공제 가능한 기부금을 낼 수 있는 방법이 있는지 알아볼 수 있을 것이다. 우리의 목표는 궁극적으로 암 환자들에 대한 열 가지 근본적 치유 요소의 효과를 조사하는 전향적·무작위의 대조군 시험을 수행하는 것이다. 금액의 크고 작음에 관계없이 모든 기부는 우리가 그 목표를 달성하는 데 더 가까이 다가갈 수 있도록 도와준다.

다큐 시리즈 및 장편 영화

시각적·감정적으로 영감을 받을 만한 것을 찾고 있다면, 근본적 치유를 주제로 촬영한 10부작 다큐 시리즈가 있다. 우리 웹 사이트 RadicalRemission.com에서 이에 대한 링크를 찾을 수 있다. 이 다큐 시리즈에는 스무 명의 근본적 치유 생존자들과의 심층 인터뷰가 담겨 있다. 이들 중 몇 명은 이전 책《근본적 치유》와 이번 책에 소개된 사람들이다. 또한 통합 암 치료 및 근본적 치유 연구의 최전선에 있는 20여 명의 의사와 연구자 들로부터 통찰을 얻을 수도 있다. 이 전문가들은 열 가지 근본적 치유 요소가 면역 체계를 강화하는 이유와 방법의 과학적 배경을 설명해 준다.

우리는 현재《근본적 치유》와 이번 책의 실제 사례에서 영감을 받아 근본적인 치유를 경험하고 있는 한 여성에 관한 장편 영화를 제작 중이다. 이 프로젝트는 시나리오 쓰기와 스토리텔링, 그리고 근본적 치유 이야기에 대한 나의 애정이 깃든 것인 만큼 내게는 매우 친숙하고 소중

한 것이다. 이 영화의 현재 제목은 〈귀국일 미정 티켓Open-Ended Ticket〉이며, 극장이나 TV 화면에서 여러분과 곧 만날 수 있기를 바란다. 더 자세한 정보를 원할 경우 RadicalRemission.com에서 찾을 수 있다.

워크숍 및 코스

면역 시스템을 최대한 강화하기 위해 열 가지 근본적 치유 요소를 자신의 삶에 도입하는 작업을 하고 싶다면, 이에 대한 독자들의 요청에 부응하여 다양한 방법을 만들어놓았으니 참고하기 바란다. 첫째, 주말 또는 8주 동안(1주에 2시간 미팅) 진행되는 대표적인 대면 행사인 근본적 치유 워크숍Radical Remission Workshop이 있다. 이 워크숍은 자격을 갖춘 훌륭한 근본적 치유 강사들에 의해 진행되며, 그들 중 많은 사람들이 스스로 근본적 치유를 경험한 사람들이다. 웹 사이트 RadicalRemission.com에서 예정된 워크숍을 검색하거나 거주지와 가까이에 있는 강사를 찾을 수 있다.

직접 워크숍에 참석할 수 없을 정도로 몸이 아프거나 가까운 지역에서 열리는 워크숍이 없는 사람들을 위해 온라인 버전도 제공된다. 집이나 병실에서 편안하게 원하는 속도로 진행할 수 있다. 마지막으로 워크숍 참석자 중 많은 분들이 워크숍 종료 후 열 가지 치유 요소를 자신의 삶에 통합하도록 맞춤형 지도를 해주는 일대일 코칭을 요청했다. 이 요청에 대한 응답으로 우리는 연구 결과와 일대일 코칭 방법에 대해 철저히 훈련된, 자격을 갖춘 근본적 치유 건강 코치 그룹을 구축했다.

우리의 사명은 교육과 함께 에너지를 고양하는 자원을 제공함으로써 암 환자, 기타 다른 질병의 환자, 그리고 그들의 친구와 가족들에게 봉사하는 것이다. 이 임무를 수행하는 방법에 대한 다른 아이디어가 있다면 웹 사이트 RadicalRemission.com을 통해 문의하기 바란다.

　이 책을 쓰면서 근본적 치유, 면역 체계, 건강한 생활 방식의 변화가
갖는 힘에 대한 지속적인 연구를 여러분과 나눌 수 있어 영광이었다. 우
리가 메리, 베일리, 밥, 다이, 팔머, 앨리스, 제러마이어, 톰, 알렉스, 샐리를
인터뷰하며 즐거웠던 것만큼 당신도 이들에 대해 즐겁게 알아갔기를 바
란다. 이 책과 '근본적 치유 프로젝트' 웹 사이트의 모든 자료가 영감을
주어 당신이 최고의 삶을 살기를, 어떤 것도 당연하게 여기지 않기를, 항
상 근본적 희망을 가질 이유를 찾게 되기를 바란다.

후기

소중한 친구이자 공동 저자인 트레이시 화이트에게 이 책을 바친
다. 트레이시는 암 진단을 받는다는 게 어떤 느낌인지 직접 경험해서 알
고 있기 때문에, 나는 그녀가 이 책 집필에 참여해 나를 도와줄 수 있었
던 데 깊이 감사한다. 2016년 2월, 그녀는 매우 공격적이고 재발하기 쉬
운 자궁경부암 진단을 받았고, 15개월밖에 살지 못할 거라는 말을 들었
다. 의사는 그녀에게 "당신은 더 이상 치료받기 힘들 때까지 화학 요법
을 받다가 결국 죽게 될 것"이라고 했다. 여덟 살 난 아들, 그리고 사랑하
는 남편과 함께 하루라도 더 살기 위해서 그녀는 할 수 있는 일이라면
모두 하고 싶었다.

4년 전에 트레이시는 1B기 자궁경부암 진단을 받고 근치적 자궁 적
출술을 받았다. 그 후 의사들은 괜찮을 거라며 "지금처럼 계속 지내면
된다"고 했고, 그녀는 그렇게 했다. 그러나 결국 암은 재발했다. 재발 후
그녀는 즉시 의사들이 권하는 현대 의학의 모든 치료법, 즉 탁솔, 시스플
라틴, 아바스틴의 강력한 화학 요법을 3주에 한 번씩 받기 시작했다. 그

녀는 순식간에 체중이 약 14킬로그램이 빠지고, 머리카락 전체와 에너지를 거의 모두 잃어버렸다.

2016년 10월, 트레이시는 더 이상 치료를 견딜 수 없어 화학 요법을 중단해야 했다. 그녀는 그 당시 믿을 수 없을 정도로 저체중이었고 허약했으며 면역 체계는 거의 존재하지 않다시피 했다. 담당의들은 그녀에게 때가 왔다고 여겼지만, 트레이시는 더 오래 살기로 결심했다. 이 기간에 그녀는 변화의 여정을 시작했고, 마침내 삶의 모든 면을 바꿨다. 그녀는 스트레스가 많은 직장을 그만두고, 새 집으로 이사했으며, 전형적인 미국인들의 식사에서 비건 식단으로 전환한 뒤 나중에는 케톤 생성 식단으로 안착했다. 또한 치유사와 친구, 가족으로 구성된 강력한 지지 팀을 구축했고 생활 속에서 발견되는 모든 독소를 제거했다.

놀랍게도 트레이시는 매우 높은 삶의 질을 누리며 3년을 더 살았다. 그 기간 동안 그녀는 수많은 보완적 치유 방식들을 활용하는 한편 다른 사람들을 돕는 데 시간을 다 쏟았다. 그녀의 새로운 길은 글쓰기, 교육, 건강 코칭과 관련된 것이었다. 그때 나도 트레이시를 만났다. 나는 그녀와 내가 강하게 연결되어 있다는 것을 처음 만난 순간부터 알았다. 하지만 그러한 연결이 이 같은 책의 형태로 이루어질 줄은 생각도 못했다. 트레이시가 가장 염원하던 직업적 꿈은 항상 작가가 되는 것이었다. 나는 또 한 권의 책을 쓰는 그 긴 시간을 할애할 만큼 일정에 여유가 없었지만, 트레이시는 시간을 냈다. 그녀는 결국 우리가 같이 하면《근본적 치유》의 후속작을 쓸 수 있겠다는 확신을 나에게 주었다.

트레이시와 나는 우리가 이 책의 첫 단어를 쓰기도 전에 이미 그녀에게 심각한 암이 재발했다는 걸 알고 있었다. 그럼에도 불구하고 이 책을 쓴 것은 그것이 (아들과 남편 다음으로) 그녀가 살아야 할 강력한 이유 중 하나였으며, 이 점이 내가 그녀와 함께 이 엄청난 프로젝트를 하기로 동의한 이유였기 때문이다. 우리는 그녀가 글쓰기를 중단하고 건강에만 온전히 집중할 필요가 생기면 어떻게 할지 미리 계획했고, 마침내 그 순간이 왔다. 트레이시는 의사가 그녀에게 죽게 될 거라고 말한 지 2년 반 후인 2019년 12월에 가까운 친구들과 가족에게 둘러싸인 채 세상을 떠났다.

비록 그녀가 이 책이 마무리되는 것을 보지는 못했지만, 당신은 그녀가 말하는 것을 듣고 있다. 그것은 당신이 그녀의 가슴에서 우러나온 메시지를 듣고 있다는 뜻이며, 그녀의 품이 그 메시지들이 들리는 것만큼이나 크다는 뜻이다. 트레이시, 매일 당신이 보고 싶어요. 당신은 당신이 그토록 원했던 작가가 되었고, 나는 당신의 에너지와 열정, 메시지가 많은 사람들에게 영감을 줄 것임을 알아요. 이 책을 통해 내 삶과 우리의 모든 삶을 만져주어서 감사해요.

켈리 터너

켈리 터너의 감사의 말

첫 책을 쓰는 데 10년이 걸린 데 반해 이번 책은 6년 남짓이 걸렸다. 이번 책을 쓰는 데 시간이 덜 든 이유는 순전히 정말 정말 많은 사람들이 이 책을 쓰는 데 도움을 주었기 때문이다. 가장 크게 감사할 사람은—그녀가 아니었다면 이 책은 나오지도 못했을 것이다—이 책의 공저자 트레이시 화이트이다. 그녀는 두 번째 책을 쓰자면 엄청난 공력을 들여야 한다는 걸 나로 하여금 깨닫게 한 장본인이기도 하다. 책을 쓰는 내내 그녀의 동기부여와 글쓰기, 파트너십 덕분에 나는 상상 이상으로 즐겁게 책 작업을 할 수 있었다. 트레이시, 이 책이 세상에 나올 수 있도록 저자로 참여해 준 것, 정말 고마워요.

나는 또 뛰어난 글쓰기 능력과 편집 기술로 필요할 때마다 바로바로 도움을 준 리사와 알렉산더 랭에게도 깊은 감사를 드린다. 두 사람이 아니었다면 이 책을 결코 끝내지 못했을 것이다.

나와 함께 또 한 번의 창조적 모험에 나서준 나의 에이전트 네드 리빗에게도 감사의 마음을 전한다. 또한 리사 쳉, 패티 기프트, 레이드 트레이시 등 이 책을 믿어주고 최고의 책으로 만들어준 헤이하우스의 모든 사람들에게도 감사를 전한다.《근본적 치유》에 변함없는 지지를 보내준 하퍼원HarperOne의 편집자 기든 웨일, 그곳의 홍보 담당자 멜린다 멀린에게도 고마운 마음이다.

이번 책은 아무것도 없는 불모지가 아니라 지난 6년 넘도록 발전하며 쌓여온 근본적 치유 프로젝트의 수많은 성과들에 힘입어 세상에 나왔다. 내가 이 책을 쓰느라 바쁠 때 이를 인내하고 이해해 준 교육 프로그램의 디렉터인 신디 핸들러와 그 외 모든 근본적 치유 강사들에게도 감사드린다. 지난 6년 동안 우리 웹사이트에 자신의 치유 이야기를 남겨준 분들, 우리의 온라인 과정을 수강한 분들, 개별 워크숍에 참여한 분들께도 감사드린다. 우리의 임무는 여러분을 돕는 것이고, 우리는 이 책이 이 임무를 완수하는 데 또 하나의 통로가 되길 빈다.

하버드 대학교와의 파일럿 연구에 수석연구원으로 참여한 주네다 바넷 박사, 미셸 홈즈 박사와 조지 왕 박사에게도 감사드린다. 그들은 흥미를 갖고 헌신적인 태도로 나의 질적 연구를 양적 연구 수준으로 확장시켜 주었다. 마지막으로 이 책이 출간될 때에 맞춰 근본적 치유에 관한 10부작 다큐 시리즈가 방영될 텐데, 근본적 치유 생존자들의 이야기를 생생하게 담을 수 있도록 긴 시간 동안 도움을 준 제니퍼, 라이언, 테일러, 칼리 등 영화 제작진에게도 큰 감사를 드린다.

매주 전화해서 내가 꾸준히 글을 쓰고 편집할 수 있도록 해준 나의 자매들 리사, 멜리사, 사라에게도 감사한다. 엄마, 아빠, 리스, 캐리, 앤디, 패트릭도 멀리서 지지를 보내주었고, 나의 사랑스런 조카들, 사촌들, 삼촌들, 고모들도 마찬가지다. 그런 가족을 두다니 정말 나는 큰 축복을 받았다.

트레이시가 없었다면 이 책은 분명 나오지 못했을 테지만, 마찬가지로 나의 멋진 남편, 내 인생의 파트너 아론의 감정적인 지지와 한없는 격려가 없었다면 역시 이 책은 나오지 못했을 것이다. 의지할 그이가 없었다면 나는 아무것도 해내지 못했을 것이다. 그리고 내가 힘들 때면 늘 와서 껴안아준 우리의 두 아이, 내가 얼마나 사랑하는지 말로 다 표현할 수가 없다. 또한 리사 말로타, 당신은 우리에게 메리 포핀스 같은 존재예요. 당신이 없다면 우리 가족은 아무것도 못할 거예요.

마지막으로, 이 책을 위해 기꺼이 인터뷰에 응해준 암 및 여러 질병의 생존자들 모두에게도 깊은 감사를 드린다. 여러분의 경험을 분석하고 나누고, 또 거기에서 배우도록 허락해 줌으로써 여러분은 세상 사람들이 인간의 몸과 잠재적인 힘에 대해 더 많은 것을 배울 수 있도록 도와주었어요. 우리의 선생님이 되어주어서 감사드려요. 그리고 자신들의 지혜를 이 책에 빌려준 모든 의사, 치유사, 전문가 들에게도, 우리가 건강과 온전함에 더 가까워지도록 안내의 등불이 되어준 점 감사드린다. 우리 모두 앞으로도 인간 경험에서 계속 배우고 더 심화시켜 갈 수 있기를 바란다.

켈리 터너

트레이시 화이트의 감사의 말

이 책은 나의 암 이야기가 아니다. 이 책은 2016년 전이성 자궁경부암 진단을 받았을 때 내가 그토록 필요로 했던 그 희망을, 나 같은 환자들이 찾을 수 있도록 도와주는 책이다. 이 프로젝트를 할 수 있도록 기회와 특전을 준 많은 사람들에게 감사를 드린다. 이 책을 쓰는 일이야말로 내 인생의 하이라이트였다.

켈리 터너 박사의 믿음이 아니었다면 나는 이 책 작업을 할 수 없었을 것이다. 정말 많은 점에서 그녀에게 감사한 마음을 영원히 간직할 것이다. 2016년, 《근본적 치유》에 소개된 원리들은 나를 기적적인 치유로 이끌어주었다. 감사하게도 3년 동안 나는 안정적인 상태로 지낼 수 있었다. 그 시기 동안 나는 '근본적 치유' 강사, 코치 및 옹호자가 되었다. 나는 일종의 핵심 지지 그룹인 '근본적 치유 부족部族'과 연결되어 켈리를 한 인간으로, 멘토로 사귀는 기쁨을 누렸다.

켈리에게, 우리의 에이전트 네드 리빗에게, 패티 기프트와 리사 쳉에게, 그리고 공저자의 기회를 준 헤이하우스 팀에게 깊이 감사를 드린다. 이 책을 쓰는 것은 영광스러운 일이었고, 부디 이 책이 내가 2016년에 《근본적 치유》를 읽었을 때와 같은 영감을 사람들에게 줄 수 있기를 바란다.

2019년, 나는 공격적인 암이 재발되었다. 재발되었다는 말이 근본적 치유 원리들이 효과가 없다는 말로 들리지 않기를 바란다. 나는 의사들이 나에게 '남은 시간'이라고 말한 것보다 2년 반이나 더 살고 있다. 이는 그 원리들에 실질적인 효과가 있다는 것, 그리고 그 열 가지 요소가 기존 의학 치료를 받는 동안 나의 면역 체계를 훨씬 더 강하게 만들어주었다는 것을 의미한다. 그럼에도 우리는 결국에 가서는 우주가 그려놓은 생사의 큰 그림 앞에 항복하지 않을 수 없다.

나는 나의 사랑스럽고 충직하고 연민 가득한 남편 폴에게 깊은 감명을 받았다. 남편은 나의 한 걸음 한 걸음을 모두 함께해 주었다. 자애심 있고 공감 능력도 뛰어난 매력 덩어리 아들 블레이크는 나에게 항상 가장 큰 응원군이었다. 블레이크, 넌 나에게 최고의 선물이었어. 사랑한다, 내가 더 이상 널 볼 수 없을 때까지도.

나는 정말 많은 친구들로부터 지지와 도움을 받았다. 그 넘치는 사랑에 나는 어찌 할 수 없을 정도로 깊은 감명을 받았다. 특히 나의 사랑스러운 친구이자 멋진 영혼들인 스테이시 스태터먼, 멜리사 마이어스, 클레어 핸드, 힐러리 페리라, 소셜 미디어 그룹, 그리고 웨스트 팜 비치West Palm Beach 동료들, 이들은 온몸을 바쳐 나의 회복을 도왔다.

나는 종양 전문의 케빈 홀콤 박사—그는 많은 의사들과 달리 통합 치료에 열려 있어서 그 문제로 한 번도 나에게 뭐라고 한 적이 없다—를 포함해 놀라운 의료 팀을 만나는 행운을 누렸다. 친절함과 지식, 연민으로 암 환자들에게 선물 같은 존재가 되어준 재능 있는 자연 요법 의사 마크 브리카 박사도 있다. 나샤 윈터스 박사는 나의 건강을 위해 지형을 잘 맞춰주는 데(이 책 6장에도 소개되듯이 윈터스 박사는 근본적 치유 열 가지 요소와 매우 유사한 '10개의 험난한 지형'을 해결해야 한다고 주장한다—옮긴이) 수년의 시간을 보냈다. 또 독창적인 사고로 암을 연구하고 그 해결책을 찾는 어드밴스드 메디컬 테라퓨틱스Advanced Medical Therapeutics의 마크 로젠버그 박사에게도 감사드린다. 많은 의사들이 몸-마음-영이 연결되었음을 보여주는 사례로서 그의 훌륭한 연구 결과를 참조하기를 바란다.

마지막으로, 캐리 시버슨, 지나 마틴, 쟈넷 오시어 등 나로 하여금 영혼의 길과 목적을 찾을 수 있도록 도와준 영적 치유사들에게 감사를 표하고 싶다. 그리고 이 책의 독자 여러분께도 감사를 전한다. 부디 이 책이 여러분이 필요로 하는 꼭 그 순간에 여러분을 격려하고 도움이 되기를!

2019년 11월,
빛과 사랑 안에서, 트레이시

옮긴이의 말

한편에서는 각광받는 신산업이라며 바이오 열풍이 불고 개인과 사회의 의료 비용은 나날이 증가하고 있지만, 아이러니하게도 지금 전 인류는 유례없는 신종 감염병의 유행과 암, 치매를 비롯한 여러 난치병의 증가라는 위기와 마주하고 있다. 이러한 불일치는 "과연 현대 의학이 인류가 직면한 난제들을 해결할 수 있을 것인가?"라는 근본적인 의문을 제기한다.

우리나라에서는 최근 암 환자들의 기생충약 복용이 이슈가 되었고 과학과 비非과학의 대결 양상으로 쟁점화되기도 했다. 난치성 질환의 증가로 인해 기존 의학의 권위가 흔들리고 있으며, 죽느냐 사느냐의 기로에 직면한 개인은 각자 자신의 살 길을 찾아 나선다. 이러한 일탈은 그만큼 기존 의학이 환자들에게 만족스러운 답을 주지 못하고 있음을 보여주는 현상이기 때문에, 이런 현상을 '비非과학'으로 매도하기보다는 의사와 의료 시스템이 환자들을 위한 새로운 관점과 해결책을 찾는 각성의 계기로 삼아야 할 것이다.

반갑게도 이 책은 이에 대한 새로운 돌파구를 제시한다. 그것은 바로 우리 자신에게 내재해 있는 몸-마음-영 시스템의 회복을 돕는 것이다. "우리에게는 이미 치유의 힘이 있다."

우리는 몸-마음-영 시스템이 잘 작동하도록 도와줌으로써 우리에게 이미 내재된 치유의 힘이 발휘되도록 할 수 있으며, 이 책에서 소개한 암 생존자들의 열 가지 근본적 치유 요소들은 이 시스템의 효과적인 작동을 돕는 정수精髓들이라고 할 수 있다.

이러한 시각은 질병을 비정상적인 신체 일부분의 문제가 아니라 몸-마음-영의 부조화로 보는 전인적인 관점에서 비롯된다. 이는 건강을 "신체적 · 정신적 · 사회적 · 영적으로 조화로운 상태"라고 본 세계보건기구WHO의 정의와도 일맥상통한다. 그러나 이 정의가 무색하게 현대 의료 시스템은 지금까지 신체, 그것도 지극히 일부분에만 집중해 온 것이 사실이다.

하지만 이제 그 신화도 깨지고 있다. 눈에 보이는 신체에 집중하는 과학적 접근법의 정점이라 할 수 있는 유전자 연구에서조차도, 인간의 유전자를 모두 분석했지만 결국 얻게 된 답은 유전자만으로는 건강과 질병을 파악할 수 없으며, 그 유전자의 발현 역시 영양과 스트레스를 포함한 환경과의 상호 작용 속에 있다는 것이었다.

이 책의 각 장마다 소개하는 여러 환자들은 기존 의학의 치료법을 모두 써보았지만 병이 재발했거나 기존 의학으로는 치료가 어렵다는 판정을 받은 사람들이지만, 스스로 근본적 치유를 이루어냄으로써 지금까지 밝혀지지 않은 또 다른 치유 시스템이 있음을 몸소 입증했다. 이 책의 저자 터너 박사는 이러한 치유를 우연히 일어난 특수한 개인의 일로 치부하지 않았다. 1,500건이 넘는 의학적 사례들을 검토하고 수백 명의 근본적 치유 생존자들을 인터뷰했을 뿐 아니라 여러 연구 결과들을 통해 이들이 이뤄낸 치유의 근거를 제시함으로써, 자연 치유를 더 이상 무모한 희망이 아닌 '실재'하는 것, 더 나아가 우리의 실천으로 '성취'할 수 있는 것임을 확고하게 보여주고 있다. 어쩌면 이 책에서 소개한 근본적 치유 생존자들은 과학의 한계로 인해 아직 완전히 밝혀지지 않았을 뿐인 진실을 자신의 직관이 시키는 대로 과감히 믿고 실천한 용감한 사람들이며, 앞으로 기술이 발전함에 따라 그 과학적 근거가 밝혀짐으로써 그들의 시도가 재조명되지 않을까 한다.

이러한 이론과 실제의 차이 앞에서 이제 오히려 의사들이 과학자로서의 본연의 자세가 무엇인지 스스로에게 질문을 던져야 한다. 실제 관찰하는 것과 기존 지식에 차이가 있을 때 과학자의 진정한 소임은 관찰한 현상을 부정하는 것이 아니라 이론과 실제의 차이, 그 간극을 좁히기 위해 질문을 던지고 그것을 설명할 수 있는 새로운 가설을 세워 추가적인 연구를 통해 그 가설이 맞는지 틀리는지를 확인하는 것이다. 물론 결론이 나기 전까지는 일어나는 현상을 열린 마음으로 편견 없이 바라보아야 한다. 더욱이 그것이 환자들의 치유와 관련한 것이라면 그것을 부정하기보다 오히려 더 적극적으로 그것에 다가서야 할 것이다. 그러나 의사들이 기존 의학에서 배웠던 지식과 다르다는 이유로 실재하는 근본적 치유 생존자들의 치유 과정을 그저 '우연한 것' '비과학적이며 지극히 개인적인 것'으로 치부한다면, 안타깝지만 치유와 건강의 전문가라는 지위는 이제 흔들리는 일만 남게 될 것이다.

처음 이 책의 번역을 의뢰받았을 때 여러 가지 일들 때문에 고사하려고 했지만, 책의 내용이 너무 좋아 마음을 내게 되었고, 결국 번역하는 과정이 나에게도 매우 즐겁고 많은 배움을 얻는 시간이 되었다. 각 주제마다 등장하는 근본적 치유 생존자들의 생생한 삶의 이야기는 그들이 진단받은 질환의 무게와 달리 마치 흥미진진한 모험 소설을 읽는 것 같았다. 신파적이거나 부담스럽지 않게 그들의 질병과 치유 과정을 이야기하면서도 전문적이고 의학적인 내용을 빠짐없이 세밀하게 포함하고 있어 암 환자일 수도 있는 독자 자신 또는 가족이나 지인들의 삶을 간접적으로나마 들여다보고 이해하는 데 큰 도움이 될 것이다. 무엇보다도 시한부 선고를 받은 근본적 치유 생존자들의 '삶'의 이야기들을 읽다 보면 우리는 절망이 아닌 공감과 감동 속에 어느새 희망과 의지를 갖게 된다. 이 책은 근거 없는 희망으로 암 환자들에게 결과적으로 더 큰 좌절을 주는 것이 아니라 과학적 근거와 구체적인 실천 방법을 통해 희망을 주는 책이다. 그런 희망을 가질 때 더 분명한 믿음과 자기 확신, 실천이 따르게 되며, 이 책의 열 가지 근본적 치유 요소들에서 다루듯이 그 자체가 강력한 치유의 힘이 될 것이다.

어릴 적부터 문학 소녀였던 나는 이 책의 내용이 한국의 독자들에게 온전히 이해되도록 그 완성도를 높이고자 많은 공을 들였다. 또 전문적인 용어와 의료 상황들, 미국과 한국 의료계의 차이에 대해 독자들의 이해를 돕기 위해 옮긴이 주를 달아 설명을 추가하였다. 의사이면서 약 5년간 글로벌 제약사에서 약물의 임상 개발에 관여했던 경력과 애리조나통합의학센터를 포함한 영양과 통합 의학 쪽에 오래 몸담은 경험도 이 책이 말하고자 하는 바를 정확히 그리고 풍부하게 전달하는 데 조금이나마 도움이 되었기를 바란다. 그리고 최대한 번역투가 아닌 자연스러운 문장을 구성하기 위해 애썼지만 여전히 아쉬움은 남는다. 이 점 독자들의 이해를 구하고자 한다. 책 번역을 의뢰해 주고 섬세한 지원을 해주신 샨티출판사에 감사드린다.

그리고 무엇보다도 이 책의 독보적인 측면은 저자도 밝혔듯이 근본적 치유 요소 열 가지 중 일곱 가지가 일반적 예상과 달리 몸이 아니라 마음과 영에 관련된다는 사실을 보여준 점이다. 쉽지 않은 일임에도 불구하고 저자는 몸-마음-영 시스템의 마음-영의 측면에 대해 최신 연구 결과들을 제시하고 독자들에게 그러한 측면에서 우리가 실천할 수 있는 방법들을 보여주었다. 나 또한 진료실에서 환자를 보다 보면 대부분의 질병이 결국 마음으로부터 오는 것을 발견하게 되었고, 환자들의 스트레스 관리에 도움이 되었으면 하는 마음으로 관련된 앱을 개발하기도 했다.(독자들에게 도움이 되길 바라는 마음으로 책 뒤표지 안쪽에 QR코드로 앱을 소개했으니 활용하시기 바란다.)

이런 내용들과 관련해서 개인적으로 20여 년간 마음에 관심을 갖고 수행한 경험도 번역에 도움이 되었을 테지만, 전문성을 좀 더 보강하고자 오랜 스승인 배성욱 박사님께 전체 내용의 감수를 부탁드렸음을 밝힌다. 이 자리를 빌려 흔쾌히 감수를 맡아 이 책 번역의 완성도를 높여주신 난문소의 배성욱 박사님께 진심으로 감사드린다.

이 책이 암과 난치성 질환을 진단받은 환자들이 가장 필요로 하는 때에 가장 원하는 것, 바로 '근본적 희망'을 주리라 확신한다.

2022년 5월에,
옮긴이 이경미

주

1장

1. U.S. Centers for Disease Control and Prevention. *A Report of the Surgeon General Physical Activity and Health At-A-Glance.* 1996.

2. Office of Disease Prevention and Health Promotion, U.S. Department of Health and Human Services. *2008 Physical Activity Guidelines for Americans.* https://health.gov/paguidelines/2008/pdf/paguide.pdf.

3. Office of Disease Prevention and Health Promotion, U.S. Department of Health and Human Services. *Physical Activity Guidelines for Americans,* 2nd edition. February 2018. https://health.gov/paguidelines/second-edition/pdf/Physical_Activity_Guidelines_2nd_edition.pdf.

4. Ibid.

5. World Health Organization. "Obesity and Overweight." Last modified February 16, 2018. https://www.who.int/en/news-room/fact-sheets/detail/obesity-and-overweight.

6. "Cleveland Clinic Study Finds Obesity as Top Cause of Preventable Life-Years Lost." *Consult QD.* Last modified May 2, 2017. https://consultqd.clevelandclinic.org/cleveland-clinic-study-finds-obesity-top-cause-preventable-life-years-lost/.

7. Nimptsch, K., and T. Pischon. "Obesity Biomarkers, Metabolism and Risk of Cancer: An Epidemiological Perspective." *Recent Results in Cancer Research.* 208 (2016): 199–217. doi: 10.1007/978-3-319-42542-9_11.

8. "Cleveland Clinic Study." 앞의 주 6 참조.

9. U.S. CDC. 앞의 주 1 참조.

10. Booth, F. W., et al. "Lack of Exercise Is a Major Cause of Chronic Diseases." *Comprehensive Physiology*. 2, no. 2 (April 2012): 1143–1211. doi: 10.1002/cphy.c110025.

11. Li, Y., et al. "Impact of Healthy Lifestyle Factors on Life Expectancies in the US Population." *Circulation*. 138, no. 4 (July 24, 2018): 345–355. doi: 10.1161/CIRCULATIONAHA.117.032047.

12. Ekelund, U., et al. "Does physical activity attenuate, or even eliminate, the detrimental association of sitting time with mortality? A harmonised meta–analysis of data from more than 1 million men and women." *Lancet*. 388, no. 10051 (September 24, 2016): 1302–10. doi: 10.1016/S0140-6736(16)30370-1.

13. Hart, N., and R. Newton. "Exercise is Medicine for Cancer: The Evolution and Role of Exercise Oncology." *Sports Health*. 36, no. 2 (2018): 6–11.

14. Schmitz, K. H., et al, and the American College of Sports Medicine. "American College of Sports Medicine roundtable on exercise guidelines for cancer survivors." *Medicine & Science in Sports & Exercise*. 42, no. 7 (July 2010): 1409–26. doi: 10.1249/MSS.0b013e3181e0c112.

15. Ashcraft, K. A., et al. "Exercise as Adjunct Therapy in Cancer." *Seminars in Radiation Oncology*. 29, no. 1 (January 2019): 16–24. doi: 10.1016/j. semradonc.2018.10.001.

16. Schmitz, K. H., et al. "Exercise Is Medicine in Oncology: Engaging Clinicians to Help Patients Move through Cancer." *CA: A Cancer Journal for Clinicians*. 69, no. 6 (November 2019): 468–484. doi: 10.3322/caac.21579.

17. Galvão, D. A., et al. "Combined resistance and aerobic exercise program reverses muscle loss in men undergoing androgen suppression therapy for prostate cancer without bone metastases: A randomized controlled trial." *Journal of Clinical Oncology*. 28, no. 2 (January 10, 2010): 340–7. doi: 10.1200/JCO.2009.23.2488.

18. Backman, M., et al. "A randomized pilot study with daily walking during adjuvant chemotherapy for patients with breast and colorectal cancer." *Acta Oncologica*. 53, no. 4 (April 2014): 510–20. doi: 10.3109/ 0284186X.2013.873820.

19. Ashcraft, K. A., et al. 앞의 주 15 참조.

20. Mishra, S. I., et al. "Exercise interventions on health-related quality of life for cancer survivors." *Cochrane Database of Systematic Reviews*. 2012, no. 8 (August 15, 2012): doi: 10.1002/14651858.CD007566.pub2.

21. Fong, D. Y., et al. "Physical activity for cancer survivors: meta-analysis of randomised controlled trials." *BMJ*. 2012, no. 344 (January 30, 2012): e70. doi: 10.1136/bmj.e70.

22. "Physical Activity and Cancer." National Cancer Institute. Last modified January 27, 2017. https://www.cancer.gov/about-cancer/causes-prevention/risk/obesity/physical-

activity-fact-sheet.

23. Ashcraft, K. A., et al. 앞의 주 15 참조.

24. Ashcraft, K. A., et al. 앞의 주 15 참조.

25. Brown, J. C., et al. "Cancer, Physical Activity, and Exercise." *Comprehensive Physiology*. 2, no. 4 (October 2012): 2775–809. doi: 10.1002/cphy.c120005.

26. Kenfield, S. A., et al. "Physical activity and survival after prostate cancer diagnosis in the health professionals follow-up study." *Journal of Clinical Oncology*. 29, no. 6 (February 20, 2011): 726–32. doi: 10.1200/JCO.2010.31.5226.

27. Holick C.N., et al. "Physical activity and survival after diagnosis of invasive breast cancer." *Cancer Epidemiology, Biomarkers & Prevention*. 17, no. 2 (February 2008): 379–86. doi:10.1158/1055-9965.EPI-07-0771; "Can Exercise Reduce the Risk of Cancer Recurrence?" https://blog.dana-farber.org/insight/2018/02/can-exercise-reduce-risk-cancer-recurrence/. Date of publication: February 7, 2018. Date accessed: December 11, 2019.

28. Arem, H., et al. "Pre- and postdiagnosis physical activity, television viewing, and mortality among patients with colorectal cancer in the National Institutes of Health-AARP Diet and Health Study." *Journal of Clinical Oncology*. 33, no. 2 (January 10, 2015): 180–8. doi: 10.1200/JCO.2014.58.1355.

29. Ashcraft, K. A., et al. 앞의 주 15 참조.

30. Lu, M., et al. "Exercise inhibits tumor growth and central carbon metabolism in patient-derived xenograft models of colorectal cancer." *Cancer & Metabolism*. 2018, no. 6 (November 15, 2018): 14. doi: 10.1186/s40170-018-0190-7.

31. Pedersen, L., et al. "Voluntary Running Suppresses Tumor Growth through Epinephrine- and IL-6-Dependent NK Cell Mobilization and Redistribution." *Cell Metabolism*. 23, no. 3 (March 8, 2016): 554–62. doi: 10.1016/j.cmet.2016.01.011.

32. Hart, N., and R. Newton. 앞의 주 13 참조.

33. AKTIV Against Cancer, c/o WCPG, 207 Front Street, 3rd Floor, New York, NY 10038. http://www.aktivagainstcancer.org/.

34. "Aerobic Exercise." Cleveland Clinic. Last modified July 16, 2019. https://my.clevelandclinic.org/health/articles/7050-aerobic-exercise.

35. Padilha, C. S., et al. "Evaluation of resistance training to improve muscular strength and body composition in cancer patients undergoing neoadjuvant and adjuvant therapy: a meta-analysis." *Journal of Cancer Survivorship*. 11, no. 3 (June 11, 2017): 339–349. doi: 10.1007/s11764-016-0592-x.

36. Ibid.

37. Cormie, P., et al. "The Impact of Exercise on Cancer Mortality, Recurrence, and Treatment-Related Adverse Effects." *Epidemiologic Reviews*. 39, no. 1 (January 1, 2017): 71–92. doi: 10.1093/epirev/mxx007.

38. Milanović, Z., et al. "Effectiveness of High-Intensity Interval Training (HIT) and Continuous Endurance Training for VO2max Improvements: A Systematic Review and Meta-Analysis of Controlled Trials." *Sports Medicine*. 45, no. 10 (October 2015): 1469–1481. doi: 10.1007/s40279-015-0365-0.

39. Toohey, K., et al. "A pilot study examining the effects of low-volume high-intensity interval training and continuous low to moderate intensity training on quality of life, functional capacity and cardiovascular risk factors in cancer survivors." *PeerJ—the Journal of Life and Environmental Sciences*. 2016, no. 4 (October 20, 2016): e2613. doi: 10.7717/peerj.2613.

40. Devin, J. L., et al. "The influence of high-intensity compared with moderate intensity exercise training on cardiorespiratory fitness and body composition in colorectal cancer survivors: a randomised controlled trial." *Journal of Cancer Survivorship*. 10, no. 3 (June 2016): 467–79. doi: 10.1007/s11764-015-0490-7.

41. "The lymphatic system and cancer." Cancer Research UK. Last modified December 13, 2017. https://www.cancerresearchuk.org/what-is-cancer/body-systems-and-cancer/the-lymphatic-system-and-cancer.

42. Aberdour, S. "The Lymphatic System: It's Life-Supporting." *Alive*. Last modified April 24, 2015. https://www.alive.com/health/the-lymphatic-system/.

43. Lane K., et al. "Exercise and the lymphatic system: Implications for breast-cancer survivors." *Sports Medicine*. 35, no. 6. (2005): 461–71. doi: 10.2165/00007256-200535060-00001.

44. Franchi, M. V., et al. "Bouncing Back! Counteracting Muscle Aging with Plyometric Muscle Loading." *Frontiers in Physiology*. 2019, no. 10 (March 5, 2019): 178. doi: 10.3389/fphys.2019.00178.

45. Cugusi, L., et al. "Effects of a mini-trampoline rebounding exercise program on functional parameters, body composition and quality of life in overweight women." *Journal of Sports Medicine and Physical Fitness*. 58, no. 3 (March 2018): 287–294. doi: 10.23736/S0022-4707.16.06588-9.

46. Požgain, I., et al. "Placebo and Nocebo Effect: A Mini-Review." *Psychiatria Danubina*. 26, no. 2 (June 2014): 100–7.

47. Diamond, S. A. "Essential Secrets of Psychotherapy: What is the 'Shadow'?" *Psychology Today*. April 20, 2012.

48. Rock, C. L., et al. "Nutrition and physical activity guidelines for cancer survivors." *CA: A Cancer Journal for Clinicians*. 62, no. 4 (July–August 2012): 243–74. doi: 10.3322/caac.21142.

49. "A Healthy Salute to New Year's Resolutions." The Nielsen Company. Last modi-fied January 20, 2016. https://www.nielsen.com/us/en/insights/news /2016/a-healthy-salute-to-new-years-resolutions.htm.

2장

1. *Why Americans Go (and Don't Go) to Religious Services.* (Washington, D.C.: Pew Research Center, 2018).

2. Lipka, M., and C. Gecewicz. "More Americans now say they're spiritual but not religious." Pew Research Center. Last modified September 6, 2017. https://www.pewresearch.org/fact-tank/2017/09/06/more-americans-now-say-theyre-spiritual-but-not-religious/.

3. Pew Research Center. "Attendance at Religious Services." Date accessed: December 11, 2019. https://www.pewforum.org/religious-landscape-study/attendance-at-religious-services/.

4. "More adults and children are using yoga and meditation." National Center for Complementary and Integrative Health. Last modified November 13, 2018. https://nccih.nih.gov/news/press/More-adults-and-children-are-using-yoga-and-meditation.

5. "2016 Yoga in America Study Conducted by Yoga Journal and Yoga Alliance." *Yoga Journal and Yoga Alliance.* January 13, 2016. https://www.yogajournal.com/page/yogainamericastudy.

6. Brodesser-Akner, T. "The Big Business of Being Gwyneth Paltrow," *New York Times Sunday Magazine.* (July 29, 2018): 22.

7. Jacobs, T. L., et al. "Intensive meditation training, immune cell telomerase activity, and psychological mediators." *Psychoneuroendocrinology.* 36, no. 5 (June 2011): 664–68. doi: 10.1016/j.psyneuen.2010.09.010.

8. Shammas, M. A. "Telomeres, lifestyle, cancer, and aging." *Current Opinion in Clinical Nutrition and Metabolic Care.* 14, no. 1 (January 2011): 28–34. doi: 10.1097/MCO.0b013e32834121b1.

9. Rosenkranz, M. A., et al. "Reduced stress and inflammatory responsiveness in experienced meditators compared to a matched healthy control group." *Psychoneuroendocrinology.* 68 (June 2016): 117–125. doi: 10.1016/j. psyneuen.2016.02.013.

10. Heid, M. "How Stress Affects Cancer Risk." MD Anderson Cancer Center. Last

modified December 2014. https://www.mdanderson.org/publications/focused-on-health/
how-stress-affects-cancer-risk.h21-1589046.html.

11. Tadi Uppala, P. P., et al. "Stress, spiritual wellbeing and cancer risk among diverse racial faith-based communities: Elevated levels of stress proteomic biomarkers in breast cancer patients." *Cancer Research.* 2017, no. 77, suppl. 13 (July 1, 2017): 4999. doi: 10.1158/1538-7445.AM2017-4999.

12. Bhasin, M. K., et al. "Relaxation Response Induces Temporal Transcriptome Changes in Energy Metabolism, Insulin Secretion and Inflammatory Pathways." *PLOS ONE.* 8, no. 5 (May 1, 2013): e62817. doi: 10.1371/journal.pone.0062817.

13. Buric, I., et al. "What Is the Molecular Signature of Mind–Body Interventions? A Systematic Review of Gene Expression Changes Induced by Meditation and Related Practices." *Frontiers in Immunology.* 2017, no. 8:670. doi: 10.3389/fimmu.2017.00670

14. "What is Coley's toxins treatment for cancer?" Cancer Research UK. Last modified August 22, 2012. https://www.cancerresearchuk.org/about-cancer/cancer-in-general/treatment/complementary-alternative-therapies/individual-therapies/coleys-toxins-cancer-treatment.

15. Gerson Institute. Accessed November 11, 2019. https://gerson.org/gerpress/about-us/.

16. U.S. National Institutes of Health, National Cancer Institute. "Laetrile/Amygdalin (PDQ)–Patient Version." Last modified April 5, 2018. https://www.cancer.gov/about-cancer/treatment/cam/patient/laetrile-pdq.

17. Brouwer, B. "YouTube Now Gets Over 400 Hours of Content Uploaded Every Minute." TubeFilter. Last modified July 26, 2015. https://www.tubefilter.com/2015/07/26/youtube-400-hours-content-every-minute/.

3장

1. Wu, X., et al. "Ultraviolet blood irradiation: Is it time to remember 'the cure that time forgot'?" *Journal of Photochemistry and Photobiology B: Biology.* 157 (April 2016): 89–96. doi: 10.1016/j.jphotobiol.2016.02.007.

2. Heynsbergh, N., et al. "Feasibility, useability and acceptability of technology-based interventions for informal cancer carers: a systematic review." *BMC Cancer.* 18, no. 1, art. no. 244 (March 2, 2018). doi: 10.1186/s12885- 018-4160-9.

3. Chida, Y., et al. "Do stress-related psychosocial factors contribute to cancer incidence and survival?" *Nature Reviews Clinical Oncology.* 5, no. 8 (August 2008): 466–75. doi: 10.1038/ncponc1134.

4. Paek, M. S., et al. "Longitudinal Reciprocal Relationships Between Quality of Life and

Coping Strategies Among Women with Breast Cancer." *Annals of Behavioral Medicine.* 50, no. 5 (October 2016): 775-783. doi: 10.1007/s12160-016-9803-y.

5. Cheng, C. T., et al. "Cancer-coping profile predicts long-term psychological functions and quality of life in cancer survivors." *Supportive Care in Cancer.* 27, no. 3 (March 2019): 933–941. doi: 10.1007/s00520-018-4382-z.

6. White, L. L., et al. "Perceived Self-Efficacy: A Concept Analysis for Symptom Management in Patients With Cancer." *Clinical Journal of Oncology Nursing.* 21, no. 6 (December 1, 2017): E272–E279. doi: 10.1188/17.CJON.E272-E279.

7. Mirrione, M. M., et al. "Increased metabolic activity in the septum and habenula during stress is linked to subsequent expression of learned help-lessness behavior." *Frontiers in Human Neuroscience.* 8 (February 3, 2014): 29. doi: 10.3389/fnhum.2014.00029.

8. Schou Bredal, I., et al. "Effects of a psychoeducational versus a support group intervention in patients with early-stage breast cancer: results of a randomized controlled trial." *Cancer Nursing.* 37, no. 3 (May–June 2014): 198–207. doi: 10.1097/NCC.0b013e31829879a3.

9. Harvey, A., et al. "Factors Influencing Treatment Decisions Among Cancer Patients: Results from National Patient Education Workshops." Presented at the 2015 World Congress of Pyscho-Oncology, July 28–August 1, 2015, Washington, D.C. P1–61. Accessed November 11, 2019. https://www.cancer-supportcommunity.org/sites/default/files/uploads/our-research/presentations/treatment-decision-making/2014_biennial_cer_scp_poster.pdf.

10. Conners, A. "Does Patient Empowerment Lead to Better Cancer Treatment Outcomes?" Patient Empowerment Network. Last modified August 10, 2015. https://powerfulpatients.org/2015/08/10/does-patient-empowerment-lead-to-better-cancer-treatment-outcomes/.

11. Price, M. A., et al. "Helplessness/hopelessness, minimization and optimism predict survival in women with invasive ovarian cancer: a role for targeted support during initial treatment decision-making?" *Supportive Care in Cancer.* 24, no. 6 (June 2016): 2627–34. doi: 10.1007/s00520-015-3070-5.

12. Marmor, S., et al. "The Rise in Appendiceal Cancer Incidence: 2000–2009." *Journal of Gastrointestinal Surgery.* 19, no. 4 (April 2015): 743–750. doi: 10.1007/s11605-014-2726-7.

13. "What Is HIPEC and How Does It Work?" Accessed November 11, 2019. https://hipectreatment.com/the-hipec-procedure/; Chalikonda, S. (online chat). "What Is HIPEC and Is it Right for Me?" Cleveland Clinic. Last modified November 8, 2011. https://my.clevelandclinic.org/health/transcripts/1301_hipec.

4장

1. U.S. Department of Health and Human Services, Centers for Disease Prevention and Control. "Suicide rates rising across the U.S." Last modified June 7, 2018. https://www.cdc.gov/media/releases/2018/p0607-suicide-prevention.html.

2. World Health Organization. "Depression: Key Facts." Last modified March 22, 2018. https://www.who.int/news-room/fact-sheets/detail/depression.

3. Zaorsky, N. G., et al. "Suicide among cancer patients." *Nature Communications.* 10 (2019): 207. doi: 10.1038/s41467-018-08170-1.

4. Salimpoor, V. N., et al. "Anatomically Distinct Dopamine Release During Anticipation and Experience of Peak Emotion to Music," *Nature Neuroscience.* 14, no. 2 (February 2011): 257–62. doi: 10.1038/nn.2726; Burgdorf, J., and J. Pankseep. "The Neurobiology of Positive Emotions," *Neuroscience and Biobehavioral Reviews.* 30, no. 2 (2006): 173–87. doi: 10.1016/j.neubiorev.2005.06.001; Benarroch, E. E., "Oxytocin and Vaspressin: Social Neuropeptides with Complex Neuromodulatory Functions," *Neurology.* 80, no. 16 (April 16, 2013): 1521–28. doi: 10.1212/WNL.0b013e31828cfb15.

5. Sarkar, D. K., et al. "Regulation of cancer progression by β-endorphin neuron." *Cancer Research.* 72, no. 4 (February 15, 2012): 836–40. doi: 10.1158/0008-5472.CAN-11-3292.

6. Zaninotto, P., et al. "Sustained enjoyment of life and mortality at older ages: analysis of the English Longitudinal Study of Ageing." *BMJ.* 355, no. 8086 (2016): i6267. doi: 10.1136/bmj.i6267.

7. Helliwell, J., et al., eds. *World Happiness Report 2019.* New York: United Nations Sustainable Development Solutions Network, 2019. Central Intelligence Agency. "Country Comparison: Life Expectancy at Birth (2017)." *The World Fact Book.* https://www.cia.gov/library/publications/the-world-factbook/rankorder/2102rank.html.

8. GNH Centre Bhutan. Accessed November 11, 2019. http://www.gnhcentrebhutan.org/about/; Wyss, J. "Happy by Decree: Ecuador's Chief of 'Good Living' Tries to Raise National Contentment," *Miami Herald.* July 17, 2015 (updated July 18, 2015). Accessed November 11, 2019. https://www.miamiherald.com/news/nation-world/world/americas/article27536497.html; Burgess, K. "ACT Government to Introduce Wellbeing Index," *The Canberra Times.* January 16, 2019.

9. A connected society: A strategy for tackling loneliness–laying the foundations for change. London: United Kingdom Department for Digital, Culture, Media and Sport, 2018. "Her Excellency Ohoud Bint Khalfan al Roumi, Minister of State for Happiness and Wellbeing." United Arab Emirates, The Cabinet. Accessed November 11, 2019. https://uaecabinet.ae/en/details/cabinet-members/her-excellency-ohoud-bint-khalfan-al-roumi.

10. Cunha, L. F., et al. "Positive Psychology and Gratitude Interventions: A Randomized Clinical Trial." *Frontiers in Psychology*. 10 (March 21, 2019): 584. doi: 10.3389/fpsyg.2019.00584.

11. Emmons, R. A., and M. E. McCullough. "Counting blessings versus burdens: An experimental investigation of gratitude and subjective well-being in daily life." *Journal of Personality and Social Psychology*. 84, no. 2 (2003): 377-389. doi: 10.1037//0022-3514.84.2.377.

12. Algoe, S. B., et al. "Beyond reciprocity: gratitude and relationships in everyday life." *Emotion*. 8, no. 3 (June 2008): 425–429. doi: 10.1037/1528-3542.8.3.425; Emmons, R. A., and M. E. McCullough. 앞의 주 11 참조; Wood, A. M., et al. "Gratitude influences sleep through the mechanism of pre-sleep cognitions." *Journal of Psychosomatic Research*. 66, no. 1 (January 2009): 43–8. doi: 10.1016/j.jpsychores.2008.09.002.

13. Hill, P. L., et al. "Examining the Pathways between Gratitude and Self-Rated Physical Health across Adulthood." *Personality and Individual Differences*. 54, no. 1 (January 2013): 92–96. doi: 10.1016/j.paid.2012.08.011.

14. Cash, H., et al. "Internet Addiction: A Brief Summary of Research and Practice." *Current Psychiatry Reviews*. 8, no. 4 (November 2012): 292–298. doi: 10.2174/157340012803520513; Montag, C., et al. "Internet Communi-cation Disorder and the Structure of the Human Brain: Initial Insights on WeChat Addiction." *Scientific Reports*. 8, no. 1 (February 1, 2018): 2155. doi: 10.1038/s41598-018-19904-y.

15. "Global mobile consumer trends, 2nd edition: Mobile continues its global reach into all aspects of consumers' lives." Deloitte Touche Tohmatsu Limited. 2017. https://www2.deloitte.com/us/en/pages/technology-media-and-telecommunications/articles/global-mobile-consumer-trends.html.

16. Ibid.

17. Cash, H., et al. 앞의 주 14 참조.

18. Montag, C., et al. 앞의 주 14 참조.

19. Montag, C., et al. 앞의 주 14 참조; Alexander, G. E., et al. "Parallel Organi-zation of Functionally Segregated Circuits Linking Basal Ganglia and Cortex." *Annual Review of Neuroscience*. 9, no. 1 (March 1, 1986): 357–381. doi: 10.1146/annurev.ne.09.030186.002041.

20. Miller, A. B., et al. "Cancer epidemiology update, following the 2011 IARC evaluation of radiofrequency electromagnetic fields (Monograph 102)." *Environmental Research*. 167 (November 2018): 673–683. doi: 10.1016/j.envres.2018.06.043.

21. Ibid.

22. Smith-Roe, S. L., et al. "Evaluation of the genotoxicity of cell phone radiofrequency radiation in male and female rats and mice following subchronic exposure." *Environmental and Molecular Mutagenesis.* October 21, 2019 (epub ahead of print). doi: 10.1002/em.22343.

23. Miller, A. B., et al. 앞의 주 20 참조.

24. Tausk, F., et al. "Psychoneuroimmunology." *Dermatologic Therapy.* 21, no. 1 (January–February 2008): 22–31. doi: 10.1111/j.1529-8019.2008.00166.x.

25. Moraes, L. J., et al. "A systematic review of psychoneuroimmunology-based interventions." *Psychology, Health & Medicine.* 23, no. 6 (July 2018): 635–652. doi: 10.1080/13548506.2017.1417607.

26. Chacin-Fernández, J., et al. "Psychological intervention based on psychoneuroimmunology improves clinical evolution, quality of life, and immunity of children with leukemia: A preliminary study." *Health Psychology Open.* 6, no. 1 (April 1, 2019). doi: 10.1177/2055102919838902.

27. Ben-Shaanan, T. L., et al. "Modulation of Anti-Tumor Immunity by the Brain's Reward System." *Nature Communications.* 9, no. 1 (July 13, 2018): 2723. doi: 10.1038/s41467-018-05283-5.

28. Dinan, T.G., et al. "Psychobiotics: A Novel Class of Psychotropic." *Biological Psychiatry.* 74, no. 10 (November 15, 2013): 720–6. doi: 10.1016/j.biopsych.2013.05.001.

29. Rajagopala, S. V., et al. "The Human Microbiome and Cancer." *Cancer Prevention Research.* 10, no. 4 (April 2017): 226–234. doi: 10.1158/1940-6207.CAPR-16-0249.

30. Sarkar, A., et al. "Psychobiotics and the Manipulation of Bacteria-Gut-Brain Signals." *Trends in Neurosciences.* 39, no. 11 (November 2016): 763–781. doi: 10.1016/j.tins.2016.09.002.

31. Kurokawa, S., et al. "The effect of fecal microbiota transplantation on psychiatric symptoms among patients with irritable bowel syndrome, functional diarrhea and functional constipation: An open-label observational study." *Journal of Affective Disorders.* 235 (August 1, 2018): 506–512. doi: 10.1016/j.jad.2018.04.038.

32. Lerman, B., et al. "Oxytocin and Cancer: An Emerging Link." *World Journal of Clinical Oncology.* 9, no. 4 (September 14, 2018): 74–82. doi: 10.5306/wjco.v9.i5.74.

33. Ibid.

34. Neumann, I. D. "Oxytocin: the neuropeptide of love reveals some of its secrets." *Cell Metabolism.* 5, no. 4 (April 2007): 231–3. doi: 10.1016/j.cmet.2007. 03.008.

35. Misrani A., et al. "Oxytocin system in neuropsychiatric disorders: Old concept, new insights." *Acta Physiologica Sinica.* 69, no. 2 (April 25, 2017): 196–206. PMID: 28435979;

Neumann, I. D., and D. A. Slattery. "Oxytocin in General Anxiety and Social Fear: A Translational Approach." *Biological Psychiatry.* 79, no. 3 (February 1, 2016): 213–221. doi: 10.1016/j.biopsych.2015.06.004.

36. Louie, D., et al. "The Laughter Prescription: A Tool for Lifestyle Medicine." *American Journal of Lifestyle Medicine.* 10, no. 4 (June 23, 2016): 262–267. doi: 10.1177/1559827614550279.

37. Ibid.

38. Fleishman, S. B., et al. "Beneficial effects of animal-assisted visits on quality of life during multimodal radiation-chemotherapy regimens." *Journal of Community and Supportive Oncology.* 13, no. 1 (January 2015): 22–6. doi: 10. 12788/jcso.0102.

39. Ibid.

5장

1. Liu, C., et al. "X-ray phase-contrast CT imaging of the acupoints based on synchrotron radiation." *Journal of Electron Spectroscopy and Related Phenomena.* 196 (October 2014): 80–84. doi: 10.1016/j.elspec.2013.12.005.

2. Jain, S., et al. "Clinical Studies of Biofield Therapies: Summary, Methodological Challenges, and Recommendations." *Global Advances in Health and Medicine.* 4, suppl. (November 2015): 58–66. doi: 10.7453/gahmj.2015.034.suppl.

3. Yang, P., et al. "Human Biofield Therapy and the Growth of Mouse Lung Carcinoma." *Integrative Cancer Therapies.* 18 (January–December 2019). doi: 10.1177/1534735419840797.

4. Liu, C., et al. 앞의 주 1 참조.

5. Lu, W., et al. "The value of acupuncture in cancer care." *Hematology/Oncology Clinics of North America.* 22, no. 4 (August 2008): 631–48, viii. doi:10.1016/j.hoc.2008.04.005; Ohj, B., et al. "Acupuncture in Oncology: The Effectiveness of Acupuncture May Not Depend on Needle Retention Duration." *Integrative Cancer Therapies.* 17, no. 2 (June 2018): 458–466. doi: 10.1177/1534735417734912; Potter, P. J. "Energy Therapies in Advanced Practice Oncology: An Evidence-Informed Practice Approach." *Journal of the Advanced Practitioner in Oncology.* 4, no. 3 (May 2013): 139–151. PMID: 25031994.

6. Xu, Y., et al. "Acupuncture Alleviates Rheumatoid Arthritis by Immune-Network Modulation." *American Journal of Chinese Medicine.* 46, no. 5 (2018): 997–1019. doi: 10.1142/S0192415X18500520.

7. Yang, P., et al. 앞의 주 3 참조.

8. Cuthbert, S. C., and A. L. Rosner. "Applied kinesiology methods for a 10-year-old

child with headaches, neck pain, asthma, and reading disabilities." *Journal of Chiropractic Medicine.* 9, no. 3 (September 2010): 138–45. doi: 10.1016/j.jcm.2010.05.002.

9. Cuthbert. S. C., and A. L. Rosner. "Conservative chiropractic management of urinary incontinence using applied kinesiology: a retrospective case-series report." *Journal of Chiropractic Medicine.* 11, no. 1 (March 2012): 49–57. doi: 10.1016/j.jcm.2011.10.002.

10. Moncayo, R., and H. Moncayo. "Evaluation of Applied Kinesiology meridian techniques by means of surface electromyography (sEMG): demonstration of the regulatory influence of antique acupuncture points." *Chinese Medicine.* 4 (May 29, 2009): 9. doi: 10.1186/1749-8546-4-9.

11. Molsberger, F., et al. "Yamamoto New Scalp Acupuncture, Applied Kinesiology, and Breathing Exercises for Facial Paralysis in a Young Boy Caused by Lyme Disease— A Case Report." *EXPLORE.* 12, no. 4 (July–August 2016): 250–255. doi:10.1016/j.explore.2016.02.001.

12. Scaer, R. *The Body Bears the Burden.* (New York: Routledge, 2014). doi: 10.4324/9780203081822.

13. Underwood, Emily. "Your gut is directly connected to your brain, by a newly discovered neuron circuit." *Science.* September 20, 2018. doi: 10.1126/science.aav4883.

14. Lufityanto, G., et al. "Measuring Intuition: Nonconscious Emotional Information Boosts Decision Accuracy and Confidence." *Psychological Science.* 27, no. 5 (May 2016): 622–34. doi: 10.1177/0956797616629403.

15. McCraty, R., and M. Atkinson. "Electrophysiology of Intuition: Pre-stimulus Responses in Group and Individual Participants Using a Roulette Paradigm." *Global Advances in Health and Medicine.* 3, no. 2 (March 2014): 16–27. doi: 10.7453/gahmj.2014.014.

16. Margittai, Z., et al. "Exogenous cortisol causes a shift from deliberative to intuitive thinking." *Psychoneuroendocrinology.* 64 (February 2016): 131–5. doi: 10.1016/j.psyneuen.2015.11.018.

17. Liebowitz, J., et al., eds. *How Well Do Executives Trust Their Intuition.* 1st Edition. (Boca Raton: Auerbach Publications, 2018).

18. *PwC's Global Data and Analytics Survey 2016.* PwC. Accessed November 11, 2019. https://www.pwc.com/us/en/services/consulting/analytics/big-decision-survey.html.

19. Ibid.

20. Stolper, C. F., et al. "Family physicians' diagnostic gut feelings are measurable: construct validation of a questionnaire." *BMC Family Practice.* 14 (January 2, 2013): 1. doi: 10.1186/1471-2296-14-1.

21. "Uncovering the Mysteries of Multiple Sclerosis." *NIH Medline Plus Magazine.* 14, no. 2

(Summer 2018): 20–23.

22. U.S. Centers for Disease Control and Prevention. "Injury Prevention and Control: Adverse Childhood Experiences (ACES)." Accessed November 11, 2019. https://www.cdc.gov/injury/.

23. U.S. Centers for Disease Control and Prevention. "About the CDC-Kaiser ACE Study." Last modified April 2, 2019. https://www.cdc.gov/violenceprevention/childabuseandneglect/acestudy/about.html.

24. "Food sensitivities may affect gut barrier function." Mayo Clinic, Digestive Diseases. Last modified Nov. 12, 2016. https://www.mayoclinic.org/medical-professionals/digestive-diseases/news/food-sensitivities-may-affect-gut-barrier-function/mac-20429973.

25. Obrenovich, M.E.M. "Leaky Gut, Leaky Brain?" *Microorganisms*. 6, no. 4 (October 2018): pii: E107. doi: 10.3390/microorganisms6040107.

6장

1. Roberts, A. L., et al. "Posttraumatic stress disorder (PTSD) is associated with increased risk of ovarian cancer: A prospective and retrospective longitudinal cohort study." *Cancer Research*. 79, no. 19 (October 2019): 5113–5120. doi: 10.1158/0008-5472.

2. Lengacher, C. A., et al. "Influence of mindfulness-based stress reduction (MBSR) on telomerase activity in women with breast cancer (BC)." *Biological Research for Nursing*. 16, no. 4 (October 2014): 438–447. doi: 10.1177/1099800413519495.

3. U.S. Centers for Disease Control and Prevention. "About the CDC-Kaiser ACE Study." Last modified April 2, 2019. https://www.cdc.gov/violenceprevention/childabuseandneglect/acestudy/about.html.

4. "Past trauma may haunt your future health: Adverse childhood experiences, in particular, are linked to chronic health conditions." Harvard Health Publish-ing, Harvard Medical School. Last modified February 2019. https://www.health.harvard.edu/diseases-and-conditions/past-trauma-may-haunt-your-future-health.

5. Chivers-Wilson, K.A. "Sexual assault and posttraumatic stress disorder: a review of the biological, psychological and sociological factors and treatments." *McGill Journal of Medicine*. 9, no. 2 (July 2006): 111–8. PMID: 18523613.

6. Smith, S. G., et al. *National Intimate Partner and Sexual Violence Survey: 2015 Data Brief– Updated Release*. Atlanta, GA: United States Centers for Disease Control and Prevention, National Center for Injury Prevention and Control, Division of Violence Prevention, November 2018.

7. Cash, H., et al. "Internet Addiction: A Brief Summary of Research and

Practice." *Current Psychiatry Reviews.* 8, no. 4 (November 2012): 292– 298. doi: 10.2174/157340012803520513; Montag, C., et al. "Internet Communication Disorder and the Structure of the Human Brain: Initial Insights on WeChat Addiction." Scientific Reports. 8, no. 1 (February 1, 2018): 2155. doi: 10.1038/s41598-018-19904-y.

8. U.S. Department of Veterans Affairs, National Center for Posttraumatic Stress Disorder. "How Common Is PTSD in Veterans?" Accessed November 11, 2019. https://www.ptsd. va.gov/understand/common/common_veterans.asp.

9. Kaster, T. S., et al. "Post-traumatic stress and cancer: Findings from a cross-sectional nationally representative sample." *Journal of Anxiety Disorders.* 65 (May 7, 2019): 11–18. doi: 10.1016/j.janxdis.2019.04.004.

10. Carletto, S., et al. "Neurobiological features and response to eye movement desensitization and reprocessing treatment of posttraumatic stress disorder in patients with breast cancer." *European Journal of Psychotraumatology.* 10, no. 1 (April 25, 2019). doi: 10.1080/20008198.2019.1600832.

11. Ibid.

12. Novo Navarro, P., et al. "25 years of Eye Movement Desensitization and Reprocessing (EMDR): The EMDR therapy protocol, hypotheses of its mechanism of action and a systematic review of its efficacy in the treatment of post-traumatic stress disorder." *Revista de Psiquiatria y salud mental.* 11, no. 2 (April–June 2018): 101–114. doi: 10.1016/ j.rpsm.2015.12.002.

13. Carletto, S., et al. 앞의 주 10 참조.

14. Borji, M., et al. "Efficacy of Implementing Home Care Using Eye Movement Desensitization and Reprocessing in Reducing Stress of Patients with Gastrointestinal Cancer." *Asian Pacific Journal of Cancer Prevention.* 20, no. 7 (July 1, 2019): 1967–1971. doi: 10.31557/APJCP.2019.20.7.1967.

15. "Tapping 101: What Is Tapping and How Can I Start Using It?" The Tapping Solution. Accessed November 11, 2019. https://www.thetappingsolution.com/tapping-101/.

16. Ortner, Nick. *The Tapping Solution: A Revolutionary System for Stress-Free Living.* (Carlsbad, CA: Hay House, Inc., 2013).

17. Clond, M. "Emotional Freedom Techniques for Anxiety: A Systematic Review with Meta-Analysis." *Journal of Nervous and Mental Disease.* 204, no. 5 (May 2016): 388–95. doi: 10.1097/NMD.0000000000000483.

18. Sebastian, B., and J. Nelms. "The Effectiveness of Emotional Freedom Techniques in the Treatment of Posttraumatic Stress Disorder: A Meta-Analysis." *Explore.* 13, no. 1 (January–February 2017): 16–25. doi: 10.1016/j.explore.2016.10.001.

19. Nelms, J. A., and L. Castel. "A Systematic Review and Meta-Analysis of Randomized and Nonrandomized Trials of Clinical Emotional Freedom Techniques (EFT) for the Treatment of Depression." *Explore.* 12, no. 6 (November–December 2016): 416–426. doi: 10.1016/j.explore.2016.08.001.

20. Bach, D., et al. "Clinical EFT (Emotional Freedom Techniques) Improves Multiple Physiological Markers of Health." *Journal of Evidence-Based Integrative Medicine.* 24 (January–December 2019). doi: 10.1177/2515690X18823691.

21. Ibid.

22. Church, D., et al. "Epigenetic Effects of PTSD Remediation in Veterans Using Clinical Emotional Freedom Techniques: A Randomized Controlled Pilot Study." *American Journal of Health Promotion.* 32, no. 1 (January 2018): 112–122. doi: 10.1177/0890117116661154.

23. Maharaj, M. E. "Differential Gene Expression after Emotional Freedom Techniques (EFT) Treatment: A Novel Pilot Protocol for Salivary mRNA Assessment." *Energy Psychology: Theory, Research, and Treatment.* 8, no. 1 (2016): 17–32. doi: 10.9769/EPJ.2016.6.8.1.MM.

24. Baker, B. S., and C. J. Hoffman. "Emotional Freedom Techniques (EFT) to reduce the side effects associated with tamoxifen and aromatase inhibitor use in women with breast cancer: A service evaluation." *European Journal of Integrative Medicine.* 7, no. 2 (April 2015): 136–142. doi: 10.1016/j. eujim.2014.10.004.

25. Stapleton, Peta. *The Science Behind Tapping: A Proven Stress Management Technique for the Mind and Body.* (Carlsbad, CA: Hay House, Inc., 2013).

26. Ortner, Nick. 앞의 주 16 참조.

27. Fancourt, D., et al. "Effects of Group Drumming Interventions on Anxiety, Depression, Social Resilience and Inflammatory Immune Response among Mental Health Service Users." PLOS One. 11, no. 3 (March 14, 2016): e0151136. doi: 10.1371/journal. pone.0151136.

7장

1. Jankovic, N., et al. "Adherence to the WCRF/AICR Dietary Recommen-dations for Cancer Prevention and Risk of Cancer in Elderly from Europe and the United States: A Meta-Analysis within the CHANCES Project." *Cancer Epidemiology, Biomarkers, and Prevention.* 26, no. 1 (January 2017): 136–144. doi: 10.1158/1055-9965.EPI-16-0428.

2. Ward, E., et al. "Annual Report to the Nation on the Status of Cancer, 1999-2015, Featuring Cancer in Men and Women ages 20-49." *Journal of the National Cancer*

Institute. May 30, 2019 (epub ahead of print). doi: 10.1093/jnci/djz106.

3. Ibid.

4. Ibid.

5. Sung, H., et al. "Emerging cancer trends among young adults in the USA: Analysis of a population-based cancer registry." *Lancet Public Health.* 4, no. 3 (March 2019): e137–e147. doi: 10.1016/S2468-2667(18)30267-6.

6. Ward, E., et al. 앞의 주 2 참조.

7. Ward, E., et al. 앞의 주 2 참조.

8. Murray, C. J. L., et al. "The State of US health, 1990–2010: Burden of Diseases, Injuries, and Risk Factors." *JAMA.* 310, no. 6 (August 14, 2013): 591–608. doi: 10.1001/jama.2013.13805.

9. Adams, K., et al. "The State of Nutrition Education at US Medical Schools." *Journal of Biomedical Education.* 2015. doi: 10.1155/2015/357627.

10. Crowley, J., et al. "Nutrition in Medical Education: A Systematic Review." *The Lancet: Planetary Health.* 3, no. 9 (September 2019): e379–e389. doi: 10.1016/S2542-5196(19)30171-8.

11. Adams, K. M., et al., "Nutrition Is Medicine: Nutrition Education for Medical Students and Residents," *Nutrition in Clinical Practice: Official Publication of the American Society for Parenteral and Enteral Nutrition.* 25, no. 5 (October 2010): 471–80. doi: 10.1177/0884533610379606.

12. Danek, R. L., et al. "Perceptions of Nutrition Education in the Current Medical School Curriculum." *Family Medicine.* 49, no. 10 (November 2017): 803–806. PMID: 29190407.

13. Zhang, F. F., et al. "Preventable Cancer Burden Associated with Poor Diet in the United States." *JNCI Cancer Spectrum.* 3, no. 2 (May 2019). doi: 10.1093/jncics/pkz034.

14. Ibid.

15. Jiao, L., et al. "Low-Fat Dietary Pattern and Pancreatic Cancer Risk in the Women's Health Initiative Dietary Modification Randomized Controlled Trial." *Journal of the National Cancer Institute.* 110, no. 1 (January 1, 2018): 49–56. doi: 10.1093/jnci/djx117.

16. Muscaritoli, M., et al. "Prevalence of malnutrition in patients at first medical oncology visit: the PreMiO study." *Oncotarget.* 8, no. 45 (August 10, 2017): 79884–79896. doi: 10.18632/oncotarget.20168.

17. Mourouti, N., et al. "Optimizing diet and nutrition for cancer survivors: A review." *Maturitas.* 105 (November 2017): 33–36. doi: 10.1016/j.maturitas. 2017.05.012.

18. Grosso, G., et al. "Possible role of diet in cancer: systematic review and multiple meta-analyses of dietary patterns, lifestyle factors, and cancer risk." *Nutrition Reviews.* 75, no. 6.

(June 1, 2017): 405–419. doi: 10.1093/nutrit/nux012.

19. Park, S. Y., et al. "High-Quality Diets Associate with Reduced Risk of Colorectal Cancer: Analyses of Diet Quality Indexes in the Multiethnic Cohort." *Gastroenterology.* 153, no. 2 (August 2017): 386–394. e2. doi: 10.1053/j.gastro.2017.04.004.

20. Ibid.

21. Toledo, E., et al. "Mediterranean Diet and Invasive Breast Cancer Risk among Women at High Cardiovascular Risk in the PREDIMED Trial: A Randomized Clinical Trial." *JAMA Internal Medicine.* 175, no. 11 (November 2015): 1752–1760. doi: 10.1001/jamainternmed.2015.4838.

22. Ibid.

23. Playdon, M. C., et al. "Pre-diagnosis diet and survival after a diagnosis of ovarian cancer." *British Journal of Cancer.* 116, no. 12 (June 6, 2017): 1627–1637. doi: 10.1038/bjc.2017.120.

24. Ibid.

25. Greenlee, H., et al. "Long-Term Diet and Biomarker Changes after a Short-Term Intervention among Hispanic Breast Cancer Survivors: The ¡Cocinar Para Su Salud! Randomized Controlled Trial." *Cancer Epidemiology, Biomarkers, and Prevention.* 25, no. 11 (November 2016): 1491–1502. doi: 10. 1158/1055-9965.EPI-15-1334.

26. Reedy, J., et al. "Higher diet quality is associated with decreased risk of all-cause, cardiovascular disease, and cancer mortality among older adults." *Journal of Nutrition.* 144, no. 6 (June 2014): 881–889. doi: 10.3945/jn.113.189407.

27. Chen, Z., et al. "Dietary patterns and colorectal cancer: results from a Canadian population-based study." *Nutrition Journal.* 14 (January 15, 2015): 8. doi: 10.1186/1475-2891-14-8.

28. Government of Canada. "Eat a Variety of Healthy Foods Each Day." *Canada's Food Guide.* Last modified October 11, 2019. https://food-guide.canada.ca/en/.

29. Government of Canada. "Healthy Food Choices." *Canada's Food Guide.* Last modified July 16, 2019. https://food-guide.canada.ca/en/healthy-food-choices/.

30. "New food guide unveiled without food groups or recommended servings." CBS News, Health. Last modified January 22, 2019. https://www.cbc.ca/news/health/canada-food-guide-unveil-1.4987261.

31. Winter, S. F., et al. "Role of Ketogenic Metabolic Therapy in Malignant Glioma: A Systematic Review." *Critical Reviews in Oncology/Hematology.* 112 (April 2017): 41–58. doi: 10.1016/j.critrevonc.2017.02.016.

32. Weber, D. D., et al. "Ketogenic Diet in Cancer Therapy." Aging. 10, no. 2 (February 11, 2018): 164–165. doi: 10.18632/aging.101382.

33. Allen, B. G., et al. "Ketogenic diets as an adjuvant cancer therapy: History and potential mechanism." *Redox Biology.* 2 (2014): 963–970. doi: 10.1016/j. redox.2014.08.002.

34. Ibid.

35. Nebeling, L. C., et al. "Effects of a Ketogenic Diet on Tumor Metabolism and Nutritional Status in Pediatric Oncology Patients: Two Case Reports." *Journal of the American College of Nutrition.* 14, no. 2 (April 1995): 202–208. doi: 10. 1080/07315724.1995.10718495.

36. Zuccoli, G., et al. "Metabolic Management of Glioblastoma Multiforme Using Standard Therapy Together with a Restricted Ketogenic Diet: Case Report." *Nutrition & Metabolism.* 7, no. 33 (April 22, 2010). doi:10.1186/ 1743 -7075-7-33.

37. Hay, L. "18 Amazing Health Benefits oBone Broth." Accessed May 31, 2019. https://www.louisehay.com/18-amazing-health-benefits-bone-broth/.

38. Wheless, J. W. "History and Origin of the Ketogenic Diet." In: *Epilepsy and the Ketogenic Diet,* edited by C. E. Stafstrom and J. M. Rho, pp. 31–50. (Totowa, NJ: Humana Press, 2004).

39. Bischoff, S. C., et al. "Intestinal permeability—a new target for disease prevention and therapy." *BMC Gastroenterology.* 14, (November 18, 2014): 189. doi: 10.1186/ s12876-014-0189-7.

40. Winters, N., and J. H. Kelley. *The Metabolic Approach to Cancer: Integrating Deep Nutrition, the Ketogenic Diet, and Nontoxic Bio-Individualized Therapies.* (White River Junction, VT: Chelsea Green Publishing, 2017).

41. Ibid.

42. Tinkum, K. L., et al. "Fasting protects mice from lethal DNA damage by promoting small intestinal epithelial stem cell survival." *Proceedings of the National Academies of Sciences of the United States of America.* 112, no. 51 (December 22, 2015): E7148–E7154. doi: 10.1073/pnas.1509249112.

43. Lee, C., et al. "Fasting cycles retard growth of tumors and sensitize a range of cancer cell types to chemotherapy." *Science Translational Medicine.* 4, no. 124 (March 7, 2012): 124ra27. doi: 10.1126/scitranslmed.3003293; Safdie, F. M., et al. "Fasting and cancer treatment in humans: a case series report." *Aging.* 1, no. 12 (December 31, 2009): 988–1007. doi: 10.18632/aging.100114.

44. Lee, C., et al. 앞의 주 43 참조.

45. Marinac, C. R., et al. "Prolonged Nightly Fasting and Breast Cancer Prognosis." *JAMA Oncology.* 2, no. 8 (August 1, 2016): 1049–1055. doi: 10.1001/jamaoncol.2016.0164.

46. Wei, M., et al. "Fasting-mimicking diet and markers/risk factors for aging, diabetes, cancer, and cardiovascular disease." *Science Translational Medicine.* 9, no. 377 (February

15, 2017). doi: 10.1126/scitranslmed.aai8700.

47. Ibid.

48. Vighi, G., et al. "Allergy and the gastrointestinal system." *Clinical and Experimental Immunology.* 153, suppl. 1 (September 2008): 3–6. doi: 10.1111/j. 1365-2249.2008.03713.x.

49. Hadrich, D. "Microbiome Research Is Becoming the Key to Better Understanding Health and Nutrition." *Frontiers in Genetics.* 9 (June 13, 2018): 212. doi: 10.3389/fgene.2018.00212.

50. Ibid.

51. Bischoff, S. C., et al. "Intestinal permeability—a new target for disease prevention and therapy." *BMC Gastroenterology.* 14 (November 18, 2014): 189. doi: 10.1186/s12876-014-0189-7.

52. Ibid.

53. Ibid.

54. Ibid.

55. Rajagopala, S. V., et al. "The Human Microbiome and Cancer." *Cancer Prevention Research.* 10, no. 4 (April 2017): 226–234. doi: 10.1158/1940-6207.

56. Bischoff, S. C., et al. 앞의 주 51 참조.

57. Hadrich, D. 앞의 주 49 참조.

58. Hadrich, D. 앞의 주 49 참조.

59. Martin, C. R., et al. "The Brain-Gut-Microbiome Axis." *Cellular and Molecular Gastroenterology and Hepatology.* 6, no. 2 (April 12, 2018): 133–148. doi: 10.1016/j.jcmgh.2018.04.003.

60. Ibid.

61. Hadrich, D. 앞의 주 49 참조.

62. Hadrich, D. 앞의 주 49 참조.

63. Rajagopala, S. V., et al. 앞의 주 55 참조.

64. Rajagopala, S. V., et al. 앞의 주 55 참조.

65. Rajagopala, S. V., et al. 앞의 주 55 참조.

66. Dinwiddie, M. T., et al. "Recent Evidence Regarding Triclosan and Cancer Risk." *International Journal of Environmental Research and Public Health.* 11, no. 2 (February 21, 2014): 2209–2217. doi: 10.3390/ijerph110202209.

67. Yang, J. J., et al. "Association of Dietary Fiber and Yogurt Consumption with Lung Cancer Risk: A Pooled Analysis." *JAMA Oncology.* October 24, 2019 (epub ahead of print). doi: 10.1001/jamaoncol.2019.4107.

68. Gopalakrishnan, V., et al. "Gut microbiome modulates response to anti–PD-1

immunotherapy in melanoma patients." *Science.* 359, no. 6371. (January 5, 2018): 97–103. doi: 10.1126/science.aan4236.

69. Reis Ferreira, M., et al. "Microbiota- and Radiotherapy-Induced Gastrointestinal Side-Effects (MARS) Study: A Large Pilot Study of the Microbiome in Acute and Late-Radiation Enteropathy." *Clinical Cancer Research.* 25, no. 21 (November 1, 2019): 6487–6500. doi: 10.1158/1078-0432.CCR-19-0960.

70. Senghor, B., et al. "Gut microbiota diversity according to dietary habits and geographical provenance." *Human Microbiome Journal.* 7–8 (April 2018): 1–9. doi: 10.1016/j.humic.2018.01.001.

8장

1. Jermini, M., et al. "A. Orcurto, L.E. Rothuizen. Complementary medicine use during cancer treatment and potential herb-drug interactions from a cross-sectional study in an academic centre." *Scientific Reports.* 9, no. 1 (March 25, 2019): 5078. doi: 10.1038/s41598-019-41532-3.

2. Ibid.

3. Guo, W., et al. "Magnesium deficiency in plants: An urgent problem." The Crop Journal. 4, no. 2 (April 2016): 83–91. doi: 10.1016/j.cj.2015.11.003.

4. Worldwatch Institute. "Crop yields expand, but nutrition is left behind." Environmental News Network. Accessed November 11, 2019. https://www.enn.com/articles/22903-crop-yields-expand,-but-nutrition-is-left-behind; Davis, D., "Declining fruit and vegetable nutrient composition: What is the evidence?" *Horticultural Science.* 44, no. 1 (February 2009): 15–19. doi: 10.21273/HORTSCI.44.1.15; Scheer, R., and D. Moss. "Dirt poor: Have fruits and vegetables become less nutritious?" *Scientific American.* April 27, 2011. Accessed November 11, 2019. https://www.scientificamerican.com/article/soil-depletion-and-nutrition-loss/.

5. Varshney, V. "Food Basket in Danger." *Down to Earth.* Last modified December 1, 2017. Accessed November 11, 2019. https://www.downtoearth.org.in/news/health/food-basket-in-danger-57079.

6. Daley, J. "Climate Change Could Lead to Nutrient Deficiency for Hundreds of Millions." *Smithsonian.* August 28, 2018. https://www.smithsonianmag.com/smart-news/climate-change-could-lead-nutrient-deficiency-hundreds-millions-180970149/.

7. Luo, K. W., et al. "EGCG inhibited bladder cancer SW780 cell proliferation and migration both in vitro and in vivo via down-regulation of NF-ĶB and MMP-9." *Journal of Nutritional Biochemistry.* 41 (March 2017): 56–64. doi: 10.1016/j.jnutbio.2016.12.004;

Wang, J., et al. "A prodrug of green tea polyphenol (-)-epigallocatechin-3-gallate (Pro-EGCG) serves as a novel angiogenesis inhibitor in endometrial cancer." *Cancer Letters.* 412 (January 1, 2018): 10–20. doi: 10.1016/j.canlet.2017.09.054; Zan, L., et al. "Epigallocatechin gallate (EGCG) suppresses growth and tumorigenicity in breast cancer cells by downregulation of miR-25." *Bioengineered.* 10, no. 1 (December 2019): 374–382. doi: 10.1080/21655979.2019.1657327.

8. Schuerger, N., et al. "Evaluating the Demand for Integrative Medicine Practices in Breast and Gynecological Cancer Patients." *Breast Care.* 14, no. 1 (March 2019): 35–40. doi: 10.1159/000492235.

9. Tangen, J. M., et al. "Immunomodulatory effects of the Agaricus blazei Murrill-based mushroom extract AndoSan in patients with multiple myeloma undergoing high dose chemotherapy and autologous stem cell transplantation: a randomized, double blinded clinical study." *BioMed Research International.* 2015. doi: 10.1155/2015/718539.

10. Twardowski, P., et al. "A phase I trial of mushroom powder in patients with biochemically recurrent prostate cancer: Roles of cytokines and myeloid-derived suppressor cells for Agaricus bisporus-induced prostate-specific antigen responses." Cancer. 121, no. 17 (September 1, 2015): 2942–50. doi: 10.1002/cncr.29421.

11. Ghoneum, M., and J. Gimzewski. "Apoptotic effect of a novel kefir product, PFT, on multidrug-resistant myeloid leukemia cells via a hole-piercing mechanism." *International Journal of Oncology.* 44, no. 3 (March 2014): 830–7. doi: 10.3892/ijo.2014.2258.

12. Going, C. C., et al. "Vitamin D supplementation decreases serum 27-hydroxycholesterol in a pilot breast cancer trial." *Breast Cancer Research and Treatment.* 167, no. 3 (February 2018): 797–802. doi: 10.1007/s10549-017-4562-4.

13. Ma, J., et al. "Effect of ginseng polysaccharides and dendritic cells on the balance of Th1/Th2 T helper cells in patients with non-small cell lung cancer." *Journal of Traditional Chinese Medicine.* 34, no. 6 (December 2014): 641–5. doi: 10.1016/s0254-6272(15)30076-5.

14. Paur, I., et al. "Tomato-based randomized controlled trial in prostate cancer patients: Effect on PSA." *Clinical Nutrition.* 36, no. 3 (June 2017): 672–679. doi: 10.1016/j.clnu.2016.06.014.

15. Winters, N., and J. H. Kelley. *The Metabolic Approach to Cancer: Integrating Deep Nutrition, the Ketogenic Diet, and Nontoxic Bio-Individualized Therapies.* (White River Junction, VT: Chelsea Green Publishing, 2017).

16. World Health Organization, International Agency for Research on Cancer. "Agents Classified by the IARC Monographs, Volumes 1–124." Last modified September

23, 2019. https://monographs.iarc.fr/agents-classified-by-the-iarc/; Ma, X., et al. "Critical windows of exposure to household pesticides and risk of childhood leukemia." *Environmental Health Perspectives.* 110, no. 9 (September 2002): 955–960. doi: 10.1289/ ehp.02110955.

17. McGinn, A. P. "POPs Culture." *World Watch.* 13, no. 2 (March–April 2000): 26–36. PMID: 12349645.

18. Alavanja, M. C. R., and M. R. Bonner. "Occupational pesticide exposures and cancer risk. A review." *Journal of Toxicology and Environmental Health, Part B: Critical Reviews.* 15, no. 4 (2012): 238–263. doi: 10.1080/10937404. 2012.632358.

19. Winters, N., and J. H. Kelley. 앞의 주 15 참조.

20. Winters, N., and J. H. Kelley. 앞의 주 15 참조; Ma, J., et al. 앞의 주 13 참조.

21. Evans, S., et al. "Cumulative risk analysis of carcinogenic contaminants in United States drinking water." *Heliyon.* 5, no. 9 (September 18, 2019). doi: 10.1016/j.heliyon.2019. e02314.

22. Tarazona, J. V., et al. "Glyphosate toxicity and carcinogenicity: a review of the scientific basis of the European Union assessment and its differences with IARC." *Archives of Toxicology.* 91, no. 8 (August 2017): 2723–2743. doi: 10.1007/s00204-017-1962-5.

23. Bayan, L., et al. "Garlic: A Review of Potential Therapeutic Effects." *Avicenna Journal of Phytomedicine.* 4, no. 1 (January–February 2014): 1–14. PMID: 25050296; Hudson, J. B. "Applications of the Phytomedicine *Echinacea purpurea* (Purple Coneflower) in Infectious Diseases." *Journal of Biomedicine and Biotechnology.*(2012). doi: 10.1155/2012/769896.

24. Frenkel, M. "Is There a Role for Homeopathy in Cancer Care? Questions and Challenges." *Current Oncology Reports.* 17 (2015): 43. doi: 10.1007/s11912-015-0467-8.

25. Yadav, R., et al. "How homeopathic medicine works in cancer treatment: deep insight from clinical to experimental studies." *Journal of Experimental Therapeutics and Oncology.* 13, no. 1 (January 2019): 71–76. PMID: 30658031.

26. Gleiss, A., et al. "Re-analysis of survival data of cancer patients utilizing additive homeopathy." *Complementary Therapies in Medicine.* 27 (August 2016): 65–67. doi: 10.1016/j.ctim.2016.06.001.

27. Pathak, S., et al. "Ruta 6 selectively induces cell death in brain cancer cells but proliferation in normal peripheral blood lymphocytes: A novel treatment for human brain cancer." *International Journal of Oncology.* 23, no. 4 (October 2003): 975–982. doi: 10.3892/ ijo.23.4.975.

28. Ibid.

29. Bridgeman, M. B., and D. T. Abazia. "Medicinal Cannabis: History, Pharmacology, and

Implications for the Acute Care Setting." *Pharmacy and Therapeutics.* 42, no. 3 (March 2017): 180–188. PMID: 28250701.

30. Sidney, S. "Comparing cannabis with tobacco–again." *BMJ.* 327, no. 7416 (September 20, 2003): 635–636. doi: 10.1136/bmj.327.7416.635; Clark, P. A., et al. "Medical marijuana: medical necessity versus political agenda." *Medical Science Monitor.* 17, no. 12 (December 2011): RA249–61. doi: 10.12659/msm.882116.

31. "Annual Causes of Death in the United States." *Drug War Facts.* Accessed June 3, 2019. https://www.drugwarfacts.org/chapter/causes_of_death.

32. Gable, R. S., "The Toxicity of Recreational Drugs," *American Scientist.* 94, no. 3 (May–June 2006).

33. National Institutes of Health, National Institute on Drug Abuse. "Drug facts: is marijuana medicine?" December 2014. https://www.drugabuse.gov/sites/default/files/ismarijuanamedicine_12_2014.pdf; "Should marijuana be a medical option?" ProCon.org. Last modified September 20, 2019. https://medicalmarijuana.procon.org/; MacDonald, K., and K. Pappas. "Why Not Pot? A Review of the Brain-Based Risks of Cannabis." *Innovations in Clinical Neuroscience.* 13, no. 3–4 (March–April 2016): 13–22. PMID: 27354924.

34. Moreno, E., et al. "The Endocannabinoid System as a Target in Cancer Diseases: Are We There Yet?" *Frontiers in Pharmacology.* 10 (April 5, 2019): 339. doi: 10.3389/fphar.2019.003.

35. McCarthy, J. "Two in Three Americans Now Support Legalizing Marijuana." Gallup. October 22, 2018. https://news.gallup.com/poll/243908/two-three-americans-support-legalizing-marijuana.aspx.

36. Kisková, T., et al. "Future Aspects for Cannabinoids in Breast Cancer Therapy." *International Journal of Molecular Sciences.* 20, no. 7 (April 3, 2019): 1673. doi: 10.3390/ijms20071673.

37. Zias, J., et al. "Early medical use of cannabis." *Nature.* 363, no. 6426 (May 20, 1993): 215. doi: 10.1038/363215a0.

38. Hanus, L. O., et al. "Phytocannabinoids: A unified critical inventory." *Natural Product Reports.* 33, no. 12 (November 23, 2016): 1357–1392. doi: 10.1039/C6NP00074F.

39. Bridgeman, M. B., and D. T. Abazia. 앞의 주 29 참조; Raypole, C. "A Simple Guide to the Endocannabinoid System." *Healthline.* Last modified May 17, 2019. https://www.healthline.com/health/endocannabinoid-system-2.

40. Bridgeman, M. B., and D. T. Abazia. 앞의 주 29 참조; Wilson, R. I., and R. A. Nicoll. "Endocannabinoid signaling in the brain." *Science.* 296, no. 5568 (April 26, 2002):

678–82. doi: 10.1126/science.1063545; Klein, T. W. "Cannabinoid-based drugs as anti-inflammatory therapeutics." *Nature Reviews Immunology.* 5, no. 5 (May 2005): 400–11. doi: 10.1038/nri1602.

41. McPartland, J. M., et al. "Are cannabidiol and Δ9-tetrahydrocannabivarin negative modulators of the endocannabinoid system? A systematic review." *British Journal of Pharmacology.* 172, no. 3 (February 2015): 737–53. doi: 10.1111/bph.12944.

42. Moreno, E., et al. 앞의 주 34 참조.

43. Moreno, E., et al. 앞의 주 34 참조.

44. "Cannabidiol (compound of cannabis)." The World Health Organization. Last modified December 2017. https://www.who.int/features/qa/cannabidiol/en/.

45. Wang, T., et al. "Adverse effects of medical cannabinoids: a systematic review." *CMAJ.* 178, no. 13 (June 17, 2008): 1669–78. doi: 10.1503/cmaj.071178.

46. Ibid.

47. Ibid.

48. Lynch, M. E., and F. Campbell. "Cannabinoids for treatment of chronic noncancer pain: a systematic review of randomized trials." *British Journal of Clinical Pharmacology.* 72, no. 5 (November 2011): 735–44. doi: 10.1111/j.1365- 2125.2011.03970.x.

49. Kisková, T., et al. 앞의 주 36 참조.

50. Kisková, T., et al. 앞의 주 36 참조.

51. Smith, L. A., et al. "Cannabinoids for nausea and vomiting in adults with cancer receiving chemotherapy." *Cochrane Database of Systematic Reviews.* No. 11 (November 12, 2015). doi: 10.1002/14651858.CD009464.pub2.

52. McAllister, S. D., et al. "The Antitumor Activity of Plant-Derived Non-Psychoactive Cannabinoids." *Journal of Neuroimmune Pharmacology.* 10, no. 2 (June 2015): 255–267. doi: 10.1007/s11481-015-9608-y.

53. Ramer, R., and B. Hinz. "Cannabinoids as anticancer drugs." *Advances in Pharmacology.* 80 (2017): 397–436. doi: 10.1016/bs.apha.2017.04.002.

54. "GW Pharmaceuticals Achieves Positive Results in Phase 2 Proof of Concept Study in Glioma." GW Pharmaceuticals, 2017 press release. ClinicalTrials.gov identifiers: NCT01812616, NCT01812603. https://www.gwpharm.com/about/news/gw-pharmaceuticals-achieves-positive-results-phase-2-proof-concept-study-glioma.

55. Ibid.

56. Manuzak, J. A., et al. "Heavy Cannabis Use Associated With Reduction in Activated and Inflammatory Immune Cell Frequencies in Antiretroviral Therapy-Treated Human Immunodeficiency Virus-Infected Individuals." *Clinical Infectious Diseases.* 66, no. 12 (June

15, 2018): 1872–1882. doi: 10.1093/cid/cix1116.

57. Ibid.

58. McAllister, S. D., et al. 앞의 주 52 참조.

59. McAllister, S. D., et al. 앞의 주 52 참조.

60. Takeda, S., et al. "Cannabidiolic acid as a selective cyclooxygenase-2 inhibitory component in cannabis." *Drug Metabolism and Disposition.* 36, no. 9. (September 2008): 1917–1921. doi: 10.1124/dmd.108.020909.

61. Kisková, T., et al. 앞의 주 36 참조.

62. Ligresti, A., et al. "Antitumor activity of plant cannabinoids with emphasis on the effect of cannabidiol on human breast carcinoma." *Journal of Pharmacology and Experimental Therapeutics.* 318, no. 3 (September 2006): 1375–1387. doi: 10.1124/jpet.106.105247.

63. National Cancer Center, U.S. National Institutes of Health. "Mistletoe Extracts (PDQ)– Patient Version." Last modified April 25, 2019. https://www.cancer.gov/about-cancer/ treatment/cam/patient/mistletoe-pdq.

64. Tröger, W., et al. "Viscum album [L.] extract therapy in patients with locally advanced or metastatic pancreatic cancer: A randomised clinical trial on overall survival." *European Journal of Cancer.* 49, no. 18 (December 2013): 3788–3797. doi: 10.1016/j.ejca.2013.06.043; National Cancer Center, U.S. NIH. "Mistletoe Extracts…" 앞의 주 63 참조.

65. Kienle, G. S., et al. "Mistletoe in Cancer-A Systematic Review on Controlled Clinical Trials." *Database of Abstracts of Reviews of Effects (DARE): Quality-Assessed Reviews.* York (U.K.): Centre for Reviews and Dissemination (U.K.), 1995–. Available from: https://www.ncbi.nlm.nih.gov/books/NBK69731/; Kienle, G. S., and H. Kiene. "Complementary Cancer Therapy: A Systematic Review of Prospective Clinical Trials on Anthroposophic Mistletoe Extracts." *European Journal of Medical Research.* 12, no. 3 (March 26, 2007): 103–19. PMID: 17507307.

66. Rose, A., et al. "Mistletoe Plant Extract in Patients with Nonmuscle Invasive Bladder Cancer: Results of a Phase Ib/IIa Single Group Dose Escalation Study." *Journal of Urology.* 194, no. 4 (October 2015): 939–43. doi: 10.1016/j.juro.2015.04.073.

67. Han, S. Y., et al. "Anti-cancer effects of enteric-coated polymers containing mistletoe lectin in murine melanoma cells in vitro and in vivo." *Molecular and Cellular Biochemistry.* 408, no. 1–2 (October 2015): 73–87. doi: 10.1007/s11010-015-2484-1.

68. Liao, C., et al. "Chronomodulated chemotherapy versus conventional chemotherapy for advanced colorectal cancer: A meta-analysis of five randomized controlled trials." *International Journal of Colorectal Disease.* 25, no. 3 (March 2010): 343–50. doi: 10.1007/s00384-009-0838-4.

69. Mantovani, A. "Molecular pathways linking inflammation and cancer." *Current Molecular Medicine.* 10, no. 4 (June 2010): 369–73. doi: 10.2174/156652410791316968.

9장

1. Watson, M., et al. "Influence of Psychological Response on Survival in Breast Cancer: A Population-Based Cohort Study," *The Lancet.* 354, no. 9187 (October 16, 1999): 1331–36. doi: 10.1016/s0140-6736(98)11392-2; Pinquart, M., and P. R. Duberstein. "Depression and Cancer Mortality: A Meta-Analysis." *Psychological Medicine.* 40, no. 11 (November 2010): 1797–810. doi: 10.1017/S0033291709992285; Faller, H., and M. Schmidt. "Depression and Survival of Lung Cancer Patients," *Psycho-oncology.* 13, no. 5 (May 2004): 359–63. doi: 10.1002/pon.783; Goodwin, J. S., et al. "Effect of Depression on Diagnosis, Treatment, and Survival of Older Women with Breast Cancer." *Journal of the American Geriatrics Society.* 52, no. 1 (January 2004): 106–11. doi: 10.1111/ j.1532-5415.2004.52018.x.

2. Cohen, R., et al. "Purpose in Life and Its Relationship to All-Cause Mortality and Cardiovascular Events: A Meta-Analysis." Psychosomatic Medicine. 78, no. 2 (February– March 2016): 122–133. doi: 10.1097/PSY.0000000000000274; Andersen, S. L., et al. "Health Span Approximates Life Span among Many Supercentenarians: Compression of Morbidity at the Approximate Limit of Life Span." *The Journals of Gerontology, Series A: Biological Sciences and Medical Sciences.* 67A, no. 4 (April 2012): 395–405. doi: 10.1093/ gerona/glr223; Gellert, P., et al. "Centenarians Differ in Their Comorbidity Trends during the Six Years before Death Compared to Individuals Who Died in Their 80s or 90s." *The Journals of Gerontology, Series A: Biological Sciences and Medical Sciences.* 73, no. 10 (September 11, 2018): 1357–1362. doi: 10.1093/gerona/glx136; Ismail, K., et al. "Compression of Morbidity Is Observed across Cohorts with Exceptional Longevity." *Journal of the American Geriatrics Society.* 64, no. 8 (August 2016): 1583–1591. doi: 10.1111/jgs.14222; Sebastiani, P., et al. "Families Enriched for Exceptional Longevity Also Have Increased Health-Span: Findings from the Long Life Family Study." *Frontiers in Public Health.* 1 (September 30, 2013): 38. doi: 10.3389/fpubh.2013.00038; Terry, D. F., et al. "Disentangling the Roles of Disability and Morbidity in Survival to Exceptional Old Age." *Archives of Internal Medicine.* 168, no. 3 (2008): 277–283. doi: 10.1001/ archinternmed.2007.75.

3. Marone, S., et al. "Purpose in Life Among Centenarian Offspring." *The Journals of Gerontology, Series B: Psychological Sciences and Social Sciences.* March 7, 2018. doi: 10.1093/ geronb/gby023.

4. Friedman, E. M., et al. "Plasma interleukin-6 and soluble IL-6 receptors are associated with psychological well-being in aging women." *Health Psychology.* 26, no. 3 (May 2007): 305–313. doi: 10.1037/0278-6133.26.3.305; Thoma, M. V., et al. "Stronger hypothalamus-pituitary-adrenal axis habituation predicts lesser sensitization of inflammatory response to repeated acute stress exposures in healthy young adults." *Brain, Behavior, and Immunity.* 61 (March 2017): 228–235. doi: 10.1016/j.bbi.2016.11.030; Fogelman, N., and T. Canli. "'Purpose in Life' as a psychosocial resource in healthy aging: An examination of cortisol baseline levels and response to the Trier Social Stress Test." *NPJ Aging and Mechanisms of Disease.* 1 (September 28, 2015): 15006. doi: 10.1038/npjamd.2015.6.

5. Alimujiang, A., et al. "Association between Life Purpose and Mortality among US Adults Older Than 50 Years." *JAMA Network Open.* 2, no. 5 (May 3, 2019): e194270. doi:10.1001/jamanetworkopen.2019.4270.

6. Yasukawa, S., et al. "'Ikigai', Subjective Wellbeing, as a Modifier of the Parity-Cardiovascular Mortality Association—The Japan Collaborative Cohort Study." *Circulation Journal.* 82, no. 5 (April 25, 2018): 1302–1308. doi: 10.1253/circj.CJ-17-1201.

7. Cohen, R., et al. 앞의 주 2 참조.

8. Zilioli, S., et al. "Purpose in life predicts allostatic load ten years later." *Journal of Psychosomatic Research.* 79, no. 5 (November 2015): 451–457. doi: 10.1016/j.jpsychores.2015.09.013.

9. Proyer, R. T. "A multidisciplinary perspective on adult play and playfulness" *International Journal of Play.* 6, no. 3 (2017): 241–243. doi: 10.1080/21594937. 2017.1384307.

10. Holland, E. "Adult Playtime: 6 Ways to Bring More Fun into Your Day." The Chopra Center. Last modified January 22, 2016. https://chopra.com/articles/adult-playtime-6-ways-to-bring-more-fun-into-your-day; Magnuson, C. D., and L. A. Barnett. "The Playful Advantage: How Playfulness Enhances Coping with Stress." *Leisure Sciences.* 35, no. 2 (2013): 129–144. doi: 10.1080/ 01490400.2013.761905.

11. Thiel, A., et al. "Have adults lost their sense of play? An observational study of the social dynamics of physical (in)activity in German and Hawaiian leisure settings." *BMC Public Health.* 16 (August 2, 2016): 689. doi: 10.1186/s12889- 016-3392-3; Proyer, R. T. "The well-being of playful adults: Adult playfulness, subjective well-being, physical well-being, and the pursuit of enjoyable activities." *European Journal of Humour Research.* 1, no. 1 (2013): 84–98. doi: 10.7592/ejhr2013.1.1.proyer.

12. Krug, N. "Why Adults Coloring Books Are the Latest Trend." *Washington Post.* Last modified May 2, 2016. http://wapo.st/26KuQik.

13. Ajiboye, T. "Adults Need Recess Too. Here's Why You Should Make Time to Play." NBC News. Last modified July 7, 2018. https://www.nbcnews.com/better/health/adults-need-recess-too-here-s-why-you-should-make-ncna887396.

14. Sandler, E. S., ed. "Osteosarcoma." Kids Health from Nemours. Last modified January 2017. https://kidshealth.org/en/parents/cancer-osteosarcoma.html.

15. Ibid.

16. "Personalized Oncology." Champions Oncology. Accessed November 11, 2019. https://championsoncology.com/personalized-oncology-pdx-model/; "Personalized Cytometric Cancer Profiling Services." Weisenthal Cancer Group. Accessed November 11, 2019. https://www.weisenthalcancer.com/Services.html.

17. Ibid.

18. Wan, J., et al. "Strategies and developments of immunotherapies in osteosarcoma." *Oncology Letters.* 11, no. 1 (January 2016): 511–520. doi: 10. 3892/ol.2015.3962.

19. Tornesello, A. L., et al. "New Insights in the Design of Bioactive Peptides and Chelating Agents for Imaging and Therapy in Oncology." *Molecules.* 22, no. 8 (August 2017): 1282. doi: 10.3390/molecules22081282.

10장

1. Ishak, W. W., et al. "Oxytocin Role in Enhancing Well-Being: A Literature Review." *Journal of Affective Disorders.* 130, nos. 1–2 (April 2011): 1–9. doi: 10. 1016/j.jad.2010.06.001.

2. Steptoe, A., et al. "Positive Affect and Psychobiological Processes Relevant to Health." *Journal of Personality.* 77, no. 6 (December 2009): 1747–76. doi: 10. 1111/j.1467-6494.2009.00599.x.

3. Berkman, L. F., and S. L. Syme. "Social Networks, Host Resistance, and Mortality: A Nine-Year Follow-Up Study of Alameda County Residents." *American Journal of Epidemiology.* 109, no. 2 (February 1979): 186–204. doi: 10.1093/oxfordjournals.aje.a112674; Glass, T. A., et al. "Population-Based Study of Social and Productive Activities as Predictors of Survival Among Elderly Americans." *BMJ.* 319 (August 21, 1999): 478–83. doi: 10.1136/bmj.319.7208.478; Giles, L. C., et al. "Effects of Social Networks on 10 Year Survival in Very Old Australians: The Australian Longitudinal Study of Aging." *Journal of Epidemiology & Community Health.* 59, no. 7 (July 2005): 574–79. doi: 10.1136/jech.2004.025429; House, J. S., et al. "The Association of Social Relationships and Activities with Mortality: Prospective Evidence from Tecumseh Community Health Study." *American Journal of Epidemiology.* 116, no 1 (July 1982): 123–40. doi: 10.1093/

oxfordjournals.aje.a113387.

4. Reynolds, P., et al. "The Relationship Between Social Ties and Survival Among Black and White Breast Cancer Patients: National Cancer Institute Black/White Cancer Survival Study Group." *Cancer Epidemiology, Biomarkers, and Prevention.* 3, no. 3 (April–May 1994): 253–59. PMID: 8019376.

5. Zuelsdorff, M. L., et al. "Social support and verbal interaction are differentially associated with cognitive function in midlife and older age." *Neuropsychology, Development, and Cognition, Section B Aging Neuropsychology, and Cognition.* 26, no. 2 (March 2019): 144–160. doi: 10.1080/13825585.2017.1414769.

6. Berkman, L. F., and S. L. Syme. 앞의 주 3 참조; Glass, T. A. , et al. 앞의 주 3 참조; Wolf, S., and Bruhn, J. G. *The Power of Clan: The Influence of Human Relationships on Heart Disease.* (Piscataway, NJ: Transaction Publishers, 1998); Holahan, C. J., et al. "Late-Life Alcohol Consumption and Twenty-Year Mortality." *Alcoholism, Clinical and Experimental Research.* 34, no. 11 (November 2010): 1961–71. doi: 10.1111/j.1530-0277.2010.01286.x.

7. Steptoe, A. 앞의 주 2 참조; Ader, R., ed., *Psychoneuroimmunology*, 4th Edition. (Burlington, MA: Elsevier Academic Press, 2011).

8. Uchino, B. N., et al. "The Relationship between Social Support and Physiological Processes: A Review with Emphasis on Underlying Mechanisms and Implications from Health." *Psychological Bulletin.* 119, no. 3 (May 1996): 488–531. doi: 10.1037/0033-2909.119.3.488; Uchino, B. N. "Social Support and Health: A Review of Physiological Processes Potentially Underlying Links to Disease Outcomes." *Journal of Behavioral Medicine.* 29, no. 4 (August 2006): 377–87. doi: 10.1007/s10865-006-9056-5.

9. Steptoe, A. 앞의 주 2 참조; Ader, R., ed. 앞의 주 7 참조.

10. Christensen, A. V., et al. "Significantly Increased Risk of All-Cause Mortality among Cardiac Patients Feeling Lonely." *Heart.* November 4, 2019. doi: 10.1136/heartjnl-2019-315460.

11. Pinquart, M., and P. R. Duberstein. "Associations of Social Networks with Cancer Mortality: A Meta-Analysis." *Critical Reviews in Oncology/Hematology.* 75, no. 2 (August 2010): 122–37. doi: 10.1016/j.critrevonc.2009.06.003.

12. Friedmann, E., and S. A. Thoms. "Pet Ownership, Social Support, and One-Year Survival After Acute Myocardial Infarction in the Cardiac Arrhythmia Suppression Trial (CAST)." *American Journal of Cardiology.* 76, no. 17 (December 15, 1995): 1213–17. doi: 10.1016/s0002-9149(99)80343-9; McNicholas, J., et al. "Pet Ownership and Human Health: A Brief Review of Evidence and Issues." *BMJ.* 331, no. 7527 (November 26, 2005): 1252–54. doi: 10.1136/bmj.331.7527.1252; Steele, R. W., "Should Immunocompromised

Patients Have Pets?" *Ochsner Journal.* 8, no. 3 (Fall 2008): 134–39. PMID: 21603465; Müllersdorf, M., et al. "Aspects of Health, Physical/Leisure Activities, Work and Socio-Demographics Associated with Pet Ownership in Sweden." *Scandinavian Journal of Public Health.* 38, no. 1 (February 2010): 53–63. doi: 10.1177/1403494809344358; Qureshi, A. I., et al. "Cat Ownership and the Risk of Fatal Cardiovascular Diseases: Results from the Second National Health and Nutrition Examination Study Mortality Follow-Up Study." *Journal of Vascular and Interventional Neurology.* 2, no. 1 (January 2009): 132–35. PMID: 22518240.

13. Cigna. *2018 Cigna U.S. Lonliness Index: Survey of 20,000 Americans Examining Behaviors Driving Loneliness in the United States.* Accessed November 11, 2019. https://www.multivu.com/players/English/8294451-cigna-us-loneliness-survey/.

14. Bialik, K. "Americans unhappy with family, social or financial life are more likely to say they feel lonely." Pew Research Center. Last modified December 3, 2018. https://www.pewresearch.org/fact-tank/2018/12/03/americans-unhappy-with-family-social-or-financial-life-are-more-likely-to-say-they-feel-lonely/.

15. Holt-Lunstad, J., et al. "Social Relationships and Mortality Risk: A Meta-Analytic Review." *PLOS Medicine.* 7, no. 7 (July 27, 2010): e1000316. doi: 10. 1371/journal. pmed.1000316; Thomas, S. N. "Prescription for Living Longer: Spend Less Time Alone." *BYU News.* (2015). Last modified March 10, 2015. https://news.byu.edu/news/prescription-living-longer-spend-less-time-alone.

16. Kobayashi, L. C., and A. Steptoe. "Social Isolation, Loneliness, and Health Behaviors at Older Ages: Longitudinal Cohort Study. " *Annals of Behavioral Medicine.* 52, no. 7 (May 31, 2018): 582–593. doi: 10.1093/abm/kax033.

17. Rico-Uribe, L. A., et al. "Loneliness, Social Networks, and Health: A Cross-Sectional Study in Three Countries." *PLOS ONE.* 11, no. 1 (January 13, 2016): e0145264. doi: 10.1371/journal.pone.0145264.

18. Ibid.

19. Ibid.

20. Kearns, A., et al. "Loneliness, social relations and health and well-being in deprived communities." *Psychology, Health, and Medicine.* 20, no. 3 (2015): 332–344. doi: 10.1080/13548506.2014.940354.

21. Ibid.

22. Ibid.

23. Ibid.

24. Applebaum, A. J., et al. "Optimism, social support, and mental health outcomes in

patients with advanced cancer." *Psychooncology.* 23, no. 3 (March 2014): 299–306. doi: 10.1002/pon.3418.

25. Ibid.

26. Tschuschke, V., et al. "Psychological Stress and Coping Resources during Primary Systemic Therapy for Breast Cancer. Results of a Prospective Study." *Geburtshilfe Frauenheilkd.* 77, no. 2 (February 2017): 158–168. doi: 10.1055/s-0043-101237.

27. Ibid.

28. Meeker, M. "Internet Trends 2019." *Bond.* Accessed November 11, 2019. https://www.bondcap.com/pdf/Internet_Trends_2019.pdf.

29. Jakubiak, B. K., and B. C. Feeney. "Affectionate Touch to Promote Relational, Psychological, and Physical Well-Being in Adulthood: A Theoretical Model and Review of the Research." *Personality and Social Psychology Review.* 21, no. 3 (August 2017): 228–252. doi: 10.1177/1088868316650307.

30. Shensa, A., et al. "Social Media Use and Depression and Anxiety Symptoms: A Cluster Analysis." *American Journal of Health Behavior.* 42, no. 2 (March 1, 2018): 116–128. doi: 10.5993/AJHB.42.2.11.

31. Muscatell, K. A., et al. "Links between inflammation, amygdala reactivity, and social support in breast cancer survivors." *Brain, Behavior, and Immunity.* 53 (March 2016): 34–38. doi: 10.1016/j.bbi.2015.09.008.

32. Ibid.

33. Ibid.

34. Ibid.

35. Uchino, B. N., et al. "Social support, social integration, and inflammatory cytokines: A meta-analysis." *Health Psychology.* 37, no. 5 (May 2018): 462–471. doi: 10.1037/hea0000594.

36. Ford, J., et al. "Social Integration and Quality of Social Relationships as Protective Factors for Inflammation in a Nationally Representative Sample of Black Women." *Journal of Urban Health.* 96, suppl. 1 (March 2019): 35. doi: 10.1007/s11524-018-00337-x.

37. Ibid.

38. Lee, S., et al. "High-sensitivity C-reactive protein and cancer." *Journal of Epidemiology.* 21, no. 3 (2011): 161–168. doi: 10.2188/jea.je20100128.

39. Ford, J., et al. 앞의 주 36 참조.

40. Lee, S., et al. 앞의 주 38 참조.

41. Banegas, M. P., et al. "For Working-Age Cancer Survivors, Medical Debt and Bankruptcy Create Financial Hardships." *Health Affairs.* 35, no. 1 (January 2016): 54–61.

doi: 10.1377/hlthaff.2015.0830.

42. Ibid.

43. Chino, F., et al. "Out-of-Pocket Costs, Financial Distress, and Underinsurance in Cancer Care." *JAMA Oncology*. 3, no. 11 (November 1, 2017): 1582–1584. doi: 10.1001/jamaoncol.2017.2148.

44. Young, J. "Life and Debt: Stories from Inside America's GoFundMe Health Care System." *Huffpost*. Last updated June 19, 2019. https://www.huffpost.com/entry/gofundme-health-care-system_n_5ced9785e4b0ae6710584b27.

45. "2019 Alzheimer's Disease: Facts & Figures." *Alzheimer's & Dementia: The Journal of the Alzheimer's Association*. 15, no. 3 (March 2019): 321–387. doi: 10.1016/j.jalz.2019.01.010.

46. Bredesen, D. E., et al. "Reversal of cognitive decline in Alzheimer's disease." *Aging*. 8, no. 6 (June 2016): 1250–1258. doi: 10.18632/aging.100981.

47. "2019 Alzheimer's Disease: Facts & Figures." 앞의 주 45 참조.

48. U.S. Centers for Disease Control and Prevention, Division of Population Health, National Center for Chronic Disease Prevention and Health Promotion. "Subjective Cognitive Decline—A Public Health Issue." Last modified February 27, 2019. https://www.cdc.gov/aging/data/subjective-cognitive-decline-brief.html; "Subjective Cognitive Decline: The Earliest Sign of Alzheimer's Disease?" *Neurology Reviews*. 21, no. 9 (September 2013): 1, 33–37; Jessen, F., et al. "A conceptual framework for research on subjective cognitive decline in preclinical Alzheimer's disease." *Alzheimer's & Dementia: The Journal of the Alzheimer's Association*. 10, no. 6 (November 2014): 844–52. doi: 10.1016/j.jalz.2014.01.001.

49. Ibid.

50. Ibid.

51. Bredesen, D. E. *The End of Alzheimer's: The First Program to Prevent and Reverse Cognitive Decline*. (New York: Avery, 2017).

52. "About Us." MoCA: Montreal Cognitive Assessment. Accessed November 11, 2019. https://www.mocatest.org/about/.

53. "10 Early Signs and Symptoms of Alzheimer's." Alzheimer's Association. Accessed November 11, 2019. https://www.alz.org/alzheimers-dementia/10_signs.

54. Bredesen, D. E. "Reversal of cognitive decline: A novel therapeutic program." *Aging*. 6, no. 9 (September 2014): 707–17. doi: 10.18632/aging.100690.

55. Bredesen, D.E. "Metabolic profiling distinguishes three subtypes of Alzheimer's disease." *Aging*. 7, no. 8 (August 2015): 595–600. doi: 10.18632/aging.100801.

56. Bredesen, D. E. "Inhalational Alzheimer's disease: an unrecognized—and treatable—

epidemic." *Aging.* 8, no. 2 (February 2016): 304–313. doi: 10.18632/aging.100896.

57. Bredesen, D. E. 앞의 주 51 참조.

58. Qian, J., et al. "APOE-related risk of mild cognitive impairment and dementia for prevention trials: An analysis of four cohorts." *PLOS Medicine.* 14, no. 3 (March 21, 2017): e1002254. doi: 10.1371/journal.pmed.1002254.

59. Dacks, P. "What APOE Means for Your Health." *Cognitive Vitality.* November 26, 2016.

60. Nivens, A. S., et al. "Cues to participation in prostate cancer screening: a theory for practice." *Oncology Nursing Forum.* 28, no. 9 (October 2001): 1449–56. PMID: 11683314.

61. Ibid.

62. Bredesen, D. E. 앞의 주 51 참조.

63. Medic, G., et al. "Short- and long-term health consequences of sleep disruption." *Nature and Science of Sleep.* 9 (2017): 151–161. doi: 10.2147/NSS.S134864.

64. Owens, R. L., et al. "Sleep and Breathing . . . and Cancer?" *Cancer Prevention Research.* 9, no. 11 (November 2016): 821–827. Published correction, 10, no. 1 (January 2017): 98. doi: 10.1158/1940-6207.CAPR-16-0092.

65. Xie, L., et al. "Sleep drives metabolite clearance from the adult brain." *Science.* 342, no. 6156 (October 18, 2013): 373–7. doi: 10.1126/science.1241224.

66. Fultz, N. E., et al. "Coupled electrophysiological, hemodynamic, and cerebrospinal fluid oscillations in human sleep." *Science.* 366, no. 6465 (November 1, 2019): 628–631. doi: 10.1126/science.aax5440.

67. Bredesen, D. E. 앞의 주 51 참조.

68. Posit Science BrainHQ. Accessed November 11, 2019. https://www.brainhq.com/about.

69. Bredesen, D. E. 앞의 주 51 참조.

70. "Glycemic index for 60+ foods: Measuring carbohydrate effects can help glucose management." Harvard Health Publishing, Harvard Medical School. Last modified March 14, 2018. https://www.health.harvard.edu/diseases-and-conditions/glycemic-index-and-glycemic-load-for-100-foods.

71. Berndtson, K. "Chronic Inflammatory Response Syndrome: Overview, Diagnosis, and Treatment." Accessed November 11, 2019. https://www.survivingmold.com/docs/Berndtson_essay_2_CIRS.pdf.

72. Ibid.

73. Shoemaker, R. C., and D. E. House. "Sick building syndrome (SBS) and exposure to water-damaged buildings: time series study, clinical trial and mechanisms." *Neurotoxicology and Teratology.* 28, no. 5 (September–October 2006): 573–88.

74. Rahman, M. M., et al. "Early hippocampal volume loss as a marker of eventual memory

deficits caused by repeated stress." *Scientific Reports.* 6 (July 4, 2016): 29127. doi: 10.1038/srep29127.

75. Lilleston, R. "For Surrogate Grandparents, the Ties Still Bind." AARP. Accessed November 11, 2019. https://www.aarp.org/home-family/friends-family/info-2017/surrogate-grandparents-benefits-fd.html.

76. Gordon, E. "5 Pet Cafes in NYC: Eat, Sip, and Play With Your Furry Friends." *Untapped New York.* Last modified August 7, 2017. https://untappedcities.com/2017/08/07/the-top-5-pet-cafes-in-nyc-including-the-first-ever-dog-cafe/.

결론

1. "Take Control of your Cancer Risk: Nearly Fifty Percent of common Cancers are Preventable." American Institute for Cancer Research. Last modified February 1, 2018. https://www.aicr.org/press/press-releases/2018/nearly-fifty-percent-of-common-cancers-are-preventable.html.

2. Wu, J., and L. L. Lanier. "Natural killer cells and cancer." Advances in Cancer Research. 90 (2003): 127–56. doi: 10.1016/s0065-230x(03)90004-2.

산티의 뿌리회원이 되어
'몸과 마음과 영혼의 평화를 위한 책'을 만들고 나누는 데
함께해 주신 분들께 깊이 감사드립니다.

개인

이슬, 이원태, 최은숙, 노을이, 김인식, 은비, 여랑, 윤석희, 하성주, 김명중, 산나무, 일부, 박은미, 정진용, 최미희, 최종규, 박태웅, 송숙희, 황안나, 최경실, 유재원, 홍윤경, 서화범, 이주영, 오수익, 문경보, 여희숙, 조성환, 김영란, 풀꽃, 백수영, 황지숙, 박재신, 염진섭, 이현주, 이재길, 이춘복, 장완, 한명숙, 이세훈, 이종기, 현재연, 문소영, 유귀자, 윤홍용, 김종휘, 보리, 문수경, 전장호, 이진, 최애영, 김진회, 백예인, 이강선, 박진규, 이욱현, 최훈동, 이상운, 김진선, 심재한, 안필현, 육성철, 신용우, 곽지희, 전수영, 기숙희, 김명철, 장미경, 정정희, 변승식, 주중식, 이삼기, 홍성관, 이동현, 김혜영, 김진이, 추경희, 해다운, 서곤, 강서진, 이조완, 조영희, 이다겸, 이미경, 김우, 조금자, 김승한, 주승동, 김옥남, 다사, 이영희, 이기주, 오선희, 김아름, 명혜진, 장애리, 신우정, 제갈윤혜, 최정순, 문선희

단체/기업

주/김정문알로애 KIM JEONG MOON ALOE CO. LTD.　한경재단　design Vita　PN풍년

재단법인 한국가족상담협회·한국가족상담센터　생각과느낌 소아청소년 성인 몸 마음 클리닉

경일신경과 | 내과의원　순수피부과 Sunsu Skin Clinic　월간 풍경소리　FUERZA

산티 이메일로 이름과 전화번호, 주소를 보내주시면 산티의 신간과 각종 행사 안내를 이메일로 받아보실 수 있습니다.

이메일 : shantibooks@naver.com
전화 : 02-3143-6360 팩스 : 02-6455-6367

함께 읽으면 좋은 샨티의 책들

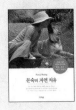

문숙의 자연 치유

치유를 위한 비움과 알아차림—명상, 요가, 그리고 자연식 화려한 배우의 삶에서 집착과 욕망을 내려놓은 '자유로운 존재'로 살게 되기까지 배우 문숙이 체험하고 깨달은 것들. 그 길에서 만난 명상과 요가, 자연식의 세계, 그리고 자연스럽고 자유로운 삶이란 어떤 것이며, 진정한 자신을 만나는 데 명상과 요가, 음식이 어떤 도움을 주는지 등을 온 마음을 다해 들려준다.

문숙 지음 | 224쪽 | 16,000원

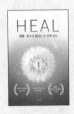

치유HEAL—최고의 힐러는 내 안에 있다

2019년 '노틸러스 북어워드' 건강, 힐링, 웰빙 분야 은상 수상작

이제 우리 안의 강력한 치유자를 깨워야 할 때이다 넷플릭스의 화제작 〈HEAL〉에 깊이를 더해 만든 책으로, 과학과 영성의 접목에 앞장서 온 디팩 초프라, 조 디스펜자, 아니타 무르자니, 브루스 립턴, 메리앤 윌리엄슨, 켈리 터너 등 과학자, 의사, 영성가들의 통찰과 경험, 정보를 통해 우리 몸의 기적적인 본질과 우리 안의 놀라운 치유력을 이해하게 해주며, 나아가 건강에 대한 주도권을 되찾게 해준다.

켈리 누넌 고어스 지음 | 황근하 옮김 | 288쪽 | 16,000원

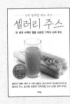

셀러리 주스

뉴욕 타임스 베스트셀러, 실베스터 스탤론, 미란다 커 등 세계적 셀럽 53인의 강력 추천!

신이 주신 허브 주스 어릴 때부터 '연민의 영'과 소통하면서 난치병 치유를 위해 헌신해 온 '의료 영매' 앤서니 윌리엄이 셀러리 주스의 치유 효능과 원리 등 모든 것을 담은 책. 특히 자가면역 질환으로 알려진 수많은 질병들, 암이나 당뇨, 고혈압, 피부 질환, 갑상선 질환, 신경 증상들과 셀러리 주스의 치유 작용에 대한 자세하고 친절한 설명을 듣다 보면, 왜 셀러리 주스가 수백만 명의 건강을 되찾아준 기적의 슈퍼 푸드인지 알게 된다.

앤서니 윌리엄 지음 | 황은정 옮김 | 336쪽 | 20,000원

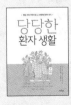

당당한 환자 생활

병원 가서 기죽지 않고 주체적인 환자 되기 "어떤 삶을 살아왔든 당신은 치유될 권리가 있다. 가까운 사람들을 동원하여 자신의 지원팀을 꾸릴 수 있다. 자기 삶의 주체가 될 수 있다." 이 전제들이 고무적이고 사실적으로 와 닿는다면 치유를 시작하는 당신에게 이 책은 든든한 디딤돌이 될 것이다. 환자가 치유의 주체가 될 수 있도록 돕는 이 책은, 환자는 물론 의료진, 가족과 간병인, 문병객들에게도 유용하다.

버니 시걸 · 요사프 오거스트 지음 | 문실버만 옮김 | 김철환 감수 | 296쪽 | 16,000원

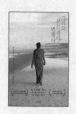

그리고 모든 것이 변했다 뉴욕 타임스 베스트셀러

암, 임사체험, 그리고 완전한 치유에 이른 한 여성의 이야기 암을 앓다 죽음의 순간을 경험하고 돌아와 완전한 치유에 이르기까지의 여정을 감동적으로 쓴 자전적 이야기. 임사 체험 상태에서 모든 것과 하나되는 경험을 하면서 '천국이란 장소가 아니라 상태'라는 것, 우리가 얼마나 장엄한 존재인지 등을 깨닫고 이를 따뜻하고 사랑 가득한 언어로 들려준다. 무엇보다 '두려움 없이 자신이 되라'는 메시지는 우리 모두의 가슴을 울린다.

아니타 무르자니 지음 | 황근하 옮김 | 352쪽 | 17,000원

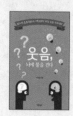

웃음, 뇌에 불을 켜다

최고의 웃음치료사 이임선의 '21일 웃음 프로젝트' 환자를 위한 웃음 치료를 15년 넘게 하고 서울대병원에서 국내 최초 웃음 치료 전담간호사로 매년 1만 명 이상의 환자들에게 웃음 치료를 해온 저자가 일상에서 누구나 쉽게 따라할 수 있는 유쾌한 웃음 기법들을 소개하며, 뇌의 웃음 회로에 불이 켜지면서 삶이 바뀐 감동적인 사례들도 함께 담았다. 동영상을 보고 따라할 수 있도록 QR코드를 넣었다.

이임선 지음 | 정원재 그림 | 252쪽 | 14,000원

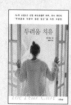

두려움 치유

'두려움과 걱정이 많은 당신'을 위한 처방전 우리는 언제, 왜 두려움을 느끼는지, 두려움이 뇌 안에서 생리학적으로 어떻게 작동하는지, 두려움이 어떻게 우리 몸에 질병을 일으키는지, 두려움은 어떤 메시지를 담고 있으며 어떻게 알아볼 수 있는지, 두려움을 넘어설 용기는 어떻게 기를 수 있는지 등등에 관해 의사로서의 경험과 과학적 증거들을 토대로 설득력 있게 들려준다.

리사 랜킨 지음 | 박병오 옮김 | 448쪽 | 22,000원

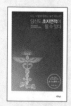

당신도 초자연적이 될 수 있다 뉴욕 타임스 베스트셀러

나는 어떻게 원하는 내가 되는가? 신경과학, 후성유전학, 양자역학 등을 바탕으로 어떻게 물질 세계 너머의 주파수에 조율하고 뇌의 화학 물질을 바꿔 자신이 원하는 새로운 몸과 미래를 창조할 수 있는지 그 이론과 방법, 수많은 사례들을 들려준다. 이를 위해 주파수를 바꾸어 '현재 순간'에 새로운 현실을 창조하는 여러 명상법과 송과선의 역할, 무한한 가능성의 양자장 속으로 들어가는 방법 등을 소개한다.

조 디스펜자 지음 | 추미란 옮김 | 496쪽 | 25,000원